胸外科手术步骤点评

主　　编	郑如恒	教授	复旦大学附属中山医院
编　　委	丁嘉安	教授	同济大学附属上海市肺科医院
	高成新	教授	上海交通大学附属胸科医院
	陈文虎	教授	上海交通大学附属胸科医院
	罗清泉	教授	上海交通大学附属胸科医院
	林　强	教授	上海交通大学附属胸科医院
	石文君	教授	中国医科大学附属第一医院
	柴　瑩	教授	浙江大学医学院附属第二医院
	王　群	副教授	复旦大学附属中山医院
	葛　棣	副教授	复旦大学附属中山医院
	谭黎杰	副教授	复旦大学附属中山医院
	刘　愉	副教授	复旦大学附属中山医院
	范　虹	副教授	复旦大学附属中山医院
	徐松涛	副教授	复旦大学附属中山医院
	相加庆	副教授	复旦大学附属肿瘤医院
	贺丕瑞	主任医师	山西省汾阳市人民医院

其他编写人员　钱　成　郭卫刚　蒋　伟　丁建勇　冯明祥
袁云峰　汪　灏　张国飞　缪珑昇

编 写 秘 书　袁云峰　汪　灏

科学技术文献出版社

Scientific and Technical Documents Publishing House

北　京

(京)新登字 130 号

内 容 简 介

本书简明扼要地介绍了普胸外科手术的概述、准则,微创外科在胸外科的应用。详细地阐述了食管、贲门、肺良性、肺部恶性肿瘤、气管、胸壁、胸膜、纵隔、膈肌疾病,胸部创伤手术,肺移植等手术特征、手术方式、术式选择、手术技术,尤其最重要的是手术方法评估和专家点评。书中还有大量的插图,使之更为直观、易懂。可供临床外科医师,特别是普通胸外科医生参考和阅读。

科学技术文献出版社是国家科学技术部系统惟一一家中央级综合性科技出版机构,我们所有的努力都是为了使您增长知识和才干。

前　言

普胸外科已经成为一门“刻意追求和科学指导的艺术”。随着病理学、病理生理学以及分子生物学研究的不断深化，同时目前营养支持、麻醉和术后监护各个方面条件的提高，特别是近年来，先进的医疗器械和设施的迅速变革，普通胸部外科手术在内容、范围和深度等方面已达到相当高的境界。如 Leo Eloesser 在 1970 年第五十次美国胸外科年会上的发言中描述的那样，普胸外科是一门刻意追求和科学指导的艺术。胸部外科手术在国内已广泛开展，除设备精良的大医院外，许多基层医院也相继开展了此项手术。当然，在及时控制危重、急症患者的病情，挽救生命的同时也不可避免地带来一系列手术后的并发症和后遗症，甚至危及患者的生命。在围手术期的处理，尤其是手术的选择，术式以及术中的选择处理是每一个胸外科医师不可回避的，也是值得探索和研究的问题。在一般的胸外科学和手术学的各种著作中，对于各种术式的选择均有叙述，但多不够系统和深入，尚缺乏以手术术式点评为中心内容的参考书，更难找到专门论述普胸外科各种手术比较的专著，而这方面的知识正是广大胸外科工作者在日常临床工作中和手术时所迫切需要熟悉及掌握的。为此我们组织各有关专家撰写了此书。这些专家经过长期的临床工作实践，具有丰富的临床经验，专业理论造诣颇深，结合他们的实际工作体会和有关文献，就普胸外科手术各种术式的选择、利弊，包括手术特征、手术时机、手术方式、术式选择、手术技巧，当然最重要、最精彩的是进行手术方法评估和专家点评。特别对于各种术式均予以深入浅出地阐述，既涉及术中各种问题，更突出的是在术中来防范术中和术后并发症的产生。可供临床外科医师，主要是普通胸外科医生参考和查阅，对提高手术质量定会有所裨益。

目 录

第1章 普胸外科手术概述和一般准则

第一节 胸外科手术的术前准备

众所周知，在整个外科手术范畴中，普通胸部外科手术要求较高，几乎所有的开胸手术都要求全身麻醉，气管内插管，需要一定的监测设备，而且胸外科手术范围多涉及循环、呼吸相关的重要脏器。目前，随着人寿命的延长，检测手段的多样化，手术技巧、设备的提高，高龄手术患者的增多，高危因素越来越多，手术风险也随之增高。那么，术前准备、术前评价的重要性也就不言而喻了。术前选择必要的检查方法，充分估计患者对麻醉和手术的耐受性、术中的风险以及手术切除重要器官后的恢复程度对于普胸外科手术的成功、患者生命的安全至为关键。应根据患者具体情况具体实施，减少手术并发症，提高成功率。胸外科术后 2/3 以上的并发症是心肺问题。肺的并发症一般较心脏的并发症为严重，很多成为死亡的原因，呼吸衰竭最为多见。所以，术前一定要对患者进行全面的术前评价，其必要性是不言而喻的。

一、病史和体格检查

或许从进入医学院的那一刻起，每个医生都被告知病史采集和详细全面的体格检查在日后行医中的重要性。然而，临床医师总是偏重于化验和检查。诚然，正确地选择实验室和辅助检查对于明确诊断，明确手术的必要性和切除的确是很有必要。然而，强调全面采集病史和详细的体格检查正是选择必要的检查的基础。能够了解以及判断手术的可能性，合并症的严重性，并且术前予以及时处理和防治，因而能够防治多数术后并发症，尤其是严重的心肺并发症。患者住院后，根据病情及拟做的手术，应有计划地进行详细全面检查，一般患者应该争取在 1 周内完成。除血、尿、粪常规、血液生化、肝和肾功能等检查外，有关的特殊检查，如心电图、肺功能、支气管镜、食管镜、超声检查等都应在短期内完成。必须有术前 3 周以内的胸部正、侧位 X 线摄片，以便明确病变部位、范围和性质；如果是恶性肿瘤患者，则应该有 2 周内的胸片。此外，还应做胸部透视，观察膈肌活动度，以便估计是否有膈神经受累和胸膜粘连情况。肺切除术后对呼吸功能有一定的影响，尤其在切除后再做胸廓成形术，影响将更严重。切除的范围越多，影响也就越大。因此，对肺切除的患者，应详细地询问以往呼吸系统疾病史，检查肺功能，必要时进行分侧肺功能的检查，以便正确估计术后的呼吸功能。结核患者，尤其是有刺激性咳嗽、痰抗酸菌阳性者，应做支气管镜检查，便于确定即将切除的支气管残端黏膜是否正常，以免因有残存支气管内膜结核，术后发生支气管胸膜瘘和脓胸等严重并发症。对肺化脓性炎症（包括支气管扩张）的患者，应加强体位引流，并根据痰培养和抗生素敏感试验结果，选用适当的抗生素治疗，争取每日痰量减至最低量。手术当天早晨应再引流 1 次，以免术中痰液阻塞，发生窒息，或流入对侧肺脏继发感染。必要时，可每周做支气管镜检查及吸痰。体位引流效果的好坏，取决于引流的支气管是否通畅，患者体位是否正确，以及引流体位维持时间和次数是否足够。此外，还可配合应用祛痰剂和支气管解痉剂。食管癌的钡餐造影超过2周后，也应重新复查。对心、肺功能减退的患者应做血气分析。对有关病例必须做痰液、胸液或活组织检查。通过全面详细检查，不仅可深入了解本科疾病的病情，而且也常常会发现一些合并症。这样，全面掌握了患者的资料，就能更好地讨论决定手术方案。如有严重心力衰竭、肺功能不全或肝肾功能重度损害，必须治疗后再评价。反之，如果有隐性糖尿病、高血压、冠心病、贫血、陈旧性心肌梗死、肺肝肾功能较差者，经过合理的术前准备或术中、术后的适当处理，就都可以积极手术，不必认为是手术禁忌。对外科患者来说，如果在错误诊断基础上做了不恰当的手术，可造成手术彻底失败或使病情更加复杂化，增加以后治疗的难度，此类情况在临床上不只一次发生，故术前进一步明确诊断是非常必要的。

胸外科疾病全身消耗较大，尤其是食管癌和贲门癌的患者，由于进食困难，营养状况更差，部分患者有较严重的贫血及低蛋白血症。此类患者术后容易发生各种并发症，不应匆忙手术，必须于术前进行调整，给予高蛋白、高维生素饮食或要素鼻饲，必要时静脉输入高营养液、全血、血浆或白蛋白等，全身情况有所好转后，再积极手术治疗。长期卧床而体质较弱者，术前鼓励他们做适量的身体活动，改善心、肺功能，增强对手术的耐受能力，就可能较顺利地完成手术。

除患者原有的心肺疾病外，比较明确的术前影响因素还有高龄，目前的老龄化社会提示患者的心血管疾病的隐匿性，对术中和术后安全性提出了挑战。当然，近期体重的明显下降对手术也有明显影响。术前的新辅助化疗和术前的放疗对术后并发症的发生也是预示因素。其他如对手术的信心，以及对治疗的依从性都是成功的预兆。对疾病的积极态度是预示长期生存的最好指标。

专家点评：

评价术前是否伴有其他疾病很重要。确保这些疾病受到理想的控制，不再需要进一步的术前处理和治疗。常规检查电解质和血液生化，有助于发现隐性的疾病。必要时请教专科医生同时处理这些合并症。在手术前对这些疾病一定要加以治疗，并使之达到稳定状态。胸外科患者的术前检查对预期和预防术后并发症，以及减少术后并发症和死亡率，具有无法估量的价值。病史采集要完整，体格检查要全面。正确地使用心肺功能检查方法，发现其他合并症，通过强化肺的康复，治疗隐性或现有的心脏病，并积极治疗其他疾病，以便能够减少胸外科手术的危险性，降低围手术期并发症。我们进行术前检查，不仅是为了评估患者的风险，也是为了预防并发症，以及预先估计患者术后的生存质量。

二、术前肺功能的评价

肺功能的检测目前已是胸部外科手术的常规检查，然而，检测方法的指导正确与否和患者的接受能力、了解程度对于肺功能的指标有着较大的影响。在这里，还要强调肺功能检测和分析的一些概念。普胸外科手术后最常见的并发症有分泌物潴留、肺不张、肺炎及呼吸衰竭等。这些并发症很大程度上取决于患者的吸烟史、既往肺疾病情况，尤其是慢性阻塞性肺病、肺功能的指标。

首先是吸烟，临床医师都知道吸烟是一个相关因素，长期吸烟明显增加术后并发症的危险性，也都知道术前至少停止吸烟2周。但临床实践又往往予以姑息，术前1～2天还在吸烟者不是没有。吸烟所导致的肺功能受损以及分泌物增多、潴留，导致肺不张，住院时间延长，费用增加。那么，此时咳痰的重要性就体现出来了。患者痰量的多少、颜色、黏稠度，以及患者能否有效地利用膈肌和其他呼吸肌咳嗽都是临床医师所要关心的。术前必须教会有效咳嗽，必要时使用肺功能锻炼器。

吸烟患者的术后并发症增加是由于吸烟对心血管和呼吸系统的影响。特别是在老年长期吸烟患者，术后容易发生发热、咳嗽、痰量增多、脓痰、手术后肺炎，胸部X线异常可高达53%。吸烟患者的碳氧血红蛋白较高，根据个人吸烟的程度，碳氧血红蛋白的浓度在3%～15%，碳氧血红蛋白浓度增加可减少血红蛋白与氧的结合量，使动脉氧含量下降，使氧含血红蛋白饱和曲线向左移动。吸烟患者的氧输送减少，使组织摄入氧增加，导致较低的混合静脉氧含量。术前具有较高碳氧血红蛋白浓度的吸烟患者，术中、术后并发症发生危险性大。同时，心血管对尼古丁具有的剂量依赖作用，可引起体循环血管收缩、心率加快和血压升高。

专家点评：

吸烟患者术前至少应停止吸烟 12～18 小时，使碳氧血红蛋白被清除到 3 个半衰期，吸烟者的短期戒烟对心血管系统有益，术前 4～6 周戒烟能减少肺部并发症。

其次是肺功能试验。近年来，大多数患者可以安全地接受胸外科的各种手术。重视术前准备，较好地了解和评价患者的心、肺、肾功能和水、电解质、酸碱状态，对临床药理学的理解和合理应用，能够改进和加强术中、术后管理的结果。而术中、术后的监测系统和加强治疗为术后重症患者生命支持提供有效的保障。

开胸手术后，肺部并发症是引起术后死亡的主要原因。开胸手术后肺部发生一系列改变，不论是术前肺功能正常与否，术后均会出现肺部功能的病理生理改变。必须了解和认识这些变化，才能预防并使肺部并发症减少到最少的程度。

开胸手术后首先是通气的方式受到影响，潮气量减少，呼吸次数增加，但每分钟通气量不减少。自主的深呼吸能防止肺泡萎陷，增加肺的顺应性。术后的疼痛使患者使用较小的潮气量呼吸，但近来的研究发现，术后疼痛不是术后肺功能衰竭的重要因素。目前，胸外科术后患者多数使用镇痛剂，在使用适当镇痛剂的患者，肺功能和膈肌功能不全仍然存在。近来的研究还发现食管贲门手术引起的膈肌功能不全、膈神经活动功能降低是术后肺功能不全的重要因素之一。采用硬膜外麻醉可以阻断内脏的交感神经受体，改善膈神经的活动和膈肌的功能。那么，肺切除后肺容量减少、低氧血症、肺不张、术中对肺的机械性压迫、呼吸道分泌物蓄积、肺表面活性物质减少是引起胸外科术后肺功能不全的主要原因。肺部手术后膈肌功能不是主要原因，但膈神经损伤是引起膈肌功能不全的原因之一。胸壁手术后具有较高的呼吸功能不全的发生率。另外，研究提示胸腔和纵隔引流不影响肺功能。术后深呼吸运动能明显减少肺功能不全并发症的发生率和缩短住院时间，并增加肺容量，可使盘状不张的肺段再膨胀。

在发生术后肺功能不全并发症的高危患者中，中重度 COPD、哮喘病史、吸烟是主要的 3 大诱因。许多支气管肺癌的患者同时有 COPD，因为两者均与吸烟有关。前文已经论述由于吸烟的因素，而有 COPD 的患者术后容易发生肺部并发症，如肺不张、肺炎、支气管炎，甚至呼吸衰竭等，发病率在 53%～70%。有 COPD 同时又吸烟的患者和术前肺功能明显异常的患者，发病率更高。动脉氧分压和二氧化碳分压是非常重要的术前评价指标，术前有低氧血症者，术后吸氧的时间较长。术前有高碳酸血症的患者，术后可能需要呼吸机辅助通气。术前肺功能异常伴低氧血症的患者，其中 1/4 术后需要呼吸机辅助呼吸时间长达 24 小时，并住院时间延长、死亡率增加。由于肺不张、严重缺氧和每分钟高通气量的患者似乎也需要呼吸机通气辅助呼吸。

术前治疗这些高危患者包括戒烟 3 周，对有脓痰的患者应给予抗生素、支气管扩张剂治疗，雾化吸入，胸部理疗等，这些治疗可明显减少术后肺功能不全并发症的发生率。手术后肺部并发症较常见，其发病率大约为 6%。胸部和上腹部手术在术后发生肺部并发症的可能性最大。60 岁以上患者大手术后死亡率为 1%～33%，更多的是死于呼吸和心脏并发症。胸外科手术危险性主要靠简单的肺功能进行预测。例如肺癌肺切除后的并发症与术前第 1 秒时间肺活量（FEV_1）和年龄有关，$FEV_1 < 2L$ 及年龄超过 60 岁的患者中，40%会出现并发症。当然，所有胸外科患者术前还应当测定二氧化碳弥散能力及动脉血气。对于多数患者来说这些相对简单的试验都是必须做的。当然通气灌注比预测肺切除术后肺总量和肺功能，运动试验测定运动后氧饱和度的改变更能评估全身及肺功能状态。临床医师大多喜欢把第 1 秒时间肺活量（FEV_1）当做预测肺功能及肺切除可能性的基本指标。FEV_1/FVC 的比值是预测术后并发症的较好指标，因为它对肺阻塞情况的估价更为准确。走上规定数目的台阶、尤其是带着血氧饱和度监测，对其他方面功能正常的多数患者来说也是个较好的简单观察方法。对于一些交流有困难，难以正确掌握肺功能检测方法的患者来说比较容易接受。

预计肺切除后的肺功能往往是评价的较好预

测因素。手术切除是早期肺癌惟一可能治愈的手段。术前对切除后的影响和对残余肺功能的估计是十分重要的。放射性核素灌注扫描是一种可接受的、简单的预测肺功能的方法。应用放射性核素氰的研究发现，全肺切除术后的血流和通气在残留的肺没有明显的改变。侧卧试验是一种估测功能残气量的方法，当患者左侧或右侧卧位时，较多功能的肺在上时，FEV_1 将增加最多。肺动脉高压患者目前逐步增多，当静止的平均肺动脉压＞2.9kPa（22mmHg），预后较差，运动后＞4.0kPa(30mmHg)时，具有较高的术后死亡率。一般无论患者术前 FEV_1＜2L，或残留容量与全肺容量比＞50％，当患者的肺功能 FEV_1＞2L，可行切除手术。如果 FEV_1＜2L，或最大通气量＜50％预计值，应对患者进行定量灌注肺扫描以估测不同肺的功能。当预计术后 FEV_1 在 0.8～1L 时手术后死于呼吸衰竭的发生率为 13％，＞70 岁患者的手术死亡是 15％。

根据许多研究结果，认为下面的指导方针是非常有用的。可以确定有心肺功能不全的患者能否接受全肺切除手术：

(1)肺切除患者的 FEV_1＜2L，或最大通气量＜50％，但这并不是惟一的标准。

(2)预计术后 FEV_1＜800mL。

(3)慢性高碳酸血症，动脉二氧化碳分压＞6.0kPa(45mmHg)或运动后出现高碳酸血症。

(4)动脉低氧血症，静止动脉氧分压＜6.7kPa (50mmHg)，运动后不增加。低氧血症不是由肺病引起。

(5)肺弥散能力＜预计值的 50％。

(6)静止肺动脉压＞4.7kPa(35mmHg)。

动脉血气分析仍是评价的客观指标，动脉血气分析是基本的术前检查方法。有时会发现动脉血氧分压较低，就需要对心肺功能做进一步的检查。运动时血氧饱和度下降也表明需要进一步检查。高碳酸血症患者通常有肺心病，一般无法耐受全肺切除。但是对于较小范围的肺切除比如胸腔镜辅助下(VATS)肺楔性切除可能还是可行的。此外，血清电解质改变发现二氧化碳结合力升高时，必须进一步排除有无二氧化碳潴留或肺心病。对于某个具体患者来说，麻醉和手术，尤其是肺切除术的危险性究竟有多大是无法精确估计的。许多研究者提出过预测肺切除危险性和禁忌证的指标。虽然多数指标都是相对的，但是，如果预计术后 FEV_1＜0.8L，任何肺切除，都是绝对禁忌证。二氧化碳分压持续升高或肺心病是全肺切除的禁忌证，然而，有时候这些指标也不是绝对的，没有公式，没有绝对标准。对于能够治愈的肺癌，鉴于其他治疗方法的有限性，没有绝对的手术禁忌证。应当了解，根据这些参考因素来预测并发症，且这些并发症多数是可以治愈的。在治疗肺癌时这些能够治疗的并发症有时是可以接受的。而且，常常会令人感到惊奇的是，通过长期加强肺功能康复锻炼，患者可以得到明显改善。有时当初根据标准肺功能估计，认为已完全无法手术的患者，经过锻炼后是可以手术的。许多年来，有经验的医生询问患者能否登上一层或二层楼，以及许多精明的医生带着患者沿走廊或楼梯行走，观察呼吸频率、呼吸困难程度、是否使用辅助呼吸机，并摸脉搏以测定有无心动过速。极度痛苦心慌出汗连楼梯都上不了的患者则不适合做任何类型的手术。

专家点评：

所有胸外科手术患者术前都要做肺功能检查。第 1 秒时间肺活量(FEV_1)是预测手术危险性的良好指标，但应当强调的是，肺功能检查结果与年龄、性别及身高相关。所以最好是参考占预计值的百分比，而不是绝对值。对于肺功能减损患者，术前加强康复对于减少术后肺部并发症是很重要的。指导患者做好术前呼吸系统训练以及了解一些手术知识则很重要。这些应由物理治疗师、护士及其他专业人员来完成，它将增进术后患者的恢复和减少并发症。

三、术前心血管功能的评价

外科医师评价接受胸外科手术的患者，通常包括估计死亡的危险性，发生并发症的危险性，可能是治愈或是姑息手术。并将这些危险同非手术治疗的危险进行比较，预测手术治疗后患者的长期预后。那么，心血管功能的评价对于手术危险性有着举足轻重的影响。

心血管疾病随着年龄的增长而增多，在“前

言”中已经说过社会老龄化在我国逐步成为严重问题。老年患者几乎占胸外科患者人数的 60% 以上，老年人接受胸外科手术、腹部大手术、血管手术、骨科手术与围手术期心血管的并发症和死亡率有明显的关系。

术前对患者心血管方面的评价，应该考虑到采用评价心血管功能的方法和费用，花费较高的费用对低危险组的患者进行多种有创或无创的检查或是所谓全面检查是完全不必要的。培养临床医师利用现有的知识和设备条件，有针对性地选择更有效的检查手段。如果患者的心血管情况稳定，没有明显的症状，而且患者心血管方面的资料足以证明心血管方面的状态稳定，这时的进一步评价也是不需要的。

术前心血管方面的评价包括复习患者的资料、了解患者的病史、体格检查、发现患者存在的问题和准备接受的手术。对非心脏手术患者进行术前心血管方面评定的目的是确定患者心血管情况的严重性和稳定性，确定患者目前是否处在身体的最佳状态，以及患者所患疾病的状况，还包括调整药物和做必要的术前检查。根据术前一般检查的结果，确定患者的情况不能立即承受现在计划的手术，术前进一步检查的项目必须实施。经过进一步的心血管状况的评定，更详细地了解患者的心血管状况。经过调整治疗药物，改善术前患者的心血管状况，使病情稳定。根据术前的进一步检查，确定围手术期的监测方法和预防心血管并发症的措施，使患者的手术危险性降至最低。这是现代胸外科进展的重要表现，但不必要的检查必须避免。

对于急诊手术患者的术前评价因时间关系仅限于评定心血管方面的生命体征、容量状态、心动图。最初的病史、体格检查和心电图检查主要是为了确定患者是否患有严重的心脏疾病，包括冠心病、陈旧性心肌梗死、心绞痛、充血性心力衰竭和心律失常。当确定已有心脏疾病时，应确定疾病的严重性和稳定性以及治疗状况。进一步确定患者的心脏危险性，包括功能耐受能力，伴发的其他疾病和并发症发生的可能性。当然，在不是很急的情况下，评价术前心脏功能的状况和患者是否能耐受开胸手术则必须认为是重要的。忽略这种评价可使高危患者的手术增加并发症，并使患者的住院费用增加。

手术危险性主要包括两个方面：一方面是与本手术有关的危险性；另一方面是与心脏有关的危险性。在心脏危险性中，最严重的是围手术期心肌梗死。男性 40 岁以上已有冠心病的患者接受胸外科、大的上腹部外科手术时，围手术期心肌梗死的发病率明显增加，梗死率可达 4.1%。当年龄>75 岁，即使没有冠心病病史的患者，也是发生心肌梗死的高危因素。

患者已知有冠心病，有些患者存在明显的冠心病表现，如急性心肌梗死、旁路搭桥手术、冠状动脉血管成形术，或冠状动脉造影显示血管腔不规则。另外，许多患者没有心脏症状，却有严重的两支或三支血管病变，此类患者的手术风险极大。老年患者的特殊危险不仅在于易患冠心病，而且在于年龄对于心肌的影响。心肌细胞数随着年龄增长而减少，心肌的储备能力下降。老年患者术中和围手术期发生的心肌梗死具有较高的死亡率。性别又是另一重要因素，绝经期前的女性冠心病的发生率很低，发生冠心病的年龄较男性晚 10 年。女性患者并发糖尿病的危险因素增加，心肌梗死后的死亡率高于男性。

许多研究显示，中等程度的高血压，并不是围手术期心血管并发症的危险因素。另外，高血压是伴有冠心病的有意义的征兆。术前有高血压的患者术中血压进一步升高，心电图表现心肌缺血。术中的心肌缺血与术后心脏的并发症有明确的相关性，术前有效地控制血压有助于减少围手术期心肌缺血的发生。对正在接受高血压治疗的患者，应当仔细地了解现在应用的药物和剂量，及时了解以前哪些药物是患者能使用或不能耐受。同时，应当还除外其他少见原因的高血压，并对高血压的原因进行研究，如果怀疑有嗜铬细胞瘤，手术应延迟，直到明确病因。

对于术前有充血性心力衰竭的患者进行非心脏手术往往预后不佳。有充血性心力衰竭的患者不适合进行开胸手术。如果术前患者有充血性心力衰竭，应该找到病因，因为病因与围手术期心力衰竭和死亡有关。由高血压引起的心力衰竭与冠心病引起的心力衰竭的危险性不同。术前评价应包括超声心动图。接受开胸手术的患者有心脏杂音者较多见，应区别是功能性还是器质性，有意义还是无意义，弄清产生心脏杂音的病因，并且需要估计瓣膜损坏的严重性。主动脉瓣狭窄对非心脏手术的危险性最大，如果主动脉瓣狭窄是有症状的，并且是严重的，择期手术应后延，这样的患者需要先行主动脉瓣替换术。超声心动图在术前检查评价上是具有一定的临床价值。

对于大多数可行走的患者，首选以运动试验来提供心脏功能状况的评估、心肌缺血在心电图的反映和血流动力学改变。当患者在静息心电图表现为严重的异常，应考虑采用运动心脏超声心动图或运动心肌灌注显像。当患者不能做适当的运动时，应考虑采用非运动的加强试验。临床上关系重大的是术前发现那些看似正常的隐性冠心病患者。现在越来越多地把运动负荷试验，作为45岁以上或有其他危险因素的胸外科患者常规的心脏检查。隐性冠心病一旦被发现，就需要做更复杂的检查。运动试验证实有心肌缺血，或有明显心血管疾病史者，应当做冠状动脉造影。当决定非心脏手术的患者接受非介入性或介入性检查时，应权衡进一步检查所带来的益处与未接受检查所承担的手术风险两者之间的关系。在进一步的筛选和治疗过程中，检查和治疗的危险可能相当甚至超过评价的益处，同时筛选和治疗的费用也必须考虑在内。许多医学文献有助于确定术前进一步检查的危险与益处，当患者在5年内曾行冠状动脉旁路搭桥术，并没有复发的心肌缺血症状，围手术期并发症的发病率低，进一步的筛选是不需要的。当患者准备接受有危险的选择性的非心脏手术，如冠心病患者希望通过非心脏手术，主要取决于冠心病是否稳定。如术前发现有高危的冠状动脉病变，应先行冠状动脉旁路搭桥术或支架置放术。对于有冠心病的高危患者，术前应给予服用受体阻滞剂的临床研究表明能明显减少围手术期心肌缺血和心肌梗死的发生率及死亡的危险性。需要术前使用受体阻滞剂的患者包括：有心绞痛症状者、有心律失常伴有症状者、术前发现有未治疗的高血压者、有明确冠心病病史者或有冠心病的高危因素者。

专家点评：

外科手术患者常有一定的心脏问题，有的患有明显的冠心病。与开胸手术有关的室上性心动过速、低氧血症、低血压、体液丢失、肺血管阻力的改变，以及药物的应用都可以引起心肌缺血、进而发生心肌梗死。术前已估计到心脏危险性较大的患者以及那些不适合做冠脉搭桥或成形术者应当仔细地做好治疗计划。药物治疗及尽量缩小手术范围是适宜的。术前应当制定好麻醉方案，术后应当放到重症监护室。随着手术技巧和设备器械以及监护治疗技术的提高，年龄已不再是手术的禁忌证，若在术前经过详细的重要器官功能评价后，高龄患者仍可以接受胸外科的手术。随着麻醉和外科技术的提高，以及术前、术后治疗技术的改进，更多肺功能减损的患者能够接受肺切除手术。

第二节　胸外科手术常见切口概述

胸部手术切口有多种，常用的有后外侧切口、前外侧切口、正中切口等。根据不同的术式及估计手术操作的难易程度，首先要选用便于手术操作的切口，其次要考虑选用组织损伤少的切口。目前，在普胸外科最常用的切口是后外侧切口，也叫做标准剖胸切口，此切口术野大，暴露好，上至肺尖，下至膈肌，适用心脏手术以外的各种手术。但此切口损伤肌肉多，还需要切除或切断一根肋骨。对患者来说，此切口的创伤较大。故对估计操作较简单易做的手术，可选用小切口。对某些易做的手术，特别是某些肺切除术，常采用腋下切口，损伤小，恢复快，有美容作用；对肺功能明显减退者手术的危险性比较小；对多种胸外科手术可以提供足够的暴露，愈合后瘢痕较小比较美观。有许多种保留肌肉完整令人满意的切口，每一种都拥有优点和缺点，还没有一个最好的切口。应当先做局限性的开胸切口，以便在需要扩大暴露时可以安全地加以延长。手术切口的设计要保证能够最理想地接近需要治疗的脏器，所以准确地确定肋间隙对于开胸探查手术是非常重要的。切口要保证需要手术的脏器得到最佳暴露，是外科实践早期就掌握了的基本技能。对具体手术来讲，足够的暴露是成功的关键。如果手术野展露不满意，任何医生都会感到手术做起来很吃力。

一、后外侧切口

后外侧切口是目前最常用的开胸探查切口。可以满足胸外科大多数手术的暴露，也为大多数临床医师选择和使用。后外侧切口原则上可以从第3肋到第10肋均可进胸，然而实际一般是从第4、第5、第6、第7肋间或经肋床进胸。一般定点切口位置为肩胛骨脊柱缘和棘突连线中点，肩胛下角下一横指，腋前线。较低肋间切口，如第6、第7、第8肋间，切口可以完全沿肋间走行。根据需要，一般切断背阔肌、前锯肌和斜方肌，也可以把前踞肌牵向前上方。现在对于肺叶切除，暴露似乎足够了。确定肋骨可从肩胛骨下向上摸肋骨以确定肋间。过去，切除一根肋骨，或者切除部分肋骨以增加暴露。现在越来越多的医师喜欢经肋间或者断肋骨经肋床进胸。本科（复旦大学附属中山医院）曾经发表多篇论文探索肋骨中断和肋骨后断的进胸法。从肋间进胸一般都选择下一肋骨的上缘，以避开神经和血管。

专家点评：

后外侧切口适用于普胸外科大多数手术，如肺叶切除、全肺切除、食管恶性肿瘤根治、纵隔和膈肌手术，尤其对于肺胸壁粘连的手术，分离粘连具有较大的优势。这是一个经典的切口。手术断离的肌肉较多，创伤较大，暴露足够，能够安全完成手术。肋间选择取决于手术部位，第3肋间交感神经链、肺尖病变最好；第4肋间上叶肺切除、胸膜剥脱术以及纵隔病变；第5肋间切口适用于肺叶切除或全肺切除，而经胸裂孔疝修补则是以通过第6肋间为佳。

二、Muscle-Sparing切口

Muscle-Sparing（MS）剖胸切口是现今欧美国家广为应用的一种微创剖胸切口，具有美观、创伤小、恢复快及术后疼痛轻的优点。文献报道有多种不同的操作方法，根据对胸壁肌肉的解剖，一般可分为传统MS切口、改良MS切口和听诊三角MS切口3种。在目前微创手术的概念下小切口已经被经常用于各种纵隔、胸壁、肺、食管和心血管手术。

传统MS切口手术时于肩胛骨下方2cm处向前至腋前线做水平切口，或于腋下背阔肌前缘做垂直切口，游离皮瓣，向后游离背阔肌前缘，沿前锯肌肌纤维方向钝性分离至其肋骨附着处，根据术式要求，选择第4肋至第6肋骨上缘切开肋间肌进胸。

改良MS切口术中需要向后充分游离背阔肌以显露前锯肌后缘，切开前锯肌后缘筋膜组织并向前牵拉，沿第6肋骨上缘切开肋间肌进胸。

听诊三角MS切口手术时横跨听诊三角区绕过肩胛骨下缘做一弧形皮肤切口，切开听诊三角筋膜，显露斜方肌、背阔肌及前锯肌，游离上述肌群，将斜方肌向后牵拉，背阔肌及前锯肌向前牵拉，于第4肋或第6肋骨上缘切开肋间肌进胸。

专家点评：

传统MS切口术野显露最佳，可应用于上叶切除、全肺切除、食管平滑肌瘤摘除、纵隔肿瘤切除等相对复杂的手术。对于原发性肺癌，该切口可适用于临床分期为Ⅰa至Ⅱb的病例。改良的MS切口对于肺叶切除则限于下叶和中叶，对于原发性肺癌的治疗应限于临床分期为Ⅰ期的病例。听诊三角MS切口因术野较小，即使行肺楔形切除术，也应选择病变位于切口附近的病例。此外，该切口位于胸壁后上方，还适用于简单的后上纵隔肿瘤切除术。对肥胖、胸壁肌肉发达以及扁平胸的患者需慎用MS切口。

三、前外侧切口

肩背部用沙袋垫高45°。前外侧切口为乳腺下方弧形切口，前方由胸骨缘沿第4肋或第5肋间延伸至腋中线。断离胸大肌和胸小肌。为达到更好的暴露多数要沿前锯肌纤维方向切开部分前锯肌。女性需要把乳腺下部自胸大肌和胸小肌筋膜上游离下来，以暴露开胸的肋间。切开胸内筋膜及壁层胸膜，进入胸腔。切口向内注意乳内动脉在切口的前端结扎后切断乳内动脉。撑开器撑开肋骨，暴露胸腔内脏器。必要时为增加暴露，可在切口前缘切断胸肋关节以增加切口前方的暴露，如果向前越过中线水平横断胸骨，会暴露得更好。

专家点评：

前外侧切口可用于右中叶切除，但是暴露下叶很困难。通过右前外侧切口完成整个食管切除也很容易。中段食管癌行经腹和右前外侧切口能满足暴露。另外，对于很多前纵隔肿瘤来说，前外侧切口是较好的选择。

四、胸骨正中劈开切口

胸骨正中劈开切口是沿中线从胸骨切迹到剑突与脐之间的中点。切开胸大肌胸骨起点处的胸大肌筋膜，以及腹白线，切口下段要暴露腹膜外脂肪。切口上端可见到两侧胸锁乳突肌在胸骨上的附着点。胸骨上间隙中有由两条颈前静脉汇合而成的一条静脉横越中线，注意出血。在剑突软骨上部总有一条静脉，注意予以电灼止血。切开胸骨骨膜也需要注意止血。现在多用电锯，沿中线锯开胸骨，省时、省力，可以迅速切开胸骨。电锯是切开胸骨的安全工具，在开胸骨时至停止正压通气，以减少切开胸膜腔的可能性。用电锯有时会切开右侧胸腹腔，术后右侧胸腔需置放引流管。在没有电锯时可以用钢锯或胸骨劈刀，这需要先钝性分离出胸骨后间隙的通道。然后将线锯置于胸骨后方，小心地前后拉动锯开胸骨。劈刀则从剑突开始劈，用锤子锤击刀背，紧握刀把向头端劈开肋骨。胸骨劈开后用骨蜡塞紧骨髓腔以封闭胸骨边缘，同时可用电刀电凝胸骨边缘止血。胸骨撑开器撑开暴露。

专家点评：

胸骨正中劈开切口在普胸外科中多用于前纵隔手术，尤其是前纵隔肿瘤和胸腺切除。某些气管肿瘤或气管狭窄也需要用胸骨正中切口以达到满意的显露，进行手术切除。双侧肺切除或同时进行肺与心脏的手术可能也需要用这个切口。

五、蛤壳样切口

仰卧位，切口从双侧腋中线开始沿第 4 肋间经乳腺下方的前胸壁、横过胸骨前方，断离胸大肌，胸骨前方及切口两侧端前锯肌浅面的胸浅筋膜，并可以沿肌纤维方向撕开前锯肌。

暴露第 4 肋间胸壁深面，切开肋间肌和胸膜。游离并结扎乳内血管，然后切断。平第 4 肋间用电刀切开胸骨骨膜，从胸骨后面开始用钢锯，或电锯锯开胸骨。胸骨可锯成斜面以便缝合起来更稳定。胸骨缝合后不稳定有时是这种横切口的一个麻烦的并发症。如胸骨正中切开一样，用骨蜡封闭胸骨切缘，对骨膜上的出血点用电刀电凝止血。用撑开器撑开肋骨。

专家点评：

经胸骨双侧开胸是早期心脏直视手术的标准切口，现在这种切口多用于双肺移植、双肺转移病变的切除，此切口创伤大，但暴露满意，注意胸骨的不稳定性。

六、胸腹联合切口

胸腹联合切口通常是经第 5 肋、第 6 肋、第 7 肋或第 8 肋间，从腋后线开始越过肋弓一直到腹正中线，也即腹白线。选择第几肋间取决于胸内操作的需要，作者体会，第 6 肋间获得的暴露足够并从切口的延伸方向来说比较自然。断离背阔肌、前锯肌及腹外斜肌筋膜、腹外斜肌，腹直肌前鞘，沿肌纤维方向切开腹外斜肌。断离腹内斜肌和腹直肌后鞘，切断肋间肌及胸膜。沿切口前部、垂直肌纤维方向切断腹内斜肌，即显露出下面的腹横肌。沿切口方向切断肋弓，并切除小段肋弓以防止术后断端摩擦。切开腹横肌、腹直肌后鞘及腹膜，打开腹腔。胸廓撑开器撑开肋骨暴露胸腔，显露膈肌并切开。

专家点评：

胸腹联合切口使胸腔和腹腔变成一个腔，这样能更好地暴露下胸部和上腹部的脏器。左侧胸腔联合切口适用于下段食管切除、全胃切除术等，尤其是贲门部肿瘤侵犯周边脏器者。

七、开关胸术的概述

开关胸术现在采用电刀后出血量明显少于以往，但开胸术后的疼痛仍旧是困扰临床医师的一个问题，虽然采用微创小切口以及肋骨钻孔关胸、麻醉镇痛的处理，但仍不能得到很好解决。

关胸时，胸管引流管位置靠前对于引流的通畅、患者的体位以及疼痛都有益处。引流管在胸壁上的通道应该倾斜一点，不要从引流管口直接穿入胸腔，斜行通道在拔出引流管后容易封闭。引流管应当在皮下经过 1～2 个肋间的宽度，然后穿过胸壁进入胸腔。进胸时应从肋骨上缘，以避免损伤肋骨下缘肋沟中的神经和血管。在胸腔内固定引流管建议采用可吸收缝线，把导管的顶端缝到壁层胸膜和胸内筋膜上，以利引流。皮肤上的引流管口要采用不吸收缝线把引流管固定牢靠。

专家点评：

开胸术是保证手术暴露的关键，减少出血量，勿用暴力，避免撑断肋骨。关胸术注意引流管的放置，缝合牢固，避免皮下血肿和胸腔内出血。

第三节　胸外科手术并发症防治的基本原则概述

胸外科手术后肺部并发症一般有肺炎、肺不张、肺水肿、肺栓塞、肺脓肿、脓胸、纵隔气肿、胸腔积液、乳糜胸、误吸、食管支气管瘘等。

在普胸外科手术中最常见的并发症是肺部并发症，如肺炎、肺不张、肺水肿、肺栓塞、肺脓肿等，这些并发症均会影响肺功能，导致急性呼吸衰竭或慢性呼吸衰竭。前文已经论述，术前肺功能检测对于评价手术是否能完成以及减少术后并发症至关重要。明确肺功能受损程度，术前指导锻炼，术后妥善处理均可让患者安全渡过围手术期。术前改善肺功能，包括停止吸烟 4～6 周，抗生素应用，支气管扩张剂的应用，体位引流等。动脉血气分析对于评估肺切除后呼吸系统并发症危险性有实用价值。通常把动脉高碳酸血症（PCO_2 45mmHg）视为肺切除后呼吸衰竭死亡危险性明显增加的一个指标，动脉低氧血症也与术后并发症增加相关。但是对于那些气道阻塞引起的肺内分流的患者，肺切除后肺内分流可以消失。通常主支气管阻塞患者，全肺切除后低氧症可以得到改善。如果术前患有肺病或分泌物过多，或者术后发生喉返神经麻痹、膈神经麻痹、膈肌重建或胸壁切除，这些患者术后发生肺部并发症的危险性很大，应当更仔细地监护和处理。有大量咳痰史者，预防性的微创气管切开术能够保证经常性的气管支气管吸痰，而不必用纤维支气管镜。术后发生的喉返神经麻痹可以严重地损害咳嗽和排痰能力，全肺切除后问题尤为严重。如果早期怀疑有喉返神经麻痹，应当做喉镜检查。如果麻痹的声带处于外展位，应当予以增强。这些指标并不能单独绝对地预测术后发病率，所以应当把它们与具体患者结合起来，具体病例具体分所。

肺切除后发生心律失常也是胸外科手术最为常见的，并与手术的大小有关。全肺切除后心律失常发生率高于肺叶切除术后，而全肺切除者心律失常与死亡率明显增加有关。术后心律失常的绝大多数是房颤、房扑及室性心动过速。心律失常的可能性随着年龄的增长及既往心脏病史而增加。当患者出现心律失常时临床医师应该及时检测血清电解质、心肌酶谱、动脉血气、血红蛋白以及心电图。房性心律紊乱的治疗依赖于正确的诊断及全面地了解病情。其是否紧急治疗取决于心律失常对血液动力学影响的严重性。应当明确是否有充血性心力衰竭，应当增加氧气吸入。没有症状，新发生的心房纤颤很容易用静脉注射地高辛治疗。如有循环衰竭的患者应当更紧急地治疗。首次发作的房颤可以使有的患者出现严重的循环衰竭。如果出现重度低血压、严重的心绞痛，以及感觉迟钝，就需要紧急处理。心脏起搏对于心脏骤停是快速而有效的治疗方法。心脏起搏后应当给予地高辛，以减少房颤的复发以及相对的循环不稳。对于心室律已得到控制但是仍没能恢复正常室性心律，可以用药物治疗，如普萘洛尔、索他洛尔及盐酸普鲁卡因酰胺。然而多数患者在用地高辛控制了心律之后，都能自动地转为窦性心律。术前心律正常，术后发生房颤或房扑者，出院后应当继续服用地高辛 6 周。

术后脓胸多数继发于吻合口瘘和支气管胸膜瘘，单纯脓胸少见。脓胸表现为整个胸腔的化脓性感染，可以发生于术后早期，多为食管胸膜瘘和支气管胸膜瘘。也可以发生在几年后，多数发生在术后 12 周之内，数月乃至数年后发生的脓胸通常认为是血源性感染所致，但是应当排除晚期瘘。葡萄球菌是最常见的致病菌，也常能培养出脓毒性链球革兰阴性菌或厌氧菌。胸腔穿刺可以明确诊断。脓液送常规和培养，必要时送细胞学检查。或行支气管镜及食管镜以明确诊断。治疗关键是早期胸腔引流，在有效引流下应用抗生素48～72 小时，最终则需要消灭残腔。胸部引流管是主要的、也是基本的治疗手段，如果术后发生脓胸已经有3周以上，就能肯定纵隔已经相当安全，胸廓可以开窗。反之，应当延迟胸廓开窗，等待纵隔充分固定。

随着手术器械改进和手术技巧的提高，支气管胸膜瘘的发生率越来越低，但支气管胸膜瘘仍是肺切除术后并发症和死亡的重要原因。术后支气管胸膜瘘的发生原因多为支气管残端肿瘤残留、术前放化疗、糖尿病等，多数支气管胸膜瘘发生于全肺切除之后，大约75%发生在右侧。根治性纵隔淋巴结切除破坏了支气管血运，也增加了瘘的危险性。当患者咳出感染性痰（晚期瘘）或咳出血清血液样液体（早期瘘），就应当考虑为支气管胸膜瘘。支气管胸膜瘘的首要治疗是胸腔闭式引流并做支气管镜检查以明确诊断。在插入胸腔引流管之前，患者应当采取术侧向下的体位，以减少健侧受污染的可能性。后续治疗取决于瘘发生的时间。术后第1天发生者，多与手术技术有关，应当及时再次开胸手术。手术10天后，发生的支气管瘘通常伴有脓胸，应当行胸腔闭式引流并给予抗生素。肺叶切除后的支气管胸膜瘘行胸腔闭式引流，全肺切除后支气管胸膜瘘胸廓开窗术是较好的选择。

影像学的进步和对疾病认识的提高使肺栓塞越来越受到临床医师的重视。首先，一旦确诊肺栓塞，死亡率很高。其次，肺栓塞难以确诊。第三，肺栓塞发病率在上升。很多胸外科患者都有肺栓塞的危险因素，包括高龄、恶性疾病以及全身麻醉时间长、已知的高凝状态、肥胖和心脏病等。肺栓塞最常见的症状有胸痛（89%）、呼吸困难（86%）、恐惧（59%）及咳嗽（51%）。呼吸困难、咳嗽、发热，以及痉挛常为首发症状。比较广泛的栓塞经常引起周期性胸痛及咯血。一旦怀疑有肺栓塞就要紧急检查和处理。胸部X线及ECG作为重要的检查手段用于鉴别诊断。通气灌注扫描对大多数患者来说是一种基本的检查手段。血流如果正常，血管造影极少会证实有栓塞。通气灌注扫描对高度怀疑肺栓塞者诊断的准确性很高，应当根据它给予全身抗凝治疗。通常情况下，只有需要手术治疗的栓塞者，扫描结果不肯定者，以及抗凝治疗有禁忌者，才需要做肺动脉造影。已证实的肺栓塞要用肝素进行特殊的抗凝治疗，且继续口服抗凝剂3～6个月。在等待确诊的过程中，如果估计抗凝治疗引起并发症的危险性不大者应当接受抗凝治疗，如果后续的通气血流扫描和血管造影不支持诊断，应停止肝素治疗。

术后食管瘘最常见的原因是胸内或颈部吻合口瘘，随着吻合器械改进和营养支持加强，吻合口瘘发生率有所下降，然而，明显的改善临床仍未看到。术后1天发生的瘘往往和手术操作有关，应及时剖胸探查修补。术后1周左右的瘘多和血供及吻合口张力有关。术后瘘的症状明显，胸内吻合口瘘主要表现为胸痛，胸闷，气急，发热，氧饱和度下降，X线和B超以及胸液的增多，室上性心动过速，纵隔气肿等。颈部瘘更为常见，症状多为颈部的局部红肿。术后食管瘘如果引流充分常可自动愈合。颈部吻合口瘘如果及时发现，撑开引流，愈合很快。胸腔内瘘口引流一定要充分，加强营养支持，处理心肺并发症。

专家点评：

普胸外科患者术后并发症的特点是其2/3以上为心肺并发症。并发症直接关系到手术患者的医疗安全和预后，也是对胸外科医生的基本要求，并且是衡量医疗质量的标尺。随着外科新技术的不断开展、新观念的不断产生和对病理生理认识的不断深入，手术适应证和手术范围随之相应扩大，胸外科手术得以迅速拓展，随之而来手术并发症的增多，影响患者的转归和预后，直接关系到住院费用和生命安全。

（郑如恒）

第2章 微创外科在胸外科临床中的应用

第一节 胸腔镜手术

一、胸腔镜的历史

1910年，瑞典医生Jacobeus首次创造性地把膀胱镜技术应用到胸腔内，施行胸膜粘连松解术和肺萎陷疗法来治疗空洞型肺结核，开创了胸腔镜外科的先河。进入20世纪90年代以来，随着科学技术的发展，微型摄像和高清晰度显像系统的出现，冷光源和光导纤维的改进，胸腔镜手术器械的不断更新，以及腹腔镜等内镜外科广泛发展的基础上，产生了全新的电视胸腔镜外科手术(video-assisted thoracoscopic surgery，VATS)。

二、胸腔镜手术的适应证

根据手术的目的，一般胸腔镜手术的适应证有诊断性和治疗性之分。但二者之间有着明显的联系，对某些疾病而言，在完成诊断的同时也完成了治疗。

1. 用于诊断性的胸腔镜手术适应证

(1)肺疾病：

弥漫性肺病变

孤立性肺病变

(2)纵隔肿瘤：

纵隔肿瘤的活检

(3)胸膜疾病：

胸腔积液

胸膜结核

胸膜间皮瘤

(4)心包疾病：

心包活检

(5)胸部外伤：

血胸

气管支气管断裂

食管破裂

(6)肺癌的肿瘤分期。

2. 用于治疗性的胸腔镜手术适应证

(1)肺疾病：

自发性气胸

肺大疱型疾病

肺良性肿瘤

早期肺癌

肺减容术

(2)食管疾病：

食管良性肿瘤

贲门失弛缓症

食管癌

(3)纵隔肿瘤：

纵隔良性肿瘤

乳糜胸

(4)胸膜疾病：

胸膜粘连松解

孤立性胸膜肿瘤

胸膜渗出性疾病

(5)心包疾病：

心包积液

(6)胸外伤：

外伤性血胸止血

血肿清除

胸腔异物清除

(7)其他：

膈疝

手汗症(胸交感神经切断术)

三、胸腔镜手术的禁忌证

1. 一般禁忌证与传统胸外科手术相同

(1)一般情况的评估：肝肾功能不良，血糖未得到控制、营养状态差等。

(2)呼吸系统：一般而言，术前第1秒呼气量 FEV_1＜2000mL 或 MVV＜50%，不宜做全肺切除；术前第1秒呼气量 FEV_1＜1500mL 或 MVV＜35%，不宜做肺叶切除；健侧肺功能 FEV_1＜800mL，不能做胸部手术。

(3)循环系统：近6个月内发生急性心肌梗死者；近期有严重的心绞痛者；全心衰伴心脏明显扩大，心功能3级者；有严重的室性心律紊乱者均为禁忌。

(4)凝血功能障碍，如血友病患者等血液系统疾病者。

(5)合并其他严重疾病：如艾滋病、活动期病毒性肝炎、活动期系统性红斑狼疮等。

2. 特殊禁忌证

(1)既往有脓胸病史或胸部手术史，粘连严重难以用胸腔镜显露剥离者。

(2)弥漫性胸膜病变，手术无法彻底切除者或局限性胸膜病变已经侵犯胸壁。

(3)中、晚期恶性肿瘤，与周围组织粘连严重。

(4)肿瘤巨大，侵犯周围脏器产生压迫症状者。

四、胸腔镜手术的基本设备

胸腔镜手术的医师必须具备丰富的剖胸手术经验，同时需要麻醉医师的密切配合。必需的条件和设备有：

(1)全身麻醉，气管内双腔插管(部分手术采用单腔插管亦可)。

(2)胸腔镜头、高分辨率电视监视系统、录像系统。

(3)胸腔镜手术器械：包括 Trocar、分离钳、抓钳、电钩等。

(4)胸腔镜手术特殊器械，如超声刀、直线切割吻合器、钳闭器、钛夹等。

(5)吸引器。

(6)常规剖胸手术器械，以备胸腔镜手术发生的意外时行紧急剖胸手术。

五、胸腔镜手术的基本共同点

胸腔镜手术的术前准备与常规开胸手术基本相同。术前CT、MRI等定位诊断的准确性是十分重要的。胸腔镜手术时套管针在胸壁的穿刺点一般选择在腋中线第6肋或第7肋间。注意避免直接用套管针作盲目性穿刺，因为如穿刺点处如果恰好有胸膜粘连时，锐利的套管针会损伤肺实质。正确的做法是：切开穿刺点处的皮肤及皮下组织，用血管钳做肌层钝性分离，用手指探查胸膜腔。如有较疏松的局部粘连，可用手指做钝性分离。如粘连较紧密或广泛的粘连，则应另选穿刺点。如整个胸腔均为紧密粘连，则应该考虑放弃胸腔镜手术而行传统剖胸手术。

做完观察孔后，放置 Trocar，置入胸腔镜，观察胸腔内的病变情情况，然后根据病变部位，再选择置入手术器械的操作孔。操作孔一般需要2～3个，部位选择的基本原则是操作孔及观察孔之见呈“三角形”分布，以方便于手术的操作。有时根据手术需要在胸壁上做一6～8cm的辅助小切口。小切口选择的部位常位于第5肋或第6肋间，经肋间进胸，主要应用于胸腔镜辅助下的小切口肺叶切除术。

六、胸腔镜手术的临床应用

(一)胸膜疾病

胸膜疾病是胸腔镜最早应用的领域，胸膜弥漫性病变、不明原因的胸膜渗出性病变等均是胸腔镜手术的指征。与单孔胸腔镜相比，VATS 最大的优点在于其术野更广，可检查包括胸膜顶、纵隔胸膜和隔胸膜等各部位，同时活检时可获得的标本体积较大，并可可以进行较为复杂的外科操作。

Kaiser 等报道，尽管有胸膜穿刺术和单孔胸腔镜检查，仍有约40%的胸膜疾病难以获得确诊，而 VATS 技术可将确诊率提高至85%～90%。这主要是由于借助 VATS 可以在更大范围的胸膜上进行活检。此外，对于渗出性胸膜疾病，目前主要是胸膜间皮瘤、恶性肿瘤胸膜种植产生的顽固性胸腔积液，可在 VATS 下行化学或机械的胸膜固定术，从而消灭胸腔积液，缓解症状。

(二)自发性(外伤性)血气胸和肺大疱

自发性气胸是迄今为止 VATS 应用最广、临床经验最丰富和治疗效果最满意的领域。VATS 的出现甚至扩大了这类疾病的手术指征。一般认为，由于肺粘连索带断裂或肺大疱破裂造成的自发性气胸和血气胸，凡具备开胸手术指征，均是 VATS 的绝对适应证。Landrenean 等报道，由于 VATS 治疗此类疾病大大减少了开胸手术的创伤及术后肺功能损失，降低了术后并发症并缩短了患者的住院期，故对 VATS 治疗这类疾病的指征适当扩大是有益无害的。如过去把闭式胸腔引流下持续肺漏气 7 天以上的气胸作为手术的指征，VATS 的出现使之缩短为 2～3 天。对自发性血胸或外伤性血胸，早期选择 VATS 胸腔探查并行有效的止血术能减少出血量和输血量。对同期双侧自发性气胸，传统开胸手术一般考虑到肺功能状况只能分期手术治疗，而在 VATS 下便可行同期手术治疗。可以说，VATS 的出现给此类疾病的治疗带来革命性的变化，手术方法主要有：对粘连索带，可在 VATS 下行电凝止血、结扎、钛夹钳闭或再加胸膜固定术；对小的肺大疱，可用圈套器结扎；大的肺大疱如有蒂或基底较窄，可用 Endo-GIA 在基底部做切割吻合，也可用 Endo-TA 在基底部钳闭后再用电凝切除大疱；对弥漫性肺大疱，可切开大疱后用 Endo-GIA 在基底部行囊壁折叠术或行病灶的楔形切除。一般的自发性气胸及肺大疱性疾病，上述方法均可取得满意效果。此外，国内外亦有报道应用 VATS 治疗支气管胸膜瘘、外伤性血气胸的急诊处理等。

(三)肺局部切除

1. 弥漫性肺间质或浸润性疾病

包括处于稳定期的肺部机会菌感染，真菌病、病毒及支原体感染，淋巴播散恶性肿瘤，特发性肺纤维化等。上述疾病纤维支气管镜灌洗或活检往往阳性率较低。在 VATS 下行局部切除，可以获取较大的材料，容易得到明确诊断。

2. 诊断不明的孤立性单个肺结节

适合胸腔镜局部切除的需要符合以下几点：

(1)直径<3cm 的无钙化结节。

(2)常规检查、纤维支气管镜、肺穿刺活检等无法明确性质。

(3)病灶位于肺外周。有时病变过小(<1cm)或病变位于肺实质内，胸腔镜下寻找时会非常困难。

3. VATS 楔形切除治疗原发性非小细胞肺癌

尽管肺叶切除及淋巴清扫术已被公认为肺癌手术治疗的标准的方法，但近年来有报道对Ⅰ期 $T_1N_0M_0$ 的外周型非小细胞癌行楔形或肺段切除，其 5 年生存率与肺叶切除相同。不过许多学者对此仍然存在疑问。近年来，又有报道直径<1cm 的Ⅰ期外周型肺癌，发生肺门或纵隔淋巴结转移的机会极少，因此是 VATS 行楔形切除的适应证。目前，比较一致的看法是，对肺功能欠佳的 $T_1N_0M_0$ 期的老年肺癌患者，可以选择行 VATS 下楔形切除。

(四)肺叶切除

肺叶切除术由于关系到肺血管及支气管的解剖游离，所以 VATS 行该手术的安全性和可行性一直存在争议。随着胸外科医师们的不断实践和经验积累，目前在临床上 VATS 辅助胸腔小切口行肺叶切除和全腔镜肺叶切除术两种方法并存着。前者的相对于后者的不同之处在于，除外胸腔镜的观察孔外，需要做一个 6～8cm 的小切口(一般上叶切除选择腋中线第 4、第 5 肋间，下叶及中叶选择腋前线第 5、第 6 肋间)并撑开，通过该切口置入常规手术器械，在直视下进行肺血管及支气管的游离解剖。而后者则不在直视下进行操作，完全是根据胸腔镜头观察到的图像进行操作，因而技术难度更大。随着 VATS 设备的改进和手术者技术的不断提高，后者取代前者将是大势所趋。

作者所在单位(复旦大学附属中山医院胸外科)自 2005 年 4 月至 2008 年 7 月，共实行 159 例全胸腔镜肺叶切除手术。其中男性 86 例，女性 73 例，年龄 17～80 岁。病变部位：右上叶 32 例，右中叶 24 例，右下叶 38 例，左上叶 24 例，左下叶 40 例，右中下叶 1 例。确诊或疑为肺癌的患者术前行头颅 MRI、ECT 等检查，临床术前分期为Ⅰ期的患者进行全腔镜肺叶切除。术中中转开胸3例，1例为肿瘤原因（肿瘤侵犯右下肺静脉），1例为支扩患者解剖畸形，1例为术中出血。手术时间55～276分钟，平均手术时间118分钟，平均术中出血量约85mL，5例患者接受术中以及术后输血治疗。全组胸管放置时间为3.4天，平均术后住院时间为8.1天。全组围手术期并发症发生率为15.7%（25/159），其中包括肺炎5例，术后漏气>5天9例，术后心律失常6例，剖胸止血1例，切口感染2例，ARDS 1例，乳糜胸1例。术后病理结果显示112例为原发性肺癌患者，另47例为良性病变或转移性肿瘤，其中腺癌88例，鳞癌20例，鳞腺癌2例，小细胞癌2例。平均每位肺癌患者清扫纵隔淋巴结组数为2.98组，清扫淋巴结数目为11.6个/例。其中最初20例患者平均清扫纵隔淋巴结组数为2.15组，清扫淋巴结数目为9.95个/例，而目前平均每位肺癌患者清扫纵隔淋巴结组数为3.65组，清扫淋巴结数目为14.05个/例。术后病理分期Ⅰa期33例，Ⅰb期57例，Ⅱa期3例，Ⅱb期10例，Ⅲa期9例。因此作者认为，全腔镜肺叶切除术无论对于早期肺癌患者或是肺良性疾病患者而言，在技术上是安全可行的，全腔镜肺叶切除术具有手术创伤小，术后胸管放置时间和住院时间短的优点。对于肿瘤患者而言，全腔镜肺叶切除术在技术上可达到肿瘤外科治疗的原则要求，右侧可清扫2,3,4,7,8,9,10组淋巴结，左侧可清扫5,6,7,8,9,10组淋巴结，而且随着术者腔镜经验的不断积累，淋巴结清扫安全性和彻底性也可逐步提高。

（五）纵隔疾病

VATS 可以诊断原因不明的纵隔淋巴结肿大，它可以到达一般纵隔镜不能达到的部位（传统纵隔镜仅限于前上纵隔）。VATS 的创伤小于经胸骨切迹上切口的普通纵隔镜，但其取材范围广，获取组织大，能提高确诊断率。另外，国外有报道 VATS 用于肺癌的病理分期，尤其是对疑有对侧淋巴结转移的病例。传统的方法对这类患者术中加对侧胸骨获得诊断，手术创伤大。VATS 可以解决这一矛盾，它可以获取左侧主一肺动脉窗下淋巴结及右侧奇静脉下及锁骨下血管下组淋巴结。此外，VATS 还可以明确肺癌有无胸膜转移，可以避免不必要的开胸探查。

近来，VATS 开始应用于纵隔肿瘤的切除。Landreneau 一组89例 VATS 纵隔肿瘤手术表明，对无神经干侵犯的后纵隔神经源性肿瘤、先天性支气管、食管及心包囊肿均是 VATS 的适应证。作者体会，对于不同纵隔部位，只要有利于暴露，术中不必拘泥于完全的90°侧卧体位，可根据情况灵活采用各种角度的侧卧体位，甚至于平卧位或俯卧位，这样可充分利用重力作用，避免肺组织对纵隔的遮挡。对于对于前纵膈肿瘤，目前多数学者认为无重症肌无力的包膜完整的Ⅰ期胸腺瘤可以行 VATS，且多以经右胸较为适宜。亦有报道采用 VATS 行胸腺切除术治疗重症肌无力获得成功。

（六）食管良性疾病

Pellegrini 等报道，经 VATS 对部分贲门失弛缓症患者行食管纵肌切开术（Heller 手术），取得满意效果。他们在术中经口放入食管镜，镜头对准病变部位，既起到支撑作用，又保证了食管纵肌切开的准确性，提高了手术效果。Kirby 等报道，VATS 行食管平滑肌瘤摘除术，指出手术成功与否的关键在于术前定位性诊断的准确性。

（七）食管恶性疾病

自1992年 Cusheri 开始首例胸腔镜食管切除以来，国内外学者相继尝试应用微创技术行食管癌切除术。Akaishi 等报道39例食管鳞癌患者行胸腔镜联合上腹正中切口、颈部吻合术，无手术死亡病例，手术时间、出血、输血、监护时间及住院时间均比对照开放手术组少，吻合口瘘、呼吸道并发症发生率则与开胸手术无明显差异。Smithers 等报道，应用胸腔镜食管癌切除术309例，其中联合腹腔镜的微创食管癌切除术23例，其淋巴结清扫数与术后3年生存率同开放手术比较无明显差异，但术中平均出血量、术后平均住院时间则较开放手术组明显减少。Luketich 等报道，应用胸腔镜和/或腹腔镜的微创食管癌切除术222例，术后平均 ICU 住院时间1天，术后平均住院时间7天，术后30天死亡率为1.4%（$n=3$），随访19个月生存率同开放手术无显著差异，生活质量评分接近术前及正常人群。Taguchi 等报道，胸腔镜食管癌切除术组患者术后肺功能和生活质量情况明显优于行三切口开放手术组患者。

作者所在单位(复旦大学附属中山医院胸外科)自 2004 年 6 月至 2007 年 10 月共有 36 例食管癌患者行胸腔镜食管切除术，其中男性 29 例，女性 7 例，平均年龄 58.9 岁。术前检查和术前准备与常规手术相同，所有患者均行胃镜检查，并经病理证实为食管癌，其中食管上段癌 5 例，食管中段癌 25 例，食管下段癌 6 例。所有患者常规进行胸腹部 CT 和颈部彩超检查进行术前分期，部分患者术前进行食管腔内超声检查以帮助分期，选择临床分期在 $T_{1\sim2}N_0M_0$ 的患者进行胸腔镜食管切除术。麻醉采用复合麻醉，双腔管气管插管以保证术中单肺通气。手术操作分为 3 个部分。

(1)胸腔镜游离胸段食管和淋巴结清扫：患者取左侧卧位，必要时前倾 15°有利于食管的暴露。采用 4 个切口，腋中线第 7 肋间做一 10mm 切口用于放置胸腔镜，肩胛下角下和腋后线第 8 肋间分别作 5mm 和 10mm 切口置入腔镜抓钳和超声刀分离食管，另于腋前线第 4 肋间做一 10mm 切口置入五爪拉构用于牵拉肺和食管的暴露。沿食管纵行切开纵隔胸膜，探查确定肿瘤无明显外侵后，于正常食管处分离食管，将食管游离后套带牵引。游离奇静脉弓用腔镜血管切割缝合器切断奇静脉，提起食管沿外科平面分离，将食管旁淋巴结，食管周围脂肪组织以及隆突下淋巴结一并完整切除。将食管向下分离到膈肌裂孔处，向上分离至颈部。检查无明显出血后于腋中线第 7 肋间置胸腔镜处置 28 号胸管 1 根引流，缝合其余切口。

(2)游离胃：患者转为平卧位，取腹部正中切口进腹，游离胃清扫胃周围和胃左血管旁淋巴结，于贲门处切断食管，食管切端缝线牵引，切除部分胃小弯组织制成管状胃后于胃底处缝线牵引。

(3)颈部吻合：沿左侧胸锁乳突肌前缘做一斜切口(怀疑有颈部淋巴结转移的患者采用横切口有利于颈部淋巴结的清扫)，暴露游离食管，并将胸段食管自颈部拉出切断食管，管状胃可有选择的从食管床或胸骨后拉出，将食管与胃吻合，其中 21 例行食管床径路，15 例行胸骨后径路。胃底与颈部组织缝合固定，颈部置负压球引流。

36 例患者均在胸腔镜下完成手术，手术时间平均 250 分钟(190～330 分钟)，其中胸部手术时间平均为 70 分钟(50～150 分钟)，术中出血量平均 165mL(100～350mL)，术后胸腔引流管放置时间为 2～8 天，平均为 2.9 天，平均胸引量为 570mL，住院时间为 6～37 天，平均 8.7 天。无围手术期死亡，按照美国胸外科协会术后并发症统计的标准，共有 11 例患者出现术后并发症，并发症发生率 30.6%。其中 5 例患者在术后 1 周左右出现吻合口瘘，1 例发生于经食管床径路，4 例发生于胸骨后径路，均经过换药等治疗后痊愈出院，未出现胸腔内瘘等严重情况。1 例患者因术中单肺通气欠佳，造成手术时间延长和术中过度牵拉压迫肺组织引起术后急性肺损伤，经治疗后好转。1 例中段食管癌患者术后出现乳糜胸，经保守治疗无效再次手术结扎胸导管后康复出院。36 例患者共清扫淋巴结 515 枚，平均每例患者清扫 14.3 枚淋巴结。其中胸部淋巴结 295 枚，平均切除数为 8.2 枚。术后病理分期：0 期($T_{is}N_0M_0$) 2 例，Ⅰ期 9 例，Ⅱa 期 16 例，Ⅱb 期 5 例，Ⅲ期 2 例，Ⅳ期($T_2N_0M_{1a}$) 2 例。因此，临床结果初步显示了此种手术的安全性和微创的优点。

不过胸腔镜食管癌切除术与传统手术相比，在技术上仍然存在不少难点，能否安全的行肿瘤和区域淋巴结根治性切除以及能否广泛开展，目前尚存一定争议。因此电视胸腔镜食管癌根治术的可行性、安全性以及对患者术后生存率和生活质量的影响尚需要前瞻性、随机对照的临床研究来验证。

(八)其他

许多学者报道，VATS 可应用于胸交感神经切断治疗手汗症、椎旁脓肿引流、胸椎融合术以及迷走神经切断治疗慢性胰腺炎或胰腺癌引起的腰背痛。此外在其他外科领域，VATS 亦有应用。作者协助华山医院手外科在国内外率先开展 VATS 游离胸段膈神经间位移植治疗壁丛神经损伤，避免了传统方法在锁骨上切断隔神经而浪费胸内长段神经的弊端，并取得满意的临床效果。

七、胸腔镜手术的并发症

胸腔镜手术作为一种微创技术，确实给患者

带来了很大的益处。但是任何手术都不可避免地存在一定的并发症。胸腔镜手术除了具有传统开胸手术所可能存在的并发症之外，也有发生与自身相关的并发症的可能。

1. 中转开胸

VATS手术中转开胸的比例为6%～20%，主要原因有：需要广泛的切除；胸膜粘连；VATS下无法发现病变部位；中央型病变；大的病变无法采用VATS切除；手术中无法维持单肺通气；手术中误伤胸腔脏器，需开胸修补；VATS下无法控制的大出血。其中最常见的是恶性肿瘤需要广泛切除。有时肿瘤比术前估计病期要晚，手术中转开胸做广泛切除并不能作为并发症来看。

Wong等采用VATS在循环稳定的胸外伤患者进行诊断和治疗，50%的胸内出血患者在VATS下成功完成手术，77%的隔肌损伤患者能够在VATS下完成修补。尽管其50%的中转开胸率高于选择性手术，仍表明VATS在胸部外伤的诊断、治疗中可以发挥重要作用。

2. 持续肺漏气

VATS后最常见的并发症是持续肺漏气，并可导致皮下气肿、气胸等。导致术后肺漏气的危险因素有肺气肿、肺尖部肺大疱性病变、吸烟和激素的应用。与开胸手术治疗自发性气胸相比，胸腔镜手术的复发率较高(11.5%对2.9%)。主要原因有胸腔镜手术时对病变部位可能的漏诊，因为开胸直视下对肺组织的探查更全面。此外，还可能发生VATS相关的肺损伤，包括手术中对肺组织的过分牵拉、内镜切割缝合器切割不全造成的损伤等。降低并发症的方法包括部分胸膜切除，尽量减少对正常肺组织的牵拉以避免组织撕裂，避免手术胸膜残腔的存在，尽量在直视下处理漏气病变。

3. 感染

感染是所有外科手术后都可能发生的并发症，VATS术后的感染包括局部伤口感染、肺病感染及脓胸。多数报道VATS术后感染发生率在1%以下。

4. 恶性病变的播散

也许VATS手术后最关心的并发症是在恶性病变VATS切除术后的医源性播散问题。尽管其发生率尚不清楚，但已有报道VATS术后切口、切割缝合线以及壁层和脏层胸膜部位肿瘤播散。虽然有报道采用VATS肺叶切除治疗肺癌，其局部复发率与开胸手术相似。多数报道VATS治疗恶性肿瘤时应该仔细选择病例。

VATS下一般只能看到脏层和壁层胸膜表面的病变，部分位于肺实质的病变可以用手指触及。相反，常规开胸手术能进行仔细探查，有助于发现术前影像学检查不能发现的病变。因此与开胸手术相比，VATS更有可能造成肿瘤的残留和术中破裂，导致胸膜或切口的种植。采用一些预防性措施能够减少术后肿瘤播散的发生，如所有标本都应该放在无菌袋中取出可以减少伤口的种植，术后大量无菌水冲洗胸腔可以减少胸膜腔种植。

5. 慢性疼痛

无论是开胸手术还是VATS手术均有术后发生慢性疼痛的报道，文献报道其发生率为10%～40%，其中2%～4%的患者难以忍受。VATS可能会减少术后晚期疼，其发生率为0.05%～2.2%。Landreneau等报道，VATS手术较开胸手术可能会减少术后1年伤口疼痛和肩功能障碍，但在1年内，两者比较无显著差异。胸腔镜手术可以造成局部胸壁组织的创伤，导致术后慢性疼痛。手术器械的过度扭转挤压可能造成肋间神经的损伤、软组织挫伤，甚至肋骨骨折。由于胸腔后壁的肋间隙更为狭窄，因此在此处操作更容易造成组织损伤。目前可以采用一些措施减少VATS的损伤，包括采用直径较小的胸腔镜，采用可弯曲和带角度的手术器械，同时在放置套管和手术器械时尽量小心以减少创伤。

6. 胸壁肺疝

Hauser等报道2例VATS术后1年经胸部切口的肺庙。患者咳嗽时肺组织可以自胸部切口除疝出，可能由于术后伤口愈合不佳所致。

7. Horner综合征

在采用胸腔镜胸交感神经切除治疗手汗症的患者中，术后可发生Horner综合征。虽然在胸腔镜下可以清楚地看到两侧$T_{2\sim4}$胸交感神经节，但手术仍可能伤及颈段交感神经节。

（郑如恒　谭黎杰）

第二节　纵隔镜手术

最早的经颈部纵隔镜手术(cervical mediastinoscopy,CM)是由瑞典医生 Carlens 于 1959 年正式介绍并命名的。但直到 20 世纪 60 年代,在 Pearson 的大力推广下经颈部纵隔镜手术才得到了进一步的发展。1966 年,McNeill 和 Chamberlain 报道了胸骨旁前纵隔切开术(parasternal anterior mediastinaotomy)又称 Chamberlain 手术,为常规经颈部纵隔镜难以企及的主肺动脉窗淋巴结和前纵隔肿瘤的活检提供了一个相当不错的手术径路。1980 年,Jolly 等在 Chamberlain 手术的基础上辅以纵隔镜进行前纵隔肿瘤和淋巴结的活检,并称之为胸骨旁纵隔镜手术(parasternal mediastinoscopy,PM)。1987 年,Ginsberg 提出了扩大的经颈纵隔镜手术(extended cervical mediastinoscopy,ECM)以取代左侧胸骨旁前纵隔切开术。我国最早的纵隔镜手术是在 1964 年由傅尧箕医师开展的,而王俊于 1999 年完成了我国首例胸骨旁纵隔镜手术。目前,纵隔镜手术是纵隔淋巴结、纵隔肿瘤等疾病的诊断尤其是肺癌术前淋巴结分期最为重要的检查方法之一。20 世纪 90 年代,随着电视纵隔镜的出现,显著提高了术者的视野和视野的清晰度,使手术的安全性和活检的准确性得到了明显的提高,并使纵隔镜逐步介入治疗领域,而且极大的方便了临床教学,使纵隔镜手术的发展进入到一个更高的阶段。

一、手术适应证

纵隔镜手术的适应证可分为诊断性适应证和治疗性适应证。

(一)诊断性适应证

1. 纵隔淋巴结活检

(1)原发性肺癌的诊断和分期:这是纵隔镜最重要的适应证之一,敏感性和特异性分别为 90%和 100%。对于原发性肺癌进行纵隔镜活检,主要目的在于获取纵隔淋巴结转移与否的病理学证据,为肺癌的 N 分期以及进一步治疗措施提供准确的依据。对于非小细胞肺癌的患者,如 CT 发现纵隔内有孤立性的肿大淋巴结(CT 的敏感性和特异性分别为 63%和 57%),由于纵隔镜具有较低的假阴性率(约 10%)和并发症率(低于 4%),因此是明确纵隔淋巴结是否转移的选择之一。对于上述患者,经纤维支气管镜针吸活检、CT 引导经胸针吸活检、超声引导细针穿刺活检等有时可替代纵隔镜,但由于这些方法均具有较高的假阴性率,故目前尚无法取代纵隔镜。对于左上肺癌患者,可采用 Chamberlain 手术、扩大的经颈部纵隔镜手术等方法获取主肺动脉窗的淋巴结。如 CT 未发现纵隔内有肿大淋巴结,纵隔镜是排除纵隔淋巴结是否转移的最佳有创检查方法。如 PET 发现纵隔淋巴结阳性的患者(PET 的敏感性和特异性分别为 64%和 77%),必须经活检确诊,而纵隔镜是最好的方法。近来,越来越多的学者开始认识到新辅助化疗后纵隔镜再分期的重要性。

(2)不明原因的纵隔淋巴结肿大:多种良恶性疾病如淋巴瘤、结节病、结核、尘肺等均可导致纵隔淋巴结肿大,且它们的影像学表现极为相似,仅靠影像学诊断往往难于确诊。而细针穿刺细胞学检查获得的组织较少,阳性率较低,无法完成免疫组织化学检查。纵隔镜检查则可以获得足够的组织进行检查。

(3)其他恶性肿瘤引起的纵隔淋巴结转移:伴有纵隔淋巴结转移的恶性胸膜间皮瘤患者的预后往往较差,故对于怀疑纵隔淋巴结转移的恶性胸膜间皮瘤患者应行纵隔镜纵隔淋巴结活检术,以明确恶性胸膜间皮瘤的诊断及淋巴结分期。乳腺癌或头颈部肿瘤等胸腔外恶性肿瘤合并纵隔淋巴结肿大,怀疑纵隔淋巴结转移的患者,可行纵隔镜检查明确分期。下段食管癌或贲门癌出现气管周围肿大淋巴结,考虑纵隔淋巴结转移的患者,也可通过纵隔镜纵隔淋巴结活检,以明确是否存在淋巴结转移。

2. 纵隔肿瘤的诊断与鉴别诊断

纵隔内结构复杂,组织来源多样,包括 3 个胚层来源的多系统组织结构,是人体结构中发生肿瘤类型最复杂的区域,也是影像学诊断误诊率较高的部位。对于纵隔肿瘤,在实施治疗前,应采取一切可能的手段获得明确的病理诊断,以指导合理的治疗,纵隔镜检查为我们提供一种极有价值的诊断手段，适用于许多纵隔肿瘤的检查，尤其是气管周围的肿瘤。包括胸腺或胸腺瘤、胚胎细胞或其他肿瘤（如精原细胞瘤）、畸胎瘤、肠源性或支气管源性肿瘤以及胸骨后甲状腺肿等异位的颈部纵隔器官等等。

（二）治疗性适应证

传统的纵隔镜手术以诊断为主要目的，近年来电视纵隔镜的出现扩大了纵隔镜的适用范围，电视纵隔镜正逐步应用于胸部疾病的治疗，本章节不予详细介绍。

1. 纵隔囊肿切除术

接近 65％的纵隔囊肿位于前上纵隔等纵隔镜可以企及的部位。故对于气管周围区域、与周围组织粘连不严重的直径＜3cm 的囊肿性病变可以在纵隔镜下明确诊断并切除。

2. 纵隔引流

对于食管、气管破裂或其他不明原因的纵隔感染可考虑行纵隔镜以明确诊断并彻底引流。

3. 纵隔镜辅助食管癌切除

所有适合食管拔脱术的患者均可行电视纵隔镜辅助食管癌切除，如食管瘢痕狭窄、早期食管癌、颈段食管癌等。但该手术所需纵隔镜不同于进行活检的纵隔镜。

（三）禁忌证

1. 严重的贫血或凝血功能障碍

纵隔镜下止血多依赖电凝或压迫止血，因此有严重凝血功能障碍的患者不适宜进行纵隔镜检查。

2. 胸主动脉瘤

尤其是主动脉弓的动脉瘤，任何纵隔镜手术都可能导致瘤体破裂而危及生命，故属于纵隔镜的绝对禁忌证。

3. 心肺功能不全

纵隔镜手术需要行全身麻醉气管插管，所以严重的呼吸功能不全或心功能不全而不能耐受全身麻醉的患者不适宜行纵隔镜手术。

4. 此外，严重的颈椎疾病使颈椎强直不能后仰的患者、身材矮小颈部不能置入纵隔镜的患者、行颈部气管切开造口的患者、既往曾患纵隔感染或行纵隔放疗等导致纵隔纤维化的患者属于相对禁忌证。

二、手术方法

1. 麻醉和体位

采用静脉联合全身麻醉，单腔管插管。患者取仰卧位，肩部以软垫垫高，头部后仰，颈部过伸。不设麻醉头架（图 2-1）。消毒范围和铺巾方法同胸骨正中切开术（图 2-2）。术者坐于手术床头端，助手和洗手护士站于患者一侧。

2. 经颈部纵隔镜手术

经颈部纵隔镜手术主要用于纵隔第 2、第 3、第 4、第 7 组和第 10 组淋巴结以及气管周围病变的活检（图 2-4）。

于胸骨切迹上两横指处沿皮纹方向做一长约 3～4cm 的横行切口（图 2-3），逐层切开皮肤、皮下组织及颈阔肌浅层，显露颈白线。纵行切开颈白线，用甲状腺拉钩向左右两侧牵开双侧颈前肌群，显露气管前筋膜，若遇甲状腺下静脉出血可结扎切断。剪开并提起气管前筋膜，适当游离确定完全打开前筋膜后，紧贴气管表面用手指向下做钝性分离（图 2-5），分离气管前壁及侧壁与气管前血管以及病灶组织间的粘连，直至接近隆嵴处。分离过程中注意用示指感觉纵隔内的正常解剖结构尤其是无名动脉和主动脉弓的情况，同时可以用示指探查有无气管前、气管旁和隆突下淋巴结肿大并注意肿大淋巴结与血管的关系。遇到分离困难时切忌使用暴力。分离完成后，左手持纵隔镜沿气管前壁缓慢插入（图 2-6）。在纵隔镜直视下用吸引器做钝性分离，且分且进直至气管隆突水平。在逐步深入纵隔镜的同时，可依次观察气管周围、左右支气管旁以及隆突下等部位。发现可疑病灶后，用吸引器对其进行进一步的钝性分离，用穿刺针穿刺抽吸以排除血管可能（图 2-7）。然后再钝锐性分离肿大淋巴结或纵隔肿块表面的结缔组织和包膜，清楚显露后用活检钳咬取部分组织进行活检（图 2-8）。活检过程中切忌用力牵拉，以免扯破活检组织周围的大血管。活检完成后，出血点可用电凝止血。对于活检部位电凝止血效果不佳时可采用小纱布填塞压迫数分钟。若活检部位仍有少量渗血，则留置止血纱布或止血海绵压迫止血。进一步检查手术隧道及切口无出血，则逐层缝合切口。一般无需放置引流。

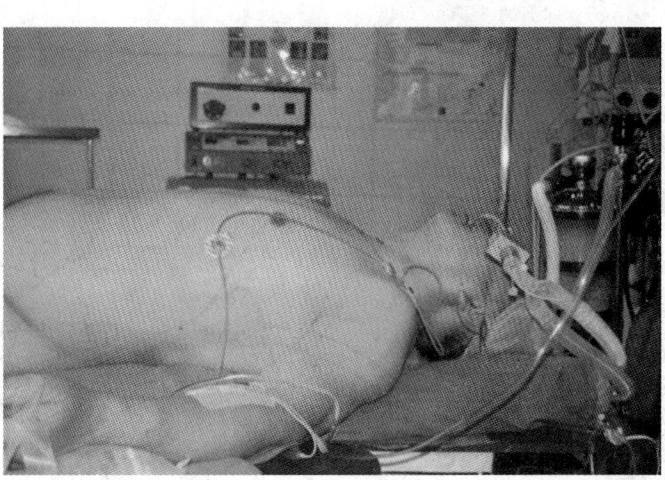

图 2-1　纵隔镜体位

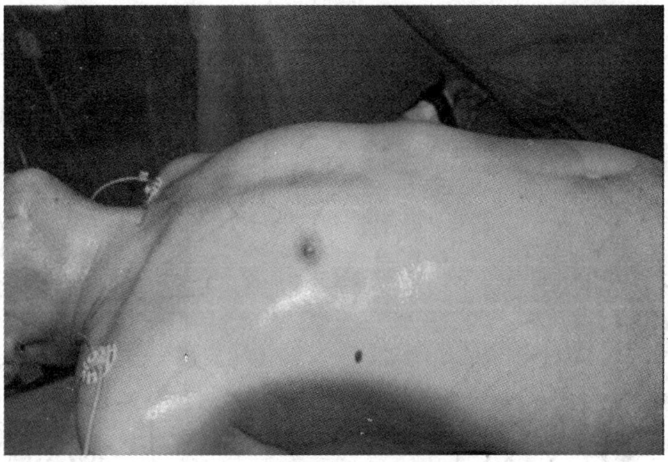

图 2-2　经颈部纵隔镜消毒范围

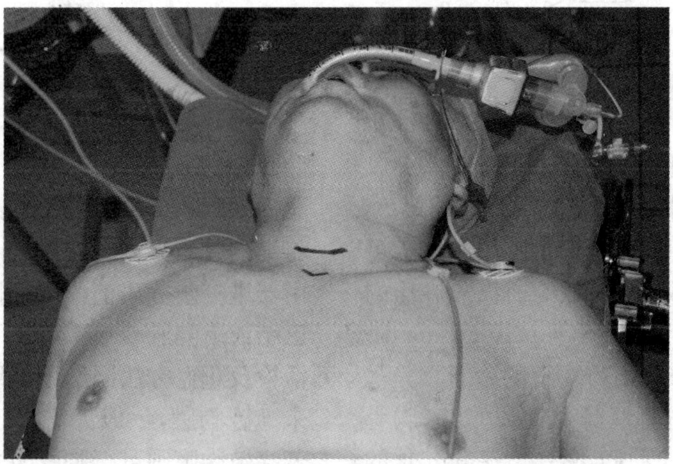

图 2-3　经颈部纵隔镜手术切口

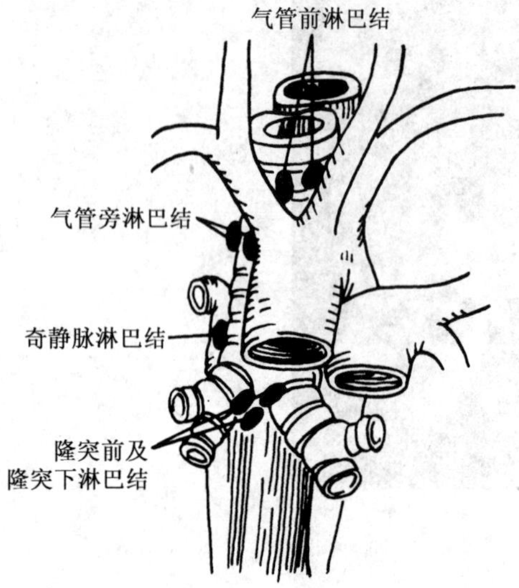

图 2-4 经颈部纵隔镜手术范围

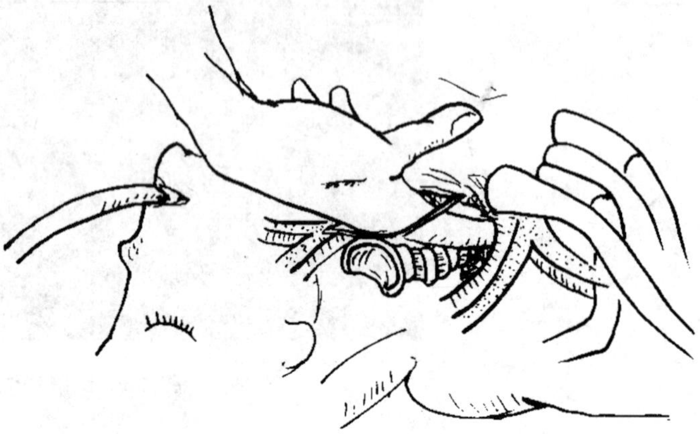

图 2-5

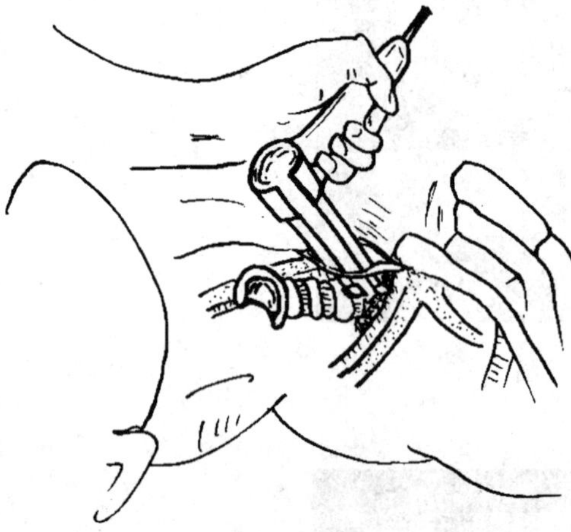

图 2-6

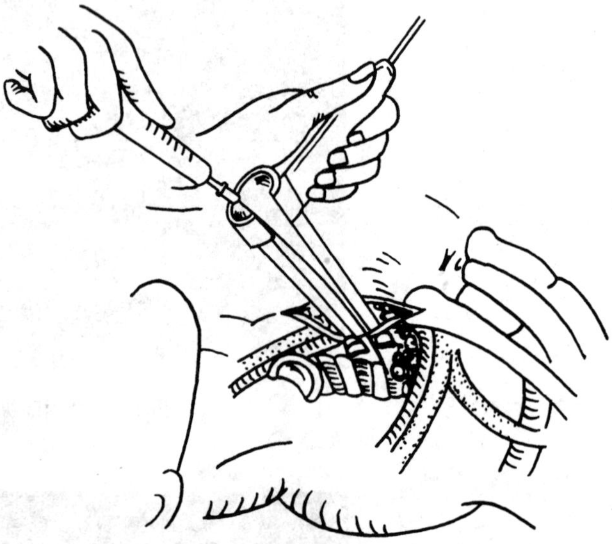

图 2-7

3. 胸骨旁纵隔镜手术

胸骨旁纵隔镜手术主要用于左上肺癌第 5、第 6 组淋巴结的活检(图 2-9)、评估肺门肿瘤的可切除性(是否 T_4)、穿刺活检失败的前纵隔肿瘤的活检以及上腔静脉梗阻综合征(superior vena canal obstructive syndrome,SVCOS)的诊断。

根据病灶的位置选择胸骨左缘或右缘,胸骨旁 2cm 处第 2 肋或第 3 肋间,做一 3~4cm 长的横切口(图 2-10)。逐层切开皮肤、皮下组织并用拉钩拉开,钝锐性分离胸大肌至肋骨表面,经第 2 肋或第 3 肋间切断肋间肌和胸横肌,必要时可切除部分第 2 肋或第 3 肋软骨。注意保护胸骨旁的乳内动脉,必要时可结扎切断。用示指自胸膜外将纵隔胸膜推向外侧后置入纵隔镜,直视下用吸引器进一步分离前纵隔间隙,探查第 5、第 6 组淋巴结或纵隔肿块(图 2-11)。明确活检部位后,取活检及止血方法同经颈部纵隔镜手术。若手术中未穿破胸膜,一般无需放置引流,逐层缝合伤口。若穿破胸膜则可行胸腔闭式引流术。在无肺损伤或未行肺活检的情况下,亦可不行胸腔闭式引流术,将一乳胶管置入胸腔,当切口即将缝闭时,在加压鼓肺的前提下,拔出乳胶管并迅速缝闭切口。

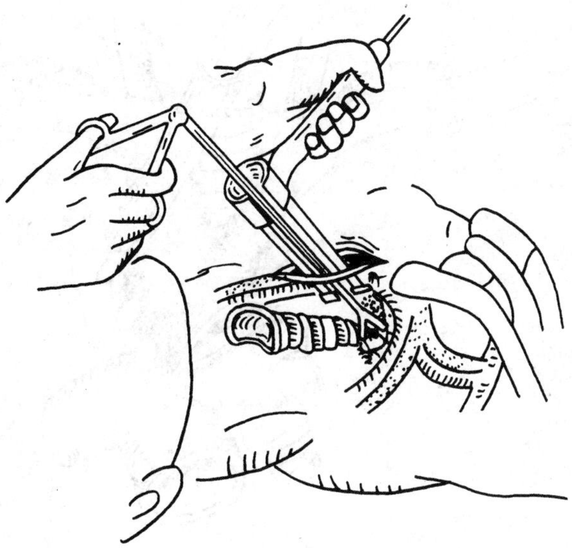

图 2-8

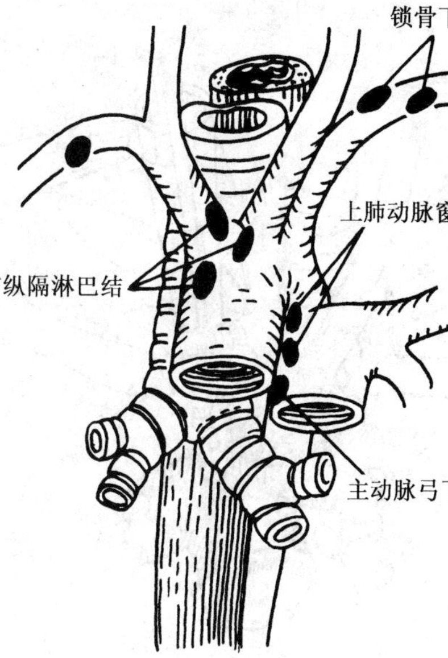

图 2-9

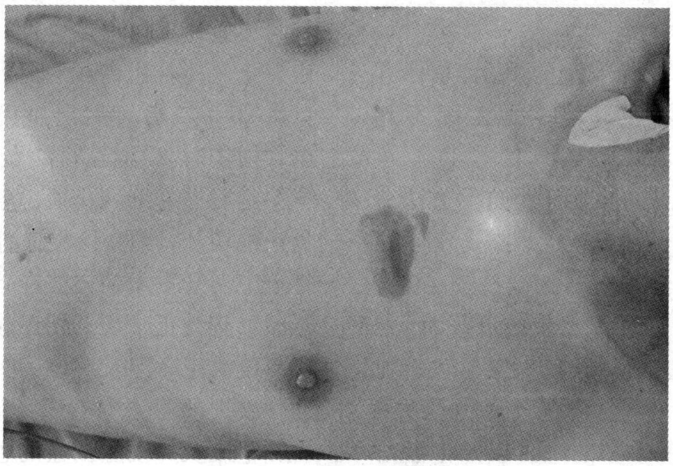

图 2-10　胸骨旁纵隔镜切口

4. 扩大的经颈部纵隔镜手术

扩大的经颈部纵隔镜手术是对标准颈部纵隔镜手术的补充，主要用于经颈部纵隔镜手术难以抵达的第 5、第 6 组淋巴结活检，但该方法操作困难，手术风险较大，仅为少数学者所采用，现已基本被胸骨旁纵隔镜手术所取代。

先行经颈部纵隔镜探查和活检，具体操作方法同前。颈部纵隔镜探查结束后，拔出纵隔镜，再次伸入示指进行钝性分离和探查，于胸骨柄后触及无名动脉后顺其下行方向达到主动脉弓。经过无名动脉三角，紧贴主动脉弓表面向前下方分离。于主动脉弓前、无名静脉后分离形成隧道后，在示指引导下置入吸引器后退出示指，再在吸引器的引导下缓慢置入纵隔镜进行第 5、第 6 组淋巴结活检（图 2-12），活检方法同经颈部纵隔镜手术。采用止血纱布压迫止血或银夹止血，尽量避免使用电凝止血，以免损伤喉返神经和膈神经。进一步检查手术隧道及切口无出血则逐层缝合切口。一般无需放置引流。

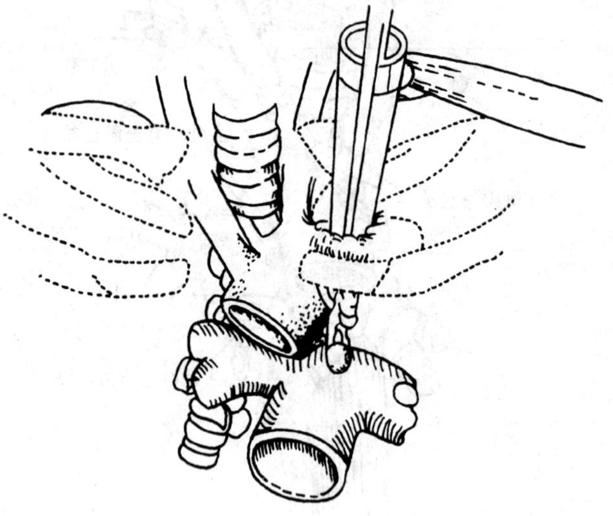

图 2-11

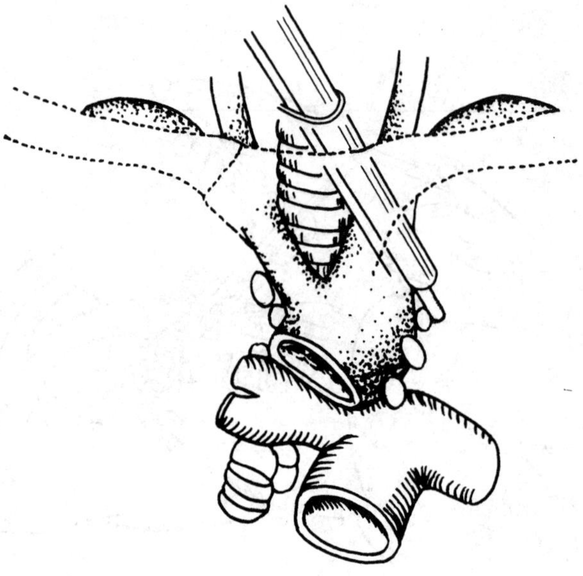

图 2-12

三、并发症及防治

纵隔镜手术是相对较为安全的手术，总体并发症发生率约为 0.6%～3.7%，死亡率不超过0.3%。

现将纵隔镜手术常见的并发症及防治方法总结如下。

1. 大出血

大出血是纵隔镜手术最为严重的并发症，但并不常见，发生率不超过 0.4%，较易发生大出血的患者包括接受过诱导化疗、纵隔床放疗或纵隔手术的患者、再次纵隔镜手术的患者以及上腔静脉综合征的患者。最易发生大出血的部位包括奇静脉、无名动脉、上腔静脉、右肺动脉和支气管动脉。为了预防术中大出血的发生，术中分离粘连时动作要轻柔，应辨清纵隔内的解剖关系，切忌在解剖结构不明确的情况下盲目分离。取活检前应先行细针穿刺抽吸，取活检时切忌过分牵拉活检组织并且咬取淋巴结时应避免取得过深，以免扯破或直接损伤活检组织后方的大血管。当患者术前接受过其他治疗致使纵隔解剖结构改变无法辨认时应果断中止手术。

一旦发生影响视野的出血，切忌慌乱而盲目钳夹或使用电凝止血，可先用纵隔镜抵住出血部位后迅速填塞入小纱布，严实压迫至出血部位，直至出血暂时控制后再探查以明确出血部位，若确定为小血管出血可在血管暴露绝对清晰的前提下钳夹止血。若患者出现血压不稳、纱布填塞压迫止血 20～45 分钟后出血仍不能控制或明确为大血管损伤时，应继续行纱布填塞压迫，并在出血基本稳定后立即剖胸止血。较常用的剖胸切口是胸骨正中切开，因此手术前消毒铺巾范围应按照胸骨正中切开手术的方法准备并常规准备胸骨劈开器械。胸骨正中切开切口较适合于无法判断大出血部位的患者以及明确为上腔静脉前侧壁或无名动脉破损的患者。对于明确为奇静脉、上腔静脉后侧壁以及肺动脉出血的患者则可考虑常规后外侧切口。

2. 喉返神经损伤

在左侧气管支气管三角进行淋巴结活检时，较易损伤左侧喉返神经，发生率在 0.4%～0.55%，右侧喉返神经损伤很少见。因此，在该部位取活检时应尽量避免使用电凝止血。此外，左侧喉返神经有可能与该区域淋巴结存在粘连，故还应避免该区域淋巴结的整个切除活检。

3. 气胸

发生率在 0.5%左右，胸骨旁纵隔镜手术后较多见，经颈部纵隔镜手术后亦有发生。常由钝性分离或探查时动作过猛、活检时损伤胸膜或肺组织所致。一旦术中明确肺损伤因常规行胸腔闭式引流术。若仅仅为胸膜破裂，可行胸腔闭式引流术，也可在鼓肺排除胸膜腔残留气体的同时缝闭切口肌肉层。

4. 食管损伤

食管损伤极为少见，往往发生于隆突下淋巴结活检时，故切忌对隆突下淋巴结进行过度的分离和活检。该损伤在术中常常难以发现，故对进行隆突下淋巴结活检的患者，若术后早期出现纵隔或皮下气肿、气胸、胸腔积液及纵隔炎症表现时因考虑食管损伤可能。可通过食管碘油造影检查明确诊断。处理原则同一般的食管损伤。

5. 气管支气管损伤

亦较为少见，发生率仅为 0.09%，往往在术中即可发现。若损伤不严重，可用可吸收纤维纱布填塞压迫；若气管支气管损伤较为严重则需开胸进行修补。

6. 切口或纵隔感染

切口感染往往由器械或术中消毒不当所致，可表现为切口红肿热痛，可行伤口敞开加强局部换药治疗。纵隔感染可由术中止血不彻底致使纵隔局部积液所致，但需排除食管、气管支气管损伤。患者可出现胸痛、高热以及白细胞升高等表现，需行抗生素治疗，必要时行纵隔引流。

（王　群）

参 考 文 献

1 Mackenzie JW, Nosher JL. Invasive diagnostic procedures. General thoracic surgery. In: Shields TW ed, 4th ed. USA: Wiliams & Wilkins, Malvern, 1994. 264～268

2 McKenna RJ, Wolf RK, Brenner M, et al. Is lobectomy by video-assisted thoracic surgery an adequate cancer operation? Ann Thorac Surg, 1998. 66:1903

3 Benumof JL. Choice of anesthetic drugs and techniques. In: Benumof JL ed. Anesthesia for thoracic surgery. Philadelphia: W. B. Saunders Company, 1995. 301

4 Harpole DH Jr, Healey EA, de Camp MM Jr, et al. Chest wall invasive non-small cell cancer: patterns of failure and implications for a revised staging system. Ann Surg Oncol, 1996. 3(3):261

5 Ginsberg RJ. Extended cervical mediastinoscopy. Chest Surg Clin N Am, 1996. 6(1):21

6 Kirschner PA. Ceoical mediastinoscopy. Chest Surg Clin N Am, 1996. 6(1):1

7 Kristensen S, Aaby C, Nielsen S M. Mediastinal staging of lung cancer. Is mediastinoscopy still essential? Dan Med Bull, 1995. 42(2) :192

8 Cuschieri A, Shimi S, Banting S. Endoscopic oesophagectomy through a right thoracoscopic approach. J R Coll Surg Edinb, 1992. 37(1):7～11

9 Akaishi T, Kaneda I, Higuchi N, et al. Thoracoscopic en bloc total esophagectomy with radical mediastinal lymphadenectomy. J Thorac Cardiovasc Surg, 1996. 112(6):1533～40; discussion 1540～1541

10 Smithers BM, Gotley DC, Martin I, et al. Comparison of the outcomes between open and minimally invasive esophagectomy. Ann Surg, 2007. 245(2):232～240

11 Luketich JD, Alvelo-Rivera M, Buenaventura PO, et al. Minimally invasive esophagectomy: outcomes in 222 patients. Ann Surg, 2003. 238(4):486～94; discussion 494～495

12 Taguchi S, Osugi H, Higashino M, et al. Comparison of three-field esophagectomy for esophageal cancer incorporating open or thoracoscopic thoracotomy. Surg Endosc, 2003. 17(9):1445～1450

13 Lee JD, Ginsberg RJ. Lung caneer stage: the of ipsilateral scalene lymph node biopsy performed at mediastinoscopy. Ann Thorac Surg, 1996. 62(2) :338

14 McKenna RJ, Wolf RK, Brenner M, et al. Is lobectomy by video-assisted thoracic surgery an adequate cancer operation? Ann Thorac Surg, 1998. 66:1903

15 Deiter RA, Kuzycz GB. Complications and contraindications of thoracoscopy. Int surg, 1997. 82:232

16 Benumof JL. Special respiratory physiology of the lateral decubitus position, the open chest, and one-lung ventilation. In : Benumof JL ed. Anesthesia for thoracic surg. Philadelphia : W. B. Saunders Company, 1995. 123

17 Benumof JL. Early serious complications specifically related to thoracic surg. In : Benumof JL ed. Anesthesia for thoracic surgery. Philadelphia : W. B. Saunders Company, 1995. 697

18 Lee L, Ng S, Lin C. Single-lumen endotracheal intubate anaesthesia for thoracoscopic sympathectomy-experience of 719 cases. Eur J Surg, 1994. 572:27

19 Krasna MJ, DeshmukhS, McLaughlin JS. Complica-

tions of thoracoscopy. Ann Thorac Surg, 1996. 61:1066
20 Walker WS, Pugh GC, Craig SR, et al. Continued experience with thoracoscopic major pulmonary resection. Int Surg, 1996. 81:255
21 Dmitriev EG, Sigal El. Thoracoscopic surgery in the manageinent of mediastinal masses. Surg Endosc, 1996. 10:718
22 Huang TJ, Hsu RWW, Sum CW, et al. Complications in thoracoscopic spinal surgery. Surg Endosc, 1999. 13:346
23 Wong MS, Tsoi EKM, Henderson VJ, et al. Videothoracoscopy : an effective method for evaluating and managing thoracic trauma patients. Surg Endosc, 1996. 10:118
24 Kopacz DJ. Regional anesthesia of the trunk. In: Brown D ed. Regional anesthesia and analgesia. Philadelphia : W. B. Saunders Company, 1996. 300
25 Matsuzoe D, Iwasaki A, okabayashi K, et al. Recurrence after thoracoscopic surgery for spontaneous pneumothorax. Int Surg, 1999. 84:111
26 Wakabayashi A. Thoracoscopic technique for management of giant bullous lung disease. Ann Thorac Surg, 1993. 56:708
27 Erak S, Sieunarine K, Goodman M, et al. Endoscopic thoracic sympathectomy for primary palmar hypethidrosis: intermediate term results. Aust NZJ Surg, 1999. 69:60
28 Downey RJ. Complications after video-ssisted thoracic surgery. Chest Surg Clin North Am, 1998. 8(4):907
29 Kawahara K, Iwasaki A, Shiraishi T, et al. Video-assisted thoracoscopic lobectomy for treating lung cancer. Surg Laparosc Endosc, 1997. 7(3):219
30 Hauser M, Weder W, Largiader F, et al. Lung hemiation through a postthoracoscopy chest wall defect. Chest, 1997. 112:558
31 Inderbitzi RGC , Grillet MP. Risk and hazards of video-thoracoscopic surgery: a collective review. Eur J Cardiothorac Surg, 1996. 10:483
32 Landreneau KJ, Mack MJ, Hazelrigg SR, et al. Prevalence of chronic pain after pulmonary resection by thoracotomy or video-assisted thoracic surgery. J Thorac Cardiovasc Surg, 1994. 107:1079
33 Rothenberg SS, Wagner JS, Chang JHT, et al. The safety and efficacy of thoracoscopic lung biopsy for diagnosis and treatment in infants and children. J Pediatr Surg, 1996. 31:100
34 SchierF, Waldschmidt J. Thoracoscopy in children. J Pediatr Surg, 1996. 31:1640
35 Kirby TJ, Fell SC. Mediastinoscopy. In: Authorized English Reprints/(USA) Pearson FG, Cooper JD, Deslauriers J, et al. Thoracic surgery. Second ed. Health Science Asia, Elsevier Science, 2002. 98～102
36 王俊．纵隔镜手术学．第1版．北京:北京大学医学出版社,2007
37 王群,蒋伟,徐松涛等．左前纵隔切开术的临床应用. 中国微创外科杂志,2004. 4(1):19～20
38 谭黎杰,徐正浪,仇德惠等．电视纵隔镜辅助食管切除术安全性探讨．中国微创外科杂志,2003. 3(5): 406～407
39 郭卫刚,谭黎杰,郑如恒等．纵隔镜在胸部疾病诊断中的临床应用．复旦学报(医学版),2006. 33(1): 68～70
40 Semik M, Netz B, Schmidt C, et al. Surgical exploration of the mediastinum: mediastinoscopy and intraoperative staging. Lung Cancer, 2004. 45 (suppl 2): 55～61
41 De Leyn P, Lardinois D, Van Schil P, et al. European trends in preoperative and intraoperative nodal staging: ESTS guidelines. J Thorac Oncol, 2007. 2 (4): 357～361
42 Dosios T, Theakos N, Chatziantoniou C. Cervical mediastinoscopy and anterior mediastinotomy in superior vena cava obstruction. Chest, 2005. 128 (3): 1551～1556
43 Sterman DH, Albelda SM. Advances in the diagnosis, evaluation, and management of malignant pleural mesothelioma. Respirology, 2005. (10):266～283
44 Lemaire A, Nikolic I, Petersen T, et al. Nine-year single center experience with cervical madiastinoscopy: complications and false negative rate. Ann Thorac Surg, 2006. 82(4):1185～1189
45 Park BJ, Flores R, Downey RJ, et al. Management of major hemorrhage during mediastinoscopy. J thorac Cardiovasc Surg, 2003. 126(3):726～731

第3章

食管疾病及手术

第一节　食管贲门的外科解剖

食管起始于环状软骨下缘，终止于胃贲门开口部，全长25～30cm。食管的解剖长度因人的性别、年龄、身高以及检查时所取的体位不同而有一定差异。食管可分为颈段、胸段和腹段(图3-1)。

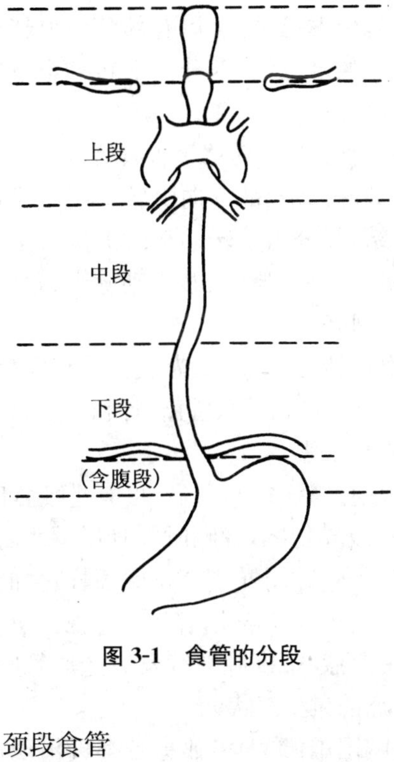

图3-1　食管的分段

1. 颈段食管

自环状软骨下缘的环咽肌至胸廓入口处，是咽部的直接延续。其起始部位相当于第6颈椎椎体水平，终止部相当于第1胸椎椎体的下缘，长5～6cm，位于气管后方、椎前筋膜的前方。

解剖学上常以颈动脉结节作为咽与食管的分界线，也是颈段食管的起始部。颈段食管向下走行并稍偏向身体中线的左侧，从右侧观察，颈段食管几乎全部位于气管的后方。因此，手术时颈段食管的显露常采用左颈部胸锁乳突肌的内侧缘的斜切口。颈段食管的前层为胸锁乳突肌、气管前肌群的浅筋膜层和中筋膜层，外侧为颈动脉鞘，后方为疏松的网状组织。食管后间隙向上与咽后间隙相连，向下与上纵隔连接。

2. 胸段食管

从胸廓入口处至食管裂孔。其起始部相当于第1胸椎的下缘，终止部相当于第8胸椎处，长度约为20cm。自胸廓入口处至气管分叉部位，胸段食管紧紧毗邻气管后壁和椎前筋膜。在气管分叉稍上方，胸段食管于胸主动脉的右侧走行，然后又逐渐走行于身体中线的左侧，直至穿过膈肌食管裂孔。食管裂孔由左、右膈肌脚围成，位于主动脉裂孔的左侧前上方，距椎体前方约2cm，内有食管和迷走神经通过。胸段食管与气管、主动脉弓及降主动脉等重要结构关系密切，在手术时应注意其解剖关系，避免误伤。

3. 腹段食管

从食管裂孔向下延伸到食管-胃结合部，一般长度为1～2cm。腹段食管与贲门连接，其左缘与胃底相交形成锐角。腹段食管的右侧是小网膜，前方与左侧有腹膜覆盖。

正常人体食管有3个明显的生理狭窄。第一个狭窄部位于咽与食管交接处，距门齿约15cm；第二个狭窄部位于气管分叉处，左主支气管跨越其前方，相当于第4胸椎或第5胸椎椎体的水平，距门齿约 24cm;第三个狭窄部位于膈肌的食管裂孔处,距门齿约 40cm。

食管同其他消化管相似有 4 层结构,即黏膜层、黏膜下层、肌层和外膜层。食管壁的肌层在上 1/3 段为横肌层,下 1/3 段为平滑肌层,中 1/3 段由横肌层与平滑肌层混合组成。

第二节　食管恶性肿瘤

一、疾病概述

1. 流行病学

食管癌是常见的消化道恶性肿瘤之一,全世界每年约有 30 多万人死于食管癌,分布于世界各地,但在不同的国家和一个国家里的不同地区发病情况差异很大。非洲、亚洲和拉丁美洲等地区是高发区,欧洲、北美洲、大洋洲发病率较低。我国是世界上食管癌高发区,以河南省为最高;此外,江苏、山西、河北、福建、陕西、安徽、湖北等省亦为高发区。

2. 病因

目前认为与食管癌发病可能相关的因素有:

①亚硝胺类化合物;

②霉菌的致癌作用;

③缺乏微量元素(钼、铁、锌、硒、氟等);

④缺乏维生素(维生素 A、维生素 B_2、维生素 C);

⑤不良饮食习惯:吸烟、嗜酒、热粗硬饮食等;

⑥长期食管慢性炎症;

⑦生活环境污染;

⑧遗传因素。

总之,引起食管癌的因素是多方面的,有些可能是主导因素,有些可能是促进因素,具体的发病机制有待于继续深入研究。

3. 组织病理学

在我国,绝大多数食管癌是发生于食管黏膜鳞状上皮(约 95%)的鳞癌,少数是由食管腺体发生的腺癌,偶见鳞癌与腺癌合并发生。在欧美国家,Barret 食管(因先天性食管上皮发育异常或长期胃食管反流,导致食管下段的复层鳞状上皮被单层柱状上皮所替换的一种病理现象)的发病率较高,由 Barret 上皮癌变所导致的食管腺癌占多数。近年来,我国 Barret 食管和食管腺癌的发病率有增高的趋势。

4. 食管癌的扩散和转移

(1)直接浸润:原位癌最先侵及黏膜下层,继而向上、下及全层扩散,向上扩散的距离常比向下为大。有黏膜下癌浸润扩散的食管黏膜有时肉眼不易辨认,需镜检才能发现,故手术中应注意肿瘤切除的彻底性。中、晚期病例确诊时已侵及肌层,并沿淋巴结和血管继续浸润。由于食管没有浆膜层,故癌细胞很容易穿过疏松的外膜而累及邻近器官(气管、支气管、胸膜、肺、主动脉、心包等)。

(2)淋巴道转移:癌细胞先侵入黏膜下淋巴管,穿过肌层到达与肿瘤相应部位的区域淋巴结,然后到达远处淋巴结。

①上段食管癌一部分向上转移到锁骨下动脉旁、气管旁、颈深及锁骨上淋巴结;一部分向下转移至中段食管引流的淋巴结;

②中段食管癌先转移至食管旁、肺门、气管分叉下和心包旁淋巴结,然后有部分向上转移至上段食管引流的淋巴结,部分向下转移至下段食管引流的淋巴结;

③下段食管癌先转移至食管旁、心包、下肺韧带及贲门旁淋巴结,部分向上转移到中段食管引流的淋巴结,部分向下转移至贲门癌所至的淋巴结(贲门旁、胃左动脉旁、腹主动脉旁、胃脾韧带、胰腺上缘及脾门等)。

(3)血行转移:一般认为血行转移发生较晚。常见部位有肺、肝、胸膜、骨骼、肾和肾上腺等。

5. 临床表现

(1)早期症状:常不明显,可有进硬食时梗咽感、停滞感或异物感,吞咽时胸骨后闷胀隐痛感、胸骨后烧灼样、针刺样或牵拉摩擦样疼痛。症状时轻时重,且缺乏特异性,容易被忽视。

(2)中期症状:癌肿继续发展造成管腔狭窄,产生食管癌的典型症状:

①吞咽困难:绝大多数患者都可出现进行性吞咽困难症状。吞咽困难的程度取决于食管周径受侵犯的范围:起初是进硬食时有哽咽感,以后进普食或半流质时亦有症状,最后发展为进流质甚至喝水时也感困难。症状与癌肿病理形态、局部

炎症水肿以及患者的精神情绪亦有关；

②呕吐：多半发生在梗阻比较严重的患者，常在进食后引起吐出黏液和食物，也有少数患者由于癌组织表面溃疡或穿破邻近组织而出现呕血；

③胸背疼痛：有些患者在下咽食物时有胸骨后钝痛或刺痛。当癌肿外侵或转移癌压迫神经时，常表现为持续性的胸背疼痛。

(3)晚期症状：癌肿压迫周围组织或发生远处转移时可产生相应症状：

①癌肿侵犯喉返神经可出现声音嘶哑；

②癌肿压迫颈交感神经节可产生霍纳综合征；

③癌肿压迫气管可引起咳嗽、呼吸困难，穿破气管则形成食管气管瘘，出现吞咽水或食物时剧烈呛咳，肺炎、肺脓肿等呼吸道感染症状；

④若有肝、脑、骨转移时，可出现黄疸、腹水、昏迷、骨痛等症状；

⑤恶病质，表现为极度消瘦和衰竭。

6. 术前检查

(1)明确癌肿的部位和病理诊断：

①食管吞钡X线双重对比造影：检出率较高，费用低廉，是基层医院常用的检查方法。如既往有胃部手术史，可行上消化道钡餐造影检查，了解术式；

②食管分段拉网脱落细胞检查：是我国自创的简便易行的普查筛选的诊断方法，结合X线钡餐表现，可以明确癌肿的病理诊断；

③食管镜(胃镜)检查：既能明确肿瘤的部位，也能获得病理组织学证据，同时还能发现有无合并胃部疾病，为手术方式的选择提供参考。

(2)明确癌肿的外侵和转移情况：

①CT：胸部CT可判断胸段食管癌的浸润层次、向外扩展程度以及有无纵隔淋巴结或胸腔脏器转移等，对病情的判断以及术前评价手术的难易程度有重要的参考价值。颈部CT可用于评价颈段食管癌的浸润范围和/或颈部淋巴结的转移情况。腹部CT可用于评价腹段食管癌和贲门癌的病变范围和/或腹腔淋巴结以及腹腔脏器的转移情况等；

②食管镜(胃镜)超声检查：可判断食管癌的浸润层次、与周围脏器的关系以及有无纵隔淋巴结转移；

③B超：腹部B超可用于了解腹腔内淋巴结和脏器转移情况；

④核素骨扫描：如需排除骨转移，可行全身核素骨扫描检查；

⑤PET：全身PET检查有助于判断有无其他脏器转移，敏感度较高，但费用昂贵；

⑥其他检查：如触及锁骨上肿大淋巴结，应穿刺确定有无转移。对于颈段和中上段食管癌，或CT显示肿瘤压迫气管或支气管，或患者有明显呛咳症状，应行纤维支气管镜检查了解气管或支气管膜部有无受侵，同时注意声带活动度。如有胸水或腹水，应穿刺检查有无恶性细胞。

(3)评价患者的一般情况：包括常规血液检查、心电图、肺功能检查等，可评估患者能否耐受开胸手术的风险，选择合适的手术方式。

二、手术特征

食管有别于其他脏器的一个重要特征是途经颈、胸、腹3个部位，其主要部分为胸段食管，位于后纵隔，无论经左胸、经右胸或不通过胸腔直接进入后纵隔都可以到达食管部位，因此食管癌切除术的特征是术式繁多。食管癌的病变部位和分期是决定食管癌切除术术式的主要因素，因此在制定食管癌治疗方案乃至手术方案以前，首先要明确病变的部位和分期。

1. 食管癌的病变部位分段及其意义

根据国际抗癌联盟(UICC，2002年)的分段标准，食管可分为颈段和胸段，胸段又分为胸上段、胸中段和胸下段(图3-1)。

(1)颈段：自食管入口或环状软骨下缘至胸骨柄上缘平面，距门齿约18cm。

(2)胸段：自胸骨柄上缘至膈食管裂孔，长17～19cm。胸段分为：

①胸上段：自胸骨柄上缘平面至气管分叉平面，距门齿约24cm；

②胸中段：自气管分叉平面至贲门全长的食管的上半段，其下界距门齿约32cm；

③胸下段：自胸中段的下界至贲门口，距上门齿约40cm，该段亦包括腹段食管。

(3)跨段病变：应以病变中点归段，如上下长度均等，则归上面一段。

食管癌所在的部位是决定治疗方案以及手术入路和吻合部位的主要因素。通常颈段食管癌首选放射治疗，也有作者报道采用全食管、喉切除、代食管脏器与咽吻合的治疗方法取得良好效果，其中胸段食管的游离切除采用不通过胸腔的后纵隔径路。胸上段和胸中段食管癌的手术切除通常经右胸入路，便于癌肿的游离和清扫上纵隔淋巴结，吻合部位在颈部。胸下段食管癌和贲门癌的切除以经左胸入路为多，吻合部位可选在胸内，根据需要又分为主动脉弓上吻合或弓下吻合。

2. 食管癌的国际分期

决定食管癌是否适合手术治疗以及手术方式的另一个重要因素是食管癌的分期。在可手术切除的病例中，食管镜下食管黏膜癌切除术仅适用于未侵及黏膜肌层的浅表型食管癌，食管癌无明显外侵者($T_{1\sim3}$)适合胸腔镜手术，或不进胸食管癌切除术。因主动脉弓的遮挡，明显外侵的胸中段食管癌经左胸可能无法切除，经右胸却可以切除。

美国癌症联合委员会(AJCC)2002年出版的食管癌的临床分期如下。

(1)食管癌分期TNM的定义：

①原发肿瘤(T)

T_X：原发肿瘤不能评估

T_0：无原发肿瘤的证据

T_{is}：原位癌

T_1：肿瘤侵及食管黏膜及黏膜下层

T_2：肿瘤侵及食管肌层

T_3：肿瘤侵及食管外膜

T_4：肿瘤侵犯食管附近结构

②区域淋巴结(N)

N_X：区域淋巴结不能够评估

N_0：无区域淋巴结转移

N_1：区域淋巴结转移

③远处转移(M)

M_X：远处转移不能评估

M_0：无远处转移

M_1：远处转移

肿瘤位于下胸段

M_{1a}：腹腔淋巴结转移

M_{1b}：其他部位远处转移

肿瘤位于中胸段

M_{1a}：不适用

M_{1b}：非区域淋巴结转移和/或其他远处转移

肿瘤位于上胸段

M_{1a}：颈部淋巴结转移

M_{1b}：其他远处转移

(2)食管癌的分期(见表3-1)：

表3-1 食管癌分期

分期	T	N	M
0	T_{is}	N_0	M_0
Ⅰ	T_1	N_0	M_0
Ⅱa	T_2	N_0	M_0
	T_3	N_0	M_0
Ⅱb	T_1	N_1	M_0
	T_2	N_1	M_0
Ⅲ	T_3	N_1	M_0
	T_4	任何N	M_0
Ⅳ	任何T	任何N	M_1
Ⅳa	任何T	任何N	M_{1a}
Ⅳb	任何T	任何N	M_{1b}

三、手术时机

1. 美国的食管癌治疗指南

在此引用美国国立综合癌症网络(NCCN)2005年出版的食管癌的治疗指南来说明食管癌的手术时机。

(1)对于医学上可切除的食管癌，包括$T_{1\sim3}$、可切除的T_4、$N_{0\sim1}$、N_X或Ⅳa期食管癌，可考虑3种首选治疗方案：

①食管切除(特别是非颈段T_1患者)，并做术后辅助治疗；

②放疗配合以5-氟脲嘧啶为基础的同步化疗，再进行手术切除；

③根治性联合放、化疗后随访，必要时做挽救性手术。

可切除的T_4是指肿瘤侵犯胸膜、心包和横膈；不可切除的T_4是指肿瘤侵犯主动脉、气管、心脏和大血管。其手术的必要性取决于各单位外科医生的选择，但相当于隆突下的食管癌只要有手术特征，推荐做食管癌根治术。

同步放、化疗的化疗方案推荐5-氟脲嘧啶加顺铂，其他方案尚在试验中，暂不作为常规使用。对于颈段食管癌，联合放、化疗是目前最好的治疗模式。

(2)完全切除术(R_0，指无肉眼或显微镜下肿瘤残留)后病理为腺癌，且没有淋巴结转移者仍有3种选择：

①对T_1N_0者不做进一步治疗，宜随访；

②对T_2N_0者可随访。对分化差的腺癌，或肿瘤侵犯淋巴管、毛细血管或神经，或年龄<40岁者可做术后联合放、化疗；而对于鳞癌患者，建议随访。对术后有残留者(R_1，指显微镜下肿瘤细胞残留，或R_2，指肉眼观察肿瘤残留)，应进行术后辅助联合放、化疗，或进行挽救性再次手术；

③对T_3N_0者也许应该接受术后联合放、化疗。

(3)对完全切除术后淋巴结有转移者，术后辅助治疗应取决于肿瘤生长的部位和病理类型。下段或胃-食管接合处腺癌应接受术后辅助联合放、化疗，中段食管腺癌者可以观察或接受术后辅助联合放、化疗；鳞癌患者以观察为主。

(4)对不能手术切除的食管癌(包括T_4)，如果患者可以耐受，推荐同步放、化疗，采用50～50.4Gy照射同时应用5-氟脲嘧啶为基础的化疗，紫杉醇加顺铂或依力替康加顺铂的方案目前仍在试验中，并不作为推荐方案，同时给予患者最好的支持治疗。

2. 我国的食管癌治疗原则

应该指出，美国食管癌的病理类型以腺癌为主，而据统计我国食管鳞癌患者占绝大多数。目前，国内尚未推出食管癌治疗的共识和指南，但普遍遵循的原则是：

(1)颈段和胸上段的食管癌手术创伤大，并发症发生率高，而放射治疗的损伤相对较小，疗效优于手术，应该以放射治疗为首选。

(2)胸下段食管癌容易发生胃旁和腹腔淋巴结转移，放射治疗的效果差，应以手术治疗为首选。

(3)胸中段$T_{0\sim3}$期患者放疗与手术疗效相当，可根据患者的情况及意愿选择治疗方法，T_4患者放疗优于手术，应以放疗为首选或选择放疗加手术的综合治疗；N_1患者放疗和手术治疗疗效均差，但仍应尽量争取手术治疗。

(4)缩窄型食管癌、食管完全梗阻者、有出血和穿孔倾向者、有区域淋巴结转移者，应首选手术治疗。

(5)食管肿瘤明显外侵估计手术难以切除者，应以放射治疗或术前放疗加手术为首选。

(6)药物治疗食管癌的疗效仍差，只能作为姑息性治疗或作为以放疗或手术为主的综合治疗的一部分。

3. 术前准备

(1)加强营养：食管癌患者伴有明显进食困难者往往伴有程度不同的营养不良，术前给予高脂肪、高蛋白饮食以改善患者的营养状况，提高对手术的耐受能力。

(2)食管腔高度梗阻者，术前3天开始，每晚用高渗盐水冲洗食管腔，以减少食管腔内的污染物，减轻食管黏膜的水肿状态。

(3)其他常规术前准备：包括有关知识宣教、皮肤准备、术前用药等。

(4)拟行结肠代食管术的患者需肠道准备：术前3天改为半流质饮食，术前1天进食流质。术前3天起口服链霉素0.5g tid，甲硝唑0.4g tid，同时给予维生素K。术前晚清洁灌肠。

四、手术方法

手术步骤和专家点评

1. 食管癌切除术

【食管癌切除术的基本步骤】

食管癌切除术术式繁多，但无论采取何种术式，都可以归纳为以下3个基本步骤：

(1)病变食管的游离和切除：手术入路可选择：

①左胸入路：通过左胸后外侧切口或左胸腹联合切口进入左侧胸腔，切开左侧纵隔胸膜到达食管，在直视下游离食管；

②右胸入路：通过右胸切口进入右侧胸腔，切开右侧纵隔胸膜到达食管，在直视下或胸腔镜监视下游离食管；

③不进胸入路：通过颈部和腹部切口而不通过胸腔直接进入后纵隔，用手指盲目地或在纵隔

镜监视下游离食管。

(2)选择并游离替代食管的脏器：胃是最常用的代食管脏器，根据需要还可选用结肠或空肠。左胸入路通过切开左侧膈肌而无需另行开腹就可进入腹腔游离替代脏器；右胸入路由于右侧膈肌下方有肝脏遮挡，一般需另做腹部切口进入腹腔，如果患者体形较瘦，也可以经膈肌食管裂孔游离胃而无需开腹，但此法显露较差，操作有一定困难，且无法清扫腹腔淋巴结。

(3)重建上消化道的连续性：食管部分或全部切除后，用胃、结肠或空肠与食管残端或咽部吻合，使患者恢复经口腔进食。根据吻合口所处部位的不同，可分为颈部吻合和胸内吻合，胸内吻合包括主动脉弓上吻合和主动脉弓下吻合。对于需施行颈部吻合者，需再做颈部切口。

【食管癌切除术不同术式的步骤线路】

治疗食管癌的有效术式很多，以下列出了食管癌切除术的一些常用术式。在临床实际应用中，应在符合肿瘤治疗原则的前提下，根据病变的部位、范围和分期、拟行吻合部位、重建消化道所用的器官、患者既往手术史，以及医院的设备条件和术者的经验水平，灵活选择和搭配，本文所列出的术式不可能包罗万象，也不必拘泥于某种特定的术式。

(1)左胸后外侧切口：切口进胸→探查食管肿瘤能否切除→切开膈肌进腹→游离替代食管的脏器→游离食管至肿瘤上方至少5cm以远→切除病变食管→替代食管的脏器与食管残端吻合→缝合膈肌→关胸。

(2)左胸后外侧切口＋颈部切口：切口进胸→探查食管肿瘤能否切除→切开膈肌进腹→游离替代食管的脏器→游离食管至胸膜顶→左颈部胸锁乳突肌前缘斜切口，将食管从颈部拉出→切除病变食管→替代食管的脏器与食管残端或咽部吻合→缝合颈部切口→缝合膈肌→关胸。

(3)左胸腹联合切口：切口进胸、腹→探查食管肿瘤能否切除→游离替代食管的脏器→游离食管至肿瘤上方至少5cm以远→切除病变食管→替代食管的脏器与食管残端吻合→关闭切口。

(4)右胸前外侧切口＋腹部切口：切口进胸→探查食管肿瘤能否切除→游离食管至肿瘤上方至少5cm以远→于贲门上方切断食管→上腹部正中切口进腹→游离替代食管的脏器→替代食管的脏器与食管残端吻合→关胸→关腹。

(5)右胸前外侧切口＋腹部切口＋颈部切口：切口进胸→探查食管肿瘤能否切除→游离食管至胸膜顶→于贲门上方切断食管→上腹部正中切口进腹→游离替代食管的脏器→颈部胸锁乳突肌前缘斜切口，将食管从颈部拉出→替代食管的脏器与食管残端或咽部吻合→缝合颈部切口→关胸→关腹。

(6)右胸后外侧切口＋腹部切口：上腹部正中切口进腹→游离替代食管的脏器→关腹→变换体位，重新消毒铺巾→右后外侧切口进胸→游离胸段食管→切除病变食管→将替代食管的脏器与食管残端吻合→关胸。

(7)右胸后外侧切口＋腹部切口＋颈部切口：切口进胸→探查食管肿瘤能否切除→游离食管至胸膜顶→于贲门上方切断食管→关胸→变换体位，重新消毒铺巾→上腹部正中切口进腹→游离替代食管的脏器→左颈部胸锁乳突肌前缘斜切口，将食管从颈部拉出→将替代食管的脏器从食管床或胸骨后拉至颈部，与食管残端或咽部吻合→缝合颈部切口→关腹。

(8)胸腔镜＋腹部切口＋颈部切口：侧卧位，右胸壁切口置套管→在胸腔镜下探查并游离食管至胸膜顶→于贲门上方切断食管→缝合胸部切口→变换体位，重新消毒铺巾→上腹部正中切口进腹→游离替代食管的脏器→左颈部胸锁乳突肌前缘斜切口，将食管从颈部拉出→将替代食管的脏器从食管床或胸骨后拉至颈部，与食管残端或咽部吻合→缝合颈部切口→关腹。

(9)胸腔镜＋腹腔镜＋颈部切口：侧卧位，右胸壁切口置套管→在胸腔镜下探查并游离食管至胸膜顶→于贲门上方切断食管→缝合胸部切口→变换体位，重新消毒铺巾→腹部切口置套管→腹腔镜游离替代食管的脏器→左颈部胸锁乳突肌前缘斜切口，将食管从颈部拉出→将替代食管的脏器从食管床或胸骨后拉至颈部，与食管残端或咽部吻合→缝合颈部切口→缝合腹部切口。

(10)右胸后外侧切口：切口进胸→探查食管肿瘤能否切除→游离食管→切开食管裂孔和食管周围的腹膜→游离胃→切除病变食管并施行食管胃胸内吻合→关胸。

(11)腹部切口＋颈部切口:上腹部正中切口进腹→游离替代食管的脏器→经食管裂孔向上分离食管→左颈部切口胸锁乳突肌前缘斜切口,用手指或在纵隔镜下向下分离食管→切断食管,从颈部拉出→将替代食管的脏器从食管床或胸骨后拉至颈部,与食管残端或咽部吻合→缝合颈部切口→缝合腹部切口。

(12)腹腔镜＋颈部切口:腹部切口置套管→腹腔镜游离替代食管的脏器→经食管裂孔向上分离食管→左颈部切口胸锁乳突肌前缘斜切口,用手指或在纵隔镜监视下向下分离食管→切断食管,从颈部拉出→将替代食管的脏器从食管床或胸骨后拉至颈部,与食管残端或咽部吻合→缝合颈部切口→缝合腹部切口。

【进胸食管癌切除术的具体步骤】

经左胸食管癌切除,食管胃胸内吻合术

(1)麻醉:气管插管全麻。推荐采用双腔气管内插管全麻。

专家点评:

气管内插双腔管,术中单肺通气,术侧肺萎陷后,有利于食管的显露和游离。对于拟行吻合部位位于主动脉弓下方者,由于食管游离的长度较短,术中肺通气膨胀对于食管的显露和游离影响不大,也可采用普通单腔管气管插管全麻。

(2)切口:左胸后外侧切口。90°右侧卧位,腋下垫一薄枕。对于拟行吻合部位位于主动脉弓上方者,通常经左第6肋肋床或肋间进胸,对于拟行吻合部位位于主动脉弓下方者,通常经左第7肋肋床或肋间进胸。皮肤切口从所选肋骨的下缘与腋前线的交界处起,沿该肋下缘向后上延伸,绕过肩胛下角下方2横指处,到达肩胛骨内侧缘和棘突之间。切开皮肤后,用电刀切开皮下组织,显露胸壁肌群。切开听诊三角筋膜,将示指和中指插入胸壁肌肉和肋骨之间,在两指之间用电刀向前切开浅层的背阔肌和深层的前锯肌,向后切开斜方肌和菱形肌,暴露骨性胸廓。确认第6肋或第7肋的位置后,用电刀沿该肋下缘切开肋间肌和壁层胸膜进胸,用纱布垫保护切口,撑开器缓缓撑开肋骨,显露左侧胸腔。

专家点评:

①如不能确定肋骨的位置,可将手指插入肩胛骨和肋骨之间的间隙,扪及最上方的一根肋骨即为第2肋,从上往下逐根肋骨计数;

②进胸时应尽量避免损伤肋间血管,如有损伤,则可缝扎。也可预防性缝扎切口前、后的上、下肋间动脉;

③切开壁层胸膜前要注意观察切口下方有无粘连,避免损伤肺。可通过非薄而透明的壁层胸膜观察肺的活动状态,如为双腔管气管插管,可改为单肺通气。如肺在壁层胸膜下方随呼吸而活动,说明切口下方无粘连,则可在壁层胸膜切一小口,使肺萎陷或推开肺组织后用电刀切开壁层胸膜进胸。如肺紧贴着壁层胸膜无相对运动,说明切口下方有粘连,要用手术刀小心地切开壁层胸膜,勿伤及肺,钳夹并提起壁层胸膜和肋间肌,将肺稍下压,使粘连拉紧,钝性或锐性分离粘连。对含有血管的粘连带应钳夹切断后结扎。分离粘连至切口上、下两个肋间隙后,才能用撑开器撑开肋骨;

④撑开肋骨时不宜过急,否则易致肋骨骨折。如切口暴露不良,可用咬骨钳切断所分离的第6肋或第7肋骨的后端;

⑤进胸后可以继续分离胸腔内的粘连。如全胸腔粘连导致胸膜腔闭锁,不必强求分离所有的粘连,只要达到能满足手术显露需要的目的即可。

(3)探查食管肿瘤:用湿纱布垫保护肺,并将其向前推,充分显露后纵隔。观察肿瘤部位的纵隔胸膜有无充血、水肿、隆起或肿瘤浸润表现。在肿瘤水平剪开纵隔胸膜,仔细探查肿瘤的大小、活动度、与周围器官有无粘连及侵犯,进而判断肿瘤能否切除。可先分离肿瘤和主动脉以及奇静脉之间的间隙,如遇食管动脉分支,必须安放两把血管钳,于钳间切断后两端分别妥善结扎。肿瘤与主动脉和奇静脉完全分开后,切断肺下韧带,沿食管和心包之间的间隙探查肿瘤有无侵犯下肺静脉和左主支气管,注意肺门、食管旁、隆突下、肺下韧带等处有无淋巴结转移。如仍无法判断肿瘤是否可以切除,可以于肿瘤下方游离一小段正常食管并用纱带或导尿管绕过,向前后方向牵拉食管,有利于食管肿瘤的游离(图3-2)。

专家点评:

①如探查发现肿瘤外侵严重,与肺门结构或主动脉浸润固定不能推动,呈"冻结"状态,则提示

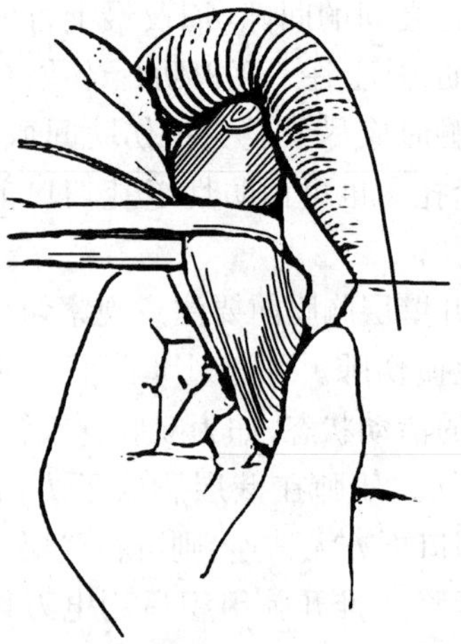

图 3-2　探查食管肿瘤与周围器官的关系

肿瘤无法切除，此时应避免强行分离，以免肿瘤破裂穿孔或损伤支气管膜部或主动脉等重要结构，造成严重后果；

②如肿瘤与肺门结构和主动脉能够分开，但浸润对侧胸膜，可切开肿瘤下方正常的对侧胸膜，用手指伸入对侧胸腔触诊肿瘤是否侵犯对侧肺或肺门结构，判断能否一并切除。如探查证实肿瘤有活动度，与周围组织结构之间有一定间隙，则提示肿瘤可以切除；

③一旦判断肿瘤可以切除，即可停止游离，此时不需要将肿瘤完全游离，可留待下一步食管切断后再游离，这样可以更加彻底地同步切除肿瘤和周围组织。

(4)打开膈肌，探查腹腔：于肝脾之间用两把血管钳提起膈肌顶部，用电刀切开，注意避免损伤膈下脏器。将示指和中指插入膈肌下方抬起膈肌，向肋弓方向延长膈肌切口，如暴露良好则尽量避免切断膈神经和膈动脉主要分支。用腹腔拉钩向下牵拉胃，显露胃膈韧带，用电刀分离后，再向食管裂孔方向延长膈肌切口。此时可清楚地显示膈下动脉分支，钳夹后切断并缝扎，也可用超声刀切断。继续延长膈肌切口直至切开膈食管裂孔。将两边的膈肌与皮下组织各缝合 1 针使膈肌向两侧牵开，显露腹腔。探查腹部有无腹水，肝、脾表面、腹膜、盆腔有无肿瘤转移结节。剪开大网膜的无血管部分，探查贲门周围、肝、胃大小网膜、胰、脾门、胃左动脉、腹腔动脉、幽门周围等处的淋巴结有无转移。如发现腹腔内有广泛转移，应放弃进一步手术切除。

专家点评：

通过左侧膈肌切口，可以清楚地显露贲门、胃体和胃底，游离胃也十分方便。经膈肌切口探查时，如发现腹腔内有广泛或严重的转移灶，尤其是肝脏、胰腺、胃及网膜有转移灶，应中止手术；如仅见贲门或胃底有肿瘤累及，或贲门旁、胃左动脉旁有转移性淋巴结，应尽可能予以切除。

(5)游离胃：垫一块湿纱布，将胃底和部分胃体轻轻向上提起。沿胃大弯的无血管区切开大网膜，进入小网膜囊，逐步向左分离胃大弯。先逐支钳夹、切断并结扎或缝扎胃网膜左血管，也可用超声刀直接逐支离断，游离出胃大弯的一部分。继续向左分离并切断脾胃韧带，先切开系膜，用血管钳将脾胃韧带内的胃短动脉分支一一钳夹切断并结扎，或用超声刀逐支离断。然后距胃网膜右血管弓下缘 1～2cm 处逐步向右分离并切断大网膜和胃结肠韧带，向下游离胃大弯至幽门静脉水平，注意保留胃网膜右血管及其血管弓(图 3-3)。对于贲门癌应沿横结肠上缘切断胃结肠韧带，清扫大网膜。松解胃大弯和横结肠系膜之间的粘连，注意不要损伤结肠中动脉。将胃向上提起并前翻，暴露胃小弯，在胰腺上缘向贲门方向解剖胃左动脉，如有肿大淋巴结，应将其清扫。分离时需仔细，切勿损伤腹腔动脉。将胃左动脉游离后用双 4 号线结扎根部，再于结扎线上方用两把长弯血管钳钳夹，从钳间切断，缝扎(图 3-4)。切断小网膜，游离胃小弯，保留胃小弯侧的血管弓(图 3-5)。如有必要，可切断并结扎胃右血管，还可剪开十二指肠球部的腹膜和粘连，最大限度地游离胃(图 3-6)。

专家点评：

①胃短血管较短，钳夹切断时操作须仔细，以免血管钳脱落或撕裂脾脏造成出血。如脾脏有小的裂伤，可用干纱布压迫或用明胶海绵填塞止血，如无效可用明胶海绵加大网膜缝合在裂口处止血，打结时应避免缝线切割脾脏；如破口较大无法修补，则需行脾脏切除术。处理胃短血管时既不要损伤胃壁，也不要损伤脾脏，如实在操作困难，宁可损伤胃壁，也不要损伤脾脏，这部分损伤的胃壁于下一步缝制管状胃时予以切除，以防术后胃壁缺血坏死导致穿孔；

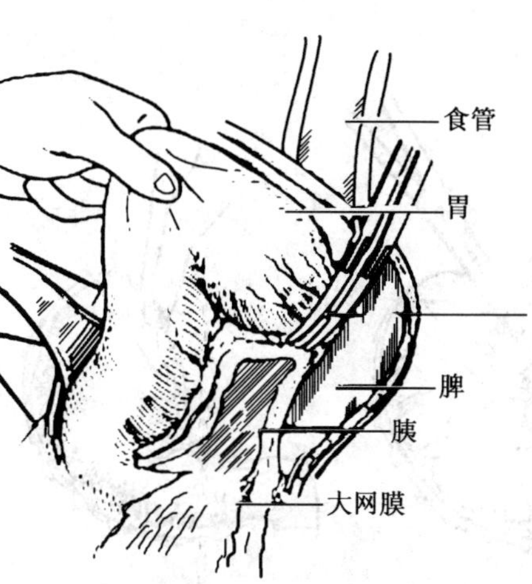

图 3-3　分离大网膜及胃脾韧带，保留胃网膜右血管弓

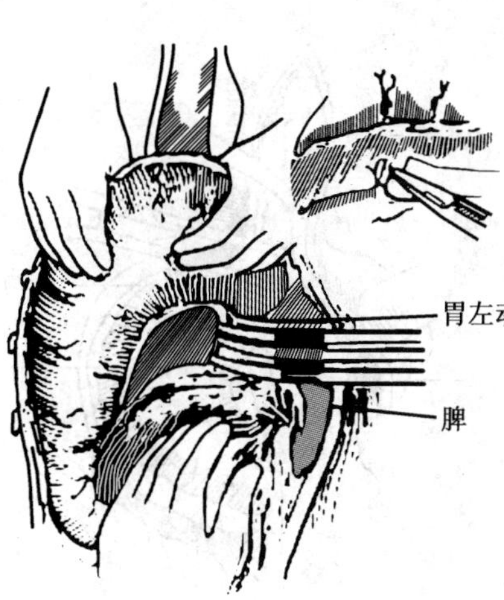

图 3-4　钳夹、切断和缝扎胃左动、静脉

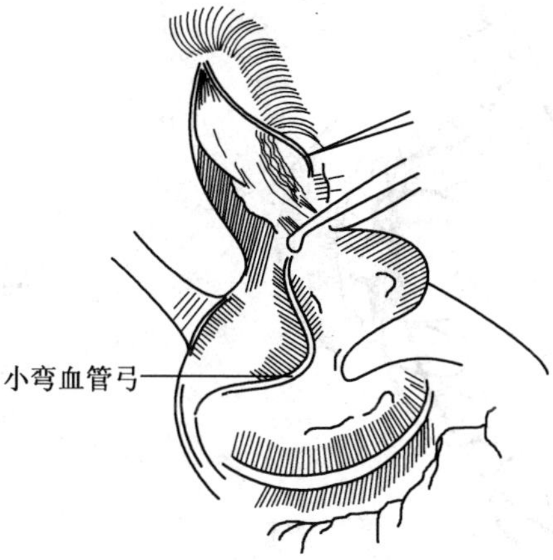

图 3-5　分离小网膜及胃肝韧带，保留小弯侧血管弓

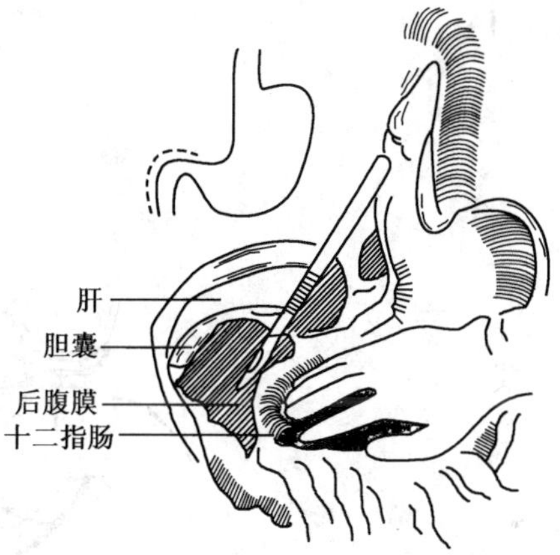

图 3-6　切开十二指肠降部外侧腹膜

②胃左血管是胃游离过程中所遇到的最粗大的血管，连通腹腔干和腹主动脉，处理时务必仔细、稳妥，近心端应结扎加缝扎牢固，防止血管滑脱造成大出血，胃侧断端也应缝扎，以防松脱形成血肿；

③在游离胃的过程中，应注意保护胃网膜右动脉。勿用暴力牵拉和挤压胃壁，以防损伤血管，造成胃壁缺血及坏死。

(6)断胃：胃游离完毕后断胃，也可以在胃和食管都游离完毕后断胃。用两把 Kocher 钳钳夹贲门，于钳间切断，用碘伏棉球消毒两切缘。食管切口结扎后用乳胶套包扎以防污染。贲门切口用 3 针 4 号线“U”字形全层褥式缝合(图 3-7)。也可用直线切割吻合器切断贲门或用钳闭器闭合，两侧角半荷包缝合包埋，中间再做间断浆肌层包埋缝合，如钉合满意，也可不必包埋(图 3-8)。贲门切口也可暂不缝合，以备稍后用于插入管状吻合器施行食管-胃器械吻合。作者习惯采用直线切割吻合器＋幽门侧两把 Kocher 钳钳夹并切除贲门下方的部分胃小弯和胃底小弯侧胃壁，这样胃壁切口贲门侧由直线切割吻合器钉合，幽门侧由 Kocher 钳钳夹闭暂不缝合，以备稍后用于插入管状吻合器施行食管-胃器械吻合，此法可以彻底切除胃小弯和胃左血管处的淋巴结，并使胃呈管状，有利于增加胃的长度，减少吻合口张力，防止术后胃扩张(图 3-9)。也可用两把 Kocher 钳在沿胃长轴方向的胃底最高处与胃长轴垂直钳夹部分胃底大弯侧，于钳间切开后再用直线切割吻合器钳夹并切除贲门下方的部分胃小弯和胃底小弯侧，Kocher 钳钳夹的两端分别消毒，以备稍后用于插入管状吻合器施行食管-胃器械吻合。对于贲门癌行近端胃大部切除术，应在距离肿瘤下缘至少 5cm 处分别离断大、小弯侧的胃网膜并断胃。

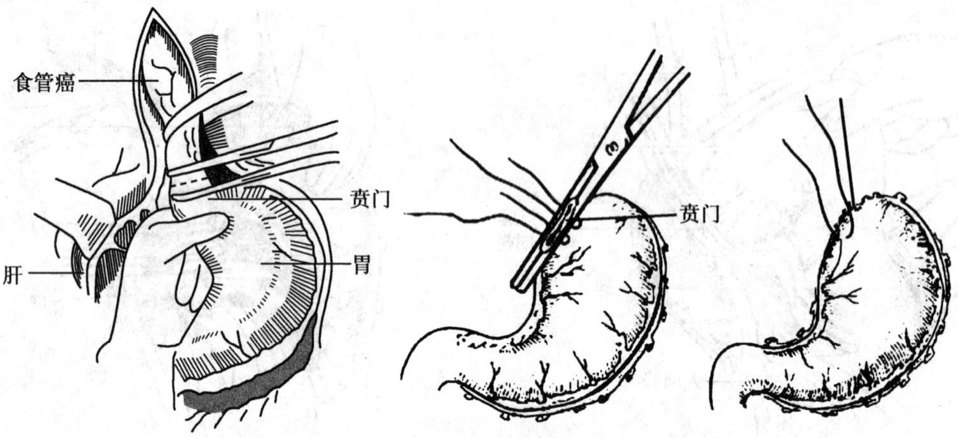

图 3-7　钳间切断贲门，断端做褥式缝合加内翻缝合

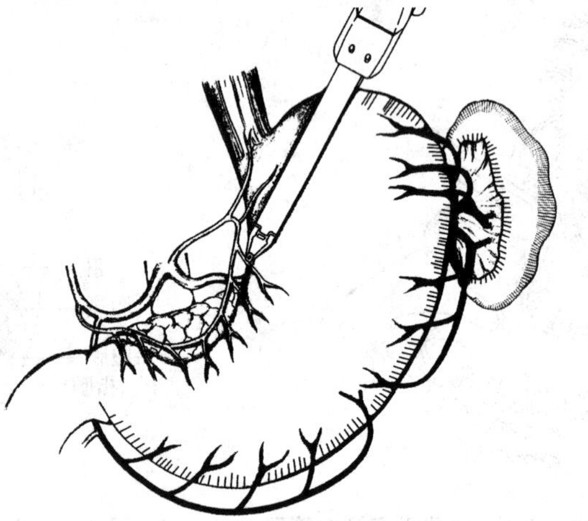

图 3-8　用直线切割吻合器切断贲门

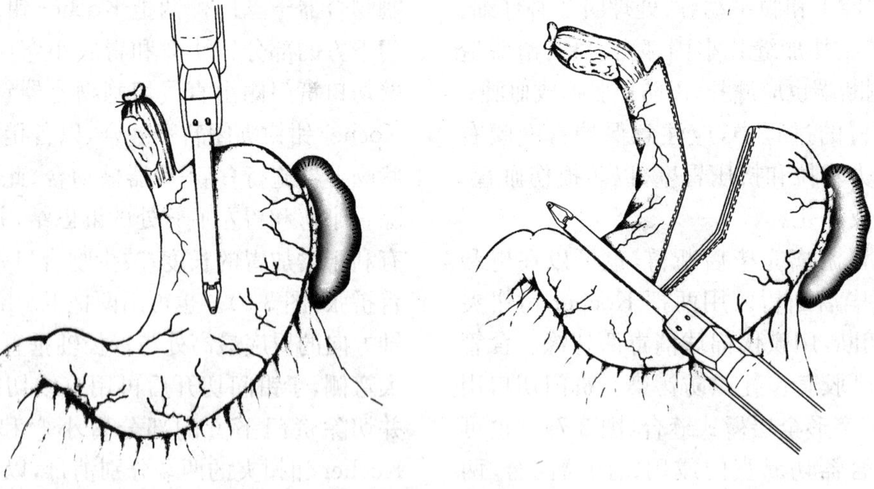

图 3-9　裁剪管状胃

专家点评：

切除贲门下方的部分胃小弯和胃底小弯侧胃壁，制成“管状胃”，可以彻底切除胃小弯侧的淋巴结，并选择胃底最高处与食管吻合，从而更有效地利用胃。由于胃的切口较长，一般使用直线切割吻合器或钳闭器。

(7)游离食管：将肺向前推，提起食管，向上游离食管。先切开降主动脉表面的纵隔胸膜和血管外膜，紧贴降主动脉分离食管。降主动脉有 1～3 支分支动脉供应食管，在主动脉弓平面分出的支气管食管动脉有 2～3 支，这些动脉应一一切断结扎。然后沿心包、对侧胸膜和肺门结构表面游离食管，要将食管周围脂肪组织以及肺下韧带旁、食管旁淋巴结、隆突下淋巴结、主动脉弓下淋巴结逐一清扫，也可以切除对侧胸膜。如拟行吻合部位在主动脉弓下方，则食管游离到主动脉弓下即可。如拟行吻合部位在主动脉弓上方，则食管游离到主动脉弓下缘后，用手指钝性分离弓后的食管，对条索组织应钳夹、切断并缝扎。在锁骨下动脉外侧的食管上三角区纵行切开主动脉弓上的纵隔胸膜，钝性分离疏松的结缔组织，使纵隔胸膜切口能容纳 2 指，然后牵开主动脉弓，将切断的食管从弓上纵隔胸膜切口拉出。此时，用长直角钳从弓上纵隔胸膜切口经弓后插至弓下，夹住食管断端的结扎线，从弓上引出，然后一只手一边向上提拉，另一只手则向上推送，可顺利将食管从弓上纵隔胸膜切口拉出(图 3-10)。胸导管在食管上三角区内从主动脉弓上缘由后下方向前上方斜行跨越，注意不要损伤。食管从主动脉弓上拉出后，可根据需要继续游离至胸膜顶下方。

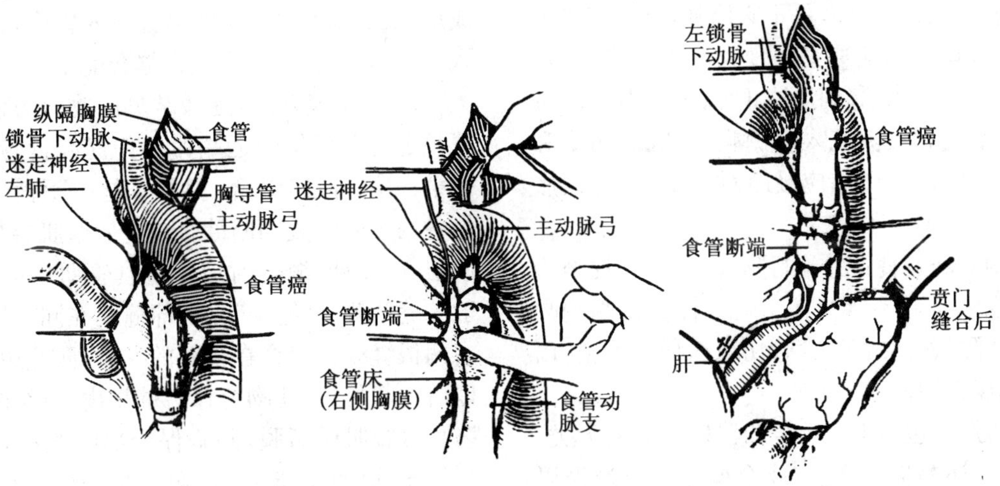

图 3-10 切开主动脉弓上的纵隔胸膜，分离食管后将食管断端从主动脉弓后方拉出，移到主动脉弓前

专家点评：

①游离食管时应遵循肿瘤外科原则，以锐性解剖为主，切除范围应包括食管周围的脂肪组织、淋巴结和胸膜，至少在食管肿瘤上缘 5cm 以上切断食管，如有可能，尽量在食管肿瘤上缘 10cm 以上切断食管，以保证切除的彻底性；

②游离和牵拉食管时，操作要轻柔，特别是将食管从主动脉弓上拉出时，动作要轻巧，避免挤压肿瘤，增加肿瘤转移的机会；

③食管的血供呈节段性，胸上段食管多由支气管动脉的分支供血，胸下段食管主要由胸主动脉的分支供血，各分支动脉间的吻合不丰富，因此食管游离范围不应超过拟行吻合部位上方 2.5cm 处，以免影响吻合口的血供，增加吻合口瘘的危险性；

④左胸因主动脉弓的遮挡，对于弓后的正常食管可用手指指腹紧贴食管轻柔地钝性推离，操作时应尽量靠近食管，但不能损伤食管肌层。不要使用电刀或暴力，以免损伤主动脉弓下缘的奇静脉、喉返神经、左主支气管和胸导管。主动脉弓水平往往有食管动脉和支气管动脉分支，应小心结扎处理，此处暴露较差，一旦出血，处理较为困难。必要时可离断 1～2 支肋间动脉，将主动脉弓套带牵拉，以利显露弓后的食管和止血；

⑤奇静脉和胸导管紧贴降主动脉右后方并与之伴行，弓下降主动脉有 1～3 支、弓水平有 1～2

支食管动脉分支发出，因此游离食管主动脉一侧时，应以结扎为主，以防血管或胸导管的分支损伤。有报道建议常规膈上结扎胸导管。作者认为如肿瘤外侵明显、清扫淋巴结范围广泛，怀疑有胸导管损伤时(有时可见清亮或混浊的淋巴液流出)，可于膈上主动脉和奇静脉之间解剖出胸导管，将其缝扎后上方再结扎。否则，可不必常规结扎。结扎后应观察到结扎线以下的胸导管呈晶亮充盈状。切开主动脉弓上的纵隔胸膜时，应纵行切口，以免损伤胸导管。遇胸导管的结构不清楚时，不一定必须单独解剖出胸导管，可将奇静脉和主动脉之间的所有软组织一并大块结扎；

⑥作者一般常规切除对侧胸膜，放置 1 根细胸管至对侧胸腔由术侧胸壁引出，也可不放置胸管。如肿瘤较局限，也可保留对侧胸膜，但游离食管时对侧胸膜若有损伤，可不必修补，反而应扩大对侧胸膜破口使引流通畅。食管游离完毕后，用干纱布填塞食管床，起到压迫止血的作用，同时可防止大量空气和血液流入对侧胸腔，减少污染和对呼吸的影响。关胸前应吸净对侧胸水，并吹胀对侧肺。

(8)切除病变食管并施行吻合：将胃上提至胸腔内，注意大小弯不能扭转。施行食管胃端侧吻合术，并切除病变食管。食管切缘送病理检查，以确定有无癌细胞残留。

吻合方法：包括手工吻合和器械吻合两大类，无论是手工还是器械吻合，吻合操作均应遵循以下原则：吻合口两侧应保持良好的血供，食管游离范围不应超过吻合口上方 2.5cm；充分游离胃，保证吻合后吻合口没有张力、胃没有扭转；吻合口黏膜整齐对合，无缝隙残留；吻合时操作轻柔，避免暴力，及时吸净污染物；吻合后要进行减张处理，包括胸胃的悬吊、固定和充分减压。

1)手工吻合：手工吻合是食管外科手术的基本技能，并且仍然是一个具有重要意义的课题。手工吻合术式繁多，已有大量报道各自成功的经验和特点，本文无法一一赘述，仅列举一些具有代表性的术式。

①常规食管胃手工吻合：常规食管胃手工吻合方法可简单归纳为 3 类：单层、双层和多层吻合法，其中双层缝合法是最常见的吻合方法。缝合时可间断也可连续缝合，如连续缝合，应尽量避免缩窄缝线，以减少吻合口狭窄的机会。选用可吸收缝线和不可吸收缝线均有报道。为操作便利，手工吻合的吻合口一般选在胃前壁。

a. 单层缝合法：在食管预定吻合部位的远端钳夹并提起食管，全层切开食管后壁，应设法使食管黏膜层比肌层延长约 3mm，可减少食管离断后黏膜回缩，以利吻合，之后吸净食管内容物。在胃底部做长约 2cm 的横切口，注意避开血管。先用 1 号丝线在两侧分别距食管和胃切缘约 10mm 处缝合食管壁肌层与胃壁浆肌层各 1 针，使食管和胃的两切口对拢。然后间断或连续全层缝合后壁，由内向外贯穿缝合食管壁全层，再由外向内贯穿缝合胃壁全层，针距 4mm，边距 5mm，缝合时使胃和食管黏膜与黏膜下层对合良好。后壁缝合完成后，切除病变食管，将胃管导入胃内，营养管导入十二指肠内，同样方法再缝合前壁。

b. 双层缝合法：是最常见的吻合方法。在食管预定吻合部位的远端钳夹并提起食管，先做后壁第一层(外层)缝合，用 0 号丝线距食管和胃切缘各约 10mm 处间断缝合食管后壁肌层与胃壁浆肌层 3～5 针，缝合时应穿过食管肌层的全层，一般先缝两侧，再缝中间，全部缝线在同一平面，左、右两根缝线要缝合在食管的左、右两侧边缘，缝完以后一起打结，使吻合口后壁靠拢，打结时需注意防止食管肌层撕脱，并确保全部缝线在打结后张力分布均匀(图 3-11)。第一层缝线打结后保留左、右两侧的缝线作为牵引，剪除其余缝线。切除病变食管，同样应多保留食管黏膜层及黏膜下层，以减少食管离断后黏膜回缩。在距第一层缝线约 10mm 处的胃底部前壁做长约 2cm 的横切口，全层切开胃壁，吸净胃内容物。然后做后壁第二层(内层)缝合，用 0 号丝线在吻合口的两侧角做全层缝合，让助手向两侧轻轻牵引，使胃及食管切口对合好，然后在两针缝线中间做间断全层内翻缝合或连续缝合，针距 3～4mm，边距约 4mm(图 3-12)。吻合完后壁，将胃管导入胃内至胃窦部，营养管导入十二指肠内，再缝合前壁内层，间断或连续缝合前壁全层，线结可打在腔内或腔外(图 3-13)。最后距吻合口两侧约 10mm 处，间断缝合胃前壁浆肌层和食管前壁肌层 3～4 针(图 3-14)。

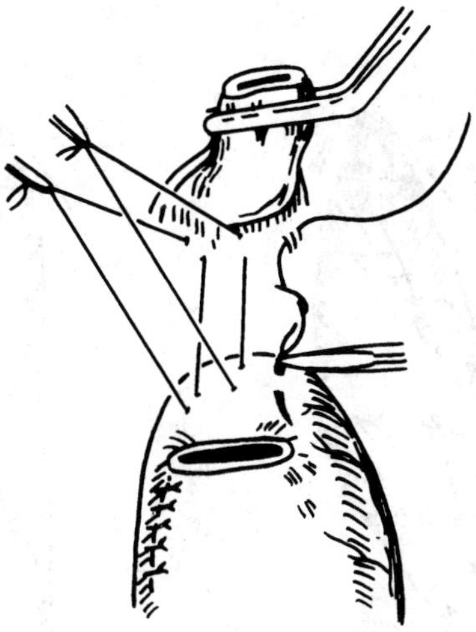

图 3-11　食管残端与胃切口做后壁外层缝合

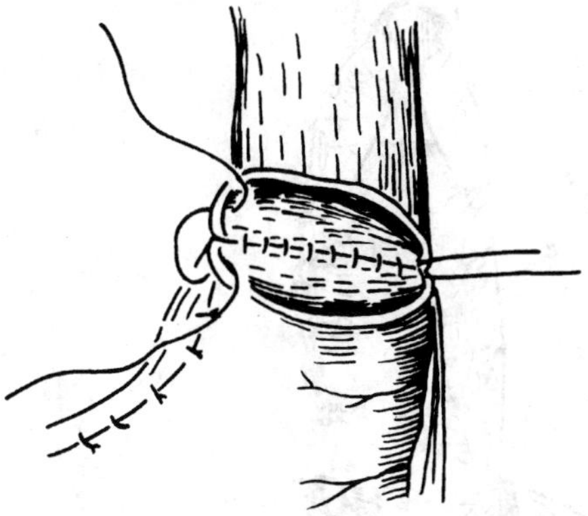

图 3-12　后壁内层全层间断缝合

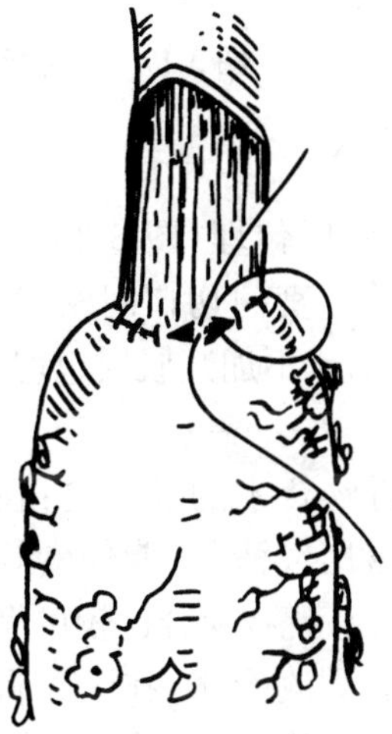

图 3-13　缝合前壁内层

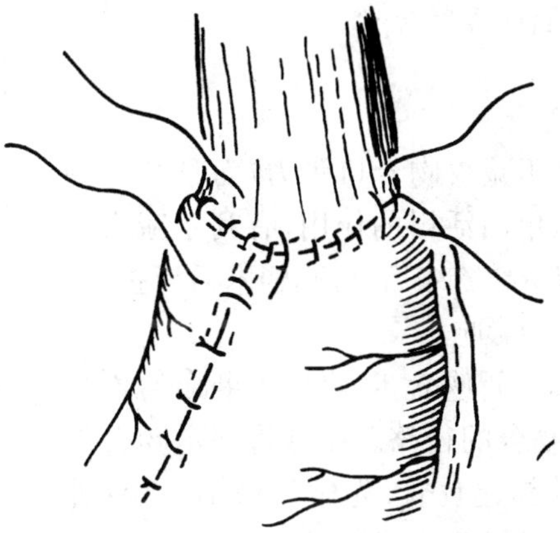

图 3-14　前壁全层间断缝合后，再做间断浆肌层缝合

c. 三层缝合法：在双层缝合法的基础上，增加一层黏膜层的吻合，即做完后壁第一层、第二层缝合后，再缝合食管黏膜层和胃黏膜层。

吻合完成后，用1号丝线将吻合口下方的胃浆肌层与纵隔胸膜缝合固定数针，以减少吻合口张力。

专家点评：

手工吻合除了应遵循上述吻合操作的原则外，还应注意：用最少的缝线达到使吻合口各层之间对合整齐的效果；选用足够细但拉力足够的缝线，打结要柔韧，避免松脱，也不能过紧切割组织，通常线结打在腔内，尽量打小；针距匀称，应保持在3～4mm，不宜过密，以免影响局部血液循环，进针点距离切缘的边距应保持在5mm左右。

②其他有代表性的食管胃手工吻合术式：为降低吻合口瘘、吻合口狭窄、胃食管反流等并发症的发生率，多年来许多胸外科学家在常规手工吻合的基础上，又设计了多种缝合方法，并取得了良好的效果。

a. 套入式食管胃端侧吻合术：又称为食管胃吻合口包埋缝缩术、"望远镜"式缝合术或"围巾"缝合术。常规单层或双层吻合完成后，将吻合口左、右两边约2cm处的胃壁浆肌层与吻合口上方约4cm处的食管肌层缝合一针（图3-15），轻轻收紧缝线并打结，然后间断缝合胃底部的胃壁浆肌层和吻合口上方的食管肌层，使套入胸胃内的食管长度约4cm（图3-16）。缝至吻合口下方，可继续缝合胃壁浆肌层使胸胃纵形折叠成管状，有利于减轻术后胃扩张对呼吸功能的影响（图3-17）。

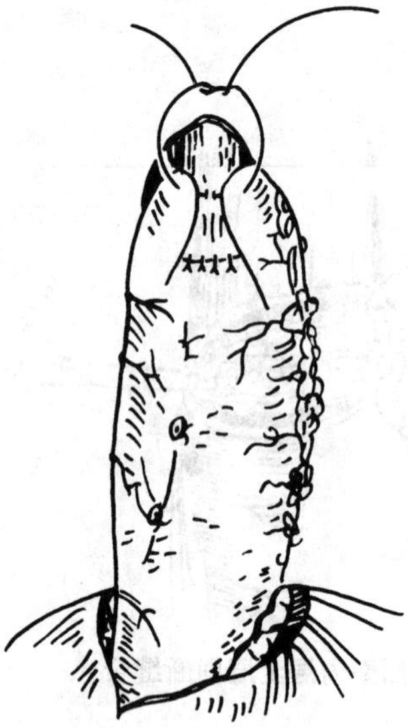

图 3-15　两边的胃壁浆肌层与吻合口上方的食管肌层缝合一针

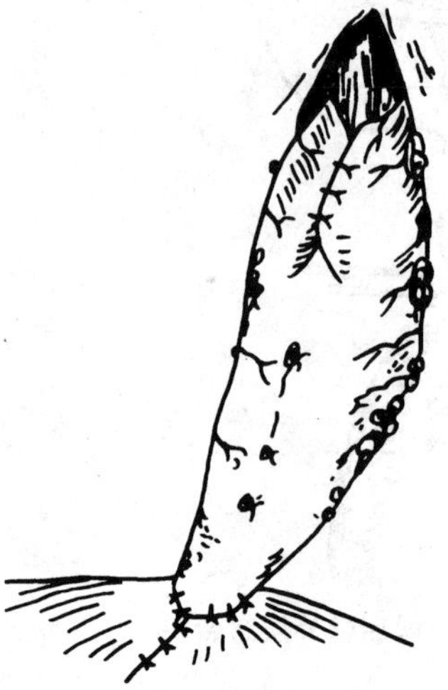

图 3-16　食管胃套入式缝合法

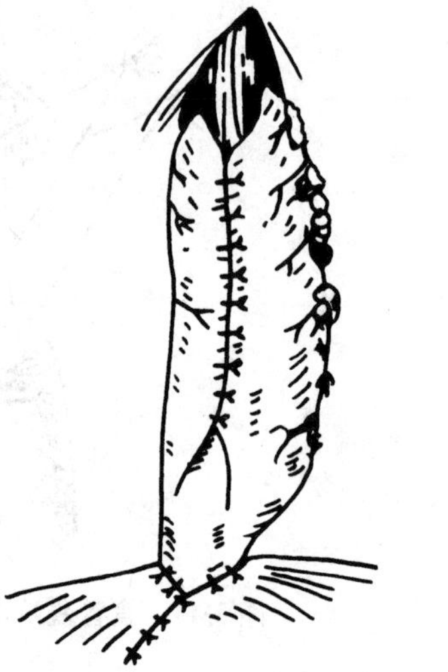

图 3-17　胸胃折叠缝缩

专家点评：

此方法有利于减少吻合口张力，而且套入的食管可起到类似单向活瓣的作用，有利于减少胃食管反流。胸胃折叠缝缩后，可减轻术后胃扩张，减少对呼吸功能的影响。

b. 胃腔内食管胃吻合术：贲门切断后暂不缝合，留做胃腔内吻合的径路。在食管预定吻合部位的远端钳夹并提起食管，先做后壁第一层（外层）缝合，用 0 号丝线距食管和胃切缘各约 10mm 处间断缝合食管后壁肌层和胃壁浆肌层 3 针，缝完后一起打结，使吻合口后壁靠拢（图 3-18）。切除病变食管，在距第一层缝线约 10mm 处的胃底部前壁做长约 2cm 的横切口，全层切开胃壁，吸净胃内容物。然后做第二层（内层）缝合，在左、右、前、后方向各缝一针，先用 0 号丝线在吻合口的左、右两侧角各全层缝合一针并打结，让助手向两侧轻轻牵引，然后在后壁中间缝合一针打结，最后在前壁中间缝合一针，暂不打结，待吻合口翻入胃腔内后再打结（图 3-19）。用血管钳从贲门切口伸入胃腔至吻合口，夹住这 4 针缝线，从贲门切口拉出，使吻合口翻入胃腔内（图 3-20）。牵开贲门，拉紧这 4 针缝线，使吻合口张开、食管胃黏膜对拢并显露良好（图 3-21）。在 4 针缝线之间做食管胃全层间断缝合，针距约 3mm，边距约 5mm（图 3-22）。全周缝合完毕后剪去所有缝线，吻合口退回胃腔内，吻合口前壁浆肌层包埋（图 3-23）。放置胃管和十二指肠营养管。贲门切口间断或连续缝合，或用钳闭器闭合，加或不加浆肌层包埋均可。

专家点评：

胃腔内食管胃吻合术的优点是：在胃腔内食管胃吻合口的显露比较清楚，能使食管和胃黏膜整齐对合，内翻缝合完整，吻合比较可靠。

c. 隧道式食管胃吻合术：在距离胃底最高处 2～3cm、胃大弯与小弯之间的胃壁做横切口，切开胃壁浆肌层作为隧道入口，口径与食管的宽度相等；距此切口 3cm 的远侧另做等长的平行切口作为隧道出口。从入口和出口两个方向相对进行，锐性分离两个平行切口之间的浆肌层与黏膜下层之间的间隙，形成“隧道”，在打通隧道的过程中如出现胃黏膜穿破，可用细丝线间断缝合修补后继续操作。在隧道入口上方 1cm 处将食管后壁的肌层与胃前壁浆肌层缝合固定 5～6 针（图 3-24）。切除病变食管，把食管断端插入隧道，在隧道出口处切开胃黏膜。将食管断端后壁的全层与隧道出口处胃黏膜切口的上缘用细丝线间断缝合 7～8 针，将食管断端前壁的全层与隧道出口处胃壁切口的下缘全层用细丝线间断缝合（图 3-25）。将隧道出口处的胃壁浆肌层间断缝合，并将隧道入口处的胃壁浆肌层与食管前壁固定 3 针（图3-26）。

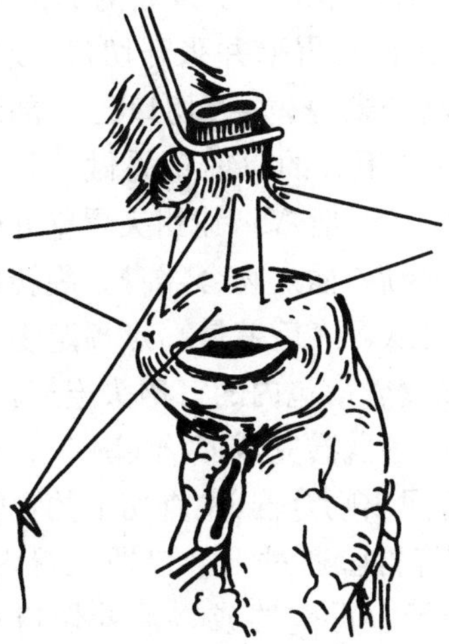

图 3-18　吻合口后壁第一排缝线

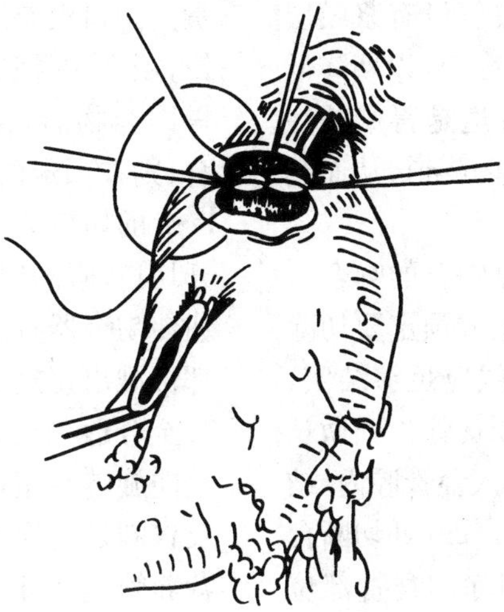

图 3-19　吻合口左、右、前、后 4 个方向各全层缝合一针

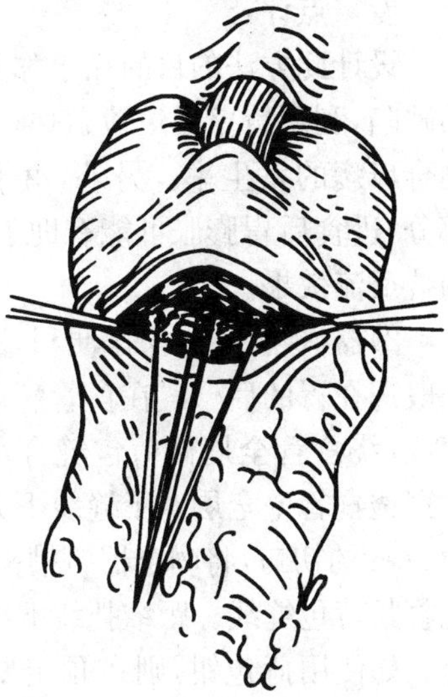

图 3-20　缝线从贲门切口拉出，使吻合口翻入胃腔

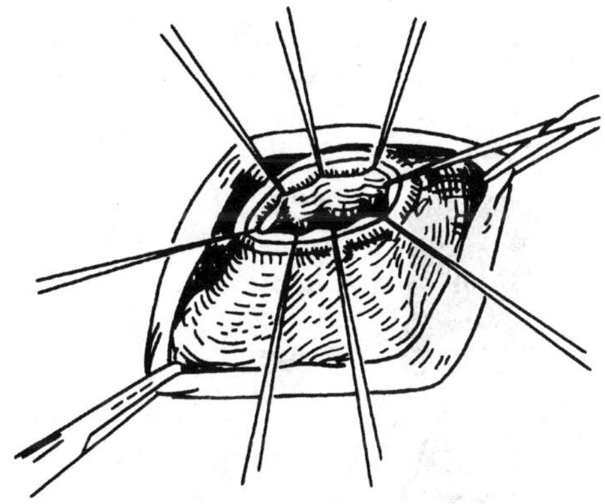

图 3-21　拉紧缝线，使吻合口张开、黏膜对拢，间断缝合吻合口

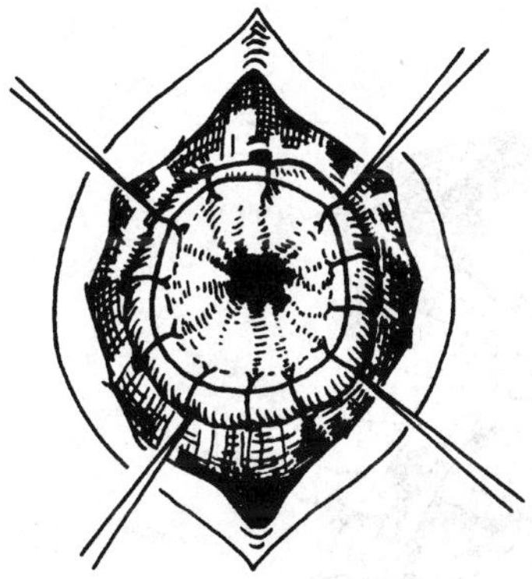

图 3-22　胃腔内间断缝合完毕

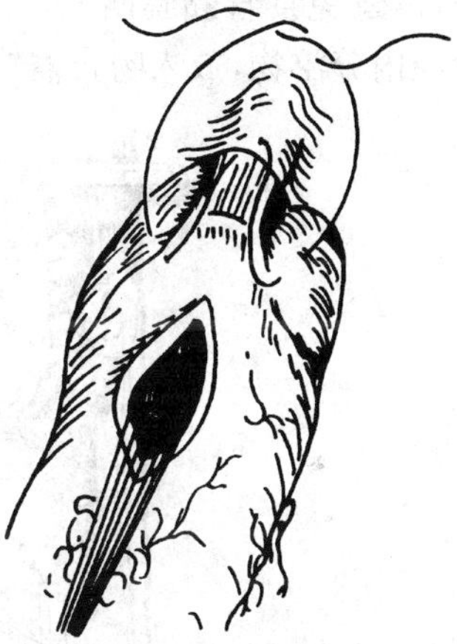

图 3-23　吻合口退回胃腔内，前壁浆肌层包埋

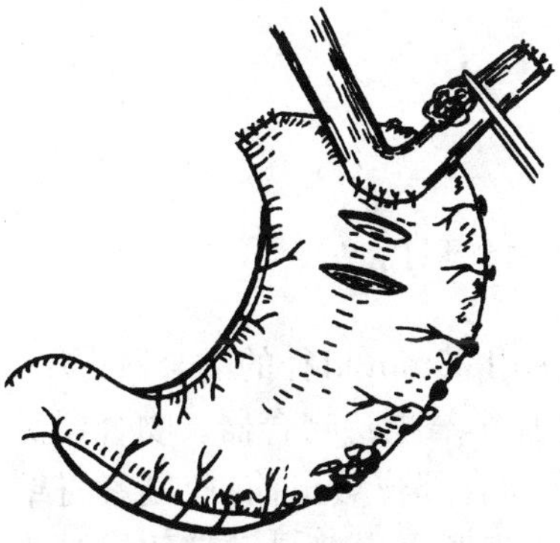

图 3-24　打通隧道，缝合固定食管后壁肌层与胃前壁浆肌层

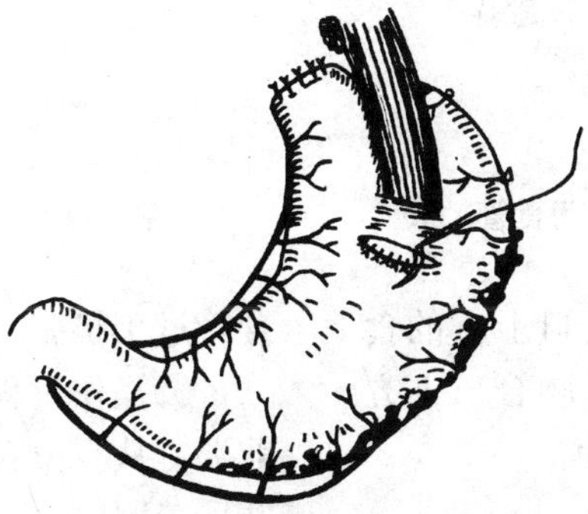

图 3-25　缝合食管断端前壁全层与隧道出口处胃壁切口的下缘全层

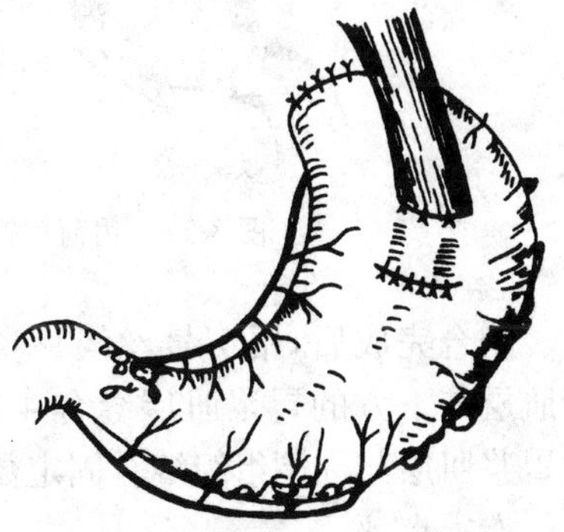

图 3-26　缝合隧道出口胃壁浆肌层，隧道入口胃壁浆肌层与食管前壁固定

专家点评：

设计此方法的目的在于弥补食管没有浆膜层的缺陷，利用胃壁隧道覆盖保护吻合口，以期降低吻合口瘘的发生率。另外，由于隧道是胃壁的一部分，进食后胃膨胀可能有助于关闭隧道，从而起到抗反流效果。

2)器械吻合：为操作便利，器械吻合的吻合口一般选在胃的后壁。在食管病灶上方预定要切除部位，绕食管全周做荷包缝合，缝线应足够结实，并穿透食管壁全层。于缝线下方顺食管长轴做长约2cm的切口，将吻合器钉槽头放入食管腔内，结扎收紧荷包缝线。距结扎线下约0.5cm处切断食管。如使用荷包钳，则在预定要切除的食管部位夹闭荷包钳(图3-27)。穿荷包线，紧贴荷包钳切断食管，松开荷包钳，用3～4把Alis钳钳夹食管壁，以避免食管黏膜回缩，并张开食管腔，吸净食管腔内分泌物，放入吻合器钉槽头，收紧结扎荷包线，同时松开Alis钳(图3-28)。如先前的胃壁或贲门切口没有缝合，则松开钳夹于该处的Kocher钳，用2～3把Alis钳钳夹胃壁并张开切口，吸净胃内容物后，插入吻合器身；如胃切口已全部缝合，则在预定的吻合口下方的胃前壁另做一长约3cm的切口，同样用2～3把Alis钳钳夹胃壁并张开切口，吸净胃内容物后，插入吻合器身。旋转旋钮使吻合器身前端钉从胃底后壁最高点预定吻合部位戳出，与包埋在食管荷包内的钉槽头连接，拧紧至合适刻度，击发吻合器完成吻合(图3-29)。反向旋转旋钮，小心退出吻合器，检查切下的食管及胃圈是否完整。将胃管通过吻合口插入胃内，营养管送入十二指肠。胃残端或胃前壁切口用1号丝线间断或连续全层缝合，或用钳闭器闭合，浆肌层包埋(图3-30)。重建后的效果如图3-31所示。

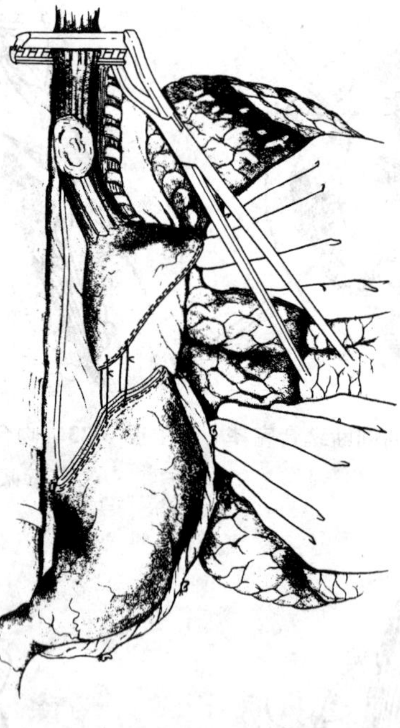

图3-27　用荷包钳夹闭食管

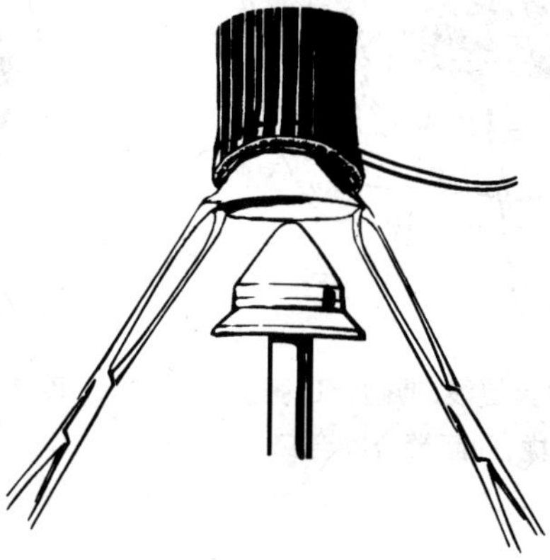

图3-28　放入吻合器钉槽头

吻合完成后，用1号丝线将吻合口上方的食管肌层与下方的胃浆肌层缝合4针，吻合口下方的胃浆肌层与周围组织缝合固定数针。

专家点评：

①根据食管腔的内径选用合适大小的吻合器，大多选用直径25mm的吻合器，如食管过细，可选用21mm口径的吻合器，以免食管壁撕裂；如食管过于扩张，可选用29mm口径的吻合器；

②操作过程中应牢靠把持吻合器。吻合器身前端钉从胃壁预定吻合部位戳出前，应绷紧胃壁并妥善固定，以免戳出时因胃壁滑动导致胃黏膜撕裂，发生术后吻合口旁胃壁穿孔；

③吻合器身前端钉与食管荷包内的钉槽头连接后，拧紧至合适刻度，既不能太松，也不能太紧，

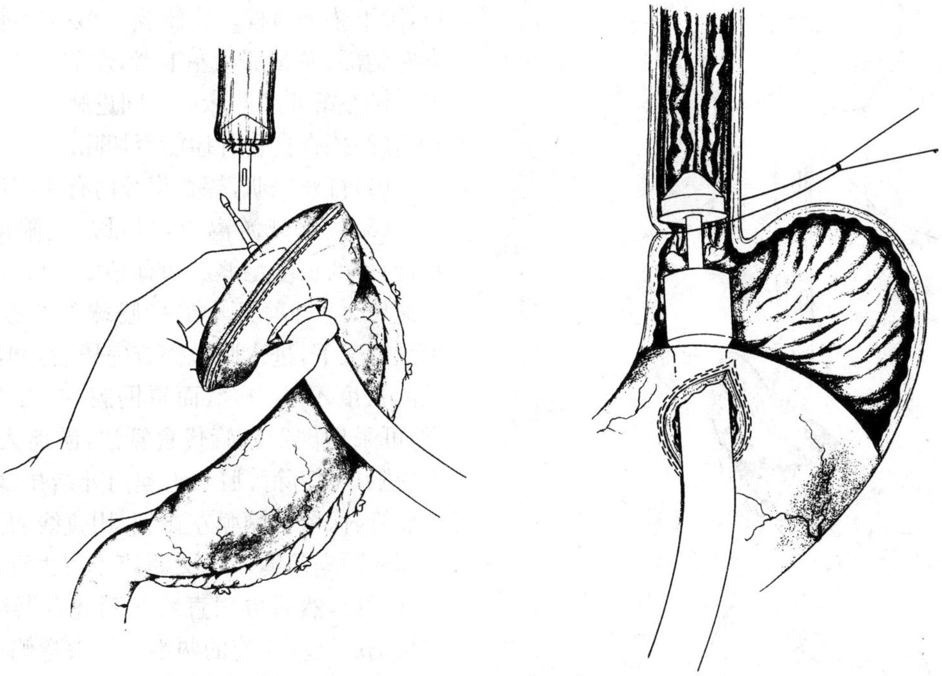

图 3-29　吻合器身前端钉从胃底后壁最高点预定吻合部位戳出，与包埋在食管荷包内的钉槽头连接

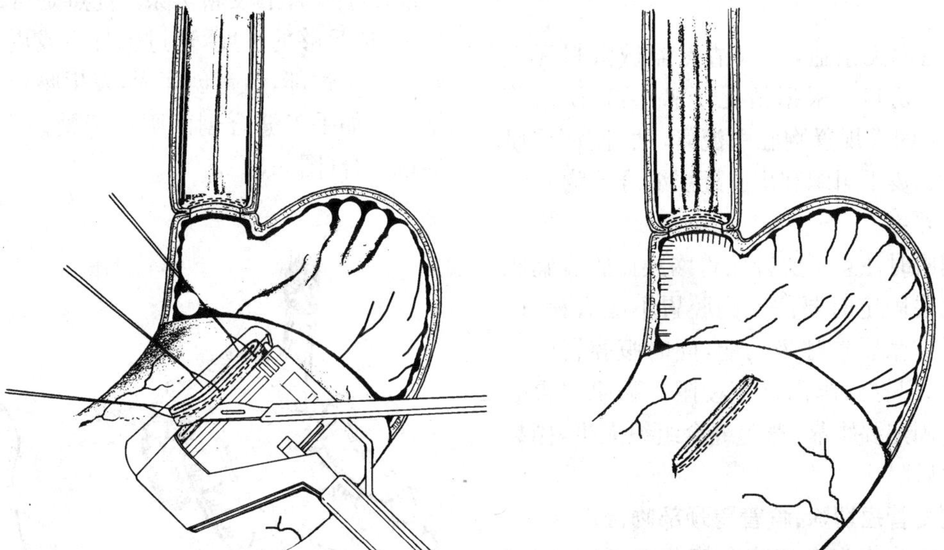

图 3-30　胃切口用钳闭器闭合

检查确保没有将周围组织、纱布或胃管夹在吻合口内。吻合后尽量避免牵拉吻合口；

④吻合口上方的食管肌层与下方的胃浆肌层缝合的目的在于加强和固定吻合口，减轻吻合口张力，预防吻合口瘘；同时可使食管和胃底形成一定角度，有利于减轻术后胃-食管反流。

(9)关闭切口：检查腹腔内无出血，清点器械敷料无误后，先缝合膈肌。用 0 号或 1 号丝线将切开的两片膈肌分别与胃的浆肌层缝合固定数针，剩余的膈肌用 7 号丝线间断对缝，针距不应超过 1cm。缝合至有胃网膜右血管通过的胃大弯系膜侧能容纳 1 指的宽度即可。关闭膈肌后冲洗胸

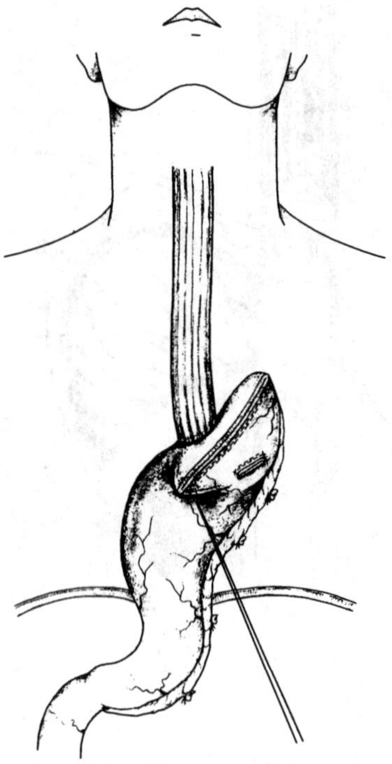

图 3-31　胃代食管，吻合器吻合

腔，检查胸腔内无出血，再次清点器械敷料无误后，缝合胸部切口。根据情况于腋中线第 6、第 7 肋或第 8 肋间常规置胸腔引流管，肋骨、深层肌肉、浅层肌肉、皮下组织和皮肤逐层缝合关胸。

专家点评：

缝合膈肌时注意不要缝住胃网膜血管。膈肌与胃壁浆肌层固定时要注意胸腔胃不能太松，以免术后胸胃扩张影响呼吸功能，同时腹腔胃张力增高，牵拉幽门导致幽门痉挛梗阻。膈肌与胃壁浆肌层缝合固定要牢靠，避免缝合组织太少，撕裂胃壁引起术后膈疝。

经左胸食管癌切除，食管胃颈部吻合术

如果施行胸内吻合切除食管范围不够，则需行食管胃颈部吻合术。经左胸食管癌切除，食管胃颈部吻合术的主要操作步骤与上述胸内食管胃吻合术相同，以下叙述主要侧重于颈部吻合的特殊方面，相同之处从简。

(1)麻醉：气管插管全麻。最好采用双腔气管内插管全麻，这样术中单肺通气术侧肺萎陷后，有利于食管的显露和游离。在进行腹部和颈部操作时，可恢复双肺通气以利氧供。

(2)胸部切口：左胸后外侧切口。90°右侧卧位，腋下垫一薄枕。头侧放一小桌板铺无菌单，消毒左胸部、左颈部和左上臂，左前臂和左手包无菌单。经左第 6 肋肋床或肋间进胸。

(3)探查食管肿瘤能否切除。

(4)打开膈肌，探查腹腔内有无广泛转移。

(5)按常规游离胃，尽量最大限度地游离松解，使胃的长度足够。如有必要，可切断并结扎胃右血管，还可剪开十二指肠球部的腹膜和粘连。少数情况下，进入腹腔探查完毕后，如估计胃游离后的长度不够吻合，而胃网膜左、右血管交通满意，可采用倒置胃管代食管法：游离大网膜，如游离受限，可切除脾脏。近幽门处结扎、切断胃网膜右血管，保留胃网膜左血管，用直线切割缝合器在胃窦部距幽门约 5cm 处垂直于胃大弯做长约 3cm 胃壁切口，然后再用直线切割缝合器沿胃长轴将胃切割成近端相连的两半。将大弯侧胃管翻转后与食管吻合。倒置胃管代食管是利用胃网膜左血管作为供养血管，因此必须保留胃底和胃左血管，不能用于食管下段癌切除。优点是可以充分利用胃，形成足够的长度，通过胸骨后或皮下径路将胃管提拉至颈部，但胃创面大，发生吻合口瘘的几率增加。如手工缝合创面则过于繁杂，一般均采用器械缝合(图 3-32)。

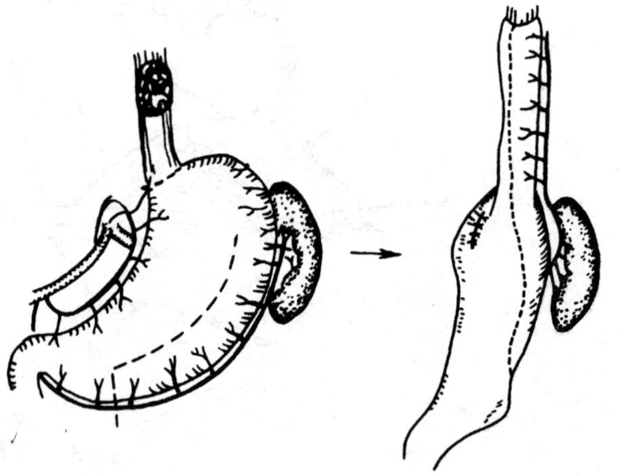

图 3-32　倒置胃管代食管

(6)断胃：胃游离完毕后断胃，也可在胃和食管都游离完毕后断胃。用两把 Kocher 钳钳夹贲门，于钳间切断消毒两切缘。食管切口结扎后用乳胶套包扎以防污染。贲门切口用 3 针 4 号线“U”字形全层褥式缝合，也可用钳闭器闭合，两侧角半荷包缝合包埋，中间再做间断浆肌层包埋缝合。作者习惯采用直线切割吻合器钳夹并切除贲门下方的部分胃小弯和胃底小弯侧胃壁，以彻底切除胃小弯和胃左血管处的淋巴结，并使胃呈管状，有利于增加胃的长度，减少吻合口张力，防止术后胃扩张。

(7)游离食管：将肺向前推，提起食管，向上游离食管。清扫食管周围脂肪组织以及肺下韧带旁、食管旁、隆突下和主动脉弓下的淋巴结。食管游离到主动脉弓下缘后，用手指钝性分离弓后的食管。在锁骨下动脉外侧的食管上三角区纵隔切开主动脉弓上的纵隔胸膜，钝性分离疏松的结缔组织，使纵隔胸膜切口能容纳 2 指，将食管从弓上纵隔胸膜切口拉出，继续游离至胸膜顶下方。也可以不切开主动脉弓上的纵隔胸膜，直接沿食管床钝性分离食管至胸膜顶。

(8)颈部切口：沿左侧胸锁乳突肌前缘做一纵行斜切口，上至甲状软骨水平，下至颈静脉切迹。切开皮肤、颈阔肌和深筋膜，将胸锁乳突肌向外侧牵开，显露出甲状腺和颈总动脉鞘，需要时可切断并结扎甲状腺下动脉。用甲状腺拉钩将甲状腺向内侧牵拉，颈总动脉向外牵拉，暴露气管后方的颈段食管，注意避免损伤喉返神经。用示指从胸腔内沿食管外侧向上顶出，然后将食管自颈部拉出，准备吻合。同时清扫颈部淋巴结，将胸锁乳突肌外牵，气管轻轻内牵，清扫锁骨上淋巴结及气管旁淋巴结。

(9)切除病变食管并施行吻合：标记胃大小弯，注意不要扭转，将胃经胸膜顶上提至颈部切口。切除病变食管，食管断端与胃底施行吻合，导入胃管和十二指肠营养管。吻合方法：包括手工吻合和器械吻合，具体操作步骤如前述。但由于颈部空间狭小，手工吻合一般不采用三层吻合法，以免术后吻合口狭窄。

用管状吻合器施行吻合时，同样由于空间狭小，往往不适合使用荷包钳，而采用手工荷包包埋钉槽头。然后在预定的吻合口下方的胃前壁做一长约 3cm 的切口，用 2～3 把 Alis 钳钳夹胃壁并张开切口，吸净胃内容物后，插入吻合器身。旋转旋钮使吻合器身前端钉从胃底后壁最高点预定吻合部位戳出，与包埋在食管荷包内的钉槽头连接，拧紧至合适刻度，击发吻合器完成吻合(图 3-33)。导入胃管和十二指肠营养管。胃切口用 1 号丝线间断或连续全层缝合，或用钳闭器闭合，浆肌层包埋。也有报道切开幽门上方的胃前壁，插入吻合器身，使吻合器身前端顶住胃底后壁最高点预定吻合部位至颈部切口，旋转旋钮使吻合器身前端钉戳出，与包埋在食管荷包内的钉槽头连接，拧紧至合适刻度，击发吻合器完成吻合。导入胃管和十二指肠营养管。胃切口用 1 号丝线间断或连续全层缝合，或用钳闭器闭合，浆肌层包埋。

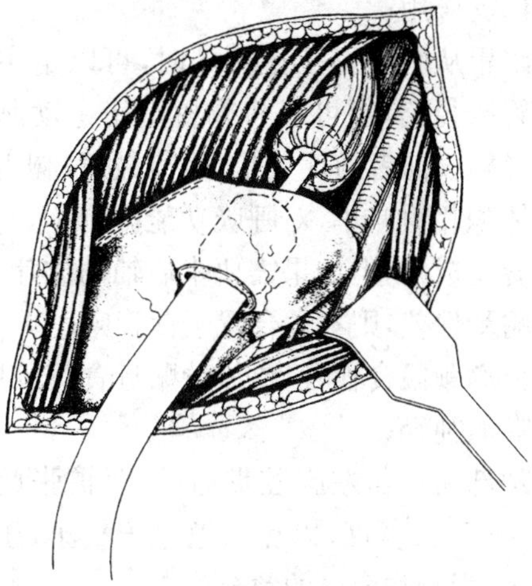

图 3-33 用管状吻合器施行食管胃颈部吻合

也可用侧侧吻合器施行食管胃颈部吻合。在预定的吻合口处的胃壁做一长约 2cm 的切口，插入侧侧吻合器的一个部件，食管断端插入侧侧吻合器的另一个部件，合拢侧侧吻合器，击发完成食管后壁和胃后壁的半个吻合，导入胃管和十二指肠营养管，食管前壁和胃前壁用 1 号丝线间断或连续全层缝合，完成整个吻合口。浆肌层包埋。

完成颈部吻合后，将吻合口下方的胃壁浆肌层与周围颈部筋膜组织缝合固定数针，除减轻吻合口张力外，万一发生吻合口瘘，感染可局限于颈部，避免污染纵隔或胸腔导致纵隔脓肿或脓胸。

(10)关闭切口：冲洗颈部切口，置橡皮片或橡胶引流管引流，胸锁乳突肌筋膜、颈阔肌和皮肤逐层缝合。检查腹腔内无出血，清点器械敷料无误后，缝合膈肌。冲洗胸腔，检查胸腔内无出血，再次清点器械敷料无误后，置胸腔引流管，缝合胸部切口。

专家点评：

①由于吻合位置高，需要最大限度地游离松解胃，使胃有足够的长度，保证吻合后胃没有张力，并且胃的血液供应不受影响，必要时可将胃幽门和十二指肠从后腹膜做适当的游离；

②倒置胃管的优点是：可以形成足够的长度，而仍有相当一部分胃留在腹腔内，比较符合生理，术前不需要特殊准备，术后不容易发生胃扩张或胃食管反流；但倒置胃管的血液循环相对较差，术后吻合口瘘和胃切缘瘘的发生率较高，限制了此方法的广泛应用；

③将胃从胸腔提拉至颈部时，可以走主动脉弓后食管床径路，也可以将胸胃至于主动脉弓前的胸腔径路。前者的优点是：距离最短，胸胃占据胸腔的体积相对减小，对呼吸功能影响小，与食管吻合不容易成角，但如果需要术后辅助放疗，因胃对放疗耐受性差，则不适合置于食管床；

④分离颈段食管时，要尽量贴近食管外膜，以免损伤喉返神经；

⑤颈部切口与左胸腔贯通后，要扩张此颈胸通道达4～5cm宽度，以免通道过于狭小，压迫胃壁的血供，影响吻合口的愈合；

⑥食管胃吻合完成后，吻合口下方的胃壁浆肌层要与胸顶部的壁层胸膜缝合固定一周，以防术后空气、颈部伤口渗液以及万一发生吻合口瘘后的感染进入纵隔或胸腔，同时可减轻吻合口张力。

经左胸腹联合切口贲门癌切除，食管胃胸内吻合术

左胸腹联合切口暴露腹腔的范围更广，便于贲门癌腹腔淋巴结的清扫或需行全胃切除者，故多在施行贲门癌切除术时选用，适合吻合部位在主动脉弓下的食管胃、食管空肠或食管结肠胸内吻合术。由于切口部位的限制，左胸腹联合切口暴露胸腔上部比较困难，通常不适合主动脉弓以上部位的吻合。经左胸腹联合切口施行贲门癌切除，食管胃胸内吻合术与经左胸后外侧切口胸内食管胃吻合术的主要不同之处在于切口。操作步骤相同之处不再赘述。

(1)麻醉：气管插管全麻。由于食管游离的长度较短，术中肺通气膨胀对于食管的显露和游离影响不大，可采用普通单腔管气管插管全麻。

(2)切口：仰卧位，术侧背部及臀部垫高45°，上肢上举外展固定于托架上。沿左侧第6、第7肋或第8肋肋床或肋间，从腋后线向前越过肋弓，延伸为腹部直切口或为到达上腹部正中线的斜切口。切开皮肤和皮下组织后，沿切口切开前锯肌、腹外斜肌腱膜、腹直肌鞘。切开深部的肋间肌和壁层胸膜进胸后，向前切断肋弓，纱布垫保护切口，撑开器缓缓撑开肋骨，显露左侧胸腔；切开深部的腹部肌肉和腹膜进腹，显露腹腔；最后沿腹横肌切开膈肌直至食管裂孔。

(3)探查贲门肿瘤能否切除，腹腔内有无广泛转移。

(4)游离胃和食管，断胃。

(5)切除病变食管和胃，施行吻合，导入胃管和十二指肠营养管。

(6)关闭切口：先用0号或1号丝线将切开的两片膈肌分别与胃壁浆膜层缝合固定数针，7号丝线间断缝合剩余的膈肌。缝合肋弓处的膈肌脚时往往张力较大，可先预置缝线，暂不打结，待肋弓合拢后再打结。用粗三角针、7号丝线或1-0带针缝线8字缝合肋弓软骨，如张力较大，可剪除约1cm的肋软骨。肋软骨的血运较差，一旦感染常经久不愈，需注意防止污染，肋弓应缝合牢固并紧密靠拢。常规放置胸管，逐层关胸、关腹。

专家点评：

切除贲门癌的术式一般为近端胃大部切除，食管胃弓下吻合术，通常可经左胸后外侧切口切除，对于未累及食管下段的贲门癌还可以经腹部切口切除，但如果肿瘤侵犯的范围较广，腹腔淋巴结转移较多，或需行全胃切除，则左胸腹联合切口暴露的范围更广，显露更清楚，但创伤稍大。缝合切口时需注意预防肋弓处的感染，缝合应紧密牢固，没有间隙，此处一旦感染，常较难愈合。

经右胸前外侧切口食管癌切除，食管胃胸内吻合术

(1)麻醉：气管插管全麻。推荐采用双腔气管内插管全麻，这样术中单肺通气术侧肺萎陷后，有利于食管的显露和游离。

(2)右胸前外侧切口：仰卧位，术侧背部及臀部垫高45°～60°，上肢上举外展固定于托架上。

男性患者沿第4、第5肋之间自胸骨外缘至腋中线，经第4肋间进胸；女性患者皮肤切口应绕过乳腺下缘，切开皮肤和皮下组织，适当游离乳腺和皮下组织，到达第4肋间部位。切断胸大肌，自第4肋间隙正中切断肋间肌及胸膜进胸，尽量不要伤及肋间血管。纱布垫保护切口，撑开器缓缓撑开肋骨。

(3)探查食管肿瘤：用湿纱布垫保护肺，并将其向前推，充分显露后纵隔。观察肿瘤部位的纵隔胸膜有无充血、水肿、隆起或肿瘤浸润表现。在肿瘤水平剪开纵隔胸膜，仔细探查肿瘤的大小、活动度、与周围器官有无粘连及侵犯，进而判断肿瘤能否切除。可先切开奇静脉弓上纵隔胸膜至胸顶，游离奇静脉弓，安放两把血管钳，于钳间切断后两端分别结扎＋缝扎。在主动脉和食管的间隙之间近心包面探查，明确肿瘤有无侵犯周围器官，特别是与主动脉及气管隆突部有无浸润粘连。如仍无法判断肿瘤是否可以切除，可于肿瘤下方游离一小段正常食管并用纱带或导尿管绕过，向前后方向牵拉食管，有利于食管肿瘤的游离。

(4)游离食管：探查肿瘤能够切除后，将下肺向前上牵拉，暴露后下纵隔，切开食管右侧的纵隔胸膜，游离下段食管至贲门。在膈肌上方食管下段处安放两把直角钳或Kocher钳，于钳间切断食管。消毒食管断面，食管近切端用双7号线结扎，外套乳胶套以防污染；贲门侧切端用7号线缝扎，碘酊消毒后，将其经膈肌食管裂孔推入腹腔。也可用钳闭器夹闭后切断，或暂不切断，待进腹游离胃后一并切断。提起食管断端，逐步向上锐性分离食管周围结缔组织，注意勿伤及气管、支气管、胸主动脉。一并清除食管旁、奇静脉附近和隆突下淋巴结。结扎所有滋养血管和较粗的条索。避免损伤胸导管，一旦发现损伤，应立即予以缝扎，并于膈肌上方奇静脉与降主动脉间游离出胸导管进行结扎。遇到肿瘤外侵严重时，可先游离肿瘤上、下两端食管，最后游离肿瘤。游离食管至所需的长度。检查食管床有无出血、胸导管走行部位有无淋巴液体流出，检查完毕后用干纱布填压食管床，暂停胸部操作。

(5)上腹部正中切口进腹：沿腹中线自剑突至脐上2cm切开皮肤、皮下组织，经腹白线进腹，暴露腹腔。探查后按常规游离胃，方法详见前述。游离胃底及脾胃韧带时，如食管下段已切断，可将已推入腹腔的食管残端用血管钳夹住后向下牵拉，从膈上食管旁间隙沿胃后壁自上而下分离，将膈下腹膜返折处脾胃韧带松解后，再处理胃短血管多无困难。游离完毕后断胃，将胃裁剪成合适形状，标记胃大小弯待吻合。

(6)食管胃吻合：用手指伸入膈肌食管裂孔，切开裂孔，使之扩大到能容纳4指，使胃能通过扩大的食管裂孔送入胸腔。上提已游离的胃时，要注意标记胃大、小弯，不要扭转。切除病变食管并施行食管胃胸内吻合。导入胃管和十二指肠营养管。

(7)关闭切口：冲洗胸腔，检查胸腔内无出血，清点器械敷料无误后，根据情况于腋中线第6、第7肋或第8肋间常规置胸腔引流管，肋骨、深层肌肉、浅层肌肉、皮下组织和皮肤逐层缝合关胸。如未放置十二指肠营养管，可放置空肠造瘘管。检查腹腔内无出血，再次清点器械敷料无误后，根据需要决定是否放置引流，用7号丝线间断缝合腹膜、腹白线，1号丝线缝合皮下组织、皮肤。

专家点评：

①手术分为胸组和腹组两部分，两组可先后或同时进行手术。如同时手术者，可于探查食管肿瘤能够切除后开始做腹部切口；

②做胸部前外侧切口时，在靠近胸骨时不要损伤胸廓内血管，可于两端结扎后切断。胸廓内血管一旦发生出血，可用手指自胸内向前胸壁压迫，看清出血点，缝扎止血；

③胸腔内如有粘连应根据需要予以分离，分离胸顶部的粘连时注意勿损伤右无名静脉及上腔静脉；

④奇静脉和胸导管紧贴降主动脉右后方并与之伴行，弓下降主动脉有1～3支、弓水平有1～2支食管动脉分支发出，因此游离食管主动脉一侧时，应以结扎为主，以防血管或胸导管的分支损伤。有报道建议常规膈上结扎胸导管。作者认为如肿瘤外侵明显、清扫淋巴结范围广泛、怀疑有胸导管损伤时(有时可见清亮或混浊的淋巴液流出)，可于膈上主动脉和奇静脉之间解剖出胸导管，将其缝扎后上方再结扎。否则，可不必常规结

扎。结扎后应观察到结扎线以下的胸导管呈晶亮充盈状。遇胸导管的结构不清楚时，不一定必须单独解剖出胸导管，可将奇静脉和主动脉之间的所有软组织一并大块结扎；

⑤上腹部正中切口是我国最常采用的腹部切口，适合于肋弓较窄者。如剑突宽大可将其切除，食管裂孔周围和脾胃韧带的显露应无困难。分离胃短动脉前可用湿纱布垫填塞膈下脾窝间隙，抬高脾脏，有利于脾胃韧带的显露。需要时还可用肝拉钩牵开左侧肋弓，可进一步改善食管裂孔周围和脾胃韧带的显露。

经右胸前外侧切口食管癌切除，食管胃颈部吻合术

经右胸食管癌切除，食管胃颈部吻合术通常称为"三切口"食管癌切除术。经右胸前外侧切口食管癌切除，食管胃颈部吻合术的主要操作步骤与胸内食管胃吻合术相同，只是增加了颈部吻合的操作。手术分为颈胸组和腹组两部分，两组可先后或同时进行手术。如同时手术者，可于探查食管肿瘤能够切除后开始做腹部切口。以下叙述着重于颈部吻合的特殊方面，相同之处不再赘述。

(1)麻醉：气管插管全麻。推荐采用双腔气管内插管全麻。

(2)右胸前外侧切口，经第4肋间进胸。

(3)探查食管肿瘤可以切除后，游离胸段食管：向下游离食管至贲门，切断或不切断食管均可。向上游离食管至胸膜顶。检查食管床有无出血、胸导管走行部位有无淋巴液体流出，检查完毕后用干纱布填压食管床，暂停胸部操作。

(4)上腹部正中切口进腹，按常规游离胃，如食管胃接合部已切断，可将已推入腹腔的食管残端用血管钳夹住后向下牵拉，从膈上食管旁间隙沿胃后壁自上而下分离，将膈下腹膜返折处脾胃韧带松解后，更容易于处理胃短血管。胃游离完毕后，如贲门尚未切断，此时可断胃，将胃裁剪成合适形状，标记胃大、小弯待吻合。

(5)颈部纵切口：沿左侧或右侧胸锁乳突肌前缘做一纵行斜切口，上至甲状软骨水平，下至颈静脉切迹。切开皮肤、颈阔肌和深筋膜，将胸锁乳突肌向外侧牵开，显露出甲状腺和颈总动脉鞘，需要时可切断并结扎甲状腺下动脉。用甲状腺拉钩将甲状腺向内侧牵拉，颈总动脉向外牵拉，暴露气管后方的颈段食管。

(6)食管胃吻合：用手指伸入膈肌食管裂孔，切开裂孔，使之扩大到能容纳4指，使胃能通过扩大的食管裂孔送入胸腔。上提游离好的胃时，要注意标记好胃大、小弯，不要扭转。将食管从颈部切口拉出，注意避免暴力挤压，减少肿瘤播散机会。将胃经胸腔上提至颈部切口，仍然注意不要扭转，操作要轻柔，不要损伤胃壁。切除病变食管，施行食管胃吻合。导入胃管和十二指肠营养管。

(7)关闭切口：冲洗颈部切口，置橡皮片或橡胶引流管引流，胸锁乳突肌筋膜、颈阔肌和皮肤逐层缝合。冲洗胸腔，检查胸腔内无出血，清点器械敷料无误后，根据情况于腋中线第6、第7肋或第8肋间常规置胸腔引流管，肋骨、深层肌肉、浅层肌肉、皮下组织和皮肤逐层缝合关胸。如未放置十二指肠营养管，可放置空肠造瘘管。检查腹腔内无出血，再次清点器械敷料无误后，根据需要决定是否放置引流，用7号丝线间断缝合腹膜、腹白线，1号丝线缝合皮下组织、皮肤。

专家点评：

经右胸行食管癌切除，食管胃颈部吻合时，颈部切口左、右侧均可施行，但颈段食管位于气管后方稍偏向左侧，位于气管食管沟内的左侧喉返神经的位置比较靠前，比右侧喉返神经更为远离食管边缘，因此多数采用左侧胸锁乳突肌前缘纵切口，损伤喉返神经的机会较少。右侧喉返神经紧靠颈段食管的后壁，并穿过咽下缩肌的环咽肌肌束，经右侧颈部切口手术时容易损伤该神经，需将其解剖清楚后予以保护。纵切口便于与胸部切口保持同一体位，缩短手术时间。

经右胸后外侧切口食管癌切除，食管胃胸内吻合术

经右胸后外侧切口食管癌切除，食管胃胸内吻合术由Ivor-Lewis于1946年首次报道，手术操作与经右胸前外侧切口基本类似，但术中需变换体位，重新消毒铺巾。施行食管胃胸内吻合前需先进腹游离胃，再进胸游离食管，施行吻合。

(1)麻醉：气管插管全麻。推荐采用双腔气管内插管全麻。

(2)平卧位，常规消毒铺巾，上腹部正中切口进腹，常规游离胃，游离至食管下段，切开膈肌食管裂孔，使之扩大到能容纳4指。

(3)检查腹腔内无出血，清点器械敷料无误后，根据需要决定是否放置引流和空肠造瘘管，常规关腹。

(4)改90°左侧卧位，腋下垫一薄枕，右胸消毒铺巾。

(5)右胸后外侧切口，经第5肋或第6肋肋床或肋间进胸。

(6)游离胸段食管：向下游离食管至贲门，与经腹游离的食管下段处会合。向上游离食管至所需高度。

(7)食管胃吻合：经扩大的食管裂孔上提游离好的胃，注意不要扭转。断胃，将胃裁剪成合适形状。切除病变食管，施行食管胃吻合。导入胃管。

(8)关胸：常规置胸腔引流管，清点器械敷料无误后，逐层关胸。

专家点评：

此术式适合于术前判断食管肿瘤能够切除的把握较大，否则先进腹游离胃后再进胸发现食管肿瘤无法切除，则先前的操作是徒劳的，无谓地增加了手术创伤。必须进胸探查肿瘤能够切除后才能断胃。

经右胸后外侧切口食管癌切除，食管胃颈部吻合术

经右胸后外侧切口食管癌切除，食管胃颈部吻合术的操作与前述方法类似，区别在于先进胸游离食管，术中变换体位，二次消毒铺巾后，再进腹游离胃，施行食管胃颈部吻合。

(1)麻醉：气管插管全麻。推荐采用双腔气管内插管全麻。

(2)90°左侧卧位，腋下垫一薄枕，右胸消毒铺巾。右胸后外侧切口，经第5肋间进胸。

(3)探查食管肿瘤可以切除后，游离胸段食管：向下游离食管至贲门，切断或不切断食管均可。如切断食管下段，食管侧和贲门侧断端需悬吊数针以备牵引。向上游离食管至胸膜顶。检查食管床有无出血、胸导管走行部位有无淋巴液体流出，常规置胸腔引流管，清点器械敷料无误后，逐层关胸。

(4)改平卧位，腹部和颈部重新消毒铺巾。上腹部正中切口进腹，常规游离胃，可游离至食管下段与经胸游离的食管会合。如食管胃接合部已切断，可将已推入腹腔的食管残端用血管钳夹住后向下牵拉，更容易显露膈下腹膜返折处脾胃韧带。切开膈肌食管裂孔，使之扩大到能容纳4指。胃游离完毕后，如食管胃接合部尚未在胸腔内切断，此时可在腹腔内断胃，将胃裁剪成合适形状，标记胃大、小弯待吻合，食管断端需与胃底处胃壁悬吊数针以备牵引。

(5)颈部切口：左侧或右侧胸锁乳突肌前缘纵行斜切口，暴露气管后方的颈段食管。

(6)食管胃吻合：将食管从颈部切口拉出，同时牵拉食管断端与胃底处胃壁悬吊的牵引线，将胃底上提至颈部切口，牵拉时勿用暴力，以免损伤胃壁，注意胃大、小弯的标记线，不要扭转。切除病变食管，食管断端与胃底施行食管胃吻合。导入胃管和十二指肠营养管。

(7)关闭切口：颈部切口置橡皮片或橡胶引流管引流，逐层缝合。如未放置十二指肠营养管，可放置空肠造瘘管，根据需要决定是否放置腹腔引流，逐层缝合腹部切口。

专家点评：

“三切口”食管癌切除术中，经右胸后外侧径路与经右胸前外侧径路比较，各切口显露更加清楚，尤其是游离食管时，对肺的挤压损伤较小，但术中需变换体位，二次消毒铺巾后，比较麻烦。

电视胸腔镜食管癌切除，食管胃颈部吻合术

此术式的操作步骤与经右胸后外侧切口食管癌切除，食管胃颈部吻合术类似，区别在于胸段食管的游离由胸腔镜完成。

(1)麻醉：双腔气管内插管全麻。胸腔镜手术必须由术中单肺通气配合，术侧肺萎陷后，才能显露和游离食管。

(2)胸腔镜切口：90°左侧卧位，腋下垫一薄枕，右胸常规消毒铺巾。在右胸做4～5个1.5cm小切口，插入套管和胸腔镜器械。根据需要第一个穿刺点常取右侧腋中线第5肋间或腋后线第6、第7肋间，置入套管及镜头，单肺通气，探查。寻找肿瘤病灶，根据肿瘤病灶部位在右锁骨中线第4肋间、肩胛线或腋后线第6肋间等处做小切口，置入套管，插入五叶肺牵拉钳和腔镜分离钳继续探查，如见肿瘤已明显外侵或有广泛转移，应及时中转开胸或者放弃手术。如估计能在胸腔镜下切除，另再做1～2个小切口，使各切口散开分布，与手术目标呈立体锥形分布，以便暴露和操作，并兼顾胸顶部及膈上的游离。

(3)胸腔镜游离食管：提起食管右侧的纵隔胸膜，用腔镜电刀切开，探查食管肿瘤能够切除后，切开奇静脉弓上纵隔胸膜，游离奇静脉弓，用腔镜直线切割缝合器切断。游离食管下段，套以纱带或导尿管，牵拉食管向上、下两个方向游离。游离食管时可应用腔镜电刀、超声刀、钛夹等器械止血。游离过程中用五叶肺牵拉钳遮挡肺和膈肌。继续向上分离食管上段至胸廓入口，下至膈食管裂孔。全胸段食管游离后，如需切断食管下段则用腔镜直线切割缝合器切断，食管侧和贲门侧断端悬吊数针以备牵引，或暂不切断，留待进腹后再切断。清扫各组淋巴结，放入标本袋内取出。检查食管床有无出血、胸导管走行部位有无淋巴液体流出，置胸腔引流管，缝合各胸壁切口。

(4)改平卧位，腹部和颈部重新消毒铺巾。上腹部正中切口进腹，常规游离胃，可游离至食管下段与经胸游离的食管会合。如食管胃接合部已切断，可将已推入腹腔的食管残端用血管钳夹住后向下牵拉，更容易显露膈下腹膜返折处脾胃韧带。切开膈肌食管裂孔，使之扩大到能容纳4指。胃游离完毕后，如食管胃接合部尚未在胸腔内切断，此时可在腹腔内断胃，将胃裁剪成合适形状，标记胃大、小弯待吻合，食管断端需与胃底处胃壁悬吊数针以备牵引。

(5)颈部切口：左胸锁乳突肌前缘纵行斜切口，暴露气管后方的颈段食管。

(6)食管胃吻合：将食管从颈部切口拉出，同时牵拉食管断端与胃底处胃壁悬吊的牵引线，将胃底上提至颈部切口，牵拉时勿用暴力，以免损伤胃壁，注意胃大、小弯的标记线，不要扭转。切除病变食管，食管断端与胃底施行食管胃吻合。导入胃管和十二指肠营养管。

(7)关闭切口：颈部切口置橡皮片或橡胶引流管引流，逐层缝合。如未放置十二指肠营养管，可放置空肠造瘘管，根据需要决定是否放置腹腔引流，逐层缝合腹部切口。

专家点评：

胸腔镜套管放置的位置应保证最佳的操作部位以及各器械间不会相互干扰，套管的放置应逐个进行，以便随时调整部位，不必拘泥于某个特定的位置。如果食管肿瘤没有外侵，在胸腔镜下应用超声刀游离食管操作很方便，但清扫纵隔淋巴结尤其是隆突下淋巴结相对困难些。但总体来说，电视胸腔镜在食管癌手术中的应用前景广阔。

电视胸腔镜＋腹腔镜食管癌切除，食管胃颈部吻合术

此术式的操作步骤增加了腹腔镜游离胃的步骤，其余与前述相同。

(1)麻醉：双腔气管内插管全麻。

(2)90°左侧卧位，右胸消毒铺巾。置胸腔镜。

(3)胸腔镜游离食管后，置胸腔引流管，缝合胸壁各切口。

(4)改平卧位，季肋部稍垫高，腹部和颈部重新消毒铺巾。于脐下做一1cm小切口，人工气腹，置入腹腔镜套管及镜头探查，观察腹腔内有无粘连、腹水、肿瘤转移等。如估计能在腹腔镜下游离，在左右腹及剑下各做一小切口，再仔细探查淋巴结肿大及转移情况，证实无转移后，游离胃。

(5)腹腔镜游离胃：提起胃大弯及大网膜，用超声刀分离大网膜、胃短血管和胃小弯，保留网膜血管弓、胃网膜右血管及胃右血管。暴露胃左血管，做淋巴结清扫，于根部上2个钛夹、近端上1个钛夹后离断，或用腔镜直线切割缝合器切断。将胃向下拉，游离并清扫贲门及腹段食管周围组织及淋巴结，将胸段食管拉至腹腔，游离至食管下段与经胸游离的食管会合。清除并整理胃小弯系膜，用腔镜直线切割缝合器将胃裁剪成管状，标记胃大、小弯待吻合，食管断端需与胃底处胃壁悬吊数针以备牵引。切开膈肌食管裂孔，使之扩大到能容纳4指。腹腔镜操作时要注意食管下段、贲门及胃左血管旁淋巴结的清扫。在胃窦部及十二指肠游离时，有时粘连较明显，切勿损伤胃右及胃网膜右血管。如腹腔镜下分离困难，可将上腹部正中区原小切口延长至5～6cm，将胃及食管拉至切口外，在小切口直视下游离。胃左血管可在直视下加固结扎，用分离钳或手指扩张食管裂孔。

最后在腹壁辅助切口直视下完成。

(6)颈部切口：左胸锁乳突肌前缘纵行斜切口，暴露气管后方的颈段食管。

(7)食管胃吻合：将食管从颈部切口拉出，同时牵拉食管断端与胃底处胃壁悬吊的牵引线，将胃底上提至颈部切口，牵拉时勿用暴力，以免损伤胃壁，注意胃大、小弯的标记线，不要扭转。切除病变食管，食管断端与胃底施行食管胃吻合。导入胃管和十二指肠营养管。

(8)关闭切口：颈部切口置橡皮片或橡胶引流管引流，逐层缝合。如未放置十二指肠营养管，可放置空肠造瘘管，根据需要决定是否放置腹腔引流，逐层缝合腹部切口。

专家点评：

电视胸腔镜联合腹腔镜切除食管癌可以显著减少手术创伤，缩短患者术后恢复时间，但目前面临的问题是需要较多一次性手术器械，手术费用比较昂贵，手术时间较长，尚未能广泛应用。

单纯经右胸后外侧切口食管癌切除，食管胃胸内吻合术

(1)麻醉：气管插管全麻。推荐采用双腔气管内插管全麻。

(2)右胸后外侧切口：90°左侧卧位，经第6肋间或肋床进胸。

(3)探查食管肿瘤能够切除后，游离胸段食管。

(4)经食管裂孔进腹：用手指扩大食管裂孔，将食管上提，在裂孔上方沿食管周径剪开食管周围的腹膜，继续向上牵拉食管，将胃左动脉提至膈上，双重结扎后切断。将胃短动脉、胃网膜左动脉各分支同样提至膈上后结扎切断，直至游离完大部分胃并提至右胸腔内。

(5)食管胃吻合：切除病变食管并施行食管胃胸内吻合。导入胃管和十二指肠营养管。

(6)关闭切口：常规置胸腔引流管后逐层缝合关胸。

专家点评：

相比右胸+腹部切口，单纯右胸后外侧切口减少了切口创伤，但暴露腹腔并游离胃有一定难度，不适合于肥胖、腹部有手术史或炎症导致腹内脏器之间存在粘连的患者，无法彻底清扫腹腔淋巴结，临床应用较少。

全胃切除，食管空肠吻合术

贲门癌如侵及胃体距离较远，往往已有广泛腹腔转移，行全胃切除的机会并不多。如贲门癌累及胃体距幽门很近，而无广泛腹腔转移，探查后决定行全胃切除术，则有3种重建消化道的方法：食管十二指肠直接吻合术、结肠代胃术和食管空肠吻合术。应用最多的是食管空肠吻合重建消化道。

游离全胃：提起胃底，切断并结扎脾胃韧带血管，向下游离胃大弯至幽门处，在幽门处双中线结扎根部切断再缝扎胃网膜右血管。将胃向上提拉，解剖胃后壁与胰腺上缘的粘连，暴露出胃左动脉，此处多有肿大淋巴结包绕，打开胃左动脉处浆膜，沿胰腺上缘清扫肿大淋巴结，注意勿损伤胰腺组织。游离胃左动脉，双中线结扎根部后切断，再缝扎。提起内侧膈肌角游离下段食管，结扎切断小网膜血管，将胃全部游离。提起胃，在幽门处安放直角钳或有齿直钳，切断幽门，消毒断端，用1号线间断或“8”字间断缝合十二指肠残端；也可在幽门处安放残端闭合器，将幽门闭合后切断，或用直线切割吻合器切断。浆肌层间断包埋十二指肠残端，如有必要可再用大网膜包盖。切断食管，移去全胃。全胃切除应清扫第1～12组淋巴结，其中第2～8组淋巴结可连同胃及大、小网膜一并切除，第9～12组淋巴结可视具体情况一并或分别切除。

食管空肠吻合：有多种术式，基本术式可归纳为食管空肠端侧吻合、食管空肠Roux-Y吻合和空肠间置术。

(1)食管空肠端侧吻合：又称袢式吻合。提起横结肠，在结肠中动脉左侧的横结肠系膜上的无血管区做5～7cm长切口。沿空肠系膜找到Treitz韧带，将距Treitz韧带30cm处的空肠从结肠后拉至膈上，准备与食管吻合。由于空肠袢系膜的限制，食管空肠无法施行高位胸内吻合，如长度不够，空肠系膜的无血管区可以稍加游离，如仍感觉有张力，可切断1～2支肠系膜上动脉的分支，但必须保证肠系膜血管弓的完整性。常用Schlatter术式，先行结肠后食管空肠端侧吻合，再行近端空肠与远端空肠的侧侧吻合(图3-34)。

1)手工吻合

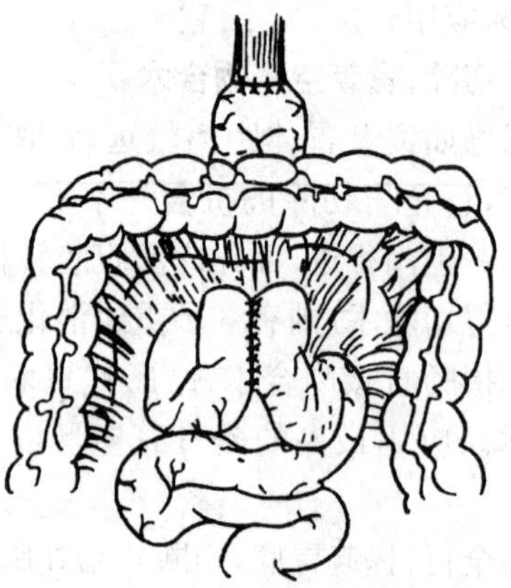

图 3-34　食管空肠端侧吻合

①先行食管空肠端侧吻合：近端空肠安放肠钳以防胆汁逆流入吻合口处，沿空肠长轴方向切开空肠壁，口径与食管口径相仿。行食管空肠端侧吻合，可用单层或双层吻合法，后壁用 1 号丝线间断缝合 9～10 针，边距约 6mm，针距约 3mm，使黏膜对合良好。后壁缝合完毕，将胃管置入近端肠段达 Treitz 韧带处，将营养管置入远端空肠，然后同样方法缝合吻合口前壁，完成吻合。为减轻吻合口张力，空肠浆肌层和食管旁纵隔胸膜或食管肌层缝合悬吊 2～3 针。

②再行空肠空肠侧侧吻合：食管空肠端侧吻合完成后，距吻合口 20～30cm 处沿空肠长轴方向切开近端空肠与远端空肠的空肠壁，长 8～10cm，施行近端空肠与远端空肠的侧侧吻合，以使进入近端空肠的食物和胆汁经此吻合口进入远端空肠。可用双层吻合法，先做后壁第一层缝合，用 1 号丝线距两切缘各约 10mm 处缝合肠壁浆肌层，使吻合口后壁靠拢。然后做第二层缝合，用 1 号丝线在吻合口的两侧角做全层缝合，让助手向两侧轻轻牵引，然后在两针缝线中间做间断全层缝合或连续缝合，针距 3～4mm，边距约 3mm。后壁缝合完成后，再同法缝合前壁全层和浆肌层。吻合完毕，横结肠系膜切开处肠系膜与空肠浆肌层缝合固定 3～5 针，以防小肠疝入。

2）器械吻合

①先行食管空肠端侧吻合：在食管病灶上方预定要切除部位，用 1 号丝线绕食管全周做荷包缝合，于缝线下方顺食管长轴做长约 2cm 的切口，将吻合器钉槽头放入食管腔内，收紧结扎荷包缝线，距结扎线下约 0.5cm 处断食管。如使用荷包钳，则在预定要切除的食管部位夹闭荷包钳，穿荷包线，紧贴荷包钳切断食管，松开荷包钳，用 3～4 把 Alis 钳钳夹食管壁，以避免食管黏膜回缩，并张开食管腔，吸净食管腔内污染物，放入吻合器钉槽头，结扎收紧荷包线，同时松开 Alis 钳。距吻合口 20～30cm 处近端空肠壁另做一长约 2cm 的切口，同样用 2 把 Alis 钳钳夹肠壁并张开切口，吸净肠内容物后，插入吻合器身。旋转旋钮使吻合器身前端钉从空肠壁最高点预定吻合部位戳出，与包埋在食管荷包内的钉槽头连接，拧紧至合适刻度，击发吻合器完成吻合。反向旋转旋钮，小心退出吻合器，检查切下的食管及肠圈是否完整。将胃管置入近端空肠，将营养管置入远端空肠。

②再行空肠空肠侧侧吻合：食管空肠端侧吻合完成后，于近端空肠壁切口相对应的远端空肠壁另做一 1cm 长的切口，从这两个空肠壁切口分别向远端插入直线切割吻合器的两个部件，对合后击发，完成侧侧吻合，吻合口长 8～10cm。退出吻合器，近端空肠和远端空肠壁上两个插入吻合器的切口已合而为一成为一个切口，用钳闭器钳闭这个剩余的空肠切口，完成最终吻合。横结肠系膜切开处肠系膜与空肠浆肌层缝合固定 3～5 针，以防小肠疝入。

专家点评：

此术式操作简单，临床应用较多，但容易发生碱性反流性食管炎。术中需注意输入袢（从 Treitz 韧带到吻合口）不能过短，以免因牵拉成角而产生梗阻；空肠输入袢和输出袢的侧侧吻合要足够大（10cm），距离食管空肠吻合口足够远（30cm），有助于减少碱性反流。缝合膈肌切口时，空肠周围也要缝合固定在食管裂孔处。

除最常用的 Schlatter 术式外，还有报道很多其他改良术式，目的为改善术后消化吸收功能及加强抗反流效果，但确切的效果有待进一步证实。如 Day-Cunha 术式，与 Schlatter 术式的最大差别在于空肠输入袢和输出袢之间做 2 个侧侧吻合，相距 5～8cm；Longmire 术式，与 Schlatter 术式的最大差别在于把食管空肠端侧吻合口和空肠空肠侧侧吻合口之间的空肠输入袢切断并封闭两端；Nissen 术式，与 Schlatter 术式的最大差别在于将十二指肠残端与空肠输出袢吻合。

(2)食管空肠 Roux-Y 吻合:近端空肠安放肠钳阻断肠腔,距 Treitz 韧带 15cm 处切断空肠及其系膜,切断输出袢空肠系膜的一级血管弓分支(约 3 支),但必须保证二级血管弓的完整性。提起横结肠,在结肠中动脉左侧的横结肠系膜上的无血管区做 5～7cm 长切口,经此切口从结肠后将空肠输出袢拉至膈上,注意肠系膜不能扭转,准备空肠与食管吻合。常规 Roux-Y 术式的要点是,空肠输出袢与食管行端端或端侧吻合,然后距吻合口约 40cm,行空肠输入袢和输出袢的端侧吻合(图 3-35)。

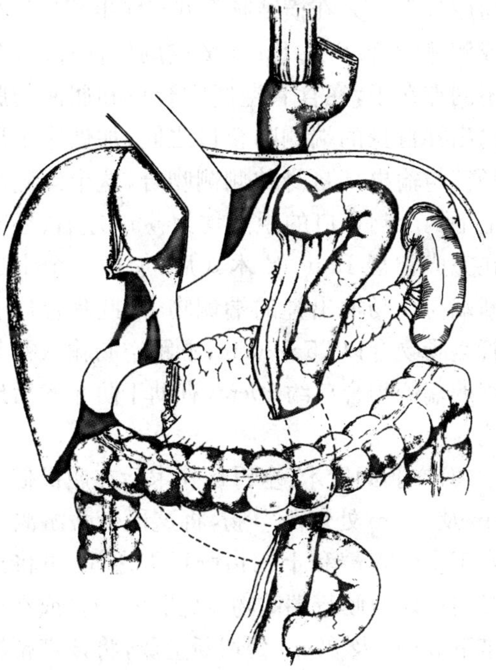

图 3-35 食管空肠 Roux-Y 吻合

1)手工吻合

①先行食管空肠吻合:可施行端端吻合,可用单层或双层吻合法,方法如前述;也可行端侧吻合,空肠输出袢断端予以缝合,然后行食管空肠端侧吻合,同样可用单层吻合法。为减轻吻合口张力,空肠浆肌层和食管旁纵隔胸膜或食管肌层缝合悬吊 2～3 针。

②再行空肠空肠吻合:食管空肠吻合完成后,距吻合口约 40cm 处沿空肠长轴方向切开远端空肠的空肠壁,长度与空肠输入袢断端口径相仿,施行近端空肠与远端空肠的端侧吻合,使近端空肠的和胆汁经此吻合口进入远端空肠。可用双层吻合法,方法同前。吻合完毕,在此吻合口处将空肠输入袢和输出袢顺蠕动并行间断缝合长 8～10cm,以保证输入袢空肠向该吻合口的顺向蠕动。最后,横结肠系膜切开处肠系膜与空肠浆肌层缝合固定 3～5 针,以防小肠疝入。

2)器械吻合

①先行食管空肠吻合:在食管病灶上方预定要切除部位,绕食管全周做荷包缝合,于缝线下方顺食管长轴做长约 2cm 的切口,将吻合器钉槽头放入食管腔内,收紧结扎荷包缝线。距结扎线下约 0.5cm 处断食管。如使用荷包钳,则在预定要切除的食管部位夹闭荷包钳,穿荷包线,紧贴荷包钳切断食管,松开荷包钳,用 3～4 把 Alis 钳钳夹食管壁,以避免食管黏膜回缩,并张开食管腔,放入吻合器钉槽头,收紧结扎荷包线,同时松开 Alis 钳。用 2 把 Alis 钳钳夹空肠输出袢断端肠壁并张开切口,吸净肠内容物后,插入吻合器身。旋转旋钮使吻合器身前端钉从空肠输出袢断端旁空肠侧壁预定吻合部位戳出,与包埋在食管荷包内的钉槽头连接,拧紧至合适刻度,击发吻合器完成吻合。反向旋转旋钮,小心退出吻合器,检查切下的食管及肠圈是否完整。用钳闭器钳闭空肠输出袢断端(图 3-36)。

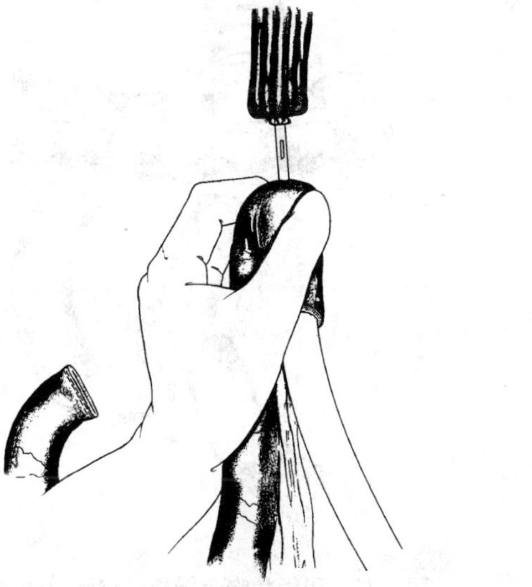

图 3-36 用管状吻合器施行食管空肠吻合

②再行空肠空肠吻合:距食管空肠吻合口约 40cm 处空肠壁预置荷包缝线,切开空肠壁,放入

吻合器钉槽头，收紧结扎荷包线。从输入袢断端插入吻合器身。旋转旋钮使吻合器身前端钉从空肠侧壁预定吻合部位戳出，与包埋在输出袢荷包内的钉槽头连接，拧紧至合适刻度，击发吻合器完成吻合。反向旋转旋钮，小心退出吻合器，检查切下的两个肠圈是否完整。用钳闭器钳闭空肠输入袢断端。横结肠系膜切开处肠系膜与空肠浆肌层缝合固定3～5针，以防小肠疝入。

也可以先行空肠空肠吻合：将吻合器钉槽头放入输入袢断端，收紧结扎荷包线。用2把Alis钳钳夹空肠输出袢断端肠壁并张开切口，吸净肠内容物后，向下插入吻合器身，旋转旋钮使吻合器身前端钉从距食管空肠吻合口约40cm处空肠壁戳出，与包埋在输入袢荷包内的钉槽头连接，拧紧至合适刻度，击发吻合器完成吻合(图3-37)。然后再行食管空肠吻合：从空肠输出袢断端肠壁向上插入吻合器身，旋转旋钮使吻合器身前端钉从空肠输出袢断端旁空肠侧壁预定吻合部位戳出，与包埋在食管荷包内的钉槽头连接，拧紧至合适刻度，击发吻合器完成吻合。反向旋转旋钮，小心退出吻合器，检查切下的食管及肠圈是否完整。用钳闭器钳闭空肠输出袢断端。

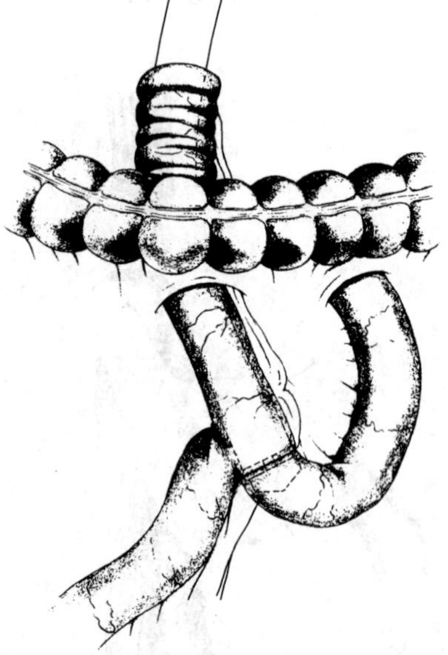

图3-37　用管状吻合器施行空肠空肠吻合

也可以用侧侧吻合器完成空肠空肠吻合：切开距食管空肠吻合口约40cm处的输出袢空肠壁，插入侧侧吻合器的一个部件，另一个部件插入空肠输入袢断端，合拢侧侧吻合器，击发完成空肠输出袢后壁和输入袢后壁的半个吻合，吻合口前壁用钳闭器闭合，完成整个吻合口(图3-38)。

专家点评：

Roux-Y术式减少了碱性肠液的反流，但代胃的单腔空肠段容量较小，食后容易胀饱且排空较快，与食管空肠端侧吻合术比较并无特殊优越性，但对于做过空肠造瘘的病例，应选用此术式。

除常规Roux-Y术式外，还有报道很多其他改良术式，如P式Roux-Y空肠代食管，与常规Roux-Y术式的不同点在于食管与空肠输出袢行端侧吻合后，吻合口近端多余的肠袢(15～20cm)屈曲成"P"字形，在横结肠下方与输出袢自身行端侧或侧侧吻合；B式Roux-Y空肠代食管，与P式的不同点在于，在食管空肠吻合口和屈曲的肠袢与输出袢自身的端侧吻合口之间，加做一个屈曲的肠袢与输出袢自身的侧侧吻合，这个侧侧吻合距上下两个吻合口的距离均为5cm左右；还有报道在完成常规Roux-Y术式后，加做一个十二指肠断端与空肠输出袢的端侧吻合，此吻合口上距食管空肠吻合口25～30cm，下距空肠输入袢与输出袢的端侧吻合口约10cm，有助于防止术后碱液反流。

(3)空肠间置术：全胃切除术后在屈氏韧带下20cm及60cm处切断空肠，将这段带蒂游离空肠吻合于食管末端和十二指肠近端之间，再将近段空肠与远段空肠行端端吻合(图3-39)。或在屈氏韧带下20cm及80cm处切断空肠，将该带蒂游离肠段近端关闭，并距近端20cm处对折，行侧侧吻合，远侧断端与十二指肠行端端吻合，食管与空肠袋顶点吻合，再将近段空肠与远段空肠行端端吻合(图3-40)。

专家点评：

代胃空肠间置于食管和十二指肠之间，间置肠段的血供及神经支配的完整性有保障，这样可保留运动及部分消化功能。该术式解决了食糜流经十二指肠的问题，使食糜与胆汁、胰液充分混合接触。术后可具有基本正常的饮食习惯，并发症少，有利于术后功能及营养状态的恢复。但也有报道术后远期观察结果分析，此术式对改善患者营养状态和生活质量方面与前两者术式相比并无

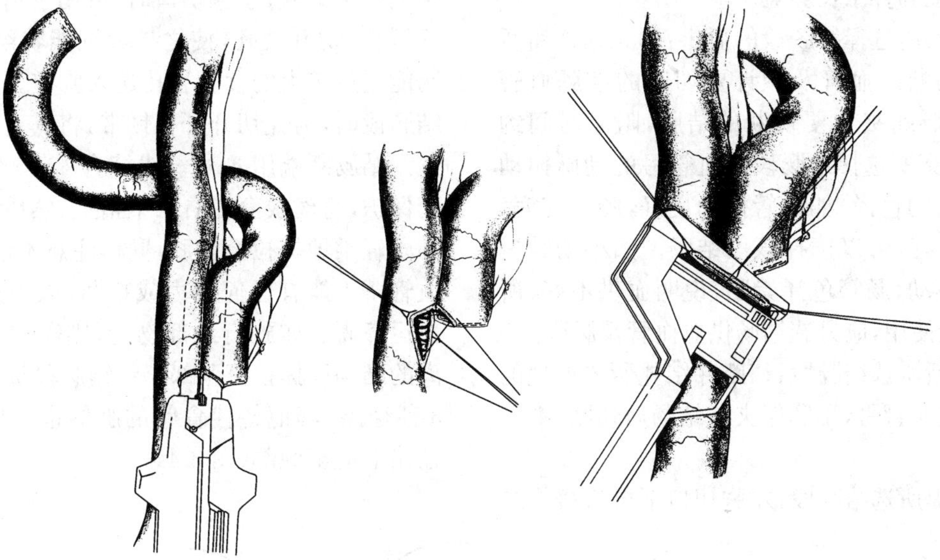

图 3-38　用侧侧吻合器施行空肠空肠吻合

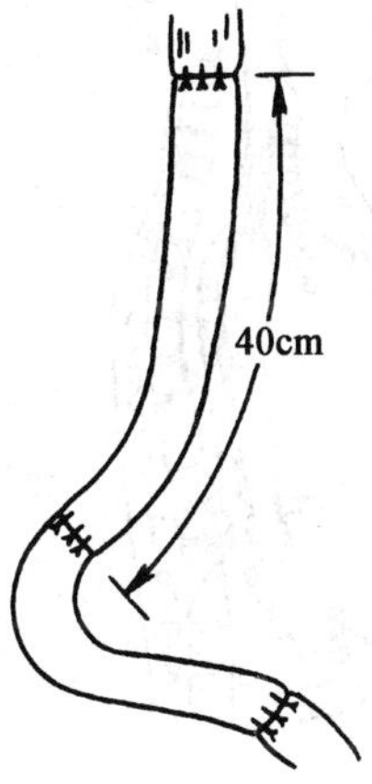

图 3-39　空肠间置术

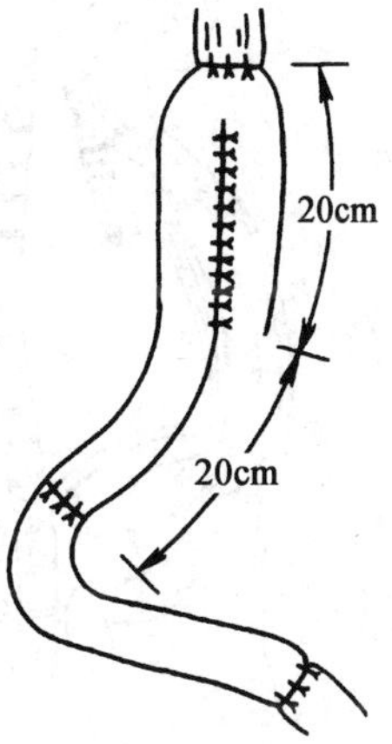

图 3-40　空肠袋加空肠间置术

显著差异。

结肠代食管术

结肠血液供应丰富，对酸有一定的耐受力，口径与食管相仿，能够提到口咽部满足高位吻合的需要。对于不宜用胃或空肠替代食管者，如胃切除术后或某些高位食管癌，可选用结肠代食管。

（1）选择代食管结肠段：进入腹腔后提起结肠，显露结肠系膜，观察结肠血管弓及结肠右、中、左动脉分支情况及其血供关系。如选用结肠中动脉作为供血血管，一般需要游离部分横结肠、结肠脾曲及大部分降结肠，与食管吻合后结肠呈逆蠕动；有时也可游离部分横结肠、结肠肝曲、升结肠及部分回肠，与食管做顺蠕动吻合，并利用回盲瓣防止反流；如选用结肠左动脉作为供血血管，则需要游离部分降结肠、结肠脾区及横结肠，与食管吻合后呈顺蠕动。

（2）游离结肠：确定所用的结肠动脉后，游离结肠段。根据术式需要离断胃结肠韧带、脾结肠韧带和后腹膜，将结肠袢充分游离至系膜根部。在分离结肠系膜处理小血管时一定要距离边缘血管弓 1cm 以上，以防结扎血管后使血管弓扭曲变形，影响血供。游离结肠时动作要轻柔，切忌损伤结肠血管弓。然后测量食管断端至胃预计吻合口的长度，此为结肠血管弓（而非结肠）必须达到的长度，并保证肠袢宁长勿短。

(3)观察所选择结肠段的血供：用无损伤钳暂时阻断要切断的血管及预计要切断的结肠血管弓，同时用肠钳夹住要切断的结肠，阻断时间约10分钟，观察所选择结肠段的血管弓的动脉搏动情况及结肠的色泽，如血管搏动良好，肠管红润，说明血供良好，可以选择该段结肠。如小动脉搏动差或无搏动，肠管色泽紫黯，说明血供不好，所选血管不能使用，应另选结肠供血血管及肠段。

(4)离断所选结肠段：切断并结扎所要处理的结肠血管及血管弓，用肠钳夹住结肠后切断，准备吻合。

(5)上提所选结肠段：左胸切口下可直接将结肠上提至胸腔；右胸切口时，可用手指伸入膈肌食管裂孔，切开裂孔，使之扩大到能容纳4指，使结肠能通过扩大的食管裂孔送入胸腔。上提游离的结肠段时，需先切开肝胃韧带，将其自胃后提至前方。结肠断端用4号丝线缝合4～5针并套乳胶套保护，将丝线套在右手中指上，然后将分离的结肠段轻柔地提拉至胸腔，同样注意不能扭转，结肠血管蒂不能有任何张力或扭曲，以免造成结肠段血运障碍。如施行颈部吻合，则需要进一步将分离的结肠段提拉至颈部。将结肠段提拉至颈部有3种径路，其他替代食管的脏器也可以由这3种径路上提至颈部(图3-41)。

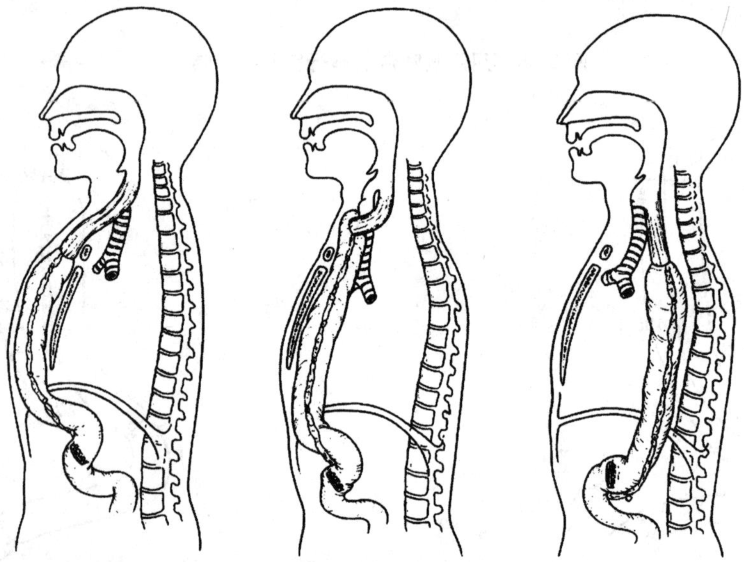

图3-41　上提替代食管的脏器径路

1)胸腔及后纵隔径路：将替代食管的脏器上提至胸腔后纵隔或食管床，与残留的食管吻合。

2)胸骨后径路：将替代食管的脏器从胸骨后间隙上提至颈部，与残留的食管吻合。经颈部切口在胸骨上窝处切开深筋膜，用电刀切开骨膜上的纤维结缔组织，用手指向下分离胸骨后间隙；用血管钳提起剑突，用手指紧贴胸骨体后面向上分离，再用卵圆钳夹住纱布球沿手指分离的隧道紧贴胸骨后向上分离，与颈部向下分离的手指在胸骨后会合。向两侧推开纵隔胸膜，分离的宽度为7～8cm，如有条索样组织，则用手指予以分断。注意不要损伤胸膜，以免造成气胸或术后胸腔感染。胸骨上窝处间隙最狭小，如分离后宽度不够，可将左侧胸骨柄颈前肌群附着处切断，以免压迫替代食管的脏器，造成血供受阻，脏器坏死。必要时还可切除胸锁关节，扩大胸骨上窝。如提拉时有阻力，则退出重新用手分离胸骨后隧道。

3)皮下径路：将替代食管的脏器从胸骨前皮下间隙上提至颈部，与残留的食管吻合。通常采用三切口法：

①颈部切口：为便于结肠上提，颈部多采用"T"形切口；

②右乳头下皮肤横切口至皮下，作为皮下隧道的中转；

③右肋缘下皮下切口，作为代食管脏器穿出腹腔的切口，由此打通隧道，经腹腔由内向外切开腹膜、腹横筋膜、腹直肌至皮下间隙，注意不能切破皮肤，钝性分离至右乳头下切口，再经右乳头下切口钝性分离至颈部切口。

(6)食管结肠吻合

1)手工吻合

①食管结肠吻合：可行结肠与食管或咽部端端吻合，可用单层吻合法，方法如前所述；也可行食管结肠端侧吻合，结肠断端予以缝合，然后行食管结肠端侧吻合，同样可用单层吻合法。结肠血管弓处的血管应避免缝合，吻合口后壁完成缝合后将胃管及营养管送入结肠内，然后完成前壁吻合。施行颈部吻合后，需要将结肠浆肌层与颈部肌群缝合固定4针左右，以免发生吻合口瘘时分泌物经此通道污染纵隔或进入胸腔内。

②结肠胃吻合：食管结肠吻合完成后，再将游离结肠段的远端与胃施行结肠胃吻合。在胃底部前壁做一与结肠口径大小相符的切口，行胃结肠单层或双层吻合，后壁吻合完成后将胃管送入胃内。可在营养管上缝一用指套包扎后的糖球，捏住此糖球将营养管导送入十二指肠，插入十二指肠营养管后无需再行空肠造瘘。

③最后行结肠结肠吻合：提起肠钳，将剩余的两段结肠行端端吻合。缝合结肠系膜防止内疝。

2)器械吻合

①食管结肠吻合：在食管病灶上方预定要切除部位，绕食管全周做荷包缝合，于缝线下方顺食管长轴做长约2cm的切口，将吻合器钉槽头放入食管腔内，收紧结扎荷包缝线。距结扎线下约0.5cm处断食管。如使用荷包钳，则在预定要切除的食管部位夹闭荷包钳，穿荷包线，紧贴荷包钳切断食管，松开荷包钳，用3～4把Alis钳钳夹食管壁，以避免食管黏膜回缩，并张开食管腔，放入吻合器钉槽头，结扎收紧荷包线，同时松开Alis钳。用2把Alis钳钳夹结肠断端肠壁并张开切口，吸净肠内容物后，插入吻合器身。旋转旋钮使吻合器身前端钉从结肠侧壁预定吻合部位戳出，与包埋在食管荷包内的钉槽头连接，拧紧至合适刻度，击发吻合器完成吻合。反向旋转旋钮，小心退出吻合器，检查切下的食管及肠圈是否完整。用钳闭器钳闭结肠袢断端。

②结肠胃吻合：胃小弯处胃壁荷包预置，切开胃壁，放入吻合器钉槽头，结扎收紧荷包线。从结肠袢另一断端插入吻合器身。旋转旋钮使吻合器身前端钉从结肠侧壁预定吻合部位戳出，与包埋在胃壁荷包内的钉槽头连接，拧紧至合适刻度，击发吻合器完成吻合。反向旋转旋钮，小心退出吻合器，检查切下的胃圈及肠圈是否完整。用钳闭器钳闭结肠袢断端。

③最后行结肠结肠吻合，缝合结肠系膜切开处，以防小肠疝入。如行结肠代食管经胸骨后隧道走行，需注意剑突下的腹膜可不缝合，以免术后压迫结肠，影响血供。

结肠代食管消化道重建后的效果如图3-42所示。

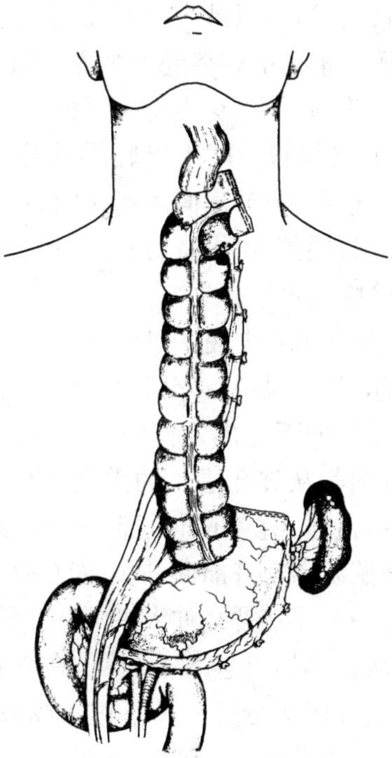

图3-42　结肠代食管术

专家点评：

正确选定结肠段是本术式的重要环节，必须保证所选肠段血供良好，尤其在结扎切断回结肠动脉、使用回盲部及升结肠做顺蠕动吻合时，由于回结肠动脉与结肠右动脉之间的边缘动脉有可能无交通支，导致切断回结肠动脉后出现肠管缺血现象，因此在切断肠管前必须认真观察血供情况，如血管已经切断，宁可将血供不良的肠段切除，也不能勉强吻合。

【不进胸食管癌切除术的具体步骤】

经裂孔食管切除术

(1)腹部切口：做脐上正中切口，切断肝三角韧带，肝左叶拉向右侧，探查腹腔内是否有广泛转移，胃是否正常。游离胃，离断胃网膜左血管、胃短动脉及胃左动脉，注意保护胃网膜右血管弓。清除腹腔动脉旁淋巴结。切断肝胃韧带，切开裂孔周围返折的腹膜，绕食管裂孔环形切开膈肌，暴露食管下端，绕以纱带向下牵拉，以手指沿食管后侧椎前筋膜之前向上分离。当操作遇到肿瘤时要从周围分离，与主动脉和相邻纵隔器官轻柔地分开，向上游离到气管分叉平面。

(2)颈部切口：沿胸锁乳突肌前缘做斜切口，解剖出颈段食管，绕以纱带向前拉，手指沿食管后侧椎前筋膜之前向下游离到上纵隔。向左侧游离到气管食管沟时，要避免损伤喉返神经，应将食管向后牵拉远离气管。用手指轻柔地分离食管前侧，在中线气管后方分离时手指应紧贴食管解剖，不要撕破气管膜部，再沿食管右侧向下分开，游离食管到气管隆突水平。

(3)经裂孔解剖纵隔：一只手在腹腔经裂孔伸入到后纵隔，另一只手持卵圆钳夹纱布球，从颈切口沿椎前筋膜向下分离，将食管与椎前筋膜完全分开，一直到与从裂孔进入的手指会合。注意持续测量动脉血压，避免长时间低血压。游离完食管后侧，开始游离食管前面，向下牵拉食管胃连接处的纱带，一只手从裂孔伸入纵隔从食管前分离，另一只手从颈部切口进入上纵隔，在食管前面将食管与心包和隆突分开。从下进入纵隔的手，必须尽量靠后，避免压迫心脏，引起低血压。食管前后面完全游离之后，食管两侧面还有部分未分开。颈部食管拉紧牵引带，以手指伸入上纵隔游离食管侧面，从裂孔伸入手掌达上纵隔环绕食管分离两侧，即将食管夹在示指与中指之间，上下推动，将剩下的迷走神经小支分断。比较大的迷走神经支可以摸到，在下部直视下切断。用窄深拉钩将裂孔拉开，在隆突下和在主动脉弓下食管周围有1～2cm长的一段粘连带妨碍游离，需要用示指和拇指强力压紧撕断。如感到困难，可以劈开胸骨上部，直视下游离胸段食管全部。游离之后，在颈部保留约8cm长一段食管，用胃肠缝合器切断。远端食管缝扎一条纱带，然后从腹部切口拉出胃及食管。

(4)吻合：在胃底顶点缝线标记，经后纵隔从颈部拉出，将胃提拉至颈部。开始行食管胃吻合术。具体吻合方法如前所述。

电视纵隔镜食管癌切除术

手术操作方法与经裂孔食管切除术基本相同，区别在于食管的游离在电视纵隔镜监视下完成。

(1)患者取平卧位或左胸抬高30cm，做腹部切口游离胃，扩大膈肌食管裂孔，结扎贲门及食管下段血管支。

(2)再做颈部切口，插入纵隔镜，在电视监视下处理食管血管，游离食管并尽量清扫淋巴结。切断贲门，在纵隔镜辅助下将胃提拉至颈部，行食管胃颈部吻合。

食管内翻拔脱术

(1)体位和切口：患者取仰卧位，做颈、腹切口。

(2)食管内翻拔脱：在胃前壁做一小切口，插入一个前端呈圆球形的金属探条，经食管腔到达颈部。解剖出颈段食管后切断，近切端备吻合之用，远切端用粗丝线结扎在探条头上，并用此线再结扎一长纱布条，用于撕脱食管过程中压迫食管床止血，并可经颈部导出代食管器官。向下拉探条，食管残端即翻入食管腔内，并从食管床撕脱下来。纱布条被带到食管床内作为压迫止血之用，纱布条两端暴露在颈、腹切口之外。也可在贲门部切断食管，自下向上从颈部拉出食管。

(3)吻合：食管拉到腹腔后切除。用胃或结肠代食管，将牵引线与填塞在食管床内的纱布条的腹侧端结扎，再从颈部切口上提纱布条，即将胃或结肠从食管床提拉到颈部与食管作吻合。

经食管镜食管黏膜癌切除术

于1991年，Inoue首次报道。手术在两个特制的管道录像内镜下进行，食管镜进入食管腔后，套入外套管，在内镜下用染色技术辨认黏膜病变，黏膜下注射生理盐水，使病变局部肿胀，用钳子钳夹提起病变，再通过与外套管并行的另外一个管道，用高频电刀或套扎法切除病变部黏膜。

2. 食管癌减状术

放置食管内支架

对失去食管癌切除手术指证的晚期病例，如伴有显著吞咽困难，应设法解决患者的进食梗阻症状，改善其营养状态和生活质量。目前，置入自膨式镍钛记忆合金食管内支架已成为首选的方法，具有创伤小、操作简便、效果肯定以及术后可很快开始放射治疗等优点。操作可在 X 线监视下或联合胃镜下进行。用造影剂或胃镜定位食管狭窄范围，导丝通过狭窄段后，视情况决定是否需要扩张狭窄段，然后将支架置入器沿导丝放至狭窄段，定位准确后释放支架，使支架两端分别超过病变边缘 1～2cm，最后口服造影剂，观察食管通畅情况。

食管-胃(或空肠)旁路吻合术

如患者全身情况尚好，于剖胸探查时发现下段食管癌或贲门癌病变已不能切除，可游离胃将胃底部提入胸腔内与癌变上方的食管做侧侧吻合术，也可将空肠与癌变上方的食管做侧侧吻合术。患者在术后可恢复经口进食和预防因食管梗阻引致的吸入性呼吸道并发症。

胃或空肠造瘘术

食管腔高度梗阻不能进食的晚期食管癌病例，可考虑做胃或空肠造瘘术，以供注入水分和营养品维持生命。如胃镜能够通过食管狭窄段，也可以施行胃镜下胃造瘘术。胃或空肠造瘘术仅用于营养支持，不能恢复经口进食，不能防止吸入性肺炎，也未能延长患者的寿命。

五、手术方法评估

1. 手术入路评估

(1)左胸后外侧切口：是作者所在单位施行食管癌手术最常用的手术切口，能满足大多数主动脉弓下方的食管中、下段癌以及贲门癌的显露要求，在手术探查阶段就能明确食管肿瘤是否可以切除，进而完成肿瘤的游离与切除；通过切开左侧膈肌而无需开腹即可进入腹腔，完成游离胃、空肠、横结肠或左半结肠，以及与食管施行胸内吻合的手术操作，处理胃短动脉和脾脏出血较腹部正中切口显露更为清晰，如果需要还可以方便地延长为左胸腹联合切口。与右胸、腹“二切口”或右胸、腹、颈“三切口”比较，左胸后外侧切口入路创伤较小、手术时间较短。由于降主动脉和主动脉弓的遮挡，左胸入路难以显露奇静脉、主动脉弓后及上段食管结构，清扫上纵隔淋巴结也存在困难，因此通常不适合主动脉弓后及上段食管癌的切除。为确保食管切缘和肿瘤之间的距离足够长，有些医生主张所有食管癌包括中、下段食管癌均应施行食管次全切除，食管胃颈部吻合术。对于中、上段食管癌一般以右胸入路手术清扫较为彻底，但对部分肿瘤未累及全层、无上纵隔淋巴结肿大的病例也可通过左胸后外侧切口完成肿瘤的游离与切除、胃的游离，并施行食管胃左颈部吻合术。由于切口和肠袢血运的限制，通常无法施行食管空肠颈部吻合术，也无法通过左胸后外侧切口施行食管结肠颈部吻合术。

(2)左胸腹联合切口：通过切断肋弓和膈肌可同时进入胸腹腔，游离中、下段食管、胃、空肠、横结肠或左半结肠，完成胃、空肠或结肠代食管的手术操作。胸腹联合切口显露腹腔优于左胸后外侧切口，但对左胸腔上部的显露较差，因此通常不适合于主动脉弓以上的吻合，也不适合于右半结肠代食管的手术操作。

(3)右胸切口：对于主动脉弓后和上段食管癌的切除，肿瘤累及奇静脉，以及上纵隔淋巴结的清扫，右胸入路由于没有主动脉弓的遮挡，显露更加清楚，切除更加彻底。配合腹部切口，显露腹腔范围更广，可用胃肠道任何部分作为食管代替物，给术者灵活选择的机会，放置肠内营养管也更加方便。由于不需要切开膈肌，对呼吸功能的影响较小。右胸单切口(Belsey，1974 年)下虽可经扩大的食管裂孔游离胃，但无法清扫腹腔淋巴结，仅适用于姑息性切除，现已较少采用。目前，多数采用右胸、腹部二切口或右胸、颈部、腹部三切口(McKeown，1976 年)，切口的创伤较左胸后外侧切口稍大，如果不是胸腹两组同时手术，手术时间也长于左胸入路。右胸前外侧切口的优点是无需术中更换体位，比右胸后外侧切口方便、创伤小，可两组人员同时操作，缩短手术时间。缺点是显露不如右胸后外侧切口，尤其是肺门水平以下的食管，因此不便于此处淋巴结的清扫，对肺的挤压也较多。

（4）电视胸腔镜：胸腔镜食管癌切除适用于食管钡餐造影显示肿瘤直径＜5.0cm，无软组织阴影者；如肿瘤直径＞5.0cm，应以腔内生长为主，如覃伞型、腔内型。胸部CT检查未发现肿瘤明显外侵，纵隔内无明显肿大淋巴结。无严重胸膜和肺疾病。胸腔镜手术的优势在于创伤小，对心肺功能的干扰程度轻，术中能提供很好的视野，充分显露右胸腔顶部至膈肌整个胸腔食道周围组织结构，加上良好的深部照明，使术野局部得以放大，多数学者认为胸腔镜下清扫淋巴结并不困难。但胸腔镜手术对于肿瘤外侵、淋巴结广泛肿大者存在一定的风险，切除不容易彻底。

（5）不进胸入路：1936年，Turner首创了食管内翻拔脱术，可用于较局限的颈段或腹段食管癌、早期的胸段食管癌有开胸禁忌证者。优点是不开胸，患者负担小，术后恢复快。有心肺功能不全者可以考虑采用此种术式。此术式的主要并发症是吻合口瘘、喉返神经麻痹及食管床出血，偶有撕破气管支气管者。此术式不能彻底清除外侵的肿瘤组织和淋巴结，而且由于拔脱挤压有增加癌扩散的危险，不合乎肿瘤外科切除原则，属于姑息性手术，临床应用较少。20世纪80年代，Orringer和Sloan采用并改良了经膈裂孔切除食管的手术，成为目前流行的姑息性手术方式。此术式的目的在于避免开胸手术的并发症。1990年，德国胸外科医生Rudolf Bumm首先开展了电视纵隔镜食管癌切除术，1994年，上海中山医院胸外科施行了国内第一例电视纵隔镜下食管癌切除术并取得成功。除了需在电视监视下操作外，其手术方法与不经胸食管癌切除术类同。这项技术是对不经胸食管癌切除术的发展和取代，既具有不经胸食管癌切除术创伤小的优点，同时又能在电视监视下游离食管和清扫淋巴结，用电灼或钛夹钳夹的方法处理血管，因此更安全。适用于高龄、肺功能差的病例，尤其是肿瘤没有明显外侵，或肿瘤位于颈段及上胸段的病例。

（6）经食管镜食管黏膜癌切除术：是近年来发展的新技术。其适应证应严格掌握，仅适用于局限在黏膜内、没有转移倾向的早期食管癌，最大切除宽度为1.5cm，癌瘤直径＜1.2cm，否则有食管狭窄及穿孔的危险。也有报道应用于黏膜下层癌者，但预后明显差于局限于黏膜内癌者。

2. 替代食管脏器的评估

胃的活动度大、血运好、距离食管近、组织抗缝线拉力强度大，是首选的替代食管脏器。胃大弯和胃小弯的动脉血管弓发出许多小分支到胃壁，在胃壁黏膜下层相互吻合形成广泛的血管网，因此只需保留1支胃网膜右血管，就能够维持胃壁足够的血液循环，将游离的胃上提到胸腔任何水平或颈部与食管吻合。

空肠有足够的长度，血运丰富，管径与食管相似，很少有病变，是全胃切除、消化道重建的流行术式。但空肠抗酸能力差，术后容易发生吻合口溃疡。由于空肠动脉吻合弓比较细小，游离长段空肠做颈部食管空肠吻合术常因血供不良，容易发生吻合口瘘，故多用于替代胸内部分食管。

结肠代食管的优点在于结肠及其系膜易于游离出足够的长度，可在任何部位与食管吻合；结肠血管弓发育稳定，血运充足；结肠黏膜耐酸性强。但结肠手术容易污染术野，术后并发症发生率及死亡率高，多用于不宜用胃或空肠替代食管者，如胃大部切除术后或高位食管癌等。

上提代食管脏器时，皮下和胸骨后径路都是非生理途径，皮下径路的优点在于一旦发生吻合口瘘，不至于引起严重的胸内感染；胸骨后径路是颈部到腹部的最短路径，前纵隔组织抗感染能力较强。

3. 吻合方法的评估

消化道器官的黏膜下层和浆膜层含有胶原蛋白及弹力纤维，因此一般认为这两层是消化道器官吻合中主要的抗缝线拉力组织。食管因缺乏浆膜层，因此与胃、肠比较，其抗缝线撕脱的能力较弱，术后发生吻合口瘘的几率较高。为改善食管吻合口的质量，已报道有很多有效的吻合方法，但任何方法都不能保证绝对安全。

手工吻合是吻合技术的基础，虽然器械吻合的应用日益增多，但手工吻合技术仍然必须牢固掌握。手工吻合可最大限度地发挥术者的能力，减少术后吻合口狭窄和反流的发生率。手工吻合时，采用单层吻合的理论基础是食管没有浆膜层，其主要的抗缝线拉力组织只有黏膜下层，不穿透黏膜下层的多余缝线只能加重缝线反应和组织坏死，对吻合口愈合无益；双层吻合的优点在于黏膜对合整齐、外层固定稳定；多层吻合（三层吻合）可使吻合口各层对合整齐，但操作繁琐，增加缝线的异物反应，现已极少采用。

器械吻合钉合的原理类似于订书机，消化道管状吻合器工作时，缝钉将吻合口两端的组织钉合在一起呈"B"字形，同时刀具切断缝钉以内的两层组织，完成吻合。器械吻合可降低手术难度、缩短手术时间、降低吻合口瘘的发生率，已成为经济发达地区消化道吻合的主要方式。总体来讲，食管胃（肠）器械吻合优于手工吻合，其吻合口切缘组织一般不会发生缺血性坏死，吻合区组织反应小，愈合更为迅速和牢固。

4. 淋巴结清扫范围的评估

20 世纪 80 年代，日本开始提倡对胸部食管癌切除术采用比传统胸、腹部淋巴结清扫更为广泛的胸、腹、颈 3 部分淋巴结清扫，其主要根据是，有统计表明为数不少的食管癌，包括局部较早的 T_2 期，在手术时已有颈部淋巴结转移。此后，传统的胸、腹部淋巴结清扫称为二野淋巴结清扫，把新的扩大淋巴结清扫（包括颈部）称为三野淋巴结清扫。后来又把二野淋巴结清扫分为现代二野淋巴结清扫（即加行上纵隔及双侧喉返神经链淋巴结清扫）和传统二野淋巴结清扫（即不行双侧喉返神经链淋巴结清扫）。

Kagegawa 认为三野淋巴结清扫可显著提高外科治疗的预后。Luret 等认为三野淋巴结清扫提高了食管癌分期的准确性，延长了肿瘤的控制时间。但进一步分层研究显示，三野清扫与二野清扫对于Ⅰ期和Ⅱ期病例的效果无明显差异，而对于Ⅲ期和Ⅳ期病例，三野淋巴结清扫者 5 年生存率（21%）优于二野清扫者（12%）。多因素分析显示，对于出现淋巴结转移者，如果只有一个转移淋巴结，扩大淋巴结清扫的预后较好，可与无淋巴结转移者疗效相似；但有多个转移淋巴结的病例，则应积极接受术后辅助治疗。

经过近 20 年的临床实践，三野淋巴结清扫的手术死亡率已有所下降，但是手术所需的时间较长，术后并发症仍较多，特别是出现双侧永久性喉返神经麻痹，严重损害患者生活质量。因此，最佳淋巴结清扫范围应根据原发病变范围和有否淋巴结转移来决定。

六、手术方法选择

1. 手术方案的选择

食管癌的首选治疗方法是食管切除与重建术。对病变范围广泛无法切除的食管癌、贲门癌患者，或全身健康情况差不适合行食管切除术的患者，可通过食管镜于食管腔内置放金属内支架，扩张狭窄段食管，或考虑姑息性减状手术，以解除进食困难，恢复经口进食，便于维持营养，改善营养状况，提高生活质量。

食管癌根治性手术切除的范围应包括病变的食管和贲门，切缘应超过肿瘤边缘 5cm 以上，并彻底清扫淋巴结。如有可能，切缘应超过肿瘤边缘 10cm 以上，并彻底切除食管周围的胸膜、心包和椎前组织。手术探查时发现食管癌病变已侵入邻近组织器官，不能彻底切除肿瘤，也可做姑息性切除术，重建进食通道，恢复经口进食，改善营养状态，提高患者的生活质量，为放疗或化疗创造条件。

2. 手术入路的选择

食管途径颈、胸、腹 3 个部位，临床实际工作中，手术入路的选择十分重要。在符合肿瘤治疗原则的前提下，应根据病变的部位、范围和分期、拟行吻合部位、重建消化道所用的器官、患者以往手术史，以及医院的设备条件和术者的经验水平灵活选择及搭配以上各种手术入路与消化道重建方法。

大多数主动脉弓下方的食管中、下段癌以及贲门癌的手术入路可选择左胸入路，对于中、上段食管癌一般以右胸入路手术清扫更为彻底。左胸腹联合切口适合于贲门癌切除术。电视胸腔镜食管癌切除术适用于肿瘤直径无明显外侵，纵隔内无明显肿大淋巴结，且无严重胸膜和肺疾病者。对于高龄、肺功能差、肿瘤没有明显外侵或肿瘤位于颈段及上胸段的病例可选择不进胸入路。由于随着食管癌浸润深度的增加，淋巴道转移机会明显增加，因此经食管镜行食管黏膜癌切除术的适应证非常窄，仅适用于未侵及黏膜肌层的浅表型食管癌(T_{1m})，同时必须未侵及血管，没有黏膜内淋巴浸润及转移，癌瘤直径应<1.2cm。

3. 替代食管脏器的选择

胃是首选的替代食管脏器。如施行全胃切除，可用空肠替代。如胃大部切除术后高位食管癌，无法用胃或空肠替代者，可用结肠替代。代食管结肠段的选择应根据结肠系膜血管的解剖分布及其长度来判断，在保证游离的结肠袢的血供的前提下，尽量选择顺蠕动结肠袢。

4. 吻合方式的选择

食管吻合的部位包括颈部、胸内、胸腔外、腹腔内，主要根据切除食管的长度。一般认为应在食管肿瘤上缘5～10cm以上吻合，以保证切缘无肿瘤组织残留，如有可能，应将切缘送病理冰冻活检。通常认为，贲门癌切除后可行主动脉弓下吻合，食管下段癌切除后可行主动脉弓上吻合，食管中段癌切除后应行颈部吻合。也有作者认为，为减少术后复发机会，食管癌切除后均应行颈部吻合。紧贴主动脉弓下缘、胸膜顶、经腹入路时的膈肌顶部等处，因显露和操作上的困难，不利于吻合口的包埋和减张缝合，术后并发症发生的几率增高，应尽量避免在这些部位做吻合。

七、术后观察及并发症的处理

术后患者需持续吸氧，监测生命体征至平稳。术后4～6小时后取半坐位，鼓励患者咳痰，每日雾化吸入3次。应用抗生素至体温正常3天、血常规显示白细胞计数正常。术后禁食5～7天，禁食期间，每天补液2500～3000mL，补钾3～4g，钠4.5g，补充维生素，根据病情输血或血浆。胸腔闭式引流液<100mL/24h，肺膨胀好，24小时无气体溢出时，可拔除胸腔引流管。持续胃肠减压至肠鸣音恢复、肛门排气。第6～7天开始经口进食，颈部吻合可适当提前进食，进食第1天为半量流质，第2天为全量流质，然后由无渣半流质食物逐渐过渡到普食。术后第3～4天常规摄胸部平片，观察肺部情况。有胸腔积液时，根据情况给予适当处理。颈部吻合术后48～72小时拔除橡皮引流条。每天检查颈部切口，如有红、肿、压痛，及时拆掉皮肤缝线2～3针。注意伤口有无唾液外溢，有吻合口瘘时，及时换药，保持伤口清洁。

并发症的处理：

1. 吻合口瘘

吻合口瘘是食管切除消化道重建术后最常见的严重并发症之一，国内邵令方总结了9107例的资料，发生率为3%～4%，国外报道则在3%～30%。吻合口瘘一旦发生，处理棘手，死亡率高，因此如何减少吻合口瘘的发生是提高食管切除重建术疗效的关键之一。

(1)原因

1)吻合技术：吻合口的愈合要求两端的黏膜对合整齐，而食管切断后食管黏膜极易回缩，因此在进行吻合时可能会漏缝某一处的食管黏膜，导致吻合口两端的黏膜对合不齐，容易发生吻合口瘘。其次，由于食管缺乏牢固的浆膜层，术中如果缝线打结过紧，加之术后胃扩张吻合口张力增加可能会导致缝线切割食管壁，造成吻合口瘘。此外，若缝合过宽或结扎过松等均可造成黏膜对合不齐，发生吻合口瘘。

2)吻合口血供不良：由于食管的血液供应呈节段性，因此如果在术中将吻合口近端食管过度游离，术后必将影响吻合口的血供，增加吻合口瘘的发生率。此外，术中损伤胃网膜血管弓，过度提拉胃组织，损伤胃黏膜下血管，在局部形成血肿等因素都会影响吻合口愈合。

3)吻合口张力过大：术中若胃远端游离不够充分，勉强与食管断端吻合，使吻合口的张力过大，容易造成吻合口愈合不良，发生吻合口瘘。此外，如果术后胃管引流不通畅，使大量胃液积聚在残胃内，残胃过度膨胀也将增大吻合口的张力。

4)吻合口缝线感染：吻合口缝线感染可造成局部食管壁或胃壁组织的坏死，最终引起吻合口瘘的发生。手术后胸腔积液若不能充分引流潴留在胸腔内，使吻合口长期浸泡在胸腔积液中，容易引起缝线的感染，造成吻合口瘘。此外，吻合口缝线感染发生也与术中无菌技术是否严格掌握和围手术期抗生素是否正确应用等因素有关。

5)患者的一般情况：食管癌、贲门癌以及食管良性瘢痕狭窄的患者，由于长期进食不良以及癌肿的慢性消耗，营养情况往往较差，影响吻合口的组织生长，增加吻合口瘘发生的可能。有报道认为合并有糖尿病的患者发生吻合口瘘的风险将增加。

6)术后处理不当:患者胃管滑脱后,再次放置胃管时可能会顶破吻合口。患者术后过早进食或者进食过硬食物也都有损伤吻合口的可能。此外,若术中不慎缝及胃管,术后暴力拔出胃管时,更有撕破吻合口的危险。

总之,吻合口瘘的发生与患者的营养情况、术者的手术技巧以及围手术期处理都有密切的关系,其中吻合技术的高低是影响吻合口瘘发生的关键因素。吻合口瘘发生时间最早可在术后当天,多数在术后第3~7天。临床上常根据吻合口瘘的发生时间对吻合口瘘的原因作出推测。一般认为术后3天内发生的瘘主要与手术操作有关,而术后1周后发生的瘘常常是由于局部缝线感染,或患者营养状况差,吻合口组织愈合不良所致。

(2)临床表现

吻合口瘘一旦发生,胃内容物将从瘘口不断漏出引起局部的炎症反应,局部组织感染坏死后,毒素吸收以及感染扩散导致败血症,引起一系列的全身反应,甚至是感染性休克、死亡。根据吻合口所在部位的不同,吻合口瘘的症状和危险性有所不同。

1)颈部吻合口瘘:颈部吻合口瘘的病例多在术后1周左右进食后出现症状。由于吻合口周围被颈部肌肉所阻隔,炎症反应较为局限,全身反应较轻,多首先表现为颈部切口附近的红肿、皮温升高。若不及时处理,可造成局部脓肿形成,皮肤破溃,脓液及所进食物溢出。若引流不畅则可进一步侵穿颈部大血管,造成难以挽救的大出血。颈部吻合口瘘患者的体温常为轻到中度升高,但极少数患者可由于局部引流不彻底,漏出液沿食管床流向纵隔及胸腔,造成严重的纵隔感染和脓胸,引起与胸内吻合口瘘相似的症状。

2)胸内吻合口瘘:相对颈部吻合口瘘,胸内吻合口瘘患者的病情更为凶险。主要表现为术后持续高热,心率快,中毒症状明显,胸部X线检查见液气胸,胸穿抽出混浊胸液,口服亚甲蓝后经胸腔引流管流出或经胸穿抽出蓝色液体。胸内吻合口瘘一旦发生,胃内容物就可不断漏入胸腔,刺激胸膜引起患者剧烈的胸痛。同时可引起胸膜反应性渗出,继发感染形成脓胸或脓气胸,使患侧肺受压造成肺不张。此外,由于纵隔被推向健侧,进一步加重了患者的呼吸困难,患者常表现为胸闷、气促、呼吸困难。胸内吻合口瘘多发生在术后第4~6天,发生时间越早,造成的感染和机体的紊乱就越严重,病死率也就越高。早期发生的胸内吻合口瘘因严重的胸内感染可引起感染性休克,甚至死亡。晚期发生的胸内吻合口瘘由于胸膜腔内粘连的形成,胸内感染常较为局限,患者多出现因长期脓胸而导致的水、电解质、酸碱平衡紊乱,以及贫血、低蛋白血症等消耗症状。而长期的消耗又将影响吻合口的愈合,降低机体的抗感染能力,使患者陷于恶性循环中,最后往往由于全身衰竭而死亡。值得注意的是,部分低位吻合的患者出现吻合口瘘时,漏出液可流至腹腔,引起体温升高、腹痛、板样腹等腹膜炎症状,甚至可流到右下腹,引起右下腹痛。此时应注意与阑尾炎等急腹症相鉴别。此外,还有两种特殊类型的吻合口瘘:气管/支气管吻合口瘘和主动脉吻合口瘘。这两种瘘的发生都由于食管胃吻合口与气管、支气管或主动脉直接接触。一旦发生吻合口瘘就能腐蚀穿透相邻气管、支气管或主动脉而出现症状。气管/支气管吻合口瘘的患者主要表现为不同程度的呛咳,尤其是在饮水后更为显著,同时可反复出现肺炎症状。主动脉吻合口瘘多发生在术后2周左右,患者除出现胸痛、胸闷、发热等一般吻合口瘘的症状外,同时还可伴有少量的呕血,这种少量的呕血常被称为信号性呕血,这是由于出血后主动脉瘘口的收缩或血块堵塞瘘口使呕血暂时停止,而后由于感染、坏死,使主动脉瘘口扩大、血块脱落而出现致命性的大出血。

(3)诊断

颈部吻合口瘘的患者根据其颈部切口附近红肿、皮温升高等表现可初步诊断为吻合口瘘。经原切口引流后,若见到唾液、所进食物或嘱患者吞咽气体后见到有气泡冒出即可明确诊断。对于少数难以确诊的患者可口服亚甲蓝或吞服碘油透视。

胸内吻合的患者若术后出现高热、胸痛、呼吸困难等典型表现时,应考虑胸内吻合口瘘的可能,体格检查可发现患侧有液、气胸的表现，并且出现胸腔引流液颜色异常。X线胸片可表现为患侧胸腔积液，晚期瘘的患者常表现为局限性的胸腔积液。有的病例在X线胸片上仅表现为纵隔影增宽或吻合口周围密度增高影。胸腔穿刺及胸引管中可见到有腐败气味的混浊液体，患者口服亚甲蓝后胸穿，抽到蓝色胸液则可明确诊断。口服碘油后透视可见到造影剂从瘘口处漏出，不仅可以明确诊断，同时可对瘘口的位置和大小作出判断。

有些晚期瘘的患者由于瘘口较小，周围纤维粘连包绕，症状、体征以及X线检查的表现不典型，有时甚至口服造影剂也不能发现，常容易漏诊。因此，对于消化道重建术后出现长期不明原因的发热、有慢性消耗症状的患者，应警惕吻合口瘘的可能，必要时应反复口服造影剂检查。

(4)治疗

吻合口瘘的治疗方案必须综合吻合口瘘发生的早晚、吻合口的部位、瘘口的大小以及患者的一般情况等因素决定。近年来，随着吻合方式和治疗手段的不断改进及提高，吻合口瘘的死亡率也明显下降，从20世纪60～70年代的50%左右降至目前的20%～30%。吻合口瘘的治疗应以综合治疗为主，对于早期发生的吻合口瘘，估计胸内感染较轻，一般情况较好的患者可考虑手术治疗。

1)保守治疗

①颈部吻合口瘘：颈部吻合口瘘的发生率较高，但由于感染局限，全身影响较轻，危险性较胸内吻合口瘘小，如引流及时，一般不致引起胸内感染，经过保守治疗后大部分患者可以治愈。保守治疗的关键在于通畅彻底的引流。术后每天检查颈部切口，如有红、肿、压痛，应及时拆掉皮肤缝线2～3针，及早经原切口探查，及时清除脓液和坏死组织，保持引流畅通。有吻合口瘘时，应及时换药，保持伤口清洁；同时加强静脉或肠道营养，应用有效抗生素，吻合口瘘一般可在7～14天愈合。对于瘘口较小的患者可继续经口进食；而对于瘘口较大的患者，应暂时禁食，酌情给予肠内或肠外营养。如10天后仍不能愈合，可让患者进食，进食时用手轻压瘘口处，进食后换药，这样可增加患者营养，利于愈合。颈部吻合口瘘开放引流后，患者仍胸闷，持续高热不退，要及时摄胸片检查，以便发现是否瘘入胸腔，或瘘入纵隔，如有胸腔或纵隔积液，应及时引流。积极引流换药。

②胸内吻合口瘘：一旦发生胸内吻合口瘘，应立即禁食，行充分有效的胸腔闭式引流，应用有效抗生素控制感染，采用静脉或肠道维持营养、改善全身状况。早期胸内吻合口瘘引起急性脓胸，有造成感染性休克的危险，在保守治疗的基础上可考虑手术治疗。对于晚期发生的吻合口瘘，应以保守治疗为主。胸内吻合口瘘保守治疗主要包括以下几个方面：

a. 保持通畅的引流：保留或建立新的胸腔闭式引流，保持引流管的通畅，可将胸腔内的脓液、胃内容物等引出体外，减少毒素的吸收，这是治疗吻合口瘘的关键。此外，有学者建议在引流的基础上用生理盐水冲洗胸腔。

b. 用足量、高效的抗生素控制感染：吻合口瘘一旦发生，应及时应用高效、广谱的抗生素控制感染，防止感染性休克的发生。同时应进行脓液的细菌学培养和药敏试验，以指导和调整抗生素。但应注意，再好的抗生素也不能代替有效的外科引流，同时长期应用广谱的抗生素应注意避免耐药菌感染、真菌感染和肠道菌群紊乱的出现。

c. 营养支持：吻合口瘘的患者大多由于癌肿消耗以及进食不良，术前即存在全身营养不良，加之手术的损伤和吻合口瘘本身的慢性消耗，患者的营养状况往往很差，这会影响患者瘘口的愈合和感染的控制。因此，合理、有效的营养支持是治疗吻合口瘘的另一个关键。胸内吻合口瘘的患者都需禁食，根据患者的情况采用肠外静脉营养或肠内营养。对于估计愈合较快的患者如没有肠内营养通路，可采用中心静脉营养，注意调整水、电解质的平衡，给予高热量、高蛋白的营养支持，间歇输注血浆或人体白蛋白以纠正营养不良，促使瘘口的愈合。但由于中心静脉营养费用较高，不符合生理，同时可能出现导管败血症和肠道菌群紊乱等并发症，因此对于估计吻合口瘘愈合时间较长的患者应放置十二指肠或空肠营养管，必要时可在胃镜引导下进行。如果放置营养管失败，也可考虑行空肠造瘘，通过造瘘管注入所需的营养物质。

d. 中医药治疗：白芨具有止血、生肌的功效，遇水后膨胀成糊状，具有一定黏度。有报道在上述治疗的基础上，口服白芨以利于黏附堵塞较小的瘘口，还有报道在白芨中加入具有抗菌、抑菌、生肌收敛作用的黄连和黄芩治疗较小的吻合口瘘取得较好的疗效。

2）手术治疗：目前，对于食管吻合口瘘手术治疗的时机选择和手术方式尚未统一，大多数学者认为吻合口瘘的患者符合以下条件者可考虑手术治疗：

a. 患者一般情况良好，估计可耐受再次手术；

b. 早期的吻合口瘘，胸腔感染较轻；

c. 瘘口较大，估计保守治疗难以奏效。

目前主要有以下几种手术治疗的方式。

①吻合口瘘修补术：对于瘘口较小、局部感染轻、周围组织水肿不严重的患者，可直接修补或切除瘘口边缘后对拢缝合，再用大网膜或带蒂的肋间肌、胸膜覆盖缝合。

②瘘口切除再吻合术：对于瘘口较大、对拢缝合有张力者，以及局部水肿严重，单纯的瘘口修补术往往不能成功，可考虑切除原吻合口再行消化道重建术。对于食管胃吻合术，一般第 1 次手术行弓下吻合，切除吻合口后以做弓上吻合为宜；而第 1 次手术为弓上吻合者，再次手术应在颈部吻合。再次吻合由于局部水肿等因素对于吻合技术的要求更高。赵雍凡等介绍了食管插入吻合法处理吻合口瘘的再吻合问题，认为插入吻合法的缝合部是炎症较轻的食管肌层和胃浆肌层，组织吻合的条件较普通的端端吻合好，因此成功的机会更大。也有提倡采用空肠代食管术，认为空肠的血供丰富，愈合能力强。但在实际操作中应注意空肠的血管弓细小，吻合后血管的张力较大，高位移植存在缺血坏死的可能。

③颈部食管外置、胃造瘘术：对于瘘口较大、保守治疗无效，但又由于病情较重不能耐受消化道重建术的患者，可拆除原吻合口，近段食管从颈部外置，同时缝合关闭胃残端后回纳腹腔做胃造瘘术。待患者感染控制、病情稳定后可择期行消化道重建术。

以上各种吻合口瘘的手术方法可从瘘口大小、胸腔感染情况、食管残胃局部情况以及患者的一般情况综合考虑。但无论采用何种手术方法，术中均应彻底冲洗胸腔，清除脓苔并放置有效的胸腔引流，同时考虑到术后营养支持的需要可在术中放置营养管或行空肠造瘘。

3）内镜治疗：近年来，国外部分学者采用内镜下填塞纤维蛋白胶、内镜夹夹闭瘘口或自膨式金属内支架等方法治疗吻合口瘘，取得一定的效果。因此内镜技术的发展将会给食管吻合口瘘的治疗提供更多、更好的选择。

（5）预防

1）加强术前准备，改善患者一般情况：对于营养情况较差的患者，应加强术前营养支持，给予高热量、高蛋白饮食，必要时可少量多次输注血浆、白蛋白，尽可能改善患者的营养状况，提高患者的组织愈合能力。对于严重梗阻的患者，可在术前 3 天起放置胃管并用庆大霉素溶液冲洗食管，以清除食管腔内潴留的腐败食物，减轻食管壁的组织水肿，减少术后感染的可能。

2）术中规范操作，注意无菌技术，提高手术技巧，改进手术方式：手术操作不良是发生吻合口瘘的主要原因，应对手术操作的每一个细节加强注意，这是减少吻合口瘘发生的关键。

首先，在游离食管的过程中，应避免过多游离拟行吻合的食管近端，防止因食管近端血供不良而引起吻合口瘘。

其次，在分离胃体时切忌过分的牵拉、揉搓胃壁组织，以免损伤胃网膜下的血管网，影响吻合口的血液供应。同时胃体的游离要充分，以吻合口无张力为原则。

再次，在上提胃的过程中尤其是经食管床上提至颈部吻合时，应注意胃血管弓有无受压、扭转的可能。在行结肠代食管术时，对移植的结肠段血供必须进行仔细观察，上提时应边牵引、边推进，避免血管承受过大的张力。

在吻合过程中，应注意黏膜对齐，针距均匀，切勿漏缝，打结时松紧有度，防止切割组织。在吻合方式上，我国学者进行了大量的探索和研究，取得了巨大的成绩。李保田等报道采用深浅间隔进针吻合法连续行食管贲门癌切除消化道重建 584 例，无吻合口瘘发生。复旦大学附属中山医院胸外科仇德惠教授首创的食管手术导管可在术中撑开食管吻合部，充分显露食管黏膜，有利于食管黏膜与胃黏膜的对合，同时可减少切开食管后食管内容物外溢污染胸腔。运用此法连续行100例食管胃吻合术无吻合口瘘的发生。此外，也有学者报道运用隧道式吻合术、延长食管黏膜的吻合术以及食管胃胸内成形术等均可降低吻合口瘘的发生。吻合结束后有学者提倡用带蒂的大网膜或胸膜进行覆盖，以减少吻合口瘘的发生。近年来，采用吻合器进行机械吻合的病例越来越多。根据孙玉鹗等对1570例胸内机械吻合的统计，仅11例患者发生吻合口瘘，发生率仅为0.7%。因此，作者认为机械吻合可以显著降低吻合口瘘的发生，与机械吻合后食管黏膜与胃黏膜对合整齐、组织反应轻以及缩短吻合时间、减少食管和胃残端的过分牵拉及暴露时间减少、降低胸腔感染机会等因素有关。

3)注意术后处理：术后加强营养支持及抗炎治疗。食管切除消化道重建术后必须注意保持胃肠减压的通畅。一旦堵塞应及时冲洗防止因大量胃液潴留而增加吻合口的张力，造成吻合口瘘。同时应及时排出胸腔积液，避免吻合口长时间浸泡在胸腔积液中继发感染，造成组织坏死、吻合口瘘的发生。此外，重视营养支持，改善患者的营养状况。患者进食应从流质开始，少量多餐，逐渐增加，避免进过硬的食物损伤吻合口。

2. 出血

食管癌患者术后出血主要分为两大类：一类是消化道出血；另一类是胸腔内的出血。消化道出血的原因主要是由于手术操作过程中吻合口或胃残端闭合处处理不当、止血不严格所致，少数食管癌患者术后消化道出血是由于应激性溃疡以及术前即存在的消化性溃疡、门静脉高压食管静脉曲张术后加重所致。胸腔内出血主要是由于术中止血不严格、结扎线或电凝后焦痂脱落等原因所致。常见的胸腔内出血处为胃大网膜血管处、脏层胸膜与壁层胸膜粘连分离处、膈肌切开缝合处以及放置胸腔引流管处等。

无论是消化道出血或者是胸腔内出血，患者的临床表现都由患者出血量、出血速度以及患者的机体状况等决定。消化道出血时胃管内常引流出暗红色血性液体，而胸腔内出血者胸腔引流液呈血性液体。胃管和胸腔引流管引流液的量以及颜色是诊断食管癌患者术后出血的重要指标，引流通畅时诊断一般没有多大的问题。若引流不畅特别是出血量较少时，患者可仅表现为烦躁、口渴、心率加快、尿量减少。此时，若不细心观察往往难以发现患者已存在循环不足。

对于食管癌术后出血的患者应首先建立通畅的静脉补液通道，可综合患者的临床表现、血压、心率的检测结果，以及胃管、胸腔引流管的引流情况，X线胸片检查结果，血红蛋白量和红细胞比容等指标判断患者的循环容量情况，以决定下一步治疗方案。

对于食管癌术后消化道出血的患者，一般可通过保守治疗而达到止血的目的。患者应禁食，保持胃管的通畅以减少因呕血造成误吸的可能。通过静脉输注晶体液和胶体液，必要时输血以维持患者的循环容量。同时，应用制酸药可显著改善应激性溃疡患者的出血。如果考虑为门静脉高压食管静脉曲张破裂出血，则可应用奥曲肽(善得定)、施他宁等生长抑素以减少门静脉的血流量，控制出血。对于通过上述治疗仍不能控制出血的患者，可酌情通过胃管局部用药以控制出血。常用的药物有：冷生理盐水加去甲肾上腺素、凝血酶等。根据作者的经验，对于吻合口或胃残端闭合处小的出血灶、应激性溃疡以及术前即存在的消化性溃疡术后加重，通过胃管的局部用药，常可有效地控制出血。此外，有学者提倡对于食管癌术后出现消化道出血的患者应用急诊纤维胃镜，一方面可以明确出血的原因，了解患者的病情；另一方面可通过胃镜进行局部治疗。极少部分患者出血量大，经过保守治疗无效的患者可考虑手术止血。

血胸主要是由于术中止血不彻底或术后结扎线脱落引起，有时因放置胸腔引流管或关胸时损伤肋间血管所致。如术后胸腔引流液连续3小时超过200mL/h，而且应用止血药物无效，血压下降，心率加快，外周血血红蛋白与引流管内的血红蛋白数值近似，说明胸腔内有活动型出血。此时，应给予输血、补液，维持血压稳定，及时开胸止血。最常见的出血部位为食管床、胃网膜血管和肋间血管。对于胸腔内出血的患者，首先应进行积极的保守治疗：补液、扩容、止血药物等。对于经过上述治疗无效，胸腔内进行性出血的患者应及早考虑再次手术止血。一般认为对于出现以下情况的患者可考虑手术：

①临床症状逐渐加重，脉搏细快、血压逐渐下降；

②胸腔引流量连续3小时＞200mL或引流出凝血块；

③经过积极保守治疗血压仍无法维持；

④血红蛋白量和红细胞比容逐渐下降；

⑤胸腔引流量不多，但胸部X线摄片显示胸腔内积液逐渐增加。

3. 乳糜胸

主要为损伤胸导管所致。胸导管是人体内最长、最粗的淋巴管道，其输送除右上肢、右半胸及内脏和头颈右侧以外的全身淋巴液。胸导管的起始部为乳糜池，其位于第12胸椎与第2腰椎之间，主动脉的右侧，常贴于脊柱。胸导管自腹部起始后，沿脊柱于主动脉和奇静脉之间上行，在第12胸椎水平自主动脉裂孔处进入胸腔，位于食管后方、右肋间血管前方。在第5～7胸椎水平，胸导管开始向左斜行，越过食管后方行走于食管左侧，最后经左锁骨下动脉后方进入颈根部后于左锁骨下静脉和左颈内静脉交汇处注入静脉系统。胸导管的主要生理功能为运输消化后的脂肪至静脉系统，除10个碳原子以下的轻链脂肪酸可直接吸收入门静脉系统外，大部分脂肪酸通过胸导管的运输进入静脉系统。胸导管内的淋巴液在禁食时是清亮的，但进食后特别是进食脂肪餐后变为乳白色。

(1)原因：胸导管破裂导致淋巴液外溢的原因主要是由于胸部手术损伤胸导管所致，外伤、肿瘤侵犯以及感染等所导致的乳糜胸较为少见。据统计食管癌切除术后乳糜胸的发生率为0.6%～2.5%，其中以食管中、上段癌行食管切除、颈部和胸内弓上吻合术后最为常见。这是由于胸导管在主动脉弓附近与食管关系密切有关。

(2)临床表现：由于食管癌术后患者常禁食，即使存在胸导管破裂也常由于淋巴液外溢量较少、颜色清亮而混于胸腔渗液中不容易发现。因此，临床上发现乳糜胸，常在食管癌术后患者进食后。乳糜胸的临床表现可分为两大类，一类是由于大量乳糜液积聚于胸腔对肺及心脏压迫和容量不足所产生的胸闷、气促、呼吸困难、心慌等不适；另一类症状是由于大量营养物质丢失所造成的消耗表现。由于60%～70%经肠道吸收的脂肪经胸导管进入静脉系统，同时胸导管也是将血管外蛋白运回血液系统的主要通道(乳糜液中蛋白的含量大约是血浆的一半)，乳糜液中还含有与血浆相同的电解质成分，因此大量丢失乳糜液后可出现营养不良、电解质紊乱、免疫能力低下、凝血功能障碍等表现，最终可因全身衰竭而死亡。由于乳糜液中卵磷脂和脂肪酸的抑菌作用，所以极少并发脓胸。

(3)诊断：如果手术后胸腔引流液较多，颜色为淡血清样或乳白色，应考虑到乳糜胸的可能，苏丹Ⅲ试验及乙醚试验可帮助诊断。如胸腔引流管拔除后，患者有胸闷、气急、心慌等症状，检查有大量胸腔积液，胸腔穿刺抽出淡黄色或乳白色液体，乳糜试验阳性，即为乳糜胸。此外，胸腔积液涂片见大量淋巴细胞，培养无细菌生长也支持乳糜胸的诊断。对于早期不典型乳糜胸的诊断较为困难，外观与胸腔渗液相似，乳糜试验也可能为阴性，可通过测定胸液中胆固醇与甘油三酯比例，结合胸液量、胸液细胞计数及培养综合考虑，作出判断。

(4)治疗：自从20世纪40年代应用胸导管结扎术治疗乳糜胸后，乳糜胸的死亡率从50%下降到15%左右，因此外科手术在乳糜胸治疗中的作用毋庸置疑，但由于部分患者经保守治疗后乳糜胸有治愈的可能，故目前在手术时机的把握及手术方式的选择上仍存有争论。大多数学者认为乳糜胸患者经过短期的保守治疗后若无效，应及早积极的进行手术治疗。

1)保守治疗：目的在于：

①解除胸腔积液对呼吸、循环系统的压迫；

②纠正水、电解质失衡，补充所需的营养物质；

③减少淋巴液的生成，促进胸导管破口愈合。对于每日引流量＜500mL的乳糜胸患者，可行胸腔闭式引流或胸腔穿刺，抽出积液后胸腔内注入50%葡萄糖60mL＋红霉素0.75g或其他胸膜粘连剂以促进胸膜腔粘连。同时进无脂饮食或禁

食，静脉高营养补充所需的营养物质、电解质和微量元素。

国外也有学者提倡在保守治疗中使用中链三酰甘油饮食，但长期应用会造成必需脂肪酸-亚油酸的缺乏。

2）手术治疗：目前对于乳糜胸手术治疗的指征以及时机的把握上尚存在分歧。有学者总结了40例乳糜胸的治疗经验后，认为经保守治疗后3～5天后，乳糜液仍在1000mL/d以上无减少趋势者应及时手术。乳糜液量在500～1000mL/d者可延长保守治疗至7天，而乳糜液量＜500mL/d者常可通过保守治疗而治愈。Wemyss-Holden综合了1966—2001年Med-line有关乳糜胸治疗的经验后，提出更为积极的治疗措施。他认为经过48～72小时积极的保守治疗后，乳糜液＞10mL/(kg·d)的患者，保守治疗成功的可能性极小，应及早手术。对于＜10mL/(kg·d)的患者经过保守治疗后若在1周内不能完全治愈，也应及时手术。Wemyss-Holden认为积极的外科治疗有利于提高患者的生存率。Richard则提倡先行保守治疗1周，若乳糜液量＞500mL/d则建议手术，而对于＜250mL/d的患者可再保守治疗1周，无效者再考虑手术。作者认为食管癌切除术后，患者全身条件和营养状况较差，一旦发生乳糜胸容易造成患者营养和代谢的严重紊乱，因此主张在试行短期的保守治疗后积极手术治疗。

乳糜胸手术治疗的方式主要有：

①直接结扎胸导管破口的上、下端；

②膈上大块结扎胸导管；

③胸导管破口修补术。

在手术前2～3小时可口服或经胃管注入牛奶200mL，使术中胸导管充满乳糜液容易于辨识，可发现瘘口处有乳白色液体流出，有利于发现瘘口。术中探查宜轻柔以免造成食管吻合口的损伤，找到胸导管破口后可直接结扎胸导管破口的上、下端。而对于探查困难或怀疑有多处胸导管破损时，可在膈上主动脉与奇静脉之间大块结扎胸导管。在手术切口的选择上，术后7天以内再次手术者，可经原切口进胸，以保护对侧肺功能。邵令方等认为乳糜胸发生在哪一侧，就用哪一侧的切口；而Malthaner则主张无论是哪一侧的乳糜胸，均采取右侧开胸切口，膈上结扎胸导管，因为右侧入路有利于显露膈上的胸导管。此外，有学者提出采用胸导管奇静脉吻合术、壁层胸膜切除术等治疗乳糜胸，但由于手术复杂，目前已较少应用。

（5）预防：对于食管中上段癌患者，手术中在分离食管组织，特别是在主动脉弓周围分离时应仔细操作，对于纵隔中的结缔组织应妥善结扎。术中及手术结束时应注意了解有无乳糜液渗漏的情况。对于是否行预防性胸导管结扎术，目前尚有争论。根据作者的经验，如果术中发现或高度怀疑有胸导管损伤、乳糜液渗漏者应行预防性胸导管结扎术，但预防性胸导管结扎术后仍有部分病例发生乳糜胸的可能。

4. 单纯性脓胸

食管癌术后并发的单纯性脓胸，是指除继发于食管吻合口瘘和胸胃穿孔外的胸膜腔感染，其发生率为2.6%～4.8%。单纯性脓胸大多发生于术后1～2周，多数由胸腔积液继发感染所致。

（1）原因：食管癌术后并发单纯性脓胸主要是因为手术操作游离食管过程中，肿瘤破裂或者开放吻合过程中食管腔内容物对胸腔的污染。此外，患者年老体弱、营养状况差以及术后胸腔积液未能及时处理等也是引起食管癌患者并发单纯性脓胸的危险因素。

（2）临床表现：食管癌术后患者并发单纯性脓胸主要表现为术后体温不降或逐步上升，患者除胸痛、呼吸急促外，还可有全身中毒症状，胸腔引流管有混浊液体，引流液内无食物残渣；或拔除胸腔引流管后，出现体温升高，气短，听诊患侧呼吸音低，叩诊呈浊音，X线检查示有胸腔积液，胸穿抽出混浊液体或脓性液，细菌学培养以及药敏试验有利于病原学诊断以及指导临床用药。在食管癌术后脓胸的诊断过程中，需与食管吻合口瘘以及胸胃穿孔引起的继发性脓胸相鉴别，食管碘油造影及亚甲蓝试验均有助于诊断，但有时小的吻合口瘘和穿孔也难以发现，好在两者治疗基本相似。此外，在临床工作中需注意不仅术侧胸腔有并发脓胸的可能，对侧胸腔也可因为术中胸膜破损而发生脓胸。

（3）治疗：食管癌术后并发脓胸的处理主要有

以下几点。

1)保持通畅的引流,保持肺膨胀:保持原胸引管的通畅或重新放置胸腔引流管,对于已包裹或多房性脓胸应在B超及X线导引下反复多次的胸腔穿刺抽液。有的学者提倡在引流的基础上进行胸腔冲洗,也有学者采用链激酶等纤溶剂冲洗胸腔,有利于防止胸膜粘连而造成引流不畅。

2)合理、有效的抗感染治疗:在脓胸发生的初期,可根据经验采用广谱抗生素以及针对厌氧菌的甲硝唑治疗。以后可根据脓液的细菌学培养以及药敏试验结果调整用药。

3)保持水、电解质平衡及营养支持:食管癌患者术前即因进食不良而存在水、电解质紊乱,以及营养不良,一旦再发生脓胸时更应注意加强营养支持和水、电解质平衡的维持。

(4)预防:食管癌术后并发单纯性脓胸,大多数可通过加强围手术期的处理而避免。

1)术前应加强患者的营养支持,以提高患者抵抗感染的能力。

2)术前还应加强口腔护理,对估计术中食管腔污染严重的患者,术前3天可用庆大霉素加甲硝唑口服以冲洗食管腔。

3)术中仔细分离,尽可能避免肿瘤发生破裂。术中一旦肿瘤破裂或离断,食管行吻合时需用纱布垫严密遮盖其周围。如对侧纵隔胸膜破裂,也要用纱布填塞,防止对侧胸腔污染。手术结束时要用生理盐水冲洗胸腔。也有学者提倡术中采用0.02%洗必泰和1%过氧化氢溶液(双氧水)冲洗消毒污染严重的胸腔。

4)术后保持胸腔引流管通畅,鼓励患者咳嗽,以利肺膨胀后胸腔积液排出。

5)加强营养支持和合理应用抗生素抗感染治疗,也是减少术后单纯性脓胸发生的关键。

5. 心律失常

心律失常是胸外科手术后常见的并发症之一,若不及时处理,严重的心律失常可能会影响患者的生命。心律失常发生后必须及时、正确诊断类型,仔细寻找导致心律失常的诱因和基础病因,并进行针对性的处理。

(1)原因

1)低氧血症和二氧化碳(CO_2)潴留:胸外科手术后患者由于手术切口造成的胸廓呼吸活动受限、肺切除或胸腔胃压迫使肺通气功能不良,手术造成的急性肺损伤以及痰液潴留等因素的作用可引起患者的低氧血症和CO_2潴留,刺激儿茶酚胺的释放,从而增加心脏的自律性和应激性,造成各种心律失常的发生。

2)电解质和酸碱平衡紊乱:食管癌患者术前由于进食不良,手术中失血以及术后感染、电解质补充不足等因素均可造成患者体内电解质的紊乱,尤其是K^+浓度的失衡更是引起手术后心律失常的常见原因。此外,术后低镁血症和酸中毒也是引起心律失常不容忽视的原因。

3)手术刺激:胸外科手术操作将不同程度地影响心前神经丛,使迷走神经兴奋性发生改变。根据手术损伤范围的不同,心律失常的发生率也明显不同。一般食管弓上吻合较弓下吻合高。此外,手术创伤本身可引起术后患者交感神经兴奋,血儿茶酚胺的浓度增高,诱发心律失常。

4)血压波动:血压过低将使冠状动脉的灌注减少,影响心肌的血供,使心肌缺氧而发生心律失常。血压过高将显著升高心脏的后负荷,使心肌纤维被拉伸,导致心律失常的发生。

5)此外,洋地黄类药物使用不当引起的洋地黄中毒,麻醉过程中低温和麻醉药物等的影响均可引起心律失常的发生。高龄、术前心电图检查异常、既往心律失常、肺活量低于正常、术前低血钾、手术时间过长以及食管弓上吻合术等,都是食管癌术后发生心律失常的高危因素,对于具有这些高危因素的患者更应提高警惕,及早发现和处理可能出现的心律失常。

(2)临床表现

胸外科手术后可发生各种心律失常,常见的为窦性心动过速、心房颤动、室上性心动过速、房性期前收缩、室性期前收缩、房室传导阻滞、心房扑动,少数患者可发生室性心动过速、心室颤动等危及生命的心律失常。患者发生心律失常后常主诉心悸、心慌,有时可出现胸闷、气急等不适。少数严重的心律失常还可以影响患者血流动力学的稳定。除进行心脏听诊外,心电图检查是有效的诊断措施。同时,应进行患者呼吸情况和水、电解质、酸碱平衡等方面的检查。对于严重心脏并发症应请心脏内科医师共同治疗。

(3)治疗

1)窦性心动过速:心率超过 100 次/min,患者常感心慌、胸闷。心电图、心电监护有助于诊断。处理窦性心动过速大多数不需要应用抗心律失常药物,治疗的关键在于纠正引起窦性心律失常的病因。如为疼痛引起,可用止痛、镇静剂;如有血容量不足,应补充血容量;维持水,电解质及酸碱平衡;必要时可给予西地兰。大多数患者在纠正低氧血症和 CO_2 潴留,调整水、电解质、酸碱平衡以及有效的止痛和心理治疗后可自行缓解。极个别患者可能需用β受体阻滞剂或钙通道阻滞剂来控制心率,但在使用这些抗心律失常药物之前必须确定心动过速不是由于心功能不全所致。

2)期前收缩:各种类型的期前收缩均可发生于正常人群,并随着年龄的增加而增加。对于胸外科手术后患者出现期前收缩的处理主要根据患者有无器质性心脏病,是否影响心排血量以及发展成严重心律失常的可能性而决定治疗方案。大多数期前收缩患者只要纠正其病因及诱因后即可好转,不需特殊治疗。

对症状明显或频发的房性早搏应及时去除病因和诱因、镇静、止痛、吸氧、注意电解质平衡,必要时可用西地兰 0.4mg 缓慢静推,一般都能纠正。偶发室性早搏可注意观察,不做特殊处理。对于症状明显或有潜在演变为致命性室性快速心律失常的频发和复杂性室性前期收缩(多源性期前收缩、R-on-T 的期前收缩),在病因治疗的同时可选用抗心律失常的药物。房性和房室交界性的期前收缩,常可选用Ⅰa、Ⅰc、Ⅱ、Ⅲ类抗心律失常药,临床常用普罗帕酮(心律平)100~200mg 每 8 小时口服,或 1~1.5mg/kg 加入 50%葡萄糖溶液 20mL 中静脉注射(5 分钟),必要时 15 分钟后重复 1 次,有效后可用 140mg 加入 10%葡萄糖 250mL 中静脉点滴维持(0.5~1mg/min),每日量不超过 350mg。对于室性期前收缩,临床常用利多卡因 50~100mg 加入 50%葡萄糖 20mL(1~1.5mg/kg)作为首次负荷静脉缓慢注射(2~3 分钟),如无效,5~10 分钟后重复 1~2 次,注意 1 小时总量不能超过 300mg,有效后用利多卡因静点维持,每分钟 1~4mg,每日量不超过 2000mg。年龄超过 70 岁的高龄患者剂量应酌情减量。

3)异位快速心律失常:主要包括室上性心动过速和室性心动过速,临床上以室上性心动过速为常见,心率多在 160~200 次/min。在针对病因治疗的基础上可酌情采取刺激迷走神经的方法,包括 Valsalva 动作、颈动脉窦或眶上神经按摩(严禁同时按摩两侧颈动脉窦,有脑血管病者禁用)或新斯的明 0.5~1mg 皮下或肌内注射。临床上在排除洋地黄中毒的可能后,常用快速洋地黄制剂,毛花苷 C(西地兰)0.4mg 缓慢静脉注射,以后酌情每 2~4 小时再静脉注射 0.2~0.4mg,注意总量不可超过 1~1.6mg/d,有预激综合征者禁用西地兰。对于无心功能不全等禁忌证的患者,必要时也可选用维拉帕米 5~10mg 静脉注射,一旦心率突然变慢即停止推注,常可取得良好的效果。对于各种药物不能控制的室上性心律失常,可考虑行同步直流电复律,但考虑洋地黄中毒者不宜。室性心动过速属于严重的心律失常,需紧急处理。常用利多卡因 50~100mg 静脉注射 1~2 分钟,必要时每 5~10 分钟再用 50mg 重复 2~3 次。有效者复律后以 1~4mg/min 维持。其他也可选用卡因胺、丙吡胺、苯妥因等治疗。在病情危急时宜行同步直流电复律,但考虑洋地黄中毒者不宜。以上治疗均应在心电监护下或心脏听诊下进行。

4)心房扑动和心房颤动:胸外科术后发生心房扑动或心房颤动的情况常出现在术后 1~3 天,治疗的重点除病因治疗外,主要在于控制心室率维持循环稳定。对于心室率不快、无症状的患者,可仅进行针对病因的治疗。目前临床对于心室率增快的患者常用毛花苷 C(西地兰)控制心室率,常用剂量为西地兰 0.4mg 加入 50%葡萄糖 20mL 缓慢静推,如无效 30 分钟后可重复 0.2mg。在无心功能不全等禁忌的患者也可选用β受体阻滞剂或钙通道阻滞剂,临床上常用异搏定或心律平。心房扑动的治疗中应注意洋地黄中毒的可能。如药物治疗无效,必要时选用同步直流电复律,成功率较高。

5)心室颤动:心室颤动是最严重的心律失常,常导致患者猝死。应立即进行电复律以及同时进行心肺复苏的治疗,一直到除颤患者心律恢复后,可用利多卡因等继续治疗。

6. 肺部并发症

肺部并发症主要为肺炎、肺不张。主要原因为术后胸痛、无力咳嗽，尤其以往有慢性支气管炎、肺气肿、年老体弱者。临床表现为缺氧，紫绀，心动过速，患侧呼吸音减弱或消失，胸腔闭式引流管水柱波动大。预防及处理：尽量缩短手术时间，注意术后镇痛。积极鼓励和帮助患者咳痰，术后给予雾化吸入，应用敏感的抗生素。对痰多无力咳嗽的患者应行纤维支气管镜吸痰，必要时行气管切开。

7. 幽门梗阻

是一种少见的并发症。若拔除胃管后或进食后出现胸闷，频繁呕吐，呕吐物为咖啡色，不含胆汁，腹部无阳性体征，应考虑有幽门梗阻的可能。X 线检查可见胸胃扩张，并有巨大液平，造影剂较长时间潴留胃内。多数与胃蠕动差，或幽门水肿、溃疡形成有关；而少数由胃扭转、隔肌食管裂孔过紧、粘连等原因引起。幽门梗阻一旦确诊，应立即行胃肠减压，积极纠正患者全身情况。静脉或营养管内给予胃动力药，多可采用保守治愈。

8. 胸胃坏死性穿孔

突然发生剧烈的胸痛、高热、胸闷、憋气，胸腔引流或胸腔穿刺抽出大量咖啡色液体。口服美蓝或钡餐检查可以明确诊断。主要原因为，应激性溃疡、胃壁局部血运障碍、手术操作不当。如能明确为胸胃坏死穿孔，多数情况下可行手术治疗。穿孔直径＜1cm 且周围无明显坏死区，可直接修补缝合，并用周围组织覆盖。如穿孔直径＞2cm，可采用在穿孔处置入 T 形管或蘑菇头管造瘘术或空肠造瘘术。置管的目的是早期可行胃肠减压，减少或避免胸腔污染；后期可利用该管维持营养，促进患者康复。

9. 喉返神经损伤

喉返神经发自迷走神经干的胸段，右侧喉返神经在锁骨下动脉之前发自迷走神经，绕过锁骨下动脉的下、后方，返向上行，沿气管食管沟在环甲关节后方进入喉内；左侧喉返神经发出的位置较低，在主动脉弓下发自迷走神经，绕过主动脉弓返至颈部。由于左侧喉返神经的走行较长，受到损伤的机会也较多。

食管切除术中，喉返神经的损伤多发生在一侧，造成患侧声带麻痹。患者出现声音嘶哑，术后早期进食时容易发生呛咳，同时因声门关闭不全影响有效咳嗽排痰，增加了发生肺部感染的机会。一侧喉返神经损伤一般无生命危险，双侧损伤可能导致窒息。

食管癌术后一侧喉返神经损伤通常不考虑外科手术治疗，多数患者观察 6 个月后，由于健侧声带的代偿作用，临床症状回改善甚至恢复。

10. 吻合口狭窄

术后患者进食仍有吞咽困难或阻挡感，多为吻合口瘢痕挛缩、或吻合口过小所致。钡餐透视可明确诊断。仍吻合口直径＜0.8cm，可行吻合口扩张术。

11. 移植结肠段坏死

只要在术中选择供血管正确，各个操作环节细心，此类并发症极少发生，如患者术后发生吻合口瘘，同时伴有高热不退，应想到此并发症的可能，可将颈部切口敞开，如发生颈部结肠段坏死，应将移植结肠段切除，封闭胃吻合口，行胃造瘘，应用有效抗生素，加强支持疗法，颈部食管残端外置，准备二期行空肠移植术。

12. 肠梗阻

是由术后肠粘连所致，患者腹痛，肠鸣音亢进且有气过水声，有时可见肠型，腹部平片可见液体平面，可采取进食及胃肠减压，多能经保守疗法好转。

八、疗效判断及处理

食管癌的手术切除率和死亡率国内外报道不一，邵令方等（1994 年）报道 6428 例食管癌，切除 5988 例，切除率为 93.2%，切除死亡率为 3.0%；Akiyama（1997 年）报道 1028 例，切除率为 70.0%，切除死亡率为 12.5%。其他报道间均有较大差异（切除率 60%～95%，手术死亡率 2%～30%）。近年来，随着手术技术的提高和手术器械的改进，外科治疗水平将会继续提高。

食管癌患者术后的远期生存率仍不容乐观。综合文献统计，食管癌切除术后 5 年生存率为 15%～20%，中位生存时间 18 个月左右。黄国俊等（1981 年）报道，食管癌术后的 5 年生存率，Ⅰ期患者为 83.3%，Ⅱ期为 46.3%，Ⅲ期为

26.4%，Ⅳ期为6.7%。邵令方等(1989年)报道手术治疗的1858例食管癌中，Tis的患者术后5年生存率为91.7%，Ⅰ期患者为86.8%，Ⅱ期为54.4%，Ⅲ期为19.9%，Ⅳ期为11.2%。总体而言我国食管癌临床外科的手术例数与治疗效果均接近或达到了国际先进水平。

在影响食管癌切除术后生存率的因素中，目前认为比较明确的有：临床病理分期、肿瘤长度、手术的类型和范围(根治性与姑息性)、局部淋巴结转移、切缘是否有癌组织残留等；可能相关的有：性别(女性预后比男性好)、年龄(>65岁的患者预后较差)、病程(短于6个月的患者较好)。近来亦有不少学者采用分子生物学指标来判断食管癌患者的预后的报道，同时也能为今后的靶向生物治疗提供参考。

第三节　食管良性肿瘤和囊肿

一、疾病概述

食管良性肿瘤很少见，约占食管全部肿瘤的0.5%～0.8%。因其症状轻微或无症状，容易被漏诊，多在放射学、内镜检查或尸检时被发现，但在临床医疗工作中还是能够不断遇到。它的发病年龄较食管癌小，症状进展缓慢，病期长。这些良性肿瘤及囊肿可造成食管腔的梗阻和患者的误吸，而误吸可引起肺部并发症甚至导致患者死亡。

在临床上，食管良性肿瘤的按其组织来源，可将其分为腔内型、黏膜下型及壁间型等3型。这些肿瘤可发生于食管的任何水平。

1. 腔内型食管良性肿瘤

包括食管息肉，脂肪瘤，纤维血管性息肉，纤维脂肪瘤，纤维神经样息肉等。

2. 黏膜下型食管良性肿瘤

有食管黏膜下血管瘤、颗粒细胞瘤及神经纤维瘤。

3. 壁间型食管良性肿瘤

常见的有食管平滑肌瘤、平滑肌瘤病、脂肪瘤及错构瘤。

在食管良性肿瘤中最常见的是平滑肌瘤，约占90%，而且几乎都为壁间型。第二种最常见的食管良性肿瘤为腔内型食管息肉。食管的血管瘤与颗粒细胞性成肌细胞瘤并不多见，绝大多数位于食管黏膜下，因此有些作者称之为食管黏膜下型良性肿瘤。

根据食管良性肿瘤的病理学特点将其分类为上皮型(包括乳头状瘤、息肉、腺瘤、囊肿)、非上皮型(包括平滑肌瘤、肌纤维瘤、纤维瘤、血管瘤、血管淋巴管瘤、脂肪瘤、黏液纤维瘤、神经纤维瘤、网状内皮组织巨细胞瘤、骨软骨瘤等)和异位组织型(包括胃黏膜、黑母细胞、颗粒细胞性肌母细胞瘤、胰腺组织、甲状腺结节)等3型。

绝大多数患有食管良性肿瘤或囊肿的患者无临床症状和体征。食管良性肿瘤患者的症状和体征主要取决于肿瘤的解剖部位与体积大小。较大的肿瘤可以不同程度地堵塞食管腔，出现咽下困难、呕吐和消瘦等症状。很多患者有吸入性肺炎、胸骨后压迫感或疼痛感。血管瘤患者可发生出血。有的食管息肉患者可将肿物吐至口内甚至口外，之后又能回吞至食管腔内。这类食管息肉都比较大，息肉的蒂也都比较长，有时呕吐到口内堵塞咽喉部，使患者因窒息而死亡。

食管良性肿瘤患者，不论有无症状，均须经X线检查和内镜检查，方可做出诊断。发病最多的食管平滑肌瘤因发生于肌层，故黏膜完整，肿瘤大小不一，呈椭圆形、生姜形或螺旋形。食管X线吞钡检查可出现"半月状"压迹。所有食管良性肿瘤患者都需要常规做内镜检查，而且常常需要重复检查，因为尽管目前常规电子内镜检查对绝大多数次消化道病变都能做出准确的诊断，但是对于一些小的肿瘤，仍不容易察觉，从而造成漏诊、误诊，特别是小的食管腔内型肿瘤。食管腔内型肿瘤与黏膜下肿瘤在做内镜检查时可以在病变局部直接取活检，以便得到病变的组织学诊断，而且所咬取的活检组织的量应满足病理学诊断的需要。然而食管壁间型肿瘤施行内镜检查时，食管镜下可见肿瘤表面黏膜光滑、正常。这时，切勿进行食管黏膜活检致破坏黏膜，以免损伤食管黏膜与黏膜下组织，否则容易引起食管黏膜溃疡或炎性粘连，给以后肿瘤摘除术造成困难。大多数食管良胜肿瘤通过食管钡餐造影检查便能作出诊断。有时，在胸部X线片上便可显示食管壁间型肿瘤或食管重复畸形。此外，胸部X线片偶而可见食管平滑肌瘤的钙化影。在检查同时要注意其多发的可能性。

食管增强CT扫描和MRI检查也可用于食管良性肿瘤(囊肿)的诊断，而且这两项检查基本上可以代替用以鉴别食管良性肿瘤、胸主动脉瘤及胸内大血管畸形的纵隔充气造影与血管造影术。

二、手术特征

对于食管良性肿瘤的开胸手术而言，最理想的手术方式为黏膜外肿瘤摘除术，即进胸后游离肿瘤段食管，纵行切开肌层后，在食管黏膜外完整摘除肿瘤，再缝合食管肌层。但并不是所有的食管良性肿瘤都适合行黏膜外肿瘤摘除术，对于一些较大的肿瘤而言，呈环形生长并与食管或黏膜有严重粘连者以及术中食管黏膜损伤较重、修补有困难者，应扩大切除范围，施行食管部分切除术，如果肿瘤有恶变者，也需要施行食管部分切除术，巨大的食管平滑肌瘤常见于食管下段，并能延伸到贲门或胃，与胃黏膜形成严重粘连，局部胃黏膜有溃疡，须行胃食管部分切除术。总之，食管良性肿瘤的手术方式与难易程度依肿瘤的位置、大小、形态、肿瘤是否累及胃或贲门以及肿瘤与食管黏膜有无严重粘连等因素而定。Seremitis等的研究提示，食管良性肿瘤需行食管胃部分切除及消化道重建术的手术适应证为：

①某些多发性食管平滑肌瘤或肿瘤发生恶变者；

②巨大食管平滑肌瘤合并食管巨大憩室者；

③肿瘤累及食管-胃结合部，施行单纯黏膜外肿瘤摘除术有困难者；

④肿瘤与食管黏膜形成致密粘连，无法从黏膜外分离并摘除肿瘤的病例。

食管囊肿和重复畸形的治疗取决于病变的大小、结构和病变对食管以及邻近结构的损害程度。婴幼儿的巨大食管囊肿或重复畸形引起严重的呼吸窘迫症状者，只要诊断明确，就应该及时进行手术治疗或抽吸减压。食管囊肿一般与食管无严重粘连，手术时容易摘除，但少数患者食管囊肿合并感染，出现较致密的粘连，手术可能损伤食管黏膜，需要施行食管切除术。发生于成人的小而无症状的食管囊肿，不需要外科手术治疗，可以进行随诊观察。

食管息肉一旦诊断明确且无手术禁忌，就应该尽早手术切除，因为息肉可以发生溃疡出血、堵塞食管腔或发生恶变，甚至有患者的食管息肉在呕吐到口腔内后，一旦不能还纳到食管内而突然堵塞咽喉部，可导致患者窒息死亡。相当一部分的颈段食管息肉可经内镜在直视下用圈套器、高频电灼或微波切除，息肉蒂部用电凝止血，或经食管镜电灼息肉蒂部后再将息肉完整摘除。如果食管息肉的蒂部含有较大的滋养动脉，就不宜用内镜摘除。

三、手术时机

1967年，Seremetis等曾经报道食管平滑肌瘤作为喉部阻塞物，曾导致过致命的窒息。由于大多数平滑肌瘤是食管腔内，包膜完整，很容易行摘除手术，而无须施行食道切除手术。1933年，日本医师Ohsawa第一个施行了食道平滑肌瘤的摘除手术。

由于肿瘤摘除手术的治疗性和低风险性，它是治疗良性平滑肌肿瘤的一种手段。Ala-Kulju等报道在31例接受肿瘤细胞核摘除手术的患者中，无1例死亡病例；在手术后的一段时期内，最严重的并发症是两名患者发生了食管瘘，他们在接受肿瘤摘除的手术中，被意外地切开了黏膜。在进行随访的11.1±6.8年中，9人中有7人(78%)发生了严重的胃食管反流。其结果是，在某些情况下，不得不施行抗反流手术。

大多数平滑肌瘤，约89%，产生于食道下2/3处，必须通过经胸手术来切除。当肿瘤在主动脉弓或其上方时，一般行右胸切口；在食道下端的肿瘤，一般通过左胸切口来切除；当平滑肌瘤位于颈段食道时，就需要行颈部切口，这相对比较少见。对于在胃食管结合处的罕见的环状压缩肿瘤，可以通过左胸腹部-左颈部切口或腹部-左颈部切口来切除，这需要将整个食道切除重造。应该在颈部进行接合以减少胃食管回流。

值得注意的是，平滑肌瘤可能在食管腔内，附着于颈部食道的1根长的蒂上，这样，肿瘤可能看起来位于食道中部，而位于颈部食道的蒂部可能被忽视。这将导致不必要的胸部切开手术，这种类型的肿瘤应该通过在颈部切口予以切除。

四、手术方法

1. 解剖

食管于第 6 颈椎平面，上接喉咽部通过胸部、膈肌及腹部，在第 11 胸椎平面与胃的贲门相连接。成人全长约 23～25cm，可分为颈部、胸部、横膈部及腹部 4 段。初生婴儿的食管上界较成年人高，相当于第 4 颈椎或第 5 颈椎处，下端相当于第 9 胸椎处，随着年龄的逐渐增大，食管也逐渐下移。食管因颈椎、主动脉弓、左支气管及膈肌等关系可分为 4 个生理性狭窄。第 1 狭窄为食管入口，在环状软骨下缘，是食管最狭窄的部分，第 2 狭窄相当于第 4 胸椎平面，由主动脉压迫食管左壁所致，第 3 狭窄相当于第 5 胸椎处，为左侧支气管压迫食管的前壁所致，第四狭窄平第 10 胸椎，为食管穿过膈肌处因横膈肌和横膈脚的收缩而形成。食管的腹段约 4cm，偏左连接胃的贲门。食管的最大直径约 2cm，能扩张至 3cm，入口部约 2cm，主动脉及气管分叉处约 1.3cm，横膈孔约 1.6cm。食管血供丰富颈段食管由甲状腺下动脉的分支供应，胸段由降主动脉、右侧肋间动脉及臂动脉的食管支供应，腹段由左胃动脉及腹腔下动脉供应。食管上 1/3 段受喉返神经支配，下 2/3 受迷走神经丛支配。

2. 组织学

为了便于了解肿瘤类型，有必要了解食道壁的相关知识。食道壁由 4 层组成：

(1)由 3 个部分组成的黏膜

①一个非角质化的复层鳞状上皮内层；

②由带有食道贲门腺的疏松结缔组织构成的固有层；

③由平滑肌构成的黏膜肌层。

最里面的黏膜层可能会引发鳞状细胞乳头状瘤，炎性假瘤，潴留性黏液囊肿，纤维血管息肉，以及平滑肌瘤。

(2)黏膜下层，疏松结缔组织构成，包含小型腺体，数量较少且间隔较大。

同黏膜相比，黏膜下层形成良性肿瘤的可能性非常小。人们所发现的最为常见的良性肿瘤是血管瘤和粒状细胞瘤。理论上，这里也能产生脂肪瘤，纤维瘤，或潴留性黏液囊肿。有人认为纤维血管息肉实际上有可能源于黏膜下层。

(3)肌层，由两层内纵外环的平滑肌组成，两层之中带有自己的神经丛。食道上部 1/3 以横纹肌为主，在中间逐渐被平滑肌所取代，而下 1/3 都是平滑肌。

肌层中的良性肿瘤有 4 种类型：

①平滑肌瘤；

②横纹肌瘤；

③纤维神经瘤；

④(颗)粒细胞瘤。

(4)外膜，最外层，为富含神经和血管的浆膜，迷走神经在表面形成了一个神经丛。很少引发良性肿瘤。这一层上可能会形成迷走神经丛。依赖食道壁作为发源地，或者是位于更深处的内部黏膜下层肿瘤，又或者作为一种器官外生长，从食道的外部表面突起到(胸腔)纵隔中。

3. 食管平滑肌瘤摘除术

(1)手术切口：靠近胸顶部或颈段者以颈部切口为好，患者应取仰卧位，经左(右)胸锁乳突肌前斜切口显露颈段食管，切除肿瘤。食管上段平滑肌瘤，可以采用右胸前外侧切口，因其没有主动脉的遮挡，便于操作，也可避免发生难以控制的奇静脉出血。即患者取左侧卧位，45°，经右胸第 4 肋间进胸，可以获得满意的手术显露。食管中下段平滑肌瘤，患者应取右侧卧位，经左胸后外侧切口，根据肿瘤水平，于第 6 肋或第 7 肋间进胸。准备施行食管部分切除及胃食管胸内吻合术者，切口同食管部分切除的左胸后外侧切口。

(2)游离肿瘤：根据肿瘤的所在部位和大小沿食管床纵行剪开纵隔胸膜，只要能充分的暴露出食管就行钝性游离出该段食管，用手指触诊检查肿瘤，初步明确肿瘤的大小、位置和活动度，以避免在切开食管肌层和摘除肿瘤时误伤食管黏膜(图 3-43)。大部分病变处的食管肌层由于肿瘤的长期挤压，外部纵肌层通常被凸起的肿瘤弄得很薄。充分暴露术野，尽可能使肿瘤位于手术野直视下方，可以在肿瘤两侧的食管肌层各缝置一根牵引线，小心切开食道肌层，往下纵向切开肌层直到肿瘤处，即可见平滑肌瘤，一般为白色(图 3-44)。

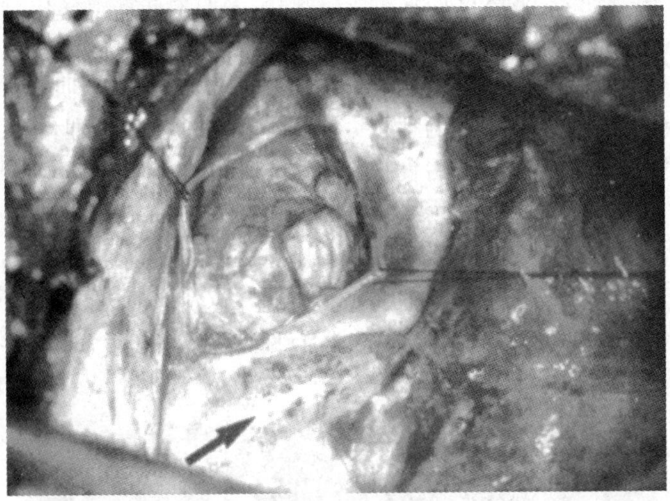

图 3-43 平滑肌瘤摘除手术

切开正确的胸侧，且切开的部位正确，正好切到肿瘤所在的位置。很容易看到肿瘤在食道中的位置，纵向切开纵隔胸膜，只要能充分的暴露出食管就行。注意单根血管上方处的突出的肿瘤(箭头所指)

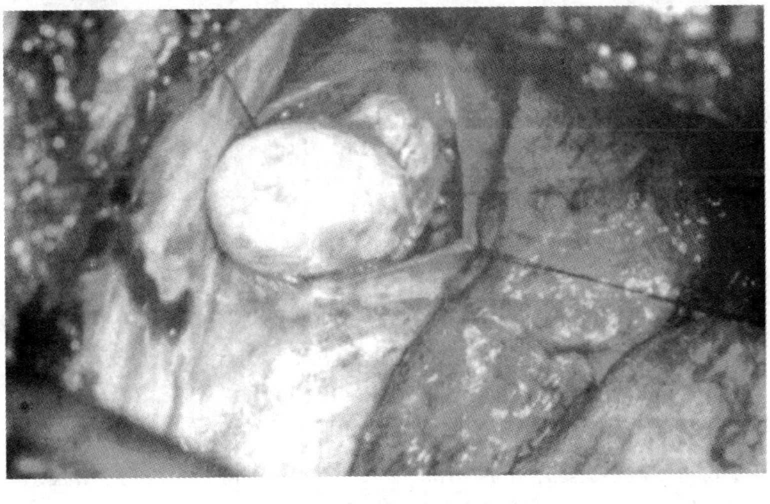

图 3-44 平滑肌瘤摘除手术

在肿瘤的位置，移动食管，以便实施手术。肿瘤上方的外部纵肌层通常被凸起的肿瘤弄得很薄，进行食道肌层切开手术，往下纵向切开肌层直到肿瘤处

(3)摘除肿瘤：使用锐性和钝性分离紧靠瘤体进行分离。在游离肿瘤时，可用丝线贯穿瘤体缝合 1～2 针用以牵引，使肿瘤与周围组织的界限更为清楚，便于游离食管；将肿瘤表面的食管肌层、黏膜下层、黏膜层以及肿瘤包膜全部完整分开后，便能完整摘除肿瘤，食管平滑肌瘤有时与黏膜或黏膜下层的粘连较为紧密，分离时动作要轻柔，切忌损伤食管黏膜。

将肿瘤从食管肌层内摘除后，必须检查食管黏膜是否存在损伤，可将胃管退至肿瘤水平，在手术野中倒入约 100mL 生理盐水，再从胃管内慢慢推入空气，同时观察肿瘤所在部位的黏膜是否有气泡溢出，如有气管不断从食管腔内溢出，说明食管黏膜有损伤，仔细观察损伤部位的损伤大小，吸净生理盐水，在食管黏膜损伤处用 3-0 微桥缝线仔细缝合，此时注意黏膜与黏膜缝合处仔细对齐，修补结束后，可依旧用该法检查是否仍有黏膜破损。如果同时有术中胃镜，也可以用来检查黏膜

破损，但要注意，胃镜操作要轻柔，不然反而会导致食管黏膜损伤。

如果肿瘤较大或与食管黏膜粘连严重，也可同时纵行切除一条与肿瘤粘连而无法游离的食管黏膜，但不能切除过多的黏膜，以免造成术后食管腔狭窄。如果切除的食管黏膜过多，以至无法缝合修补，或修补之后很可能食管腔狭窄的，只能改行食管部分切除。

(4)缝合修补食管肌层：摘除肿瘤后，采用3-0微桥缝线间断缝合法缝合修补食管壁肌层(图3-45)。如果食管壁存在较大的肌层组织缺损，可用带蒂隔肌瓣、胸膜瓣、网膜、肋间肌或心包片覆盖缝合，以预防瘤床肌层缺损较大而引起并发症。Moor等实验证明，即使手术切除后，食管黏膜裸区不加以修补，也并不会造成该区域的食管黏膜发生坏死导致食管瘘。但一般来说，如果遇到术中食管肌层切口损伤较大，存在较大缺损的话，建议使用带蒂隔肌瓣或胸膜瓣加以覆盖，对预防术后食管黏膜瘘有一定的意义。

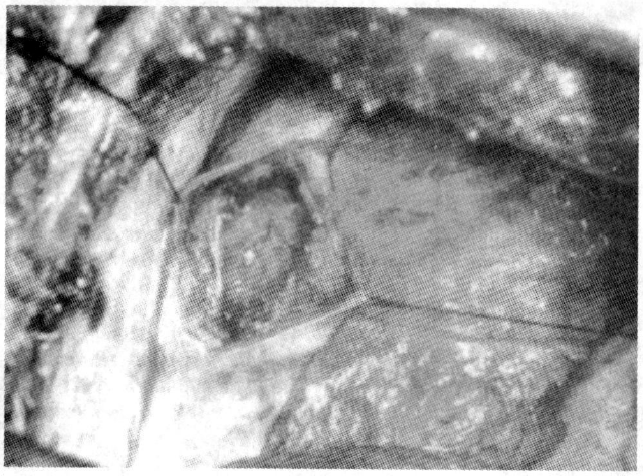

图3-45　平滑肌瘤摘除手术

肿瘤通常产生于环状肌肉层中。在囊肿和食道肌肉层之间会找到一个适当的切除区域。仔细地在这个切域进行分割，直到切割至黏膜。随后将肿瘤从这一层切除掉，不要损坏肿瘤。纵肌层用3-0微桥缝线或优质不可吸收的4-0丝线缝合。再将食道上方的纵膈胸膜缝合。在颈部食道或在胃食管结合处的平滑肌瘤，用类似的方法切除

4. 食管囊肿与重复畸形

大多数食管囊肿切除术为食管囊肿黏膜切除术，即切除囊肿的黏膜组织后便能达到治疗的目的。因食管囊肿而施行食管切除术的病例极为少见。食管囊肿黏膜切除术的手术步骤如下。

进胸后先剪开食管囊肿处的纵隔胸膜，游离出囊肿所在部位的一段食管并纵行剪开其表面的食管肌层，显露囊肿(图3-46)；用锐性加钝性分离法进行解剖、分离，完整分离出囊肿的黏膜层，然后在其颈部用一把弯血管钳夹住，紧靠血管钳切除(图3-47)；用小圆针细丝线或4-0可吸收缝线间断缝合囊肿颈部的近侧切缘和食管肌层切口(图3-48)；间断缝合纵隔胸膜切口以覆盖食管的手术创面；常规方法关胸。如系食管重复畸形(肠源性囊肿)，为预防其术后复发，须彻底切除。若囊肿与食管之间仅为一层管壁(共壁)，则需要切开囊肿，剥除或切除其黏膜组织和大部分囊壁；缝合食管黏膜切口，然后用残留的囊壁(食管肌层)间断缝合、包埋食管黏膜下层的裸露区。

5. 食管憩室

(1)颈段食管憩室切除术

体位：平卧位，头转向右侧。

切口：左胸锁乳突肌前缘斜切口，长8cm(图3-49)；切开颈阔肌，将胸锁乳突肌向外牵开，肩胛舌骨肌向内牵开(图3-50)；显露庞大的憩室，用肺钳将其底部夹住，稍加牵引，游离憩室至颈根部(图3-51)；环绕囊颈根部切开肌层，达黏膜下(图3-52、图3-53)；保留2～3mm宽的边缘，切除憩室(图3-54)。黏膜以细丝线间断缝合关闭(图3-55)；细丝线间断缝合肌层(图3-56)。

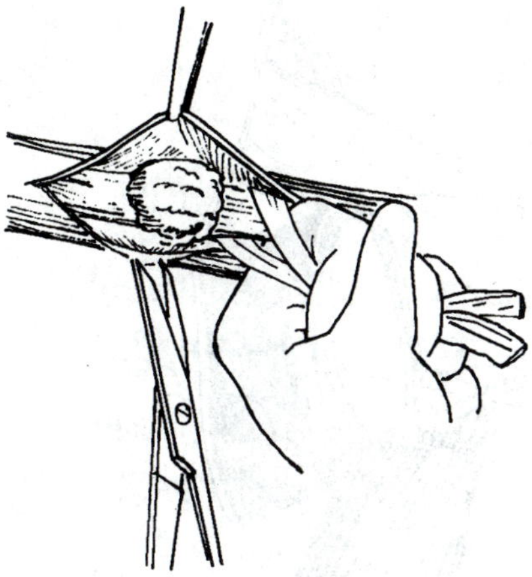

图 3-46

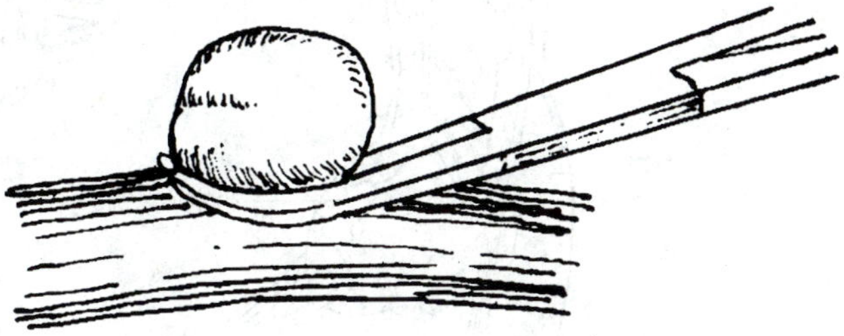

图 3-47

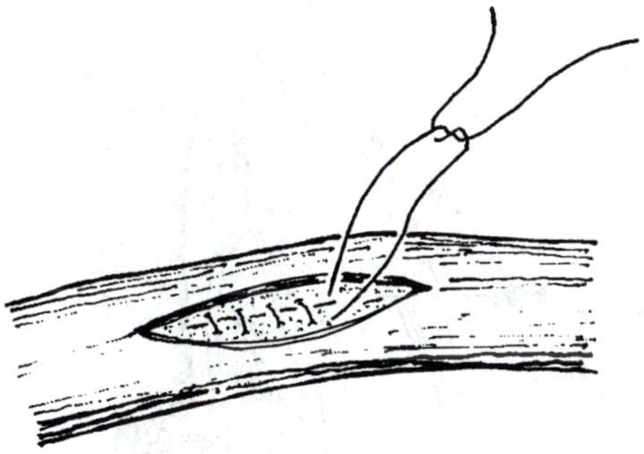

图 3-48

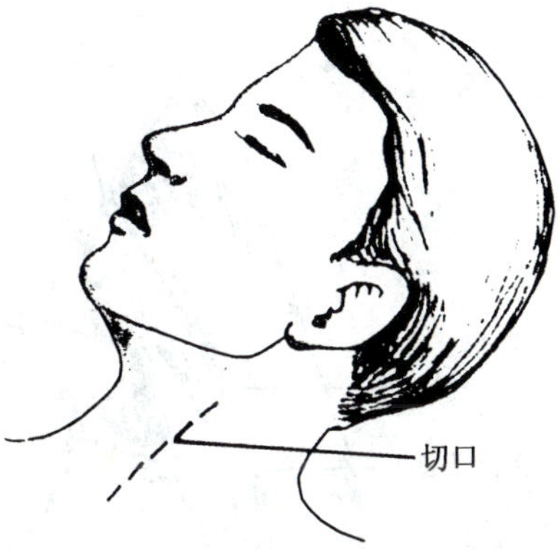

图 3-49

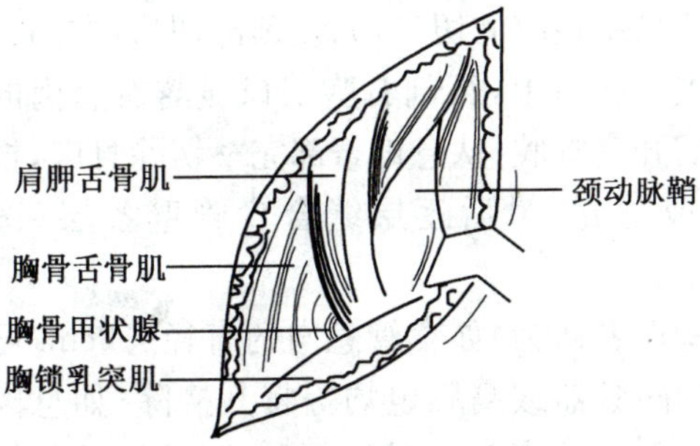

图 3-50

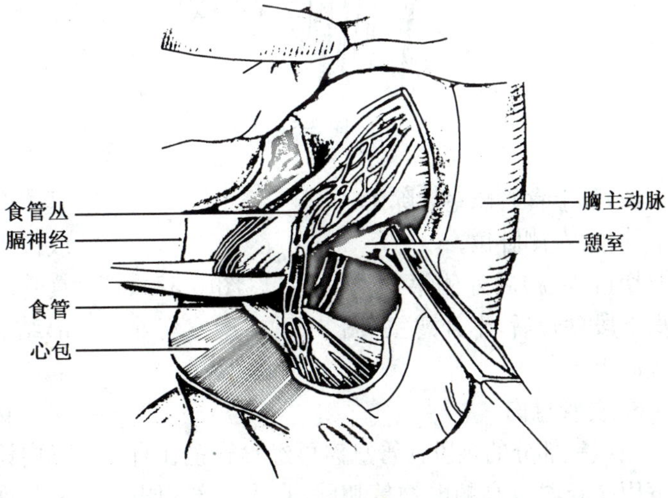

图 3-51

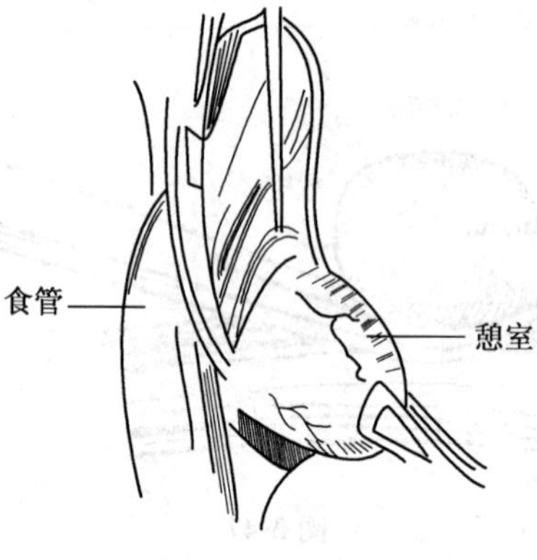

图 3-52

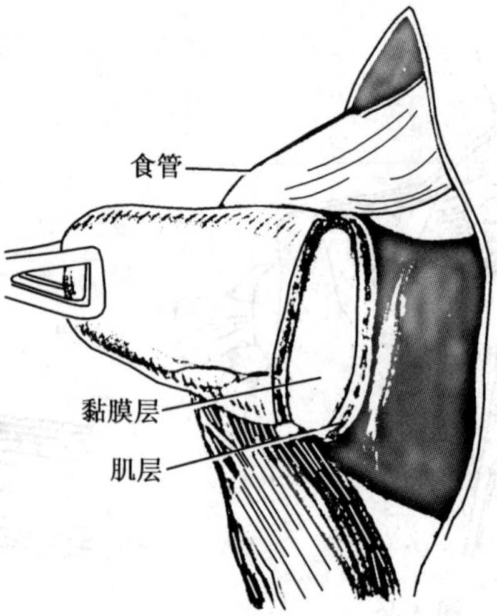

图 3-53

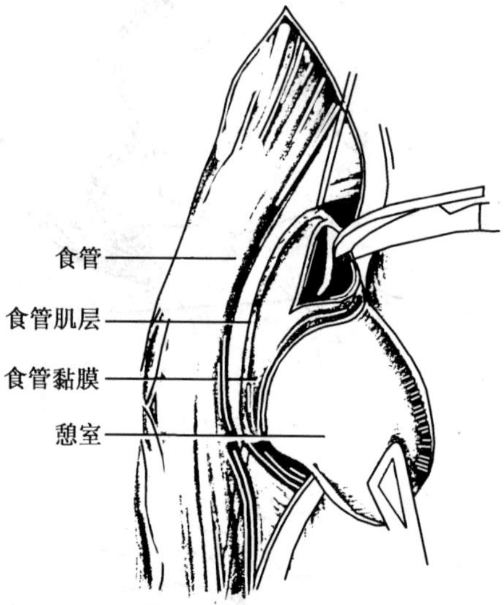

图 3-54

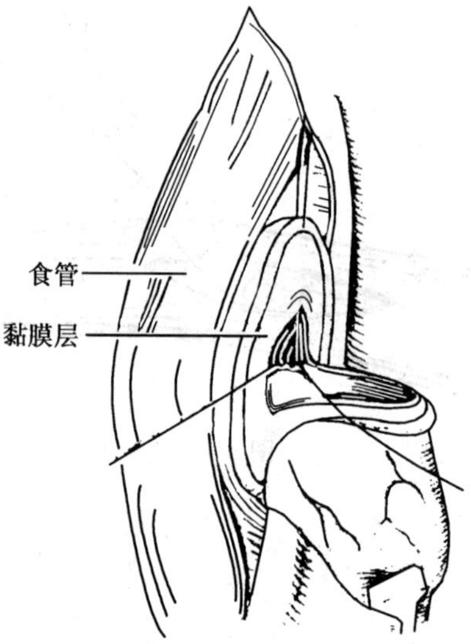

图 3-55

(2)隔上食管憩室切除术

体位:左侧卧位。

切口:左胸后外侧第 7 肋间切口(图 3-57)。游离下段食管后,牵开憩室(图 3-58)。憩室切除方法同上。

6. 食管息肉

相当一部分的颈段食管息肉可经食管镜在直视下用圈套器或高频电灼等切除,息肉蒂部用电凝止血,或经食管镜电灼息肉蒂部后再将息肉完整摘除。如果食管息肉的蒂部含有较大的滋养动脉,就不宜用内镜摘除此类息肉。

位于食管上段或中段的息肉,可根据息肉的具体部位采用相应的切口,如经颈部切口(左/右)或位于主动脉弓上,行剖右胸切口显露有息肉的食管后切开食管腔,从息肉蒂部完整切除息肉,根部结扎或缝扎,最后逐层缝合食管壁各层(图 3-59)。

有些作者认为,如食管息肉的直径<2cm,可经内镜用圈套器或高频电灼等将其摘除;如息肉的长度>8cm 或者息肉呈卵圆形,则须经颈部切口剖开颈段食管腔后摘除息肉。因为大部分食管息肉的蒂位于颈段食管,经颈部切口可以一次摘除息肉及其蒂部。手术后可以完全缓解患者的吞咽困难症状。

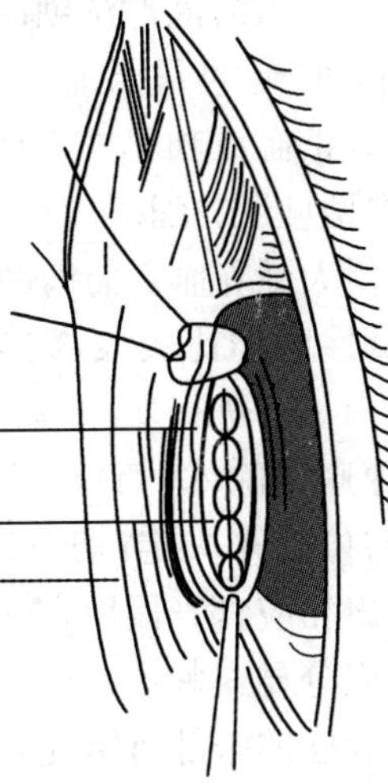

图 3-56

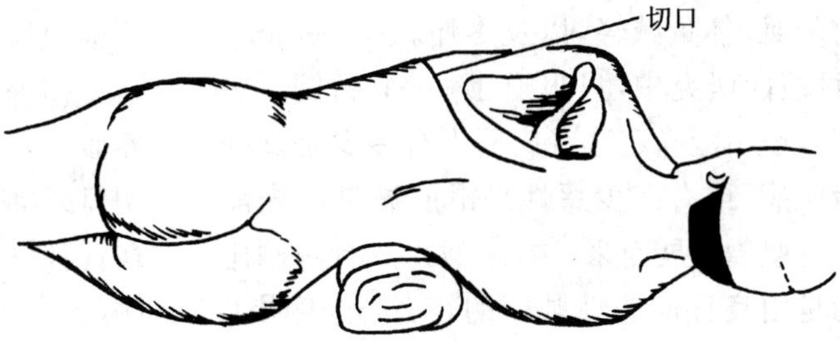

图 3-57

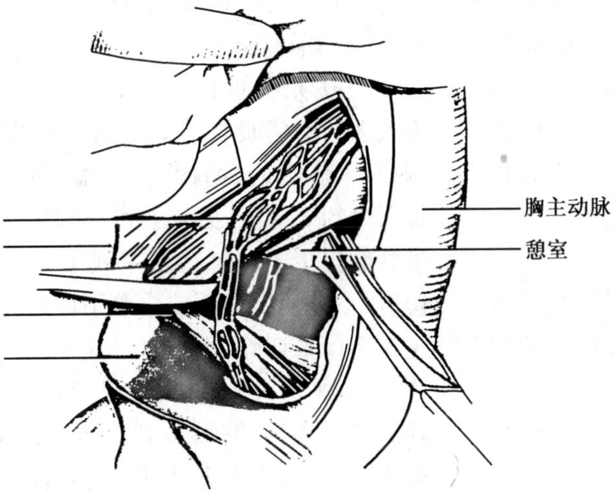

图 3-58

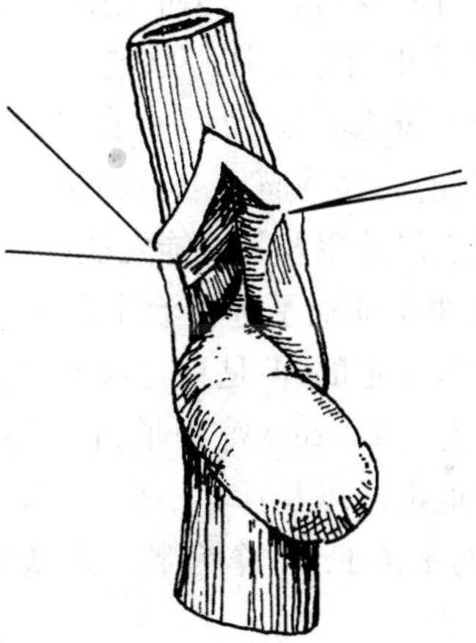

图 3-59

五、手术方法评估

采取外科手术进行干涉之前，应该先考虑到这几个问题：

1. 如果一个平滑肌瘤继续生长，是否应该将其切除？

根据 Glanz 和 Grunebaum 的报道，在很长的一段时期内，肿瘤会保持一种稳定的状态。通过对 4 名患者的 3～15 年的钡餐测试的监控，他们发现肿瘤的大小没有发生变化。因此，定义为尺寸<5cm 的小型的平滑肌瘤，通常在无意中被发现，且观察不到任何症状。这类肿瘤需每隔 6 个月定期做一次临床检查和食道超声检查（如果可能的话），且每隔一年或两年做 1 次钡餐测试。只有当肿瘤的尺寸增加（>5cm）时，才建议患者切除肿瘤，尤其是当肿瘤迅速的生长或症状变严重的时候。

2. 肿瘤尺寸和症状之间是否存在相互关联？

根据 Seremetis 等的报道，切除的平滑肌瘤大部分比较小，直径在 2～5cm，超过 50%的患者没有任何症状。而且，结果显示当肿瘤的直径不到 5cm 的时候，是很少会产生任何症状的。根据 Gray 等的研究，肿瘤尺寸和症状的持续时间，两者之间不存在任何关联。因此，没有必要切除一个较小且没有症状，而且在一段时间内保持不变的平滑肌瘤。

3. 如果一个平滑肌瘤有可能转变为恶性肿瘤，是否应该将其切除？

食道平滑肌瘤的恶性几率十分小，在食道恶性肿瘤中比例不到1%。大多数患者表现为进行吞咽时的困难，体重减轻，以及疼痛。在Seremetis等的回顾性研究中，只报道了40个病例。然而我们甚至还不能确定这些病例中有多少是真的恶性平滑肌瘤，或有多少恶性平滑肌瘤是由先前的良性平滑肌瘤发展而来。看来似乎只有两例比较明确的是由良性向恶性肿瘤的转变，这表明了转为恶性肿瘤的危险性很小。虽然，对于恶性肿瘤我们只能通过组织检查和切除来去除它们，但是切除所有小型的无症状的平滑肌瘤是不合理的。

4. 恶性肿瘤和肿瘤尺寸之间是否有相关性？

在对胃和肠内肿瘤的研究中，我们发现，很明显肿瘤的尺寸表明了其肿瘤侵袭性。我们认为，胃内直径超过6cm以及肠内直径超过4cm的肿瘤，为潜在的恶性肿瘤。可惜的是，我们没有食道平滑肌肿瘤尺寸以及其可能发展的相关信息。

5. 对平滑肌瘤不进行治疗会导致死亡吗？

回答是肯定的，但是只是误诊会这样，会导致无效的治疗。Barrett曾报道过由环状缩窄肿瘤导致的食道阻塞以及营养不良所引起的死亡。另外，带蒂的平滑肌瘤，作为喉部阻塞物，曾导致过致命的窒息。

六、专家点评，手术方法选择

对瘤体较大、疑恶性可能及有症状的食管良性肿瘤应考虑手术切除，手术途径与切除方法根据肿瘤的大小、部位与累及范围决定。

1. 食管腔内型肿瘤

分为带蒂和无蒂的，带蒂的腔内型肿瘤可以在内镜下通过高频电灼切除，或用活检钳咬取，或微波切除，亦可用圈套器或勒除器自蒂的根部将肿瘤摘除，在用内镜下摘除食管良性肿瘤时，需要注意防止在摘除的同时造成食管黏膜的破损，引起食管穿孔，如果是较大的肿瘤，要预防患者在咳嗽或取出肿瘤的时候，肿瘤脱落被误吸到呼吸道内，造成患者窒息，如果肿瘤的蒂部含有较大的滋养血管，在摘除的时候，要防止食管腔内严重的出血，可用去甲肾上腺素溶液冲洗创面，微波切除法可以有效止血，止血的最大血管口径为动脉2mm、静脉3mm，止血成功率在90%以上。用内镜摘除食管腔内型良性肿瘤时应该选择肿瘤的蒂部细而长、不含粗大滋养血管的病例。

如果食管良性肿瘤比较大，或含有粗大的滋养血管，无法在内镜下进行切除，就需要选择颈部切口或剖胸行肿瘤摘除术，切口位置要根据肿瘤在食管纵轴上的位置来决定，切口选在瘤蒂的对侧，手术中游离出相应食管段后，在瘤蒂的对侧纵行切开食管壁，充分显露肿瘤，从食管切口处游离并牵出肿瘤，对肿瘤的蒂部行结扎后切除，纵行逐层并仔细缝合食管壁各层，特别是黏膜层，结束后检查有无漏，也可再用纵隔胸膜加以覆盖。腔内型肿瘤一般不行食管部分切除术。

2. 食管壁间型

一般须经胸部切口进入胸腔并切除肿瘤，因为大多数食管良性肿瘤与囊肿好发于胸段食管，例如，大多数的食管平滑肌瘤，约89%发生于食管下段约2/3处，必须通过剖胸切口来切除肿瘤。当肿瘤位于主动脉弓水平或上方时，可通过右胸切口，在主动脉弓下或食管下段的肿瘤，可以通过左胸切口来切除，但这并非绝对，术前应检查CT片，了解肿瘤大致的方位，决定切口的部位。如果肿瘤位于食管的颈段，就需要行颈部切口。但值得注意的是，食管良性肿瘤有可能带蒂，肿瘤可能看起来位于食管中段，但蒂根部位于颈部的食管黏膜，这一点可能被忽略，而造成不必要的开胸手术。

食管壁间型良腔肿瘤表面的食管肌层往往很薄，只要切口正确，很容易看到肿瘤在食管中的位置，纵向切开纵隔胸膜，充分显露食管，术中只要纵行切开肿瘤表面变薄的肌层组织，便能完整摘除肿瘤。

只要肿瘤与食管肌层及黏膜层无炎性粘连或恶性粘连，仔细分离，就即能摘除肿瘤而不损伤局部的食管黏膜。如果患者因内镜活检造成了黏膜损伤，或因囊肿感染出现较致密的粘连，在解剖与摘除肿瘤的过程中有可能损伤食管黏膜。损伤的食管黏膜裂口应用3-0微桥缝线予以缝合。食管壁肌层的缺损处再用间断缝合法，予以缝合修补。

切除或摘除的肿瘤或囊肿，应在术中做冰冻病理检查，因为有些术前认为是良性肿瘤的病理，病理检查证实为恶性肿瘤，而需要扩大手术范围，需行根治手术。

3. 食管的黏膜下肿瘤

如血管瘤、颗粒细胞瘤以及神经纤维瘤等，切除方法类似于食管腔内型肿瘤的手术切除，游离出肿瘤所在的食管段后，在肿瘤对侧纵行切开食管壁，充分显露肿瘤，完整切除肿瘤表面的黏膜及黏膜下的肿瘤组织，勿损伤食管肌层，可用3-0微桥缝线缝合切缘两侧黏膜，最后纵行逐层仔细缝合食管壁各层，结束后检查有无食管漏口，也可再用纵隔胸膜加以覆盖。

4. 是否要选择食管切除，还是仅仅行肿瘤摘除

对于食道平滑肌瘤，是否选择肿瘤切除还是食管切除？Sauerbruch曾成功的为一个很大的食道平滑肌瘤实施了食道切除手术及胃食管吻合术。

需行食管部分切除的适应证如下：

(1)不常见的、大的平滑肌瘤不仅阻塞食道，而且对胸腔和纵隔中邻近的器官产生压迫，且无法单行肿瘤摘除手术。

(2)大的平滑肌瘤完全包裹住食管，并使食管缩窄。这种环状的损伤也经常发生于胃食管连接处，且可能产生表面溃疡。对于恶性肿瘤，有必要进行食管切除手术。

(3)在平滑肌瘤的摘除手术中受到损伤的黏膜，如果不可能得到满意的修补，就有必要实施食管部分切除手术，以防止术后食管瘘。

(4)往下延伸穿过贲门进入腹段食道的平滑肌瘤。普遍有表面溃疡，这使肿瘤摘除手术很难实施，而必须实行食管部分切除手术。

(5)冰冻切片疑似或确诊平滑肌肉瘤的病例。

食道平滑肌瘤经肿瘤摘除手术之后，有必要进行长期随访。几年后，有可能产生严重的胃食管反流，这样有必要实施抗反流手术。

七、术后处理及并发症

食管平滑肌瘤患者如果手术顺利，在手术过程中没有造成食管黏膜损伤并且没有消化液污染胸腔者，手术结束后便可拔除胃管。术后第1天，患者可以进流质饮食，术后第3天改为半流质饮食。如果手术中行食管部分切除术及胃食管胸内吻合术，其术后处理与食管切除术后的处理相同。

食管平滑肌瘤行黏膜外肿瘤摘除术者，绝大多数术后恢复顺利，无并发症。但是，如果术中损伤了食管黏膜而修补不良或损伤黏膜后未能发现者，或在修补中损伤被遗漏或者不正确的修补。肿瘤被摘除之后，应该仔细地检查黏膜。对于任何出现的穿孔，都应该在对黏膜上方的肌肉层进行缝合前，用优质可吸收4-0缝合线间断缝合，或用其他可吸收的缝合线进行缝合。术后容易并发食管瘘而造成严重后果，患者如在术后出现高热、呼吸困难、脉快、胸腔积液或液气胸，甚至出现中毒性休克和多器官功能衰竭，多提示并发食管瘘，应该立即行食管水溶性造影剂或硫酸钡透视检查，或口服美蓝溶液后观察胸腔引流液情况，如胸管已拔除可进行胸腔穿刺检查，便能早期诊断食管瘘的发生，因食管瘘死亡率较高，达28.5%～71%，必须及时进行处理。食管瘘口小者，经胸腔闭式引流、禁食、营养支持及抗感染，瘘口多能逐渐愈合；食管瘘口大的患者，如果早期发现，患者条件允许，应及时剖胸行瘘口修补术或食管部分切除、胃食管胸内吻合术。

如果肿瘤体积较大，或因其他原因，手术对食管的创伤较大，在术后因局部食管肌层薄弱以及发生瘢痕粘连，可能会发生食管腔狭窄或假性食管憩室。因此，术中应尽可能避免不必要的手术创伤，减少对肿瘤部位食管肌层的手术创伤，仔细修补食管壁的缺损。如患者在术后发生食管瘢痕狭窄而有吞咽困难症状者，需要行食管扩张术。

术后肿瘤复发

不论是否可能，良性平滑肌肿瘤都应该尽可能肿瘤摘除手术。而对于恶性肿瘤，就不能施行同样的手术了，这时因为肿瘤摘除手术之后，极容易复发。对于平滑肌肉瘤，我们需要在肿瘤切除的同时，行部分食道或胃切除术，并重建消化道。

根据临床症状以及外科手术中所见，很难将平滑肌瘤和平滑肌肉瘤区分开。典型的平滑肌瘤

是白色的，有小叶片组成，牢固的位于接触点，很少有坏死。截面上，有明显的毛螺纹和凸起，且肿瘤被一个无血管的纤维膜包裹。相比之下，平滑肌肉瘤是黄褐色的，较平滑肌瘤软（这是因为有出血和坏死），且同周围的肌肉混在一起，不容易察觉。

判断恶性肿瘤的主要标准是将恶性肿瘤切除之后，即刻对肿瘤手术中的组织进行病理检查，会发现许多处于分裂相的细胞，以及肿瘤坏死。

术后胃食管反流

靠近胃食管连接处的平滑肌肿瘤的摘除手术，可能以后会导致严重的胃食管反流。这个问题可能同食道运动受到干扰有关。

胃食管反流，伴随或不伴随滑动性食道裂孔疝，可能同平滑肌瘤一同发生。如果切除肿瘤时对胃食管连接处进行大范围的改动，或者出现了滑动性食道裂孔疝，则肿瘤摘除手术之后需施行抗反流修补手术。

八、疗效

食管良性肿瘤手术切除效果良好，较少有复发和恶变。食管的良性肿瘤与囊肿除了个别病例之外，很少发生恶变。但伴随着肿瘤或囊肿的逐渐生长及体积增大，患者会出现相应的临床症状或体征。食管囊肿或发生溃疡的肿瘤可能会继发感染，而导致严重并发症。因此，临床上一旦检查发现食管的良性肿瘤，诊断明确而无手术禁忌证，包括腔内型、壁间型与黏膜下肿瘤和囊肿，不论患者有无临床症状，都应该进行外科手术治疗，切除肿瘤或囊肿，但对成人的一些瘤体小而无临床症状的食管壁间型良性肿瘤可予以观察，不必急于考虑外科手术治疗。如果在短期内发现肿瘤逐渐增大，患者出现症状，则应考虑手术治疗。以前，有些作者主张对某些食管血管瘤进行放射治疗，现在多数作者认为以手术切除为宜，因为手术效果优于放射治疗。

一般来说，绝大多数食管良性肿瘤与囊肿通过肿瘤摘除术后便能达到治愈的目的，不需要切除病变局部食管壁。食管良性肿瘤与囊肿需要施行食管切除术的病例极少，食管良性肿瘤摘除手术的死亡率在2%以下，近年来已经接近0%。但食管切除术的死亡率较高，有的作者甚至报告达10%以上，平均在1%～2%。

食管良性肿瘤发生恶变者罕见，但其手术疗效满意，预后良好。

（郑如恒）

参考文献

1 邹小农．食管癌流行病学．中华肿瘤防治杂志，2006. 13(18)：1～4

2 Ajani J, Bekaii-Saab T, D'Amico TA, et al. Esophageal Cancer Clinical Practice Guidelines. J Natl Compr Canc Netw, 2006 Apr. 4(4)：328～47

3 Inoue H, Endo M, Takeshita K, et al. Endoscopic resection of early-stage esophageal cancer. Surg Endosc, 1991. 5(2)：59～62

4 Belsey R, Hiebert CA. An exclusive right thoracic approach for cancer of the middle third of the esophagus. Ann Thorac Surg, 1974 Jul. 18(1)：1～15

5 McKeown KC. Total three-stage oesophagectomy for cancer of the oesophagus. Br J Surg, 1976 Apr. 63(4)：259～262

6 Orringer MB, Marshall B, Iannettoni MD. Transhiatal esophagectomy for treatment of benign and malignant esophageal disease. World J Surg, 2001 Feb. 25(2)：196～203

7 Bumm R, H lscher AH, Feussner H, et al. Endodissection of the thoracic esophagus. Technique and clinical results in transhiatal esophagectomy. Ann Surg, 1993 Jul. 218(1)：97～104

8 徐正浪，谭黎杰，王群，等．影像监视经纵隔镜食管癌切除术10例报道．上海医科大学学报，1999. 26：151～152

9 仇德惠，蒋豪．用食管导管施行食管胃、肠吻合术100例报道．上海医科大学学报，1996. 23(2)：114～116

10 于长海，孙玉鹗．经胸食管胃颈部机械吻合在食管癌手术中的应用．中华胸心血管外科杂志，2000. 2

11 黄国俊．食管癌的定期、扩大淋巴结清扫及综合治疗. 中华肿瘤杂志，2003. 2

12 邵令方，高宗人，卫功铨，等．食管癌和贲门癌的外科治疗．中华外科杂志，2001. 1

第4章 贲门疾病及手术

第一节 贲 门 癌

一、疾病概述

1962年，Botha提出，贲门是食管与胃的结合部。在贲门处，食管的鳞柱状上皮结合而形成明显的齿状线或Z线，此线标志着食管黏膜由苍白的鳞状上皮向色泽较为鲜红的腺上皮转化，齿状线一般在贲门水平。在胸外科临床工作中常将发生于食管-胃结合部齿状线（Z线）胃侧2cm以内的腺癌成为贲门癌。

1998年，国际胃癌协会（IGCA）和国际食管疾病协会会议将肿瘤的中心位于贲门附近和远端5cm以内的食管-胃接合部腺癌称为贲门癌。并将其分为3种类型：Ⅰ型肿瘤，指食管远端的腺癌，在GE连接线上1～5cm；Ⅱ型肿瘤（真性贲门癌），指起源于贲门上皮或食管-胃接合部的小片状肠上皮化生区的肿瘤，在GE连接线上1cm至连接线下2cm；Ⅲ型肿瘤，指贲门下腺癌，GE连接线下2～5cm。

我国的贲门癌发病率也很高。邵令方等报道，河南省肿瘤医院在1965—1985年间手术治疗贲门癌1963例，食管癌4163例，二者之比为1∶2.1。贲门癌的病因目前并不明确。一般认为饮酒、吸引是食管鳞癌的重要危险因素，与胃食管反流及食管裂孔疝也可能有一定关系。贲门癌的病理组织学类型有以下几种：

①管状腺癌；

②黏液腺癌；

③乳突状腺癌；

④印戒细胞癌；

⑤腺鳞癌；

⑥鳞癌；

⑦未分化癌；

⑧类癌；

⑨癌肉瘤。

贲门癌的主要组织学类型为腺癌，其中以管状腺癌最为多见。

胃底贲门部的淋巴结有：食管裂孔区淋巴结；食管下段旁淋巴结；后纵隔淋巴结；贲门周围淋巴结；贲门左淋巴结、腹部淋巴结。在贲门癌侵袭到黏膜下层甚至浆膜层时，此部位的淋巴管网与食管的淋巴管相交通，汇集成贲门壁外淋巴管，向下引流到腹腔动脉根部淋巴结、脾动脉周围淋巴结及主动脉旁淋巴结；或向上引流到食管旁淋巴结、肺门淋巴结及气管隆突下淋巴结。Griffin等（1990年）认为贲门癌的胃大弯、胃小弯和贲门旁的转移性淋巴结属于N_1，脾动脉旁，脾动脉周围、胃左动脉旁、脾门、肝总动脉旁和胰上转移性淋巴结属于N_2，而门静脉周围的转移性淋巴结属于N_3。贲门癌经常累及胃左动脉旁淋巴结、贲门旁淋巴结、胃小弯淋巴结，而较少累及纵隔淋巴结。行贲门癌切除术时，在切除肿瘤的基础上，要注意清扫胃底贲门部淋巴结，并分组送病理检查，明确淋巴结转移情况。对于术后TNM分期、预后判断及内科综合治疗有指导意义。

贲门癌的血行转移常见靶器官是肝、肺、骨、脑、肾、肾上腺等。晚期贲门癌可直接向周围浸润，侵及食管裂孔、周围膈肌、胰尾、肝左叶和腹膜后组织，并与这些器官、组织形成“固定”改变。也可沿胃小弯侧浸润生长，形成革囊胃。

贲门癌的临床表现：早期为上腹部不适、食欲不振、剑下隐痛、烧灼感和轻微的吞咽不适。晚期有吞咽困难、上腹部疼痛、消瘦、呕吐黏液、黑便和呕血。与食管癌相比贲门癌患者出现吞咽困难的症状较晚，程度轻。锁骨上淋巴结转移一般左侧较右侧多见，需行淋巴结针吸活检或切开活检明确诊断。锁骨上转移性淋巴结是贲门癌的手术禁忌证。

1. 贲门癌的临床诊断

除了采集病史和体格检查以外，其他影像学技术帮助我们诊断贲门癌。

食管胃X线钡餐造影检查是诊断贲门癌的重要影像学手段之一。可以了解肿瘤的范围和侵袭程度，判定肿瘤切除的可能性，帮助选择合适的术式。贲门癌的主要X线表现为：

①贲门部的正常黏膜皱襞破坏；

②胃底不规则的变形与增厚，胃小弯僵硬或胃小弯出现充盈缺损、龛影、黏膜皱襞破坏、中断或消失；

③贲门部软组织影；

④贲门狭窄与梗阻；

⑤食管下段受累。

贲门癌的CT扫描检查：贲门癌的CT检查对判定肿瘤切除可能性方面有指导意义。CT检查不但可以显示贲门部肿瘤大小、范围，同时对判定以下情况有帮助：

①判定肿瘤向外生长侵袭邻近组织程度；

②胃左动脉旁、贲门旁转移淋巴结情况；

③有无腹腔内胰腺、肝脏受累及肝脏转移；

④有无食管下段受累；

⑤腹水。

如果CT检查发现胃左动脉旁、腹腔动脉旁淋巴结广泛转移，肿瘤侵及膈肌、胰腺、肝脏和脾脏浸润严重呈“固定”状态，则手术切除可能性极小。

2. 贲门癌的内镜诊断

早期贲门癌的内镜下表现为：贲门黏膜局部呈现红色，局部糜烂。中、晚期贲门癌可见贲门部肿块，呈息肉状、结节状或菜花状，局部糜烂或溃疡形成，可有食管下段和（或）贲门部的狭窄。超声内镜对贲门癌浸润深度及局部淋巴结增大的诊断有很大帮助。

二、手术特征

（1）完整切除肿瘤及引流区或局部淋巴结并减少术后癌复发率。

（2）重建消化通道，预防或缓解贲门部梗阻，延长患者生命。

根治性贲门癌切除术切除范围：彻底切除原发肿瘤及周围的组织和器官；广泛清扫局部淋巴结；胃小弯侧切除距肿瘤下极至少5cm，食管上切缘距肿瘤上缘至少5～10cm，保证手术切除标本切缘无癌残留。

三、手术时机

1. 手术指征

一般认为贲门癌患者只要没有手术禁忌证，都应首先选择手术治疗。

2. 禁忌证

严重心肺功能不全患者；已经有远隔脏器转移者；锁骨上发现转移性淋巴结。

四、手术方法

1. 术式介绍

（1）左胸后外侧切口

是手术最常采用的术式。经第7肋间（肋床）或第8肋间（肋床）入胸。

①术式优点：食管下段、胃、脾脏、胰腺、肝左叶在术野暴露清楚。切除贲门肿瘤及清扫纵隔淋巴结均比较方便，而且食管-胃吻合较单纯经腹部切口更方便。可行复合式脏器切除术（脾切除术及胰尾切除术）。患者体位对于改为胸腹联合切口也很方便；

②术式缺点：彻底清扫腹腔动脉旁转移性淋巴结时，因切口原因操作困难；

③经胸贲门癌切除要点：一般无慢支肺气肿、无心肺功能障碍等适应开胸手术患者，癌浸润食管范围较大者（>2cm）必须切除较多的食管，疑食管旁有淋巴转移者。

右侧卧位，取左后外侧切口，自沿第7肋或第

8肋间(肋床)斜切口约25cm,切开皮肤、胸壁各层肌肉、肋间肌及胸膜,可切断或不切断第7后肋或第8后肋及肋间神经血管。避开膈神经切开膈肌,待探查贲门肿物能切除后,游离食管下段、肿瘤。保护胃网膜右动脉、胃右动脉、结肠中动脉、脾动脉、横结肠。切断胃左动脉、胃短动脉、胃网膜左血管。清扫胃左动脉旁淋巴结、贲门旁淋巴结、胃上淋巴结、脾门淋巴结等。切除大网膜。切断下肺韧带到下肺静脉水平下方,钝性游离出食管下段到肿瘤上方5cm以上。清扫食管旁淋巴结和下肺静脉旁淋巴结。根据肿瘤的大小、浸润范围和分期,决定施行近端胃部分切除术或近端胃大部切除术。作者提倡应用圆形吻合器进行食管胃吻合。吻合器口径视食管口径大小具体情况进行选择。在距肿物下方5cm处上2把叩克钳,切断胃小弯(长度在3~4cm左右),在距肿物下方10cm出切断胃大弯(可应用直线形切割缝合器),胃断端大弯侧可行小圆针细线间断内翻浆肌层缝合包埋,也可不用包埋。于肿物上方5cm处上心耳钳,远端切断,贲门及相连组织离体。在心耳钳上方缝荷包线,将吻合器头部(抵钉座)送入食管腔内,收紧并打结荷包线。松开胃小弯侧叩克钳,将吻合器体部经胃小弯侧断端送入胃腔,于预定吻合的胃体部大弯侧旋出钉槽头戳穿胃壁。将钉槽头与吻合器头部(抵钉座)对接后旋转尾端旋钮使预定吻合的食管残端与胃体大弯侧胃壁靠拢、压紧。在预定吻合的组织被压紧到1.5~2mm厚度时停止旋转旋钮,观察吻合周围无其他组织夹入,击发吻合器。反向旋转尾部旋钮,退出吻合器。在胃体与食管残端吻合后重视观察切除的胃壁组织环和食管残端组织环是否完整光滑。将食管残端组织环送病理检查有无癌组织残留。重建食管裂孔,冲洗胸腔,留置胸腔闭式引流,逐层缝合关闭切口。

手工缝合可采用食管胃斜形套叠吻合,残胃大弯侧做3cm宽吻合口,闭合小弯,胃小弯侧向吻合口下方,距胃、食管切缘各1.5cm用4号丝线缝合胃浆肌层和食管肌层3针(3针范围为食管外周1/3)1号丝线全层间断缝合吻合口后壁和前壁,线结扎于吻合口内,以吻合口为中点,前壁中点距吻合口下4cm之胃大弯侧用4号丝线缝于吻合口上4cm之食管肌层及少许纵隔胸膜,同方法于吻合口两侧等距2cm两侧与前壁中点间等距3cm再各缝合1针,共5针,逐一收紧缝线,完成食管胃斜形套叠吻合,小弯最低点套入1cm,大弯侧最高点套入4cm呈“斜形”。

(2)左胸腹联合切口

①术式优点:增加下胸部和上腹部的暴露,容易彻底切除肿瘤。对于全胃切除和复合式脏器切除显露满意。可供更广泛的清扫纵隔淋巴结,尤其是腹腔动脉旁淋巴结和食管旁淋巴结;

②术式缺点:手术创伤比较大,影响术后的康复;

③经胸腹联合切口手术操作要点:平卧位,左侧垫高30°~45°;首先取上腹部正中切口,探查贲门部肿瘤可以切除者可先进行腹部游离、清扫。清扫淋巴结要彻底,在去除淋巴结操作上要将淋巴结及周围组织整块切除。而不是将淋巴结逐个切除。要连同受累脏器整块切除,而不是将癌肿从受累脏器分离。将胃连同淋巴结,受累脏器整块行网膜囊外切除。在腹部操作完毕,可经第7、第8肋间,打断肋弓,行胸腹联合切口。全胃切除术后消化道重建方式,多采用食管-空肠Roux-en-y吻合术,使用吻合器进行手术操作简便,吻合可靠,节省时间。

有学者认为至今大部分贲门癌还是单纯经胸而施行近端胃的姑息切除,由于受到切口的限制,这部分患者转移淋巴结得不到彻底廓清,受累脏器切除困难。因此,不仅手术达不到根治性,而且手术切除率低,造成贲门癌患者5年生存率极低的后果。贲门癌应采用左侧胸腹联合切口,这种切口不仅可以切除足够的病变范围,而且可以更为彻底的清扫腹腔和纵膈淋巴结。根据肿瘤的部位和浸润深度等所提示的区域淋巴结,施行标准的淋巴结廓清是必要的。还有学者认为近端胃切除术后反流性食管炎多见,疼痛症状较明显,且多数需再次行手术治疗。根治性近端胃切除在贲门癌时的应用仅限于肿瘤未侵及胃壁浆膜,食管下段,瘤体直径<4cm时。也有学者认为除了胃上部早期癌和局限性癌除直径2~3cm以内,无淋巴结转移或仅有第1站淋巴结转移,可行贲门侧近端胃切除外,其余的均应行全胃切除。

多数胃底贲门癌患者就诊时已属中、晚期。肿瘤大小常超过 3cm，并侵及肌层以外，行全胃切除能更好地清扫淋巴结，并使胃的切除范围达到距癌边缘 5cm 以上。经胸腹联合切口，不仅能满足上述要求，切除受累脏器方便，更能保证切除足够的食管及清扫胸下部食管旁淋巴结及横膈淋巴结。所以，除非有确切的检查证明所接诊的胃底贲门癌为早期癌，或浸润不超过肌层以外，幽门上下淋巴结、右侧大弯淋巴结无转移的病例可行近端胃切除外，其余病例应行全胃切除，并进行系统的淋巴结清扫。

(3)经食管裂孔切口

①术式优点：适合于合并心肺功能不全的高龄贲门癌患者。降低术后并发症的发生率和手术死亡率。术后恢复快；

②术式缺点：纵隔内淋巴结清除较开胸术式困难。食管下段切除范围较开胸术式少，食管胃或食管空肠吻合较开胸术式困难；

③操作要点：上腹部正中切口入腹腔，探查肿物能切除后围绕食管裂孔做膈肌切口切开膈肌，由腹腔向上方分离食管下段并切除贲门旁膈肌。清扫腹腔淋巴结及向上分离纵隔胸膜清扫纵隔内淋巴结。在肿瘤上 2cm 以上横断食管，行食管-空肠 Roux-en-y 吻合术，完成消化道的重建。

(4)经上腹部切口

经腹贲门癌切除的指征为食管下端受累不超过 2cm。

①术式优点：适合于合并心肺功能不全无法耐受开胸手术的高龄贲门癌患者。降低术后并发症(因开胸而发生呼吸衰竭、心肌梗死、脓胸、乳糜胸等)的发生率和手术死亡率。术后恢复快。若术中发现病变累及食管下段时，也很容易改成胸腹联合切口；

②术式缺点：食管下段显露较开胸术式差，上切缘距肿瘤较近，食管残端癌组织残留率高，切除长度不满意，吻合操作也较困难；

有些学者认为经胸骨上腹正中切口，不进胸腔，能比较充分地显露术野，从膈肌食管裂孔处可顺利游离食管下段并拉下 5～6cm，加上吻合器的临床使用，比较方便地进行重建的操作，腹腔内清扫也比较容易进行。经腹手术患者由于创伤面积小，出血少，减少输血并发症，利于患者术后康复。

③经腹贲门癌切除的要点：经腹切除贲门癌，不发生食管下段癌残留，是贲门癌根治术的重要关键。常规经上腹部正中扩大切口入腹腔探查以明确病变范围。常规游离胃体，保留胃右及网膜右血管，切除大网膜，清扫胃周围淋巴结，切开食管贲门腹膜反折，结扎食管下段营养血管，切断迷走神经，通常食管可以向下游离 10cm 左右。左膈肌脚有时被癌浸润，如被浸润可切除部分左膈肌脚，切开食道裂孔膈肌，扩大后纵隔，可清除食管旁淋巴结和切除足够食管长度，同时可彻底清除腹腔转移淋巴结并可联合切除转移癌，达到根治效果。而且无开胸并发症。

全胃切除改用空肠代胃吻合术，方法之一：封闭十二指肠残端，将距屈氏韧带 45cm 处之空肠提起，空肠近端侧段转到前面与食管下段做端侧吻合，然后离此吻合口约 10～20cm 处做一个吻合口行空肠近侧段与远侧段做侧侧吻合，此吻合口大小为 10cm 左右，把胃管送入距屈式韧带空肠之内，硅胶管末端带糖球送入远段空肠吻合口之下，作为以后鼻腔肠道内给营养用。食管空肠吻合也可不做空肠输入攀与输出攀之间的侧侧吻合术。

方法之二：食管-空肠 Roux-en-y 吻合术。在空肠系膜较短时，多采用此方法。剪开近端空肠系膜，保留一支较粗的空肠系膜血管弓作为供养血管。在距 Treitz 韧带约 15～20cm 处切断近端空肠，缝闭断端。经结肠后将远端空肠提入胸腔行食管空肠端侧吻合。空肠近侧断端与空肠远段行端侧吻合。两个吻合口之间距离＞30cm。此方法与食管空肠端端吻合术相比可以降低吻合口瘘及吻合口狭窄的发生率。

方法之三：距屈氏韧带 20cm 处，切取空肠 40cm，连同相应的系膜及血管，肠系膜带有两个动、静脉血管弓，以确保有足够的动脉供血及静脉回流，张力不宜大，将此段空肠通过结肠后方提至胸腔，近端空肠与食道吻合，远端空肠与十二指肠吻合，并将预先经鼻腔插入的胃管和硅胶管从吻合上端拖出，在硅胶管的末端绑上一个糖球做诱导送至空肠远端入十二指肠吻合之下，然后分别行幽门成形术和空肠端端吻合术。

(5)经腹、颈部切口

①手术优点：高龄，心肺功能差难以耐受开胸手术着；胸廓畸形或因肺内疾病不能行开胸手术的；早期贲门癌食管下段受累＜2cm；

②手术缺点：纵隔转移性淋巴结很难完整清除；

经腹、颈部切口可以施行非开胸贲门癌切除，食管拔脱、食管胃颈部吻合术。此术式应严格掌握适应证，目前临床较少采用。

③肠内营养：配合以上术式均可应用留置硅胶管经鼻腔肠道内给营养，流质滴入每次300～400mL每日共约1500～2000mL，不仅减少静脉输液，减轻经济开支，而且有利体力恢复，有利吻合口愈合，预防吻合瘘，提高治愈率。

五、手术方法评估

作者认为，贲门癌的治疗主要是切除肿瘤，清扫淋巴结，重建消化道。经左胸后外侧切口几乎都能完成这些要求。同时对于个别腹腔淋巴结清扫困难的，可以改为胸腹联合切口。作者不提倡不经胸的切口方式，因为食管下端癌残留是贲门癌5年生存率低的一个重要原因。经腹切口切除贲门肿物上方5cm以上长度的食管并且清除下纵隔内淋巴结还是有困难的。

六、手术方法选择

术式应满足以下条件：手术安全，创伤小；术中尽量减少体位变化；术野清晰，便于消化道重建；在手术无法切除肿瘤时应能够进行转流手术；应清晰显露贲门及食管下段便于手术操作。

贲门癌无论经胸和经腹手术治疗，一个重要因素是手术方案设计是否合理，一个合理手术方案的设计应具备4个条件：

(1)患者自身条件是手术安全的基础。

(2)病期早晚是设计手术方案的依据。

(3)肿瘤自身生物学行为是进行个体化治疗的关键。

(4)医生及设备条件是贲门癌手术得以实施的条件。在确保手术彻底性的原则下，也要重视手术并发症的预防和患者的生存质量。经胸手术能保证切除食管长度，一般在5cm以上，同时可清除胸下段食管旁淋巴组织，近切缘无癌浸润。经腹切口手术病例要选择适应证，适应于高龄患者常合并多种疾病，如心肺功能不全，高血压，慢性支气管炎，肺气肿，前列腺增生等不适宜或禁忌开胸手术者。

七、术后观察及并发症的处理

术后常见并发症：

1. 胃(肠)胸内吻合口瘘

国内报道发生率在2.9%～3.7%，死亡率在40%～50%左右。产生的原因有：食管下段游离过长导致血运差；吻合技术问题；患者营养状态差，糖尿病控制不得当。临床表现为高热，脉快，胸痛，呼吸困难等。美蓝液经口服后进入胸膜腔。治疗：禁食水，留置胃肠减压，留置或通畅胸腔闭式引流，抗感染，全身支持治疗。

2. 吻合口狭窄

术后远期并发症，临床表现为腹胀，进食哽咽感，吞咽困难。治疗：可行内镜下狭窄段扩张。预防：术中吻合口不应过小。

3. 脓胸

临床表现为发热，胸闷，呼吸困难。胸膜腔穿刺或胸腔闭式引流管引出脓性物。治疗：通畅引流，根据细菌培养及药敏选用抗生素。

4. 肺内感染

临床表现为发热，咳嗽，咯痰(白痰或黄痰)。严重者可以呼吸困难、发绀。治疗：抗感染；雾化吸入，鼓励患者咯痰或吸痰(包括纤维支气管镜吸痰)；对呼吸困难的患者要监测血气分析。

八、疗效判定及处理

R. Jasmine(1995年)等对125例贲门癌患者进行Cox回归分析得出结论，贲门癌术后的生存率与术后癌残留和肿瘤的浸润深度有关，而与淋巴结受累数、切除范围、年龄、lauren分型、淋巴结切除数无关。务森等对263例贲门癌预后进行多因素分析得出性别、浸润深度、淋巴结受累程度是影响术后生存的预后因子。据国内外文献报道，贲门癌的外科手术治疗效果较食管癌差。国内贲门癌的手术切除率在73.3%～82.1%，5年生存率在18.8%～19.2%。贲门癌的手术切除后5年生存率为食管癌的手术切除后5年生存率为

26.4%～47.1%。国外甚至有文献认为贲门癌的预后很差，贲门癌手术治疗疗效值得怀疑。

第二节　贲门失弛缓症

一、疾病概述

贲门失弛缓症（achalasia of cardia）是原因不明的一种原发性食管运动性障碍性疾病，以食管体部正常蠕动消失、下食管括约肌（lower esophagealsphincter，LES）张力增高及下食管括约肌松弛不良为特征。根据本病在X线上的解剖学改变又被称为巨食管症或贲门痉挛。临床表现为吞咽困难、餐后返食。病史多长达数年，患者渐出现营养不良和生活质量下降，后期可伴有反流，引起烧灼感和胸痛、误吸等。

1937年，Landrum指出这种功能性的食管梗阻是由于下食管括约肌的不完全松弛引起，命名为贲门失弛缓症。贲门失弛缓症的男女发病患者数相等，一般在成年发病，常见于25～60岁。贲门失弛缓症神经解剖学的变化包括肌间神经丛神经节细胞的损伤、减少，迷走神经的退化，迷走神经背侧运动神经核的变形、退化。神经源性学说认为贲门失弛缓症不是下食管括约肌本身的病变，而是支配下食管括约肌的肌间神经丛中松弛下食管括约肌的抑制性神经减少或缺乏引起。

其诊断主要依靠病史、食管X线钡餐造影和食管动力学监测。

目前的治疗包括药物治疗、气囊扩张、内镜下注射肉毒杆菌毒素、传统的开放式肌切开术和微创肌切开术等。其中有效的药物如Ca^{2+}拮抗剂、硝酸盐类制剂及胆碱能阻滞剂等，都能降低下食管括约肌压力（LESP），用药后可使原基础压力降低28%～63%。但因维持时间较短及药物副反应，单独使用临床疗效并不令人满意。球囊扩张术是目前报道较多的非手术治疗贲门失弛缓症最有效的方法。通过球囊扩张使得LES发生部分撕裂，解除远端梗阻，缓解临床症状。近期疗效确切，有效率60%～85%。但并发症发生率较高，穿孔发生率达2%～3%，且耐受性差。发生食管穿孔后一般需行手术修补，因此仅宜在能开展胸外科手术的医院内完成。肉毒杆菌毒素是肉毒梭状芽胞杆菌的一种产物，可通过阻止神经末梢乙酰胆碱的释放而引起突触前神经肌肉阻滞，由此产生肌肉的化学去神经，从而引起LES松弛。肉毒碱根据其血清学上的差异分为7型，各型作用略有不同，目前只有A型应用于临床。Pasricha等最先于1993年将肉毒碱注射疗法应用于临床。Prakash等报道用肉毒碱治疗后3～6个月，约50%～65%患者症状缓解，初次治疗后疗效持续平均为8～10个月，复发后再注射的患者大约有60%再次缓解，且缓解持续时间与初次治疗无差别。

贲门失弛缓症的外科手术治疗始于19世纪末，Jeffe于1897年对扩张食管的多余部分进行切除缝合。1913年，Heller应用食管贲门部黏膜外肌层切开手术。以后又在Heller术的基础上附加防止胃食管反流等改良方法。Heller术至今仍是一种操作简单、安全可靠、疗效较满意的方法。随着内镜技术、器械的发展和广泛应用，胸腔镜或腹腔镜下施行Heller术和加以抗反流胃底折叠术也运用到治疗贲门失弛缓症的手术治疗中。这种微创手术的特点是创伤小，术后恢复快，术后食管胃反流发生率低。同时为无法耐受开胸或开腹手术治疗的患者成为手术适应证提供了机会，是贲门失弛缓症手术治疗的新的发展方向。

二、手术特征

Heller肌层切开术是迄今治疗贲门失弛缓症的标准手术。85%～90%的患者症状可以长期缓解。关于手术入路，经胸操作方便，便于食管肌层充分切开。单纯的Heller手术简单，近期疗效好，但肌层切开后黏膜膨出裸露使局部结构薄弱，容易形成憩室或瘘，部分患者有因瘢痕或纤维化导致再狭窄的可能。

三、手术时机

1. 手术指征

（1）重症失弛缓症伴有食管扩张和大量食物潴留。

（2）小儿贲门失弛缓症。

（3）既往的扩张治疗失败或在扩张技术上有

困难病例。

(4)并存膈肌裂孔疝或膈上膨出型憩室。

(5)反复出现吸入性肺炎者。

(6)以往有食管贲门部手术肌层切开史者。

(7)怀疑存在癌变者。

2. 禁忌证

严重心肺功能不全患者;合并晚期食管癌者。

3. 术前准备及术后处理

术前要冲洗食管 2～3 天,每天 1～2 次,以清洁食管和减轻食管黏膜水肿。术前 3 天进流质食物,术前留置胃肠减压管。术前是否应用抗生素视具体情况处理。对肺纹理增粗和有误吸的患者术前给予静脉抗炎及雾化吸入治疗。

四、手术方法

术式介绍如下。

(1)经胸 Heller 肌层切开手术

采用左胸后外侧切口,经第 7 肋或第 8 肋间进胸,开胸后切开肺下韧带,打开纵隔胸膜。将肺向前上牵拉。游离出食管下段并用布带牵引,注意保护迷走神经。向上轻提拉食管,将贲门拉入胸腔。沿食管纵轴切开食管肌层及胃底前壁浆肌层,上至狭窄部上方 5～6cm,向两侧钝性游离分离食管肌层与黏膜下层间隙至管腔周径的 1/2～2/3,并注意彻底切断黏膜外横行的细小肌纤维,使黏膜完全膨出使黏膜充分膨出,下方至胃底前壁 1～1.5cm,下端不要超过贲门过长,以减少术后胃食管反流的发生率。在贲门部有几条横过胃壁的小静脉可作为贲门水平的标志,肌层切开不要超过此水平 1cm。如切开超过 2cm,反流率达 100%,这可能是因为手术切断胃壁上的维持贲门关闭能力的套索纤维引起。剪除食管多余的肌层和胃底前壁浆肌层。保证食管的环形肌及限制黏膜膨出的纤维束全部切断。经胃管内注气,检查黏膜有无破损,若有破损则用细丝线缝补。

抗反流的术式分为 3 种方式:

抗反流主要有全胃底折叠术、部分胃底折叠术和贲门固定术 3 种。其中部分胃底折叠术具备了疗效满意,操作简单,便于掌握的优点。因此,部分胃底折叠配合 Heller 手术已成较理想的术式。而最常用的部分胃底折叠术有 Lortat-Jacob、Dor、Toupet 3 种,Lortat-Jacob 术式是将胃底部与食管壁切口的左缘缝合,Toupet 术式是将胃底部经食管后方绕过与食管壁切口的左、右缘缝合,Dor 术式是将胃底部经食管前方覆盖食管切口的黏膜分别与食管壁切口的左、右缘缝合。在应用上我们应注意根据各自的特点进行选择:对于发生黏膜破损者,采用 Dor 术式将胃底覆盖于黏膜上,既起到有效的保护作用,又防止术后发生穿孔。对术前合并反流性食管炎的患者,采用 Toupet 术式将贲门开口置于胃的最前面,有如“茶壶嘴”原理,加强了贲门的关闭能力。对不伴有任何并发症的患者,采用 Lortat-Jacob 术式,使 His 角锐化与食管和胃之间的黏膜皱襞延长,增加了食管腹段的长度,有效防止了胃食管反流的产生。同时由于胃底部的回牵作用,尚可防止食管壁切口的闭合。

推荐使用 Dor 术式进行抗反流。此术式优点:

①覆盖食管黏膜,防止黏膜过度膨胀或穿孔,术中不慎剥破黏膜,修补后因有肌层覆盖,可保护创面,不会形成感染及脓胸;

②保持食管贲门肌层适当收缩性,减少胃液反流,防止切开肌层两侧缘自身再愈合致术后再狭窄;

③可使食管和胃黏膜形成的皱襞增长,黏膜面向腔内突出折叠可起活瓣样作用,可预防胃液反流;

④操作简单,损伤少,不改变解剖结构。术后复发、狭窄机会明显减少。

经胸食管肌层切开术在暴露贲门,切开及充分剥离肌层比较容易,黏膜不易损伤;另外,膈肌裂孔不损伤,可防止术后膈疝的发生。对于食管下段肌层切开术治疗贲门失弛缓症的手术入路及是否需要附加抗反流手术目前存在一些争论。腹部入路破坏贲门结构,术后胃食管反流的发生率高于经胸组,故目前经腹食管下段肌层切开术多需附加抗反流手术。经胸不附加抗反流的改良 Heller 术与经腹贲门肌层切开附加 Nissen 手术的长期疗效没有差别。另外,有文献报道胃食管反流与胃壁肌层切开长度有关,应不超过 1～1.5cm,而超过 2cm 则术后反流率为 100%。

(2)胸腔镜手术

手术方法如下。

采用双腔气管插管全麻。常规消毒铺巾。患者取右侧卧位，头侧略抬高，右侧卧位20°前倾，使纵隔靠重力作用移向前下方，扩大食管下三角的手术野。右肺通气，左肺完全萎陷后。经左侧入胸。取腋后线第7肋或第8肋间为镜头入口，置入胸腔镜。再分别于左侧腋中线第7肋间，腋前线第5肋间及肩胛下角线第9肋间置入操作器械。用电钩游离下肺韧带至下肺静脉处，将肺组织牵向前上方。切开纵隔胸膜，内镜拉钩于食管三角掏出食管，穿过食管带分别从前后两操作孔引出，两端各用血管钳固定并向外牵引。以5爪拉钩向下推压膈肌显露贲门。电钩分离食管下段纵行肌，纵行切开食管环形肌层和胃食管交接部直达黏膜下层，术中注意保护迷走神经及食管黏膜避免损伤。其中最关键的步骤是要切开食管下段和胃底之间交界的环形肌。切开长度由贲门上方食管长5～6cm至贲门下1cm。下端不要超过贲门过长，以减少术后胃食管反流的发生率。在贲门部有几条横过胃壁的小静脉可作为贲门水平的标志，肌层切开不要超过此水平1cm。钝头吸引器向两侧分离食管肌层，范围是食管周径的1/2～2/3，使食管黏膜膨出。这时可以看到黏膜由肌层切口膨出。注意要彻底切断食管的环形肌和限制黏膜膨出的纤维束带。术中置入纤维胃镜，了解食管下端及贲门通畅情况并指导肌层切开范围。同时观察食管腔内黏膜是否光滑完整，有无破损及出血。肌层切开游离完成后，胸腔内注入无菌生理盐水200mL左右，使整个食管下段的黏膜泡在盐水中。经胃镜食管内充气。仔细检查黏膜有无破损。也可通过注入美兰观察黏膜情况。如发现食管黏膜破裂，用3-0丝线缝合破口。修补完成后须再次应用纤维食管镜检查修补情况。术中如遇显露不良、操作困难等可加小切口或中转开胸。术后留置胸管引流。胸腔镜辅助Heller肌层切开术较传统的开胸手术比较具有手术时间短、出血少、恢复快的优点，但需要外科医生具有较高的手术技巧。Kesler等认为胸腔镜辅助下的肌层切开术疗效确切。术后并发症少。少数病例未能完全切开肌层或纵向长度不足是术后症状缓解不良的重要原因。因此，确保贲门上6cm至贲门下1cm全段食管胃底肌层完全切开，使黏膜充分膨出是手术成功的关键。对于术中同时应用胃镜帮助暴露，可以减少黏膜损伤机会。但是对于在适当的体位下，再加胃管引导即使没有胃镜也可顺利进行操作。对于是否进行抗反流手术还存在不同的观点。从理论上讲，由于贲门括约肌切开将增加胃食管反流机会，所以有人主张同期行胃底折叠术。Ellis等认为经电视胸腔镜行食管下段肌层切开术手术操作简单，手术不破坏贲门抗反流结构(如胃膈韧带)，因胃食管反流而导致的手术失败率为5%，故不建议常规进行抗反流术。对此目前尚无定论。

电视胸腔镜食管下段肌层切开术已成为手术治疗贲门失弛缓症的主要手术方式之一。贲门失弛缓症除有全麻手术禁忌证，及不能耐受单肺通气患者，或疑有恶变患者外均为本手术适应证。左侧胸腔曾有胸膜炎病史或左侧开胸病史患者不适合行胸腔镜食管肌层切开术。食管肌层切开术有经胸和经腹2种途径。

(3)腹腔镜手术

体位、穿刺孔点及器械全身麻醉后，患者平卧取头高脚低30°位，呈反Tredenberg体位，双下肢分开固定。主刀者位于患者两腿之间，助手和扶镜手分别位于患者左右两侧。共5个穿刺孔，其中脐上1cm为腹腔镜观察孔，置入30°腹腔镜。左锁骨中线肋缘下方3cm为主操作孔，置入超声刀或持针器。右侧相对应处为副操作孔，置入抓钳。另于左腋前线脐水平及剑突下右侧3cm处做穿刺孔置入抓钳与五爪钳分别牵拉胃壁和肝脏。进腹后先用超声刀分离胃食管连接处小网膜，分离右侧膈肌脚表面的腹膜和膈食管韧带以及左膈肌脚表面的腹膜，直视下分离食管后间隙，钝性分离食管远端及贲门周围，游离胃底，注意保护迷走神经主干。打开部分膈肌脚，向上游离食管直至扩张部分，全长约8cm。用超声刀从食管贲门连接处先向上纵行切开食管下段肌层，全长约7cm，使食管全程黏膜膨出，再向贲门下方切开约1cm。从胃管注气检查见贲门食道黏膜有无破损及渗漏。随后将左侧胃底沿食管后方拉至右侧行部分胃底折叠术(Toupet，270°)，包绕食管下段2/3周径，将胃底缝合固定于两侧切开的食管浆肌层。经腹行改良 Heller 手术破坏了膈食管韧带，使食管抗胃反流的屏障受损，导致术后容易发生胃食管反流性疾病，故经腹行食管贲门括约肌切开术需要加做抗反流手术(Dor 或 Toupet 术)。

五、手术方法评估

电视内镜手术较开放式手术使患者的痛苦减少，缩短住院时间，减少损伤，降低医疗费用。而且切口更美观，更容易被患者接受。

对比胸腔镜和腹腔镜治疗贲门失弛缓症，腹腔镜的操作较胸腔镜更为容易。这是因为腹腔镜的器械长轴与食管的长轴方向一致。腹腔镜更容易于对远端食管和近端胃进行操作。腹腔镜下形胃底折叠术采取的食管裂孔切开可以很好地暴露胃食管联合和胸段下 2/3 的食管。可以清除地看清食管的环形肌。保证确切地切开食管下段的高压带。

六、手术方法选择

贲门失弛缓症的传统手术径路有经胸和经腹两种，各有优缺点。经胸径路显露食管充分，切开和剥离食管肌层比较容易，损伤黏膜的几率小。但经胸径路切口长，损伤大，对患者呼吸、循环系统功能影响较大。经腹径路不进胸，损伤相对较小，无需单肺通气，对麻醉的要求较低，对呼吸、循环系统功能干扰小。但食管显露受限，食管肌层切开不够长。经胸腔镜或腹腔镜的手术创伤小、恢复快。

近年来，胸腔镜或腹腔镜辅助下的 Heller 肌层切开术渐成为首选治疗方法。

七、术后观察及并发症的处理

术后观察注意事项：

严密观察生命体征；保持胃管通畅；禁用引起恶心、呕吐的药物。

对于胃、食管黏膜术中没有损伤的可在术后 2～3 天拔除胃肠减压管。待肠蠕动恢复后正常进食。对于术中损伤胃、食管黏膜的可在排气后拔出胃管，肠蠕动恢复后，术后 7 天进食。进软食 1 个月。

术后常见并发症：

1. 食管或贲门部黏膜穿孔

术中损伤食管或贲门部胃黏膜，术后剧烈呕吐均可导致黏膜穿孔。术中需胃管充气测试黏膜是否损伤、穿孔。如术中发现则及时修补黏膜。术后 24 小时内发现可以手术修补，否则只能进行胸腔或腹腔引流术，待黏膜自行愈合。

2. 胃食管反流性疾病

据统计经腹行肌切开术后不做抗反流手术，术后食管内 pH 值异常率为 35%，而加做抗反流手术，pH 值异常率为 12.6%。术中注意贲门部肌层切开不容易过长，同时要保证抗反流的手术的成功。

3. 吞咽困难症状复发

食管及贲门部肌层切开不完全。仍有部分环形肌或环形纤维束没有完全切断。或是食管黏膜游离范围不足食管周径的 1/2，食管黏膜没有充分膨出，切开的食管两侧肌层再次粘连愈合。

八、疗效判定及处理

贲门失弛缓症手术后的疗效评定比较困难。主要根据患者的自觉症状可以进行分级：

1. 良好

顺利进食，恢复正常工作、生活，没有症状。

2. 好转

偶有吞咽困难，平时无症状。

3. 进步

吞咽困难较术前改善，进食后有胸闷，胸骨后烧灼感。

4. 加重

即往症状不缓解或加重，出现新的症状。

贲门失弛缓症手术后的总体疗效令人满意，平均改善率可达 90%左右。但是仍有 10%左右的患者症状不缓解或存在某些并发症。对于手术失败的病例仍可再次手术治疗，但是二次手术损伤食管、贲门部黏膜的机会明显增加。

（石文君）

参 考 文 献

1 R. Jasmine Jakl. Prognostic factors in adenocarcinoma

of the cardia [J]. Am J Surg, 1995. 169(5): 316

2 Damhuis R A M, Tilanus HW. The influence of age on resection rates and postoperative mortality in 2773 patientswith gastric cancer [J]. Euro J Cancer, 1995. 31 (6): 928～931

3 许广熙,张爱平 . 2675 例贲门癌手术治疗疗效分析[J]. 陕西肿瘤医学,2002. 1(4),254～255

4 王舒宝 . 胃癌外科治疗方案应根患者条件选择 . 中国实用外科杂志,2001. 21:390

5 曾昭时,席时富,李少坤,等 . 贲门癌经腹根治 85 例体会 . 实用外科杂志,1990. 10:147

6 徐光炜主编 . 胃癌 . 第 1 版 . 北京:人民卫生出版社,1987. 229

7 蒋锡初,辛定一,游庆军,等 . 经腹贲门癌切除,纵隔内器械吻合术在高危手术患者的临床应用 . 临床肿瘤学杂志,2002. 7:194

8 刘东举,黄棉生,黄文河,等 . 经腹食管裂孔切开行贲门癌根治术 . 中国实用外科杂志,2002. 22:435

9 赵龙拴,荀建军,张谢夫,等 . 胃底再造术治疗贲门癌 312 例体会 . 中国实用外科杂志,1997. 17:622

10 务森,张熙曾 . 贲门癌预后多因素分析和术式对比研究[J]. 中华肿瘤杂志,1997. 19(5):395～397

11 许广熙,张爱平 . 2675 例贲门癌手术治疗疗效分析[J]. 陕西肿瘤医学,2002. 1(4),254～255

12 张文范 . 胃癌[M]. 上海:上海科学技术出版社,1987. 268

13 黄昌明,张祥福,卢辉山,等 . 全胃切除术治疗胃底贲门癌的远期疗效[J]. 中华外科杂志,2003. 41:729～731

14 黄筵庭,王正康 . 腹部外科新手术[M]. 北京:北京医科大学协和医科大学联合出版社,1996. 17～26

15 张效公 . 食管贲门外科学[M]. 北京:中国协合医科大学出版社,2004

16 黄国俊,吴英恺主编 . 食管癌和贲门癌 . 上海:上海科学技术出版社,1990. 183～227

17 李凌,潘帼俐 . 贲门癌的病理学 . 黄国俊,吴英恺主编 . 食管癌和贲门癌 . 上海:上海科学技术出版社,1990. 90～108

18 张汝刚,方德康,张大为 . 贲门癌的外科治疗结果(附 1832 例分析). 中华肿瘤杂志,1998. 1:140

19 张大为 . 食管癌和贲门癌的纤维食管镜检查 . 黄国俊,吴英恺主编 . 食管癌和贲门癌 . 上海:上海科学技术出版社,1990. 172～181

20 徐乐天,李泽坚,张建希,等 . 经胸全胃切除治疗贲门胃底癌 . 中华外科杂志,1992. 30:44

21 徐恩斌,白厚喜,张忠兵 . 贲门失弛缓症的病因病机研究概况 . 实用医药杂志,2005. 22(11):1025～1026

22 梁波 . 贲门失弛缓症的研究进展 . 海南医学,2005. 16

23 王献增,高文俊,付金书,等 . Heller 术附加胃底前壁黏膜折叠覆盖治疗贲门失弛缓症 . 中国胸心血管外科杂志 . 2005. 12(4):295～296

24 Jara FM, Toledo-Peryra LH, Lewis JW, et al. Long term results of esophagomyotomy for achalasia of esophagus. J Arch Surg, 1979. 114:935

25 李建业,蒋俭,魏博,等 . 经腹 Heller 手术治疗贲门失弛缓症的远期疗效 . 中华胸心血管外科杂志,2005. (21)3:149～151

26 董建敏,夏永兴,罗军 . 食管胃肌层纵切横缝治疗贲门失弛缓症 . 中华胃肠外科杂志,2003. 6(4):254

27 Richard J. Achalasia: Thoracoscopic and laparoscopic myotomy. In: F. Griffith Pearson eds. Thoracic Surgery. 2nd edn. Health Science Asia, Elsevier Science, 2002. 8:569～576

28 Kesler KA, Tarvin SE, Brooks JA, et al. Thoracoscopy-assisted Heller myotomy for the treatment of achalasia: results of a minimally invasive technique. J Ann Thorac Surg, 2004. 77(2): 385～391; discussion 391～392

29 黄宇清,李小刚,刘军,等 . 电视胸腔镜食管下段肌层切开术(改良 Heller 术)治疗贲门失弛缓症(附 21 例报告). 中国微创外科杂志,2005. 5(8):611～613

30 李辉 . 贲门失弛缓症 . 见:邵令方,王其彰主编 . 新编食管外科学 . 石家庄:河北科学技术出版社,2002. 237～287

31 王俊,刘军,李剑锋,等 . 食管良性疾病的胸腔镜手术. 中华胸心血管外科杂志,2001. 17(3):149～151

32 周允中 . 贲门失弛缓症 . 见:顾恺时主编 . 胸心外科手术学 . 上海:上海科学技术出版社,2003. 916～925

33 Ellis F. H. Jr Oesophagomyotomy for achalasia: a 22-year experience. Br J Surg, 1993. 80: 882～885

34 何建行 . 微创胸外科手术与图谱 . 广州:广东科学技术出版社,2005. 337～344

第5章 肺疾病及手术

第一节 肺的外科解剖

一、肺的分叶和肺裂

1. 左肺

左肺位于纵隔左侧，较狭长。左肺只有一个肺裂即斜裂，起始于第三四肋间后部，向下向前终止于第6肋或第7肋骨肋软骨结合处。斜裂把左肺分为上、下两叶。

2. 右肺

右肺较左肺为大，分上、中、下三叶。右肺通常有两个肺裂，斜裂把下叶和上叶、中叶分开，水平裂把上叶和中叶分开。斜裂于肺后缘起始于第5肋或第5肋间水平，大约沿第6肋走行方向向下、向前，终止于横膈第6肋骨肋软骨结合部。水平裂起始于斜裂的第6肋骨腋中线水平，向前行终止于第6肋骨肋软骨结合处。

3. 肺裂的变异

肺裂的变异时常发生，通常是部分或全部发育不全，有时也有附加肺裂出现，并因此出现所谓的附加肺叶。偶尔这样的肺裂在胸部X片上成一线样，附加叶的透亮度低于临近肺组织。通常的附加叶是在后部、下部，或者出现左肺中叶、奇叶，其中奇叶是由特定的支气管肺段组成的。奇叶实际上并不是一个真正的附加叶，因为它常常是由右上叶的一个或两个肺段（后段或尖段）组成的。肺裂是由奇叶的异常静脉回路和壁、脏两层胸膜的系膜组成。在X光片上，奇叶的肺裂就像是纵隔右侧的一个倒转的逗号。这种奇叶的异常在解剖学或者X光片的发生率通常是0.5%～1%。

二、支气管肺段

支气管肺段简称为肺段，是肺段支气管及其分布区域肺组织的总称。左肺和右肺的每一叶又分为不同的肺段，两肺总共有18个肺段，左边8个，右边10个。最初由于个人观察方法的不同，欧洲和北美对于各肺段有不同的命名方法。1993年，Sealy等人就这一主题进行了精彩的综述。常用的肺段分法见表5-1。

表5-1 肺的肺段划分

右肺		左肺	
上叶		上叶	
尖段	1	尖后段	1+3
前段	2	前段	2
后段	3	上舌段	4
		下舌段	5
中叶			
内侧段	4		
外侧段	5		
下叶		下叶	
背段	6	背段	6
内基底段	7	前内基底段	7+8
前基底段	8	外基底段	9
外基底段	9	后基底段	10
后基底段	10		

各肺段部位都相对固定，其间以结缔组织和段间静脉等分割，进行肺段切除时，段间静脉常作为寻找段间界限的标志。

三、支气管树

气管在第 4 胸椎水平分为左、右主支气管。右主支气管较左主支气管于粗短陡直，支气管异物吸入更容易发生在右侧。

1. 右支气管树

右主支气管长度大约 1.2cm，与气管长径夹角为 25°～30°。上叶支气管长度大约 1cm，然后分为尖、前、后 3 个肺段支气管至相应的肺段。3 个段支气管可以是简单的三角分叉或者是不同的段支气管的组合，然后段支气管分为更多的亚段支气管。

右主支气管分出上叶支气管之后的部分称为中间支气管，旁边有右肺动脉主干跨过，因此右上叶支气管又被称为动脉上支气管。中间支气管大约走行 1.7～2.0cm 后，中叶支气管从其前方发出，大约走行 1.2～2.2cm 后分为内侧段和外侧段支气管。下叶背段支气管在中叶支气管远端发自于中间支气管的后壁，当有肺裂存在时，背段又被称为“后副叶”。在背段支气管远端，支气管主干分为内、前、外、后 4 个段支气管。

经常有不同的变异发生，但是常见的基本方式如上所述之后副叶。较少见的是右上叶支气管由 2 个不同的分支组成其 3 个肺段。更少见的是在气管侧壁的隆突或隆突上 2cm 水平的支气管分支，发生率是 0.1%～2%，一般都发生在右侧。这一般是右上叶支气管或其一部分，也或者只是其尖段，直径在 0.5～1.0cm，长度在 0.6～2.0cm。也有发自中间支气管并向上行的变异分支，通常在上叶支气管开口或其远端的对侧，其发生几率是 0.09%～0.5%。这种变异上行的支气管，由可能只是一个残端或憩室，其远端并没有支气管。

2. 左支气管树

左主支气管长于右侧，在隆突往下走行 4～6cm 后，发出左上叶支气管。上叶支气管走行 1～1.5cm 后，分为上行和下行 2 支。上行支分为尖后段和前段支气管，下行支即舌段支气管，走行 1～2cm 后，分为上舌段和下舌段支气管。左下叶支气管在上叶开口远端 0.5cm 处，发出其第一个分支即背段支气管。基底段支气管走行 1.5cm 后，分为前内、后、外 3 个段支气管。

在左侧，常见的支气管变异是上叶段支气管的发出异常和从下叶支气管发出的副背段支气管，这些异常对于不同部分的肺切除有指导意义。还有可能出现一种少见的变异，桥支气管，即从左主支气管发出的横跨纵隔支配右下叶或中叶的一部分，这种异常通常伴随着肺动脉或肺静脉的异常。

四、肺动脉

总肺动脉起自主动脉弓左侧并向左行，在左主支气管前相当与第 5 胸椎水平分为左右肺动脉 2 支，右肺动脉长于左侧，但其心包外部分至其第一分支的长度短于左侧。肺动脉的走行较支气管变异更多，虽然肺动脉分支都是伴随其段支气管的，但是没有一个肺动脉的标准走行分布。

1. 右肺动脉

右肺动脉走出心包后，走行在右主支气管的前下方和上肺静脉的上后方。其第一个分支是前干，在上侧方发出后分为两支，是上叶肺的主要供应血管，在 1/10 的人中前干供应上叶的全部血供。发出前干后肺动脉走行在肺叶间成为叶间动脉，跨过中间支气管。在多数人中，从叶间动脉上行的一支或几支分支参与上叶后段的血供，通常是一支，直径小，被称为后端升支。在叶间动脉发出后端升支的同一水平，在前内侧发出中叶动脉，其起始部常在水平裂和斜裂的交界处。在中叶动脉水平或其远端背面的位置发出下叶背段支气管，通常为一支。发出背段动脉后叶间动脉走行为基底干动脉，分为内、前、外、后 4 个分支供应相应的肺段。

右肺动脉的变异可以发生在任何一分支。在大约 20%的人口中，前干水平有两支动脉发出，称为上前干和下前干，此时后段支一般是由上前干发出的。偶尔叶间动脉会发出超过一支以上后段升支动脉，其远端分支供应前段的一部分。有时后段升支动脉是从背段甚至是中叶动脉发出的。中叶和背段动脉虽然通常是一支，有时也可能是几支。

2. 左肺动脉

左肺动脉发出水平较右侧高，心包外主干的长度较长。供应上叶的分支发自上后方、前方和叶间部分，上叶分支有2～7支，4支是最常见的情况。通常第1支发自前方，供应前段和部分顶段，有时也供应部分舌段。第2支，有时还有第3支，也发自前方，供应前段、顶段，有时也供应部分后段。在80%的病例，左肺动脉在跨过上叶支气管上后方后发出其第2支，有时还有第3支，向上后方走行供应尖后段。叶间动脉发出背段支、舌段支和基底段支。基底段支分为两支，前面的分支供应前内基底段、后面的分支供应后基底段和外基底段。

同样，左肺动脉的变异可以发生在所有的分支。第1支可能供应舌段和上叶其他部分，在不到1/10的患者中，第1支提供了舌段的所有血供。另一变异是第1支只提供尖段的血供，前段的血供是从叶间动脉而来的。在1/3的病例中舌段的分支供应前段部分甚至是全部血供。另外，还有副背段动脉发出以及基底干动脉发出舌段动脉分支等变异。

五、肺静脉系统

1. 右肺静脉

上肺静脉在肺动脉的前下方，通常由4个属支汇集而成，引流上叶和中叶的血流。前3个属支自上而下引流上叶血液，称为尖前支、下前支和后支。第4支即下支引流中叶，通常由两支组成。虽然中叶静脉通常是加入上肺静脉，偶尔也有作为单独血管进入心包直接引流入左心房的。

下肺静脉在上肺静脉的下后方，引流下叶的血流，由背支和基底支2支组成，分别引流背段和基底段的血流。

2. 左肺静脉

左上肺静脉靠近动脉的前下分支，由3～4支组成，引流上叶的所有血液。第1支即尖后支由尖支和后支组成。第2支即前支，由上、下、后3个属支组成。第3、第4支引流上、下舌段的血液。

左侧下肺静脉在上肺静脉的下后方，有两个附属支：背支和基底支，引流相应的肺段。

3. 肺静脉的变异：不规则单侧单支肺静脉

在较少情况下，右侧或左侧肺的上、下肺静脉可以融合在一起汇入心包，通常会注入左心房，但也可能有一小的第2支汇入体循环的静脉而引流入右心房。有些右肺单支肺静脉的病例，迂回注入左心房，造成放射学上的“假弯刀形”表现。单支肺静脉很少出现，根据资料可查的20病例，性别无关，多发现于成人，右侧(65%)多于左侧(35%)，常被误作为下肺静脉。

六、心包内解剖

右肺动脉在心包内升主动脉的后方由左向右行，组成横窦的上界。尽管右肺动脉长于左侧，但是较左侧不容易触及，左肺动脉跨过肺动脉弓的下方。

右侧上肺和下肺静脉通常是分别汇入左心房而很少共干，而有1/4的病例左侧上、下肺静脉在心包内汇集成一支注入左心房。

七、支气管动脉和静脉

支气管动脉是来自体循环的动脉，其血流量约占心输出量的1%，主要回流入肺静脉，少量经支气管静脉回流至右侧的奇静脉和左侧的半奇静脉。支气管动脉可发自主动脉、肋间动脉，偶尔发自锁骨下动脉和无名动脉，较少见的是来自其他胸内的体循环动脉，如乳内动脉甚至是冠状动脉。

右侧支气管动脉多发自肋间动脉的起始部(0.5～5cm处)，向前上方走行至右主支气管。沿途自椎体前方，经胸导管右侧，跨过食管，至气管下端靠近右主支气管发出的水平，跨过迷走神经，在纵隔内奇静脉下面与其平行走行。

左侧支气管动脉变异较多，多数来源于主动脉(94%)，少数来源于右侧肋间动脉(4%)。多数情况下，发自主动脉的支气管动脉，经过气管后方，少数会行经气管前方。极少数情况下这样一支向右走行的动脉离气管隆突很近，在进行纵隔镜手术时可能会损伤。

支气管动脉通常于支气管壁紧贴走行，前壁、后壁各1支，并跟随支气管进行分支。支气管静脉通常在黏膜内，也有在支气管软骨外面，汇入周围的静脉从并进入奇静脉或半奇静脉。

八、肺的淋巴引流和淋巴结

1. 肺的淋巴分站

肺的淋巴共分为14组，1～9组为纵隔淋巴结，10为肺门淋巴结，11～14为支气管肺淋巴结。分站见表5-2。

表5-2 肺的淋巴分站表

组 别	淋 巴 结 站	解 剖 位 置
1	最上纵隔	无名静脉以上气管前面
2	高位气管旁	无名静脉和主动脉弓上缘水平之间的气管两侧
3	血管前和气管后	上腔静脉前(3A)和气管后(3B)
4	低位气管旁	两侧气管支气管交界位置
5	主动脉弓下	主动脉弓下方、动脉韧带或肺动脉侧面
6	主动脉弓旁	升主动脉、主动脉弓或无名静脉的前方和侧方
7	隆突下	隆突下方但未到下叶支气管水平
8	食管旁	中线左侧或右侧靠近食管壁，但不包括隆突下
9	肺韧带	肺韧带内，包括下肺静脉后壁和下方
10	肺门	纵隔胸膜以外的近端肺叶淋巴结和右侧中间支气管旁
11	肺叶间	肺叶支气管之间
12	肺叶	靠近叶支气管远端
13	肺段	靠近段支气管
14	段以下	肺段以下支气管周围

2. 肺的纵隔淋巴回流

右上叶尖后段的淋巴经过肺门淋巴结进入气管支气管淋巴结(4组)，然后向上进入气管旁组(2组)和颈部淋巴结。大约一半前段的淋巴也循以上路径引流，另一半流入隆突下淋巴结或者前纵隔淋巴结进而到锁骨上淋巴结。

右中叶和下叶背段的淋巴多回流入隆突下淋巴结、气管支气管淋巴结至上位气管旁淋巴结。中叶部分淋巴进入隆突下、气管前和左侧气管旁淋巴结。

右下叶基底段的淋巴通过支气管肺淋巴结进入隆突下淋巴结，然后经同侧的气管旁淋巴结至右锁骨上淋巴结。

第二节 肺先天性疾病

肺先天性疾病是一组以肺先天性发育异常为特征的疾病，临床上以新生儿和儿童多见，成人多表现为反复肺内感染。

一、先天性肺囊肿

(一)疾病概述

本病发生在胎儿发育的早期，人群发病率尚不清楚。1960—1980年，北京儿童医院共报道了128例，其中90%为单发。5%尚合并其他畸形，最常见的是肺隔离症。先天性肺囊肿的形成于不同肺始基发育时期，所表现的是囊肿发生的部位和囊肿壁构成成分上的差异。如果发生在大支气管分枝阶段，囊壁内面衬有纤毛柱状上皮细胞，平滑肌纤维和黏液腺的支气管黏膜。囊肿内多数充满气体，25%的被液体充满。如果囊肿发生在肺泡形成期，其囊壁薄，内面衬有扁平上皮细胞。

根据肺囊肿形成的机制和部位，目前将本病分为以下4型：

1. 支气管型囊肿

本型系支气管芽发育期的异常，由于这种异

常可发生在支气管分支的不同阶段，因此囊肿病变可发生在支气管树的不同部位。一般来说，支气管囊肿多为单一球形，单房或多房，囊肿之间多相互连通，平均直径为2～10cm，以右侧多见。根据部位分为中心型、支气管型和肺型，临床上以中心型多见，位于支气管隆突、支气管旁，肺门或食管旁。在胎儿发育早期形成的囊肿多数位于气管与食管之间，少数与气管干连通。本型患者多数无症状。如果囊肿位于中纵隔相当大时则影响呼吸，婴幼儿期即出现呼吸窘迫。部分患者合并其他先天性畸形，如多肺叶症、肺血流分布异常等。

2. 支气管肺囊肿

本型发生在妊娠后期，也称为支气管肺泡型，通常在肺实质内，肺下叶占67%，囊肿与支气管连通的少见，早期多数无症状，25%～95%最终继发感染。

3. 肺囊肿

本型发生在终末支气管发育完成后的肺泡发育期，病因未明，囊肿多为单一多房性，直径1cm以下，一般是一叶肺受累，下叶多见，与支气管干不连通。本型与支气管囊肿相比症状出现得早，在新生儿期即出现继发于囊肿扩张性通气不良的急性呼吸窘迫。

4. 肺隔离囊肿

本型是先天性肺囊肿的特殊类型，分为肺叶内、外两型，由于其发病的特殊性，Chemick 和 Hillman 等将该型列为单一类型，称为肺隔离症。

先天性肺囊肿多数可经X线检查确定诊断，胸部平片显示密度均匀的圆形或卵圆形病变，如合并感染可见到囊肿内的气液平。CT扫描可确定囊肿的外形以及与周围组织结构的关系；食管钡餐检查表现为气管前移和气管后移位。MRI有助于纵隔或邻近支气管的囊肿诊断。也可采用通气、灌注扫描或纤维支气管直接造影检查。

(二)手术指征

根据文献报道，少数囊肿可自行消失，但绝大多数迟早产生症状和并发症。目前认为，一旦确诊，在健康时手术切除比有并发症时手术安全，一般不受年龄限制。严重的呼吸窘迫可做囊肿引流，合并感染给予抗生素治疗，特别是术前应积极控制感染。

(三)手术时机

1. 肺囊肿引流术

当囊肿患者病情危重，张力性肺囊肿，肺囊肿并发张力性气胸不能耐受手术；囊肿合并感染，内科治疗无效可先做肺囊肿引流，待病情缓解后再施行手术切除术。

2. 肺囊肿切除术

无症状的肺囊肿可以择期手术。出现下列情况应按急症处理：

(1)囊肿的体积已超过一侧胸腔的1/3。

(2)囊肿破裂形成张力性气胸或脓气胸者。

(3)囊肿合并感染，一般应先使用有效抗生素治疗，待中毒症状缓解后再择期手术，对内科治疗无效，感染不能控制或持续咯血者，若无手术禁忌证，在做好充分准备的情况下，可考虑手术治疗。

(四)手术方法

1. 肺囊肿引流术

胸部切口选在相应囊肿中央，必要时切除2～3cm一段肋骨，穿刺定位后，于壁层胸膜用7号线做荷包缝合，缝针贯穿壁层胸膜和囊肿壁。切开囊肿壁，插入胸管或带气囊的软胶管，接水封瓶，结扎荷包缝线，使囊壁与胸壁紧贴，缝合切口。

2. 肺囊肿切除术

手术应根据肺囊肿的大小、部位、单发还是多发，以及感染程度选择不同的术式。肺周边部的小囊肿可以采取肺部分切除术，小而孤立的肺囊肿可以行肺段切除术，靠近肺门的大囊肿或局限于一个肺叶的多发性囊肿或囊肿合并感染，行肺段切除有困难，可行肺叶切除术，多发性囊肿累及全肺者，应行全肺切除术。应注意这些囊肿常有来自降主动脉、腹主动脉单枝或多枝的异常血管。

3. 胸腔镜手术

可在胸腔镜下实施肺囊肿切除术。

(五)手术方法评估

与支气管交通的肺囊肿应采用双腔支气管插管，手术切除时应注意操作轻柔，防挤压囊肿使大量分泌物涌入气管造成窒息和感染扩散，必要时进胸后先控制病肺支气管。肺囊肿合并感染与周围结构发生粘连，解剖粘连时要小心，要注意肺囊肿可能伴有其他先天性畸形。左、右下肺的肺囊肿在进行肺切除时，要特别注意与肺隔离症进行鉴别。

（六）手术方法选择

较大的单房囊肿可从肺组织中剥离出，多房性的应肺叶切除。

二、肺隔离症

（一）疾病概述

肺隔离症，实质是有异常动脉供血的肺囊肿症。多见于青少年，男性多于女性，左侧多于右侧。异常动脉可来自胸主动脉、腹主动脉，多数经下肺韧带进入隔离肺内，常为1支，也可为多支。肺隔离症的肺是与气管支气管树缺乏正常交通的无功能肺组织，多见于下叶后基底段。

本病是指没有肺功能的胚胎性囊性异性肺组织。关于本病的病因有几个学说：1946年，Prgce等认为是由一条主动脉异常分支血管供应一段肺组织发育，胎儿的生长使该动脉分支拉紧，造成该段肺从正常肺叶上分离出来。1968年，Grele等认为肺隔离症是附加的肺芽发育并混入正常的肺组织。Meoscorella等认为肺隔离症实际上是支气管囊肿与一支体循环动脉血管的连接。最近，Holder指出肺叶内分离症实际上是先天性腺瘤样畸形或伴有供血动脉血管的畸形。总之，目前这些学说都不能全部解释本病的病因。

本病分为两型，即肺叶内型和肺叶外型，以前者多见，位于脏层胸膜内，约65%的发生在左肺下叶后基底段。供应血动脉来自主动脉一支较大的分支，静脉回流到肺静脉，产生左至右分流。肺叶外型少见，位于脏层胸膜外，90%发生于左肺下叶与膈肌之间，供血动脉多是来自体循环的数条小血管，静脉回到上、下腔静脉或门静脉，构成体循环的左至右分流。根据文献报道，约50%的肺叶外隔离症伴有其他先天性畸形，包括右肺上叶动、静脉畸形引流；结肠或回、结肠重叠；肺动脉缺乏伴肺发育不良；膈肌缺陷。

叶外型和与正常支气管不相通的叶内型肺隔离症，一般没有症状，多在常规X线检查时发现。与正常支气管相通的叶内型肺隔离症，常出现反复的肺部感染症状，如发热、咳嗽、胸痛、咳脓痰甚至咳脓血痰。

胸部X线检查可发现下叶后基底段内单发或多发的圆形囊状病变阴影，囊壁厚薄不等，边缘比较清楚。若病变与支气管相通，可见其内有液气面。胸部CT检查表现为密度较均匀的实性病变或囊性病变，呈三角形或肺叶状影，常与纵隔及膈肌有较宽的接触面，增强后可发现异常动脉的存在及其分支。如能确定为异常血管可明确诊断。主动脉造影可以显示来自降主动脉或腹主动脉异常血管的数目和粗细，而且对鉴别叶内型和叶外型肺隔离症有意义。

在诊断肺隔离症时应结合临床表现、X线胸片特点，首先选用B超检查，根据情况再进一步采用胸部CT、胸部MRI或血管造影检查。

（二）手术指征

肺隔离症一经确诊，即使患者无任何症状，也需要手术治疗。

（三）手术时机

本病常引起肺部感染，且产生肺内左向右分流，因而随着年龄增长患者症状逐渐加重。肺叶外型者常合并其他先天性畸形，预后更差。因此，对于有症状的患者，一经确诊，应该积极手术切除病肺；对于无症状的患者，特别是叶外型且不伴有其他畸形者，可暂不手术，随诊观察。

（四）手术方法

由于病变多位于下叶，故而多行肺下叶切除术。

对于左肺下叶肺叶内型，需向前牵开左肺下叶，探查下肺韧带内的异常血管后，打开下肺韧带，解剖并结扎或缝扎自主动脉发出至隔离肺组织的异常血管。向膈肌方向分离时必须小心，可能存在有异常动脉穿过膈肌向隔离肺组织供血，这些血管均须结扎或缝扎后切断。

对于右下叶肺叶内型，应在心脏后面，下腔静脉外侧切开纵隔胸膜，在食管的前面解剖分离出异常血管。同左侧一样，可能存在有异常动脉穿过膈肌向隔离肺组织供血。

当所有异常血管全部解剖、结扎或缝扎、切断后，再解剖肺裂，按照肺叶切除术的常规步骤进行下叶切除术。

（五）手术方法评估

开胸探查要常规触摸下肺韧带，以了解有无异常动脉的搏动；解剖、游离血管周围组织和分离粘连要轻柔小心；在解剖异常动脉时应先游离出其在胸主动脉的起始部位，并靠近起始部位进行结扎或缝扎后切断；肺隔离症常合并静脉回流畸形，尤其在进行右下叶切除术时考虑到右肺上中下静脉共干的可能。

（六）手术方法选择

叶外型肺隔离症可以行隔离肺切除，叶内型肺隔离症可以行肺叶切除，均可通过开胸手术或胸腔镜手术操作完成。要注意伴随的其他病变，作者曾有1例右下叶肺隔离症合并食管交通，术后并发食管瘘，经再次手术治愈。

（七）术后观察及并发症的处理

1. 术后出血

在处理异常动脉时结扎线不牢靠或结扎太紧而使血管发生切割乃至断裂而出血。由于主动脉压力高，异常血管残端一旦发生出血，往往为大出血，患者出现休克症状。如出现这种严重并发症，必须及时剖胸止血。

2. 术后脓胸

有的肺隔离症患者术前常有反复肺部感染，术中在分离病肺的粘连时，容易污染胸腔，造成胸腔感染和脓胸。对此患者术中尽量避免囊肿壁破裂，关胸前彻底冲洗胸腔。

三、先天性肺叶性肺气肿

（一）疾病概述

先天性肺叶性肺气肿是指一叶或多叶具有正常组织结构的肺组织过度充气。组织学检查发现本病称之为肺气肿实际上是不正规的说法，因为肺泡没有肺气肿时所表现的破坏，相反，过度充气的肺泡其结构、气道的大小和数量正常。为此，许多作者称之为先天性肺叶过度充气。组织学的另一特点是每个气体交换单位的肺泡数量增加2～3倍。肺泡数量的增加肺泡体积的增加与正常血液供应相比，病变肺泡的血液供应相对减少。多数情况下病变局限于一叶肺，以上叶和中叶为多见。本病以男性多见，男女之比为3∶1。部分起因于支气管阻塞，其阻塞分为内源性和外源性。以前者多见，包括支气管内膜异常和气管软骨异常引起支气管萎陷。外源性阻塞常继发于心脏和大血管的异常，如动脉导管未闭、法洛四联征等，其次是胸腔内肿块，如肿大的淋巴结、支气管囊肿或畸胎瘤。

本病多在出生1个月做出诊断，随着肺气肿的肺叶增大出现呼吸窘迫，甚至紫绀。胸部X线显示过度充气的肺叶血管纹理不清和通气不良，个别因肺叶增大造成同侧膈肌压低和纵隔向对侧移位。灌注扫描显示灌注减少伴有周围血管受压。CT扫描可显示支气管阻塞的部位。

（二）手术指征

出现严重的呼吸困难，排除或已纠正心脏、大血管畸形者。

（三）手术时机

何时进行手术治疗取决于患者症状的轻重急缓。

（四）手术方法

1. 肺叶切除术

手术治疗一般采取肺叶切除术，切除过度通气的肺组织。

2. 肺减容术

有报道采用肺减容术治疗本病。

3. 胸腔镜手术

可在胸腔镜下实施肺叶切除术及肺减容术。

4. 支气管镜支架植入术

气管镜下在病肺的段支气管内置入支架，从而解除支气管萎陷，使得过度通气的肺组织恢复正常。

（五）手术方法选择

多选择肺叶切除术，有条件者应尽可能实施胸腔镜手术。肺减容术和支气管镜支架植入术的疗效尚待评价。

（六）疗效判断及处理

本病外科治疗的死亡率为10％～28％，并与合并的心血管畸形密切相关。无合并心血管畸形的患者有可能完全治愈。

四、先天性囊性腺瘤样畸形

（一）疾病概述

本病过去被认为是一种错构瘤，现在认为是一种局限性肺发育不良或异常的疾病，发生在终末支气管的腺体过度增生并抑制肺泡的生长，病因未明，可能发生在妊娠的35周，病变之间连通，但不与支气管干连接。血液供应来自支气管动脉。组织学检查发现含有骨骼肌纤维，弹力纤维，缺乏软骨组织。

Stocker 等将本病分为 3 种类型：

Ⅰ型，最常见，约占 50%以上，为多发性大的腺瘤样囊肿，直径超过 2cm，或单个大的囊肿周围有小的病变，囊壁衬有纤毛柱状上皮、假复层柱状上皮和黏液分泌细胞。

Ⅱ型，占 42%，呈多发性，多数直径<1cm，可累及数个肺叶。壁有立方上皮细胞和柱状上皮细胞，未发现软骨组织和黏液细胞。本型约 26%伴有其他先天性畸形。

Ⅲ型，约占 3%，由许多直径<0.5cm 囊肿构成实体性肿块，囊壁衬有立方上皮细胞。

本病通常仅一叶肺受累，80%的患者因囊肿扩张和周围肺组织受压出现呼吸窘迫，部分可无症状，仅在常规胸部检查时发现。本病 X 线检查的表现取决于病变的类型。前后位摄片可发现多发性充满气体的囊肿，同侧膈肌压低和纵隔向对侧移位。Ⅲ型表现为不透光的肿块。多房性的容易误诊为疝入胸腔内的胃肠道，胃肠钡透可鉴别。

（二）手术指征

本病最终治疗是病变肺叶的切除。

（三）手术时机

诊断明确后，应早期手术。亦有施行胎儿手术的报道。

（四）手术方法

肺叶切除术。

五、先天性肺血管畸形

（一）疾病概述

先天性肺血管畸形又称肺动静脉畸形、肺动静脉瘤、肺血管扩张、肺动静脉瘘等，是指肺动脉和肺静脉之间异常沟通（直接连接），二者之间无正常毛细血管床，病变血管壁肌层发育不良，弹力纤维缺乏，受累及肺动脉壁薄弱、迂曲扩张，静脉呈囊状（瘤样）扩张，可有分隔和血栓形成。亦有支气管动脉参与供血及重复畸形，是一种较少见的肺内血管畸形。由于终末毛细血管网先天发育缺陷所致，多数于成年时被发现。在先天性病因中，约 80%～90%的肺血管畸形是遗传性出血性毛细血管扩张症（Hereditary Hemorrhagic Telangiectasia）的一部分，约 25%～35%的 HHT 患者合并肺血管畸形。肺血管畸形的分类有多种：根据动静脉畸形的部位分类，分为动脉型、静脉型、毛细血管型；根据血液来源分为体循环供血和肺循环供血；根据数目分为单发和多发。

分流量少的肺血管畸形早期无症状和体征，多在胸部 X 线检查时偶然发现。典型病例多表现为紫绀、高血红蛋白血症、杵状指（趾）、鼻出血等。动静脉瘘瘘口大时，可于胸壁听到血管性杂音。

胸部常规 X 线检查的典型表现为肺野内单发或多发性圆形、椭圆形或葡萄状结节，密度均匀、无钙化，有粗大肺血管纹理与其相连，并引向肺门；在 X 线透视下，深吸气时病灶增大，呼气时病灶缩小。有些复杂型肺血管畸形可呈大叶性分布，酷似炎症表现。弥漫性毛细血管扩张型肺血管畸形通常仅表现为肺纹理增多。分流量较大的肺血管畸形可出现心脏增大。在无创伤性检查方法中，增强螺旋 CT 扫描是诊断肺血管畸形最可靠的方法，其中 CT 血管造影辅以三维重建对观察肺血管畸形的血管构筑、测量供血肺动脉的直径、指导栓塞治疗有十分重要的价值。磁共振成像（MRI）是诊断肺血管畸形的优良方法，特别适合于有使用含碘对比剂禁忌证、不能做增强 CT 检查者，其中磁共振血管成像（MRA）对观察血管构筑、区分复杂型和简单型有重要价值。一般心脏超声波检查可除外心内分流，采用经静脉注射含微气泡超声波造影剂，做经胸或经食管心脏超声波检查，可诊断肺内右向左分流。同位素肺灌注扫描采用 ^{99m}Tc 标记大分子清蛋白做肺灌注扫描，不仅可确认右向左分流，还可以对分流量做出较准确的测量。肺动脉造影仍然是诊断肺血管畸形的金标准。

（二）手术指征

（1）有症状、分流量大和伴有 HHT 的单发孤立性肺血管畸形，不论有无并发症者。

（2）多发性肺血管畸形，病变局限于一个肺叶或一侧肺者。

（3）直径<1cm，无症状、分流量少的肺血管畸形，在观察过程中发现阴影增大者。

（三）手术时机

一经诊断明确均应手术治疗。

（四）手术方法

肺血管畸形切除术，手术必须先结扎切断供应血管，其中可能有来自体循环的血管。在结扎切断肺静脉之前，应先解剖分离肺与胸壁之间的粘连，切断所有从体循环到肺循环的血管，然后再结扎切断肺静脉，以防肺充血和出血。术中严格核查术前肺血管造影片，避免遗漏小的动静脉瘘造成术后复发。

（五）手术方法选择

视病变类型、部位和范围可以分别施行肺部分切除术、肺段切除术和肺叶切除术，甚至全肺切除术。

(1)位于肺的浅表部位的动静脉瘘，应采取局部或楔形切除术。

(2)位于肺实质深部的动静脉瘘，应行肺段或肺叶切除术。

(3)在 1～2 个大的动静脉瘘病变合并全肺弥漫性毛细血管扩张或一侧肺有广泛的动静脉瘘而另一侧肺组织及其功能正常时，可施行患侧全肺切除术。

（六）疗效判断及处理

该病自然转归不佳，未经治疗的患者中病死率达 11%。肺血管畸形主要后果有心脏负荷加重、低血氧症、中枢神经系统栓塞和咯血等并发症。单发的肺血管畸形手术切除后预后良好。

六、先天性肺不发育和肺发育不全

（一）疾病概述

本病病因未明，一般认为与染色体遗传缺陷或妊娠早期风疹病毒感染有关。原发性肺发育不全少见，大多数继发于其他异常，包括：

(1)病侧胸腔容量减少如先天性膈疝或胸腔积水，窒息性胸廓萎缩(Junes 综合征)。

(2)羊水过少使子宫壁压迫胎儿的胸廓，阻碍肺发育。

(3)肺血管灌注减少如先天性血管畸形，法洛四联征、右心房发育不全或肺动脉不发育。

本病分为 3 型：

Ⅰ型，肺泡组织和血管完全缺如；

Ⅱ型，气管分出一支发育不全的盲袋状的主支气管，但无肺组织；

Ⅲ型，从气管分出发育不全的支气管后，其远端有发育不全的天气肺组织。病变发生在单一肺叶或一侧膈，两侧发育不全的少见，多发生在左侧，无病变的肺叶结构正常，但多有代偿性肥大。

本病约 5%在 10 岁前死于包括心血管、胃肠道、神经系统等并发症。一般患者出现反复肺感染和呼吸窘迫。早期胸廓正常，随着生长发育，患侧胸廓被正常肺组织充填、纵隔移位，部分患者仍能在胸前部听到呼吸音，但腋窝或肺底听不到呼吸音。X 线检查表现出均匀性密度增高，纵隔向患侧移位，同侧膈肌升高；断层摄影或 CT 可显示出发育不全的支气管。支气管造影和支气管镜检查可确诊。

（二）手术指征

本病的治疗主要是支持疗法，包括吸氧和机械通气，对于症状严重但生命体征尚平稳者可实施肺移植术。

（三）手术时机

诊断明确，即应手术。

（四）手术方法

肺移植术是惟一可行的手术方式。

（五）疗效判断及处理

预后取决于肺发育不全程度和伴随的其他异常。

第三节　肺　大　疱

一、疾病概述

肺大疱系指大泡性肺气肿，是一种局限性肺气肿。肺泡高度膨胀，肺泡壁破裂并相互融合而形成，一般是由小支气管的活瓣性阻塞所引起。肺大疱继发于肺炎或肺脓肿者多见于婴幼儿，有单发的也有多发的。因有炎性病变，小支气管黏膜有水肿，造成管腔部分阻塞，产生活门作用，空气能进入肺泡而不容易排出，肺泡内压力增高，肺泡间隔逐渐因泡内压力增加而破裂，乃形成巨大的含气囊腔，临床上称之为肺大疱。继发于肺结核的则多为单发，亦无明显之肺气肿同时存在。继发于肺气肿者，常为多发，除大疱之外，常伴有多数小疱。肺大疱可分为 3 型。

Ⅰ型：肺实质基本正常肺大疱，常为单发性，基底部较窄，通常位于肺尖部，常伴有肺尖部瘢痕牵引性肺气肿，大疱与肺实质有明确的边界，基底肺实质除受压不张外组织结构正常。除非肺大疱特别巨大或发生自发性气胸或其他并发症，常无临床症状。肺功能损害表现为限制性呼吸功能障碍，无COPD表现。

Ⅱ型：伴有肺气肿的肺大疱，常见于上叶、中叶前段和下叶的膈面，大疱基底为气肿的肺组织和大的气腔，泡壁主要是胸膜。肺大疱是由于严重的泛小叶肺气肿损害肺实质表面而形成。临床症状与肺大疱的体积、周围肺实质受压程度、肺实质肺气肿病变的严重程度有关，主要表现为肺气肿症状而感染症状较轻。

Ⅲ型：毁损肺肺大疱：肺大疱弥漫性分布于整个或大部肺实质内，肺实质已被肺气肿、肺大疱破坏殆尽并常常扩展到肺门，大疱内和大疱周围均是严重气肿的肺组织和相对正常的血管。肺功能损害严重。X线胸片、胸部CT、血气分析、肺功能、肺通气灌注扫描检查可协助分型，并提供制定治疗计划的依据。

自发性气胸是肺大疱最常见的并发症，其次是感染和自发性血气胸。

1. 自发性气胸

肺大疱可以没有任何症状。在突然用力，如剧烈咳嗽、提重物或体育运动时压力突然增加，肺大疱破裂，气体自肺内进入胸膜腔，形成自发性气胸时，可能出现呼吸困难，气急、心慌，脉搏加快等，气胸使胸膜腔负压消失，气体压缩肺组织使其向肺门部萎陷，萎陷的程度取决于进入胸腔的气体的多少，以及肺及胸膜原有病变的病理情况，进入胸腔的气体量大，肺组织原有病变轻，顺应性尚好的，肺萎陷较多，有时可达到一侧胸腔的90%，气体迅速进入胸腔，肺组织急速萎缩，则症状严重，甚至有发绀。如果患者除肺大疱以外，尚合并有肺气肿、肺纤维化、肺组织长期慢性感染等病变，肺大疱破裂时虽然有一部分气体进入胸腔，而肺组织萎陷程度可以较轻，但因为患者原有肺功能已减退，症状也较重。X线可见被压缩的肺形成的气胸线，如果有粘连存在，则气胸线不规则。肺大疱破裂后，其中一小部分裂口较小，肺组织萎缩后裂口自行闭合，漏气停止，胸腔积气逐渐吸收，胸腔负压恢复，肺复张痊愈。

2. 张力性气胸

若肺大疱破裂后形成活瓣，吸气时胸腔负压增高，气体进入胸腔，呼气时活瓣关闭，气体不能排出，尤其是咳嗽时，声门关闭气道压力增高，气体进入胸腔，声门开放后，气道压力减低，裂口又闭合，每一次呼吸和咳嗽都使胸腔内气体量增加，就形成张力性气胸。张力性气胸时患侧肺组织完全萎缩，纵隔被推向健侧，在健侧肺组织亦被压缩的同时心脏大血管移位，大静脉扭曲变形，影响血液回流，造成呼吸循环严重障碍，患者可出现呼吸困难、脉快、血压下降，甚至窒息、休克。患侧胸廓隆起，多伴有患侧皮下气肿，气管明显向健侧移位，病情危重，常需要急诊处理。

3. 自发性血胸

肺大疱引起的自发性血胸，多数由肺尖部的大疱或大疱周围的肺组织与胸顶粘连及粘连撕裂活动出血。粘连带中的小动脉直径可达0.2cm，血管起源于体循环，压力较高，同时胸腔内是负压，更增加了出血的倾向。另外，由于肺、心脏、膈肌运动的去纤维化作用，胸腔内的血液不凝固，因此出血很难自动停止。临床症状可因出血的快慢而不同，出血缓慢时，患者可表现为逐渐加重的胸闷，呼吸困难，X线可见膈角变钝，或胸腔积液的抛物线影像。出血迅速时，短期内可以有休克表现。

4. 自发性血气胸

肺大疱及周围肺组织与胸壁的粘连被撕裂时，如果粘连带中有血管破裂，同时肺组织也被损伤，就形成自发性血气胸。近年来，一些学者指出膈肌活动幅度可能在自发性血气胸的发生中起决定性的作用，在摒气、用力等剧烈活动时，膈肌活动幅度增大，对胸顶的粘连索带产生骤然直接或间接的拉力，由于肺组织较胸膜疏松，故容易在肺侧撕裂造成既出血又漏气的血气胸。若撕脱在索带的壁侧或中央段，则仅出现血胸。瘦长型青年膈肌活动幅度较大，并因体瘦胸肌多不发达，更依赖腹式呼吸，但中年以后腹腔内脂肪积累逐渐增多，在不同程度上限制了膈肌活动，故即使存在上述病理改变，也很少发病。女性以胸式呼吸为主，发病率较低。右肺为三叶，其叶间隙对猛然的向下牵拉起一定的缓冲作用，且右肺下尚有肝脏，可能是右侧发病较少的原因。因此，自发性血气胸患者有年龄轻、男性多于女性、左侧多于右侧、多为瘦长体型等特点。双侧自发性气胸也时有发生，多是左侧先发，右侧后发，个别情况下是双侧同时发生，病情危急，甚至有生命危险。

5. 肺大疱继发感染

多数情况下，肺大疱均发生在八级以上支气管远端，绝大多数是不感染的，但如果引流支气管堵塞，肺大疱支气管内充满炎性分泌物，患者可出现发热、咳嗽、咳痰等感染症状，有时经抗感染治疗后，临床症状好转，而胸片上感染的征象仍然可持续较长一段时间。

二、手术特征

肺段、肺叶或一侧肺内的巨大肺大疱，压迫健肺，其压迫范围有增大趋势者；肺大疱合并反复发作的自发性气胸；肺大疱合并双侧交替发作的自发性气胸；肺大疱合并肺部肿瘤。

三、手术方法

1. 肺大疱外引流术

胸部切口选在相应肺大疱中央，但对于胸顶的大疱，切口应尽量选在较高的位置，而下叶底部的大疱应尽量将切口做在较低的位置上。切除2.5～3cm一段肋骨，在壁层胸膜上做荷包缝合。切开大疱，用带气囊的软胶管插入大疱腔内，结扎荷包缝线，连接水封瓶。充满气囊，牵拉引流管，堵住大疱的缝线外孔堵住，并使大疱壁与胸壁紧贴。缝合切口，固定引流管。

2. 肺大疱切除术

结扎或缝扎位于肺边缘较小的肺大疱。肺表面多个肺大疱，大疱位于肺实质内且相互融合，切开大疱壁及其间隔，缝扎开放于大疱内的小支气管后，从大疱底部的正常肺组织进针分层做荷包缝合关闭肺大疱残腔。对于大疱基底部相对较小、突出于肺表面的较大的肺大疱，可以切开大疱壁，对漏气的小支气管及细支气管逐个结扎，切除肺大疱壁后，缝合。

3. 肺减容术

钳夹病肺，左侧上叶从舌段基底部，右侧上叶从水平裂，向后向外至肺尖，然后向下、向后至斜裂，切除之，褥式缝合肺切缘，或以直线切割缝合器闭合之。参照“肺减容术”。

4. 胸腔镜手术

胸腔镜下可施行肺大疱切除术和肺减容术。

5. 肺移植术

肺大疱合并肺气肿，发展至终末期肺病，可行肺移植治疗，术式参照相应章节。

四、手术方法评估

双侧肺大疱一般采用分侧手术，先切除较严重的一侧，6个月后如有必要再行对侧手术。双侧同期手术应慎重。肺大疱常伴有广泛的肺组织破坏，判断能否做肺叶或全肺切除，可阻断计划切除肺叶的动脉和支气管，然后观察肺动脉压和血氧饱和度的变化。

五、手术方法选择

Ⅰ型最佳手术方式应选择肺大疱切除术。

Ⅱ型适合切除肺大疱、肺癌的同时，切除大疱基底部的肺气肿组织，即肺减容术。

Ⅲ型肺功能损害严重，此型是肺移植的治疗对象。

六、术后观察及并发症的处理

肺不张和肺内感染，患者无力咳痰可导致支气管阻塞，引起肺不张和肺内感染。对策是术后使用有效抗生素，超声雾化吸入，使用祛痰解痉药物。对于体弱患者可进行纤维支气管镜吸痰，必要时应及时行气管切开套管吸痰和呼吸机辅助通气。

第四节 支气管扩张

一、疾病概述

支气管扩张指的是段以下支气管的异常永久性扩张。支气管扩张的历史是伴随着胸外科的历史，肺段切除术的技术发展起来很大程度上归功于此疾病。

支气管扩张的病因可以分为先天性和获得性两种。最常见的先天性疾病是囊性纤维化、低丙种球蛋白学症和 Kartagener 综合征。最常见的获得性支气管扩张是继发于感染过程，如肺结核、百日咳等，还可见于支气管阻塞、中叶综合征等。

支气管扩张的病理进展过程中，包括肺或支气管的感染过程并伴随支气管引流障碍、气道阻塞或者机体防御缺陷。一场严重感染导致超越黏膜的炎症反应、水肿和支气管新生血管。支气管扩张从病理形态上主要分为囊状和柱状两种。囊状支气管扩张发生于肺部感染后、异物或支气管狭窄，柱状支气管扩张常为结核感染和免疫紊乱的结果。支气管扩张最常见于左肺下叶，其次是右肺中叶和左肺上叶舌段。

二、临床诊断

支气管扩张的临床特征是反复呼吸道感染，主要症状是长期的咳嗽伴脓痰，间断有咯血、呼吸困难和胸膜炎表现。诊断除病史和体检外，最常用的诊断技术是影像学表现、纤维支气管镜和支气管造影。以前支气管造影的诊断标准是支气管造影，但是现在已被高分辨 CT 取代，具体的影像学表现是支气管囊状或柱状扩张、肺部炎症。

三、手术方法

1. 内科治疗

包括预防和控制感染、控制咳嗽、稀化痰液、胸部理疗、体位引流、给予支气管扩张剂和皮质激素。对于拟进行手术治疗的患者，术前更应积极控制感染和体位引流，尽量争取痰量控制在每日 50mL 以下时再进行手术。对于以咯血位主要症状的病理可以进行支气管动脉栓塞治疗。

2. 手术治疗

主要是病变部位的手术切除，包括常规肺叶、肺段切除术和全肺切除术。近年来，支气管剔除术也用于支气管扩张的治疗，可尽量多的保留患者的肺功能，较多应用于左肺舌段。对于病变广泛患者有生命危险的可考虑进行肺移植术。肺切除术的适应证：

(1)症状明显，病变较局限者。

(2)对于双侧或广泛病变，在肺功能允许的前提下可切除所有或主要病变者。

(3)反复咯血，诊断明确者，应争取在咯血停止或病情稳定时手术，但若大咯血危及生命时应急诊手术。如不能确定出血部位，可急诊行支气管动脉栓塞，从而为择期肺切除术创造条件。

四、手术步骤及点评

1. 肺叶和肺段切除术(以左肺下叶加上叶舌段切除术为例)

(1)麻醉主张采用全身麻醉、双腔主支气管内插管，术中加强吸痰，避免用单腔气管内插管造成患侧脓液、血液流入健侧和血凝块堵塞气管内插管。

(2)进胸后仔细探查，结合影像学检查明确病变部位和切除部位，避免遗漏。手术应力求在尽量保护患者肺功能的基础上将病变范围完全切除。对于因咯血行急诊手术的患者，术前务必明确咯血来源和病变部位，避免错误切除。

(3)术中操作应尽量轻柔，避免用力挤压肺组织使脓痰流入支气管。

(4)切断左肺韧带，游离左下肺静脉。并沿肺下静脉向上在肺门前方和后方分别打开纵隔胸膜，暴露左肺动脉下行支、左上肺静脉。切开纵隔胸膜时应尽量靠近肺根部，以保留较多的胸膜包盖支气管残端。由于反复炎症发作和新生血管形成，应仔细分离、严密止血，小血管出血予以结扎或缝扎避免单纯电凝止血。

(5)沿肺动脉叶间支走行方向分离斜裂，游离并依次常规切断、缝扎肺动脉下叶背段支、基底干支、上叶舌段支。不完整的斜裂予切割吻合器切断，或钳夹后切开，粗面予褥式缝合。

(6)自肺门前方沿上肺静脉走行方向分离，游离并处理切断、缝扎舌段肺静脉。同样切断、缝扎下肺静脉。

(7)分离下叶和舌段支气管，切断后用可吸收缝线间断缝合或用钳闭器关闭。支气管残端尽量用临近纵隔胸膜包盖。分离支气管时应注意小心分离扩张扭曲的支气管动脉，切断后远近端均予结扎，减少出血。支气管动脉通常于支气管壁紧贴走行，前壁、后壁各 1 支。

(8)确定舌段边界，切割吻合器切断舌段与上叶的交界处肺组织。注意避免损上上叶的动静脉分支。

2. 支气管剔除术

麻醉同肺叶切除术。确定需剔除的支气管后,麻醉师鼓肺并加以维持。剖肺后助手向侧方牵肺。到达支气管后,将之分出结扎或缝扎后切断。用电刀沿支气管方向远端切开周围肺组织,如遇血管搏动将其牵开,一般剔达末端支气管会自然断下。如有支气管周围炎、炎性囊肿或气肿大疱,一并予以切除,尽量多保留肺组织而不做肺段切除。支气管剔除后肺创面予以缝合。

五、疗效判断

支气管扩张的手术疗效和术前正确定位有关,上海市肺科医院胸外科支扩患者术后随访结果:85%的患者效果满意,15%效果不满意者主要原因是术后支扩残留。虽然胸部CT可见病变明显的部位,如其他部位有可疑时,宜行支气管造影,如手术中发现相应部位,如右肺中叶或左肺舌段有肺实质慢性感染情况时,宜一并切除。

第五节 慢性肺脓肿

一、疾病概述(包括临床分型)

肺脓肿(lung abscess)是由于多种病因所引起的肺组织化脓性病变。早期为化脓性炎症,继而坏死形成脓肿。临床特征为高热、咳嗽和咳大量脓臭痰。急性肺脓肿多数可经药物治疗而愈,但如治疗不及时、不彻底,病程迁延3个月以上者,则可转为慢性肺脓肿。肺脓肿的发生和发展,常有以下3个因素:

①细菌感染;

②支气管阻塞;

③全身抵抗力减低。

临床常见的病因有两大类:血源感染和气管感染。血源感染,主要由败血症及脓毒血症引起,病变广泛常为多发,主要采用药物治疗。气管感染主要来自呼吸道或上消化道带有细菌的分泌物,在睡眠、昏迷、酒醉、麻醉或癫痫发作、脑血管意外之后,被吸入气管和肺内,造成小支气管阻塞,在人体抵抗力减低的情况下,就会诱发肺脓肿。

1. 病理改变

早期细支气管阻塞,肺组织发炎,小血管栓塞,肺组织化脓、坏死,终至形成脓肿。病变可向周围扩展,甚至超越叶间裂侵犯邻接的肺段。菌栓使局部组织缺血,助长厌氧菌感染,加重组织坏死。液化的脓液,积聚在脓腔内引起张力增高,最后破溃到支气管内,咳出大量脓痰。若空气进入脓腔,脓肿内出现液平面。有时炎症向周围肺组织扩展,可形成1至数个脓腔。若脓肿靠近胸膜,可发生局限性纤维蛋白性胸膜炎,引起胸膜粘连。位于肺脏边缘部的张力性脓肿,若破溃到胸膜腔,则可形成脓气胸。脓肿形成后,经过急性和亚急性阶段,如支气管引流不通畅,感染控制不彻底,坏死组织残留在脓腔内,则转为慢性肺脓肿。在感染的反复发作、交错衍变的过程中,受累肺及支气管既有破坏,又有组织修复;既有肺组织的病变,又有支气管胸膜的病变;既有急性炎症,又有慢性炎症;主要表现为肺组织内的一个脓腔,周围有肺间质炎及不同程度的纤维化,相关的支气管产生不同程度的梗阻和扩张。脓腔周围纤维组织增生,脓腔壁增厚,周围的细支气管受累,导致变形或扩张。

慢性肺脓肿有以下3个特征:

(1)脓肿部位开始时多居有关肺段或肺叶的表浅部。

(2)脓腔总是与1个或1个以上的小支气管相通。

(3)脓肿向外蔓延扩展,到晚期则不受肺段、肺叶界限的限制,而可跨段、跨叶、形成相互沟通的多房腔的破坏性病灶。

2. 临床表现

慢性肺脓肿可有不规则发热。常见咳嗽、咳痰,早期少量脓痰,脓肿破入支气管后可咳出大量有臭味的脓痰,有时可带血,典型肺脓肿痰静置后可分为3层:上层为黏液及泡沫,中层为浆液,下层为脓块及坏死组织。全身疲乏无力,食欲差,慢性者伴有消瘦、贫血。患者病变部位触觉语颤增强,肺部叩诊呈浊音,听诊有各种啰音及管性呼吸音。病程较久者常有杵状指。

慢性肺脓肿由于胸膜粘连，粘连中形成侧支循环，血流方向是自血压较高的胸壁体循环流向血压较低的肺循环。临床在其体表部可听到收缩期加重的连续性血管杂音。凡有此杂音者术中出血量较大，应有充分补血和止血技术方面的准备。

3. 影像学表现

(1)主要呈空洞病变，多有液平。内外壁界限清楚，并有较长的纤维索条通向四周。

(2)同时有肺部慢性炎症、新的播散病灶、肺部纤维化或团块状致密阴影。

(3)并发脓胸、脓气胸。

(4)胸部CT扫描多呈类圆形的厚壁脓腔，脓腔内可有液平面出现，脓腔内壁常表现为不规则状，周围有模糊炎性影。

4. 鉴别诊断

慢性肺脓肿应与下列疾病相鉴别。

(1)空洞性肺结核

发病缓慢，病程长，常伴有结核毒性症状，如午后低热、乏力、盗汗、长期咳嗽、咯血等。胸部X线片示空洞壁较厚，其周围可见结核浸润病灶，或伴有斑点、结节状病变，空洞内一般无液平面，有时伴有同侧或对侧的结核播散病灶。痰中可找到结核杆菌。继发感染时，亦可有多量黄脓痰，应结合过去史，在治疗继发感染的同时，反复查痰可确诊。

(2)支气管肺癌

肿瘤阻塞支气管引起远端肺部阻塞性炎症，呈肺叶、段分布。癌灶坏死液化形成癌性空洞。发病较慢，常无或仅有低度毒性症状。胸部X线片示空洞常呈偏心、壁较厚、内壁凹凸不平，一般无液平面，空洞周围无炎症反应。由于癌肿经常发生转移，故常见到肺门淋巴结大。通过X线体层摄片、胸部CT扫描、痰脱落细胞检查和纤维支气管镜检查可确诊。

(3)肺囊肿继发感染

肺囊肿呈圆形、腔壁薄而光滑，常伴有液平面，周围无炎性反应。患者常无明显的毒性症状或咳嗽。若有感染前的X线片相比较，则更容易鉴别。

二、手术特征

慢性肺脓肿病程长、病变范围广、胸腔内粘连严重、手术难度大、出血多，病变往往跨叶，手术范围不宜太保守，尽可能不做肺段或部分肺叶切除，而多数是超过肺叶范围，甚至需要全肺切除。

三、手术时机

肺脓肿病期在3个月以内者，应采用全身及药物治疗。包括抗生素全身应用及体位引流，局部滴药、喷雾、气管镜吸痰及营养支持等，务必使痰量降至60mL以下。经上述治疗无效则考虑外科手术治疗。

四、手术方法

1. 术式一

肺切除术。

(1)每一步骤的技术路线

①体位及切口：应首先选用侧卧位后外侧切口，有利于暴露和分离严重粘连。也可采用前切口平卧位，患侧垫高。俯卧位后切口已很少使用；

②剥离粘连：慢性肺脓肿病程长、病变范围广、粘连重。为防止剥破脓肿，可采用胸膜外剥离；

③处理血管：由于炎症广泛，肺动脉周围严重粘连，需要先处理肺静脉和支气管，最后再仔细剥离肺动脉，以免因显露不好，分离肺动脉时引起大出血；

④肺切除范围：肺脓肿的实际病变范围往往比X线显示的广泛，而且多合并支气管扩张，所以手术要求切除彻底，不残留病变，尽量避免做肺楔形或肺段切除术，游离胸膜粘连或叶间裂时注意不损破脓肿或炎症部分肺组织。一旦术中有污染应多次冲洗，并术后用抗生素冲洗胸腔，延期拔胸管。

(2)关键步骤点评（包括优缺点、注意事项及原因）

①防止脓痰或血流向健侧肺，宜采用双腔气管插管，术中采用头低位并勤吸痰，手术者游离肺宜轻柔并尽可能早离断支气管；

②肺脓肿的肺门淋巴结炎性肿大，常与肺血管粘连、融合在一起，使肺血管解剖困难，分离肺门血管周围粘连时容易造成大出血，应特别小心。有时，病变在肺门处融合成一团，根本无法解剖，这时就需要切开心包。一般心包内粘连轻，容易

解剖分离肺动脉、肺静脉。如果做全肺切除，可从心包内结扎和切断肺动静脉。如果做肺叶切除，在分离肺动脉分支时也可以先从心包内暂时阻断肺动脉，控制出血；

③由于侧支血管丰富使手术出血量较多，平均用血量达2000～3000mL，少数可达1万～2万mL之多。一方面需要准备充足血源；另一方面需要仔细止血并尽快切除病肺。

2. 术式二

脓肿引流术。

(1)每一步骤的技术路线

①切口：切口应选择在脓肿相对应处，在超声和CT指导下确定切口位置更准确。必须经胸膜与病变组组已形成粘连处切开肺组织，引流脓液。如术时发现胸膜与闰变肺组织之间尚无粘连，则应在局部放置干纱布条或碘伏纱条后缝合切口，在干纱布的刺激下，胸膜腔发生粘连，等待两星期粘连形成之后再做肺脓肿切开引流术；

②引流：证实脓腔后用电刀切开脓肿外侧壁，用吸引器吸净脓液，防止脓液沿支气管扩散，然后再伸入手指探查脓腔，确定脓肿的部位、大小及与胸壁的关系。切除脓肿外肋间肌，将脓肿外壁切除。必要时，再切除位于脓腔底部外壁的一段肋骨，以利引流。彻底止血后用纱布填充脓脓。胸壁缘盖上一层凡士林油纱布，隔开胸壁创缘与脓腔引流道中的纱布，创口用纱垫覆盖包扎。

五、手术方法选择

慢性脓肿的手术适应证为：

(1)病期在3个月以上，经内科治疗病变未见明显吸收，而且持续或反复发作有较多症状者。

(2)慢性肺脓肿有突然大咯血危急生命，或大咯血经积极药物治疗仍不停止者，应急诊手术治疗。

(3)慢性肺脓肿如因支气管高度阻塞而感染难以控制者，应在适当准备后进行肺切除。

(4)并发支气管扩张、脓胸、支气管胸膜瘘、管食管瘘和反复气胸等并发症。

(5)慢性肺脓肿与其他病灶并存，或不能完全鉴别，如结核、肺癌、肺霉菌感染等，也需要肺切除治疗。

(6)对不能耐受手术的年老、休弱，药疗效果不佳时，可采用脓肿引流术，可经肋间或肋床（切除肋骨段）置管引流空洞，部分病例引流后可以再次行肺叶切除手术。对儿童亦可以采取穿刺置细管引流治疗。

六、术后观察及并发症的处理

过去慢性肺脓肿术后并发症发生率较高，随着手术技术的提高和高效抗生素的应用，主要并发症有出血，支气管胸瘘及脓胸、对侧肺炎症。

1. 出血

病程长的慢性肺脓肿，炎症和粘连都很严重，剥离肺动脉时容易撕破而造成大出血。预防的方法是：先处理肺静脉和支气管，防止出现血液和气管内播散，暴露清楚后再处理肺动脉。个别情况下可用中号线缝扎肺动脉近端。

2. 脓胸及支气管胸膜瘘

预防的方法是：严格按要求做好术前准备，彻底切除病变组织。切断支气管前，用纱布保护好周围组织，吸净分泌物。残端保留0.5cm，严密缝合，用周围肺组织或纵隔胸膜覆盖。

3. 对侧肺炎症

肺脓肿手术因粘连广泛，肺门处理困难，手术体位以侧卧位操作较为方便。但侧卧位挤压病肺时脓性分泌物容易流向对侧肺内，以致呼吸面积锐减，患者急性缺氧。其后果取决于患者肺切除范围、播散程度、术前肺功能和切除肺组织的功能等因素。为防止术中炎性分泌物向对侧肺播散，术前要控制痰量和感染，术中采用双腔导管，使用前应仔细检查中隔有无破损，位置是否正确。术中操作宜轻揉，避免挤压肺脓肿，并尽可能早无断支气管，术中麻醉师及时吸除呼吸道分泌物。发生对侧吸入性肺炎症后，应立即吸痰、吸氧、大剂量抗生素、必要时气管切开等处理。

七、疗效判断及处理

随着抗生素治疗的进展、选择适当的手术和麻醉、手术技术的提高，肺脓肿切肺手术结果现今已大有改进，手术死亡率低于3%。大多数慢性肺脓肿经外科治疗疗效满意，症状消失，并恢复正常工作。

第六节　肺结核的外科治疗

一、疾病概述(包括临床分型)

肺结核病是由结核分枝杆菌引起的肺部疾病,是国家乙级传染病。按1998年中国结核病分类法,结核病可分为5种类型:

1. 原发型肺结核(代号:Ⅰ型)

原发型肺结核为原发结核感染所致的临床病症。包括原发综合征及胸内淋巴结结核。

2. 血行播散型肺结核(代号:Ⅱ型)

此型包括急性血行播散型肺结核(急性粟粒型肺结核)及亚急性、慢性血行播散型肺结核。

3. 继发型肺结核(代号:Ⅲ型)

继发型肺结核是肺结核中的一个主要类型,可出现以增殖病变为主、浸润病变为主、干酪病变为主或以空洞为主等多种病理改变。

4. 结核性胸膜炎(代号:Ⅳ型)

为临床上已排除其他原因引起的胸膜炎。在结核性胸膜炎发展的不同阶段,有结核性干性胸膜炎、结核性渗出性胸膜炎、结核性脓胸。

5. 其他肺外结核(代号:Ⅴ)

其他肺外结核按部位及脏器命名,如,骨结核、结核性脑膜炎、肾结核、肠结核等。

目前,约有占世界1/3的人口感染过结核菌,现有结核患者约2000万。每年新发现患者800万~1000万,每年死亡300万人。其中95%的结核病患者和98%的结核病死亡发生在发展中国家,75%结核病病例发生在15~50岁青壮年。我国的结核病流行较严重。多年来,疫情下降缓慢,有些地区还有回升。我国属高流行地区,全国活动性肺结核患病率为523/10万。发病率高,每年至少有113万新病例。肺结核死亡率为19/10万。由于抗结核有效药物的应用和规范化疗方案的实施,大部分的肺结核患者可以通过内科疗法治愈,患者在严格管理直完成全疗程者,治愈率可达到90%以上。肺结核需要外科手术的病例已显著减少。但目前我国肺结核防治工作中在患者的发现、管理和治疗方面还存在不少问题,以致失去初治机会,转入复治或难治甚至成为重症。据国内报道2%~5%的肺结核患者需外科手术治疗,尤其近年来耐药肺结核患者有所上升,国内外学者一致认为肺结核外科手术特别是肺切除术仍是消灭慢性传染源和解决复治失败、耐多药肺结核,以及各种严重后遗症的一种有效手段。

二、手术特征

肺结核的外科治疗开始于19世纪晚期。20世纪40年代以前,曾广泛应用萎陷疗法。由于疗效较佳的抗结核病药相继问世,使其能得有效的内科治疗,因此需要行外科手术治疗的患者日见减少,外科手术治疗已不占主要地位。但仍有相当数量的患者,由于未获得及时及合理的内科治疗,或细菌产生耐药性,致使药物治疗不能收效,而需外科手术治疗。外科治疗适应证主要有空洞型肺结核(特别是厚壁空洞、张力性空洞),有支气管结核病变的支气管狭窄、肺不张、结核性支气管扩张、支气管胸膜瘘、毁损肺、结核球(特别是直径大或痰菌阳性者),肺内大块干酪病变或不可恢复病源等。外科治疗的目的是切除损害严重的结核病源,或使病变肺组织萎陷,促进其愈合。肺结核外科治疗目前最常用的是肺切除术,它是消灭慢性传染病源,预防复发和治疗各种严重并发症的有效手段。对于重症病例,应做胸膜全肺切除术和全肺切除术。对高度耐药、肺切除并发率高的结核空洞患者,胸廓成形术仍有应用价值。

在早期肺结核的外科治疗中,胸廓成形术曾在萎陷疗法中占有重要地位。在为结核患者开展肺切除术的早期,因顾虑术且余肺过度膨胀及肺内已静止的病灶复发活动,曾有人主张同期常规加做胸廓成形术。后来,大量临床实践证明,术后余肺可能出现代偿性扩张,但并无严重肺气肿的组织学改变。胸廓成形术后除可并发脊柱侧弯外,还会损害心肺功能及增加术后并发症。目前,多数学者不主张在肺切除术后同期常规做胸廓成形术。只对少数病例在上叶切除后,余肺叶较小或也有结核病灶,粘连严重,难以松解时才考虑做局部胸廓成形术。对于重症病例,做全肺切除术后有可能并发脓胸的病例,也可以考虑做附加的胸廓成形术。至于其他萎陷疗法如膈神经压榨术、胸膜外或骨膜外充填术、空洞引流术等,近年来已很少应用或摒弃不用。必须明确，外科治疗是肺结核综合疗法的一个组成部分，术前术后必须应用的有效抗结核病药物配合治疗，同时增强患者的抵抗力，防止和减少手术并发症的发生。

三、手术时机

采用外科治疗的首要条件是病变通过内科治疗病情已经稳定，不再处于活动进展播散期。合适是手术时机是化疗后 6～9 个月。在此段时间内，大部分可逆性病变多已愈合或消退。但是其中有些病变不可逆恢复，手术不宜拖延，以免出现耐药菌株，这时需要积极采用外科手术切除病灶或用萎陷疗法促进愈合。

四、手术方法

1. 术式一

肺切除术。

(1)技术路线

肺切除术包括全肺、肺叶、肺段、肺楔形切除术。肺切除术的手术原则是尽可能切除病灶及保留最大量的健肺组织。具体手术操作与治疗非结核性病变的手术并无多大差别。

(2)关键步骤点评

①肺结核病变累及肺外的范围较广泛，结核性肺毁损的肺底与横膈、肺尖与胸顶、上、下叶间隙的纤维瘢痕粘连极紧密，肺动脉分支和肺静脉周围炎症，以及淋巴结钙化硬结，致使肺门粘连严重，导致手术困难。然而肺与纵隔胸膜粘连较松，经纵隔胸膜外剥离解剖界线较为清楚，可用纱带贯穿提吊法进行手术。应避免损伤锁骨下静脉、奇静脉、喉返神经、食管、肋间血管，以及避免分离时病灶的破裂；

②处理支气管时，最好使用支气管闭合器，且用肌肉瓣包埋覆盖支气管残端，避免术后发生支气管瘘。术中注意：对肺切除之断面渗血、漏气要妥善处理，以免肺瘘的发生；

③肺切除术后的胸膜残腔心须消除。否则残腔积血、积液感染会形成脓胸，感染侵及支气管残端，产生支气管胸膜瘘。因此，手术后胸膜残腔应尽早处理，术后保持胸腔引流通畅，积气、积液要彻底排尽，促进余肺尽早膨胀。

2. 术式二

胸廓成形术。

胸廓成形术是一种萎陷疗法，即将不同数目的肋骨节段行骨膜下切除，使胸壁向病肺塌陷，使病肺松弛和压缩，减小该部呼吸运动幅度，从而有利于组织愈合。同时，减缓该部血液和淋巴回流，减少毒素吸收，并产生局部缺氧，不利于结核菌繁殖。压缩组组织可使空洞壁靠拢，消灭空腔，促进愈合。肋骨切除范围上自第 1 肋，下至空洞下缘第 2 个肋骨，第 1 肋后端平横突，第 2 肋及以下肋切除横突。

手术可一期或分期完成，根据患者一般情况以及所需要切除肋骨的数目和范围而定，以避免一期手术创伤范围过大以及术后发生胸壁反常呼吸运动造成有害的生理变化。典型的胸廓成形术要求切除足够的骨质胸壁，使空洞周围的肺组织萎陷。对于上肺空洞，要切除第 1 肋至第 7 肋骨。上 3 根肋骨的前切端要包括部分肋软骨，以后逐渐缩短；后端要切除胸椎横突及肋骨颈部，以使后胸壁充分塌陷。手术可分二期进行，每期切除肋骨不超过 4 根，自上而下进行，相隔 10～14 天完成。每次手术后应加压包扎胸部，避免胸廓反常呼吸运动。

(1)技术路线

以第 1 期胸膜外胸廓成形术为例。

①体位、切口：侧卧位，术侧手臂消毒包扎后置于身旁，使肩胛骨放松，以利术中将该骨抬起。做后外侧切口，上端起自肩胛骨上缘或肩胛冈平面，沿棘突与肩胛骨内缘间的中线向下，在肩胛骨下角以下约 3cm 处向前绕过肩胛下角，直达第 6 肋或第 7 肋骨腋中线；

②显露上部肋骨：切开皮肤、皮下组织后，显露肌层，在切口后段切断斜方肌和菱形肌，前段切断背阔肌及前锯肌。分开肩胛下疏松组织，提起肩胛骨。在肩胛骨与第 5 肋骨之间安真环，小号胸腔自动拉钩，将肩胛骨向上抬起，即可显露第 2 肋骨以下各肋。切断第 5 肋骨以上的上后锯和前锯肌在肋骨的附着处，进一步扩大显露。在第 6 肋骨以下的前锯肌附着点，一般不需要切断(图 5-1)。

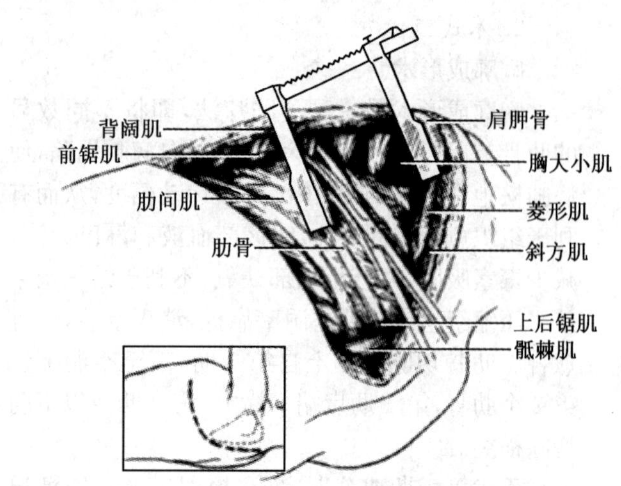

图 5-1 后外侧切口，抬起肩胛骨，剪断前锯肌和上后锯肌在有关肋骨的附着点

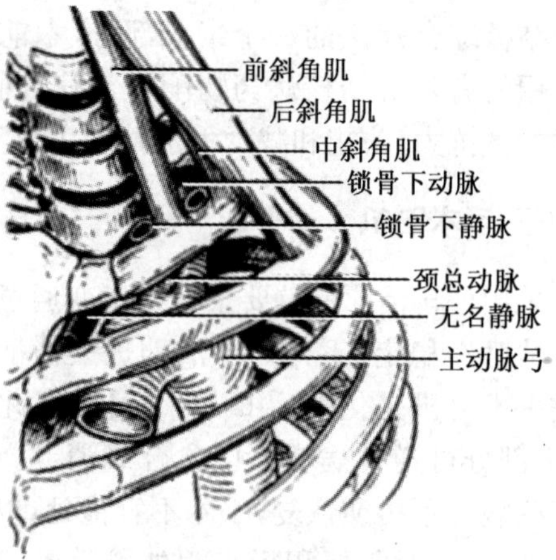

图 5-2 各斜角肌在第 1、第 2 肋骨附着处与锁骨下动、静脉的关系

③识别第 1、第 2 肋骨：第 1、第 2 肋骨的外形与其他甩骨不同，二者的上、下侧均增宽成面，内、外侧同变薄成缘，即具上、下面和内、外缘；而其他肋骨则具上、下缘和内、外面。在第 2 肋骨的中段上面，除有前锯肌附着外，还有后斜角肌附着；第 1 肋骨的上面有中斜角肌，外缘有前锯肌，内缘结节上有前斜角肌附着。在前斜角肌结节前有锁骨下静脉，结节后有锁骨下动脉，紧贴第 1 肋骨转向腋窝。在显露第 2 肋骨和第 1 肋骨时，必须将这些肌肉附着点切断；在切前斜角肌时，必须十分注意，以免损伤锁骨下动、静脉，造成大出血的危险(图 5-2、图 5-3)。

④切除第 3 肋骨：切开第 3 肋骨(图 5-4、图 5-5)。在横突上、下剪开横突间肌腱和韧带，有咬骨钳将横突与残留的肋骨后端咬除，残端用纱布暂时填塞止血(图 5-6)。如前端切除不够，可再用骨膜剥离器剥离骨膜：先剥内面，再剥上、下缘，则外面将自行分离；然后，用咬骨钳或骨剪齐肋骨软骨关节处切断。

⑤切除第 2 肋骨：剪断后斜角肌在第 2 肋骨的附着处(图 5-7)，在骨膜下切除第 2 肋骨。因第 2 肋骨的斜面与第 3 肋骨不同，故应先切开和剥离外缘的骨膜，然后剥离上、下面，最后剥离内缘。

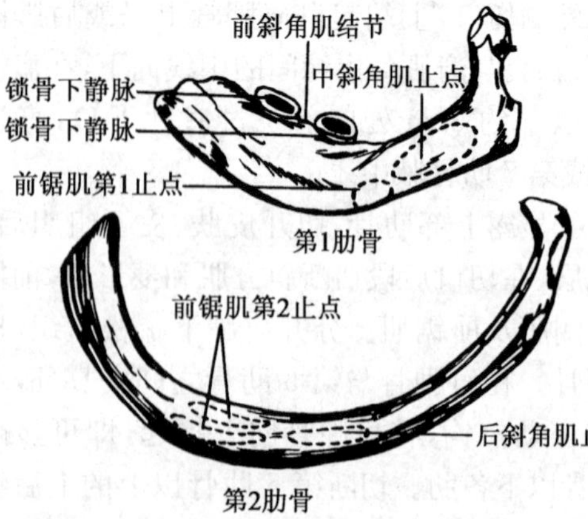

图 5-3 第 1、第 2 肋骨外形和各肌肉附着处

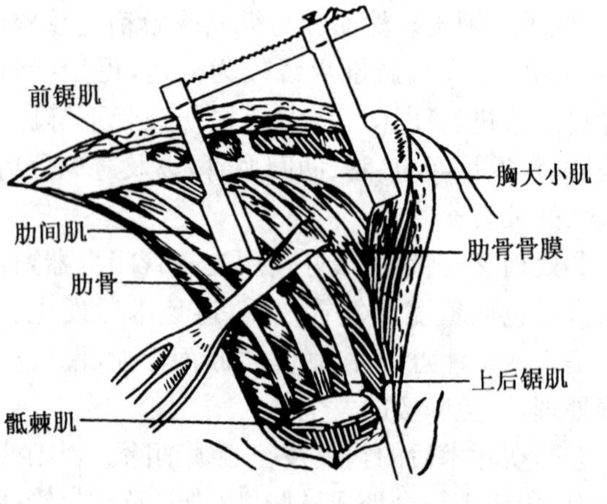

图 5-4 拉开骶棘肌，剥离第 3 肋骨骨膜

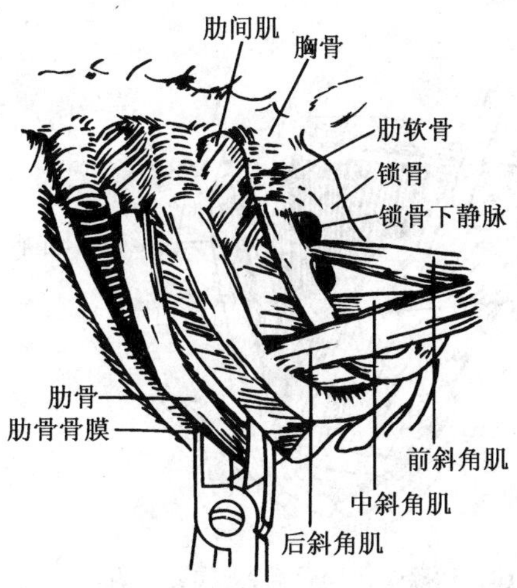

图5-5　肌膜下切除第3胛骨

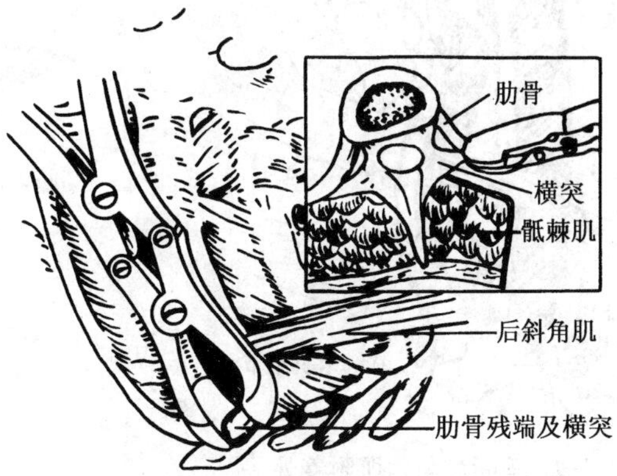

图5-6　剪开横突间肌腱和韧带，咬除残留的肋骨和横突

⑥切除第1肋骨：在切除第2肋骨后才能显露第1肋骨。切除第1肋骨时需要特别谨慎。将前锯肌和中斜角肌附着处剪断后，仔细切开第1肋骨外缘骨膜，用骨膜剥离器将外缘骨膜剥开(有时肋间肌附着处不能剥开时可予剪断)，然后剥离肋骨下面。剥离时，用力方向应与肋骨走向平行，且应以两手握住剥离器，左手握在剥离器前段，使剥离动作平稳，不致向内滑脱而误伤锁骨下动、静脉或臂丛神经。剥开下面后，以同样方法改用圆刃剥离器剥开肋骨上面。最后剥离内缘。剥离时，应注意将左手指保护剥离器尖端，使其与锁骨下动、静脉隔开(图5-8)。在将内缘骨膜大部剥开后，可见前斜角肌附着在前斜角肌结节上；同样，应在手指保护下，紧贴骨面，切断附着处(图5-9)。内缘分离后，第1肋骨前段后上方的锁骨下动、静脉即自行塌陷。切断第1肋骨后段，将该骨向外拉开，使其前段显露更加满意。将前段尚未完全剥开的骨膜剥开后，在贴近胸骨处剪断，即可摘除第1肋骨(图5-10)。

⑦引流、缝合：检查无出血后冲洗创面；如肋骨残端尚有出血，可用骨蜡止血。最后将肩胛骨复位，分层缝合切口。肩胛下区放引流积血(一般在24小时内可流出300～400mL)，既利于压缩，又可减少感染机会。在上胸部和腋下垫置大量碎纱布，用胶布加压包扎，使局部胸壁保持塌陷。

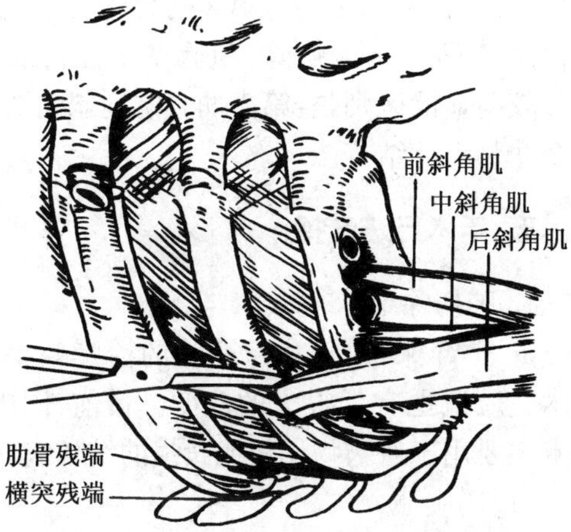

图5-7　剪断后斜角肌在第2肋骨附着处

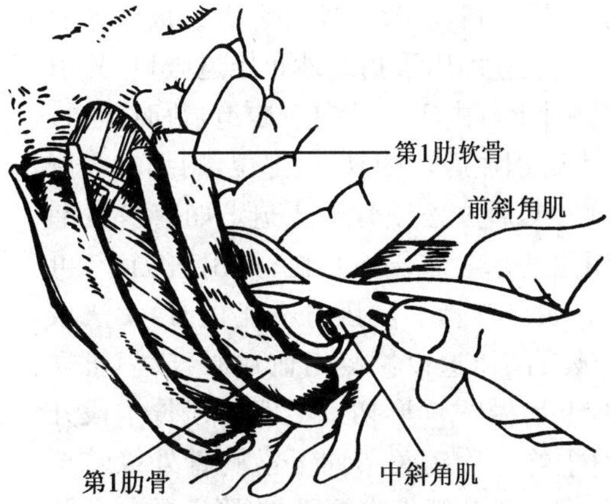

图5-8　切除第2肋骨，剪断前锯肌、中斜角肌在第1肋骨附着处，剥离第1肋骨骨膜

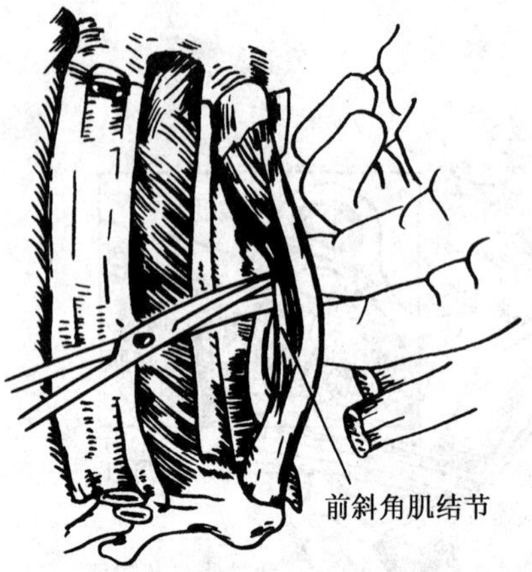

图 5-9 剪断前斜角肌附着处

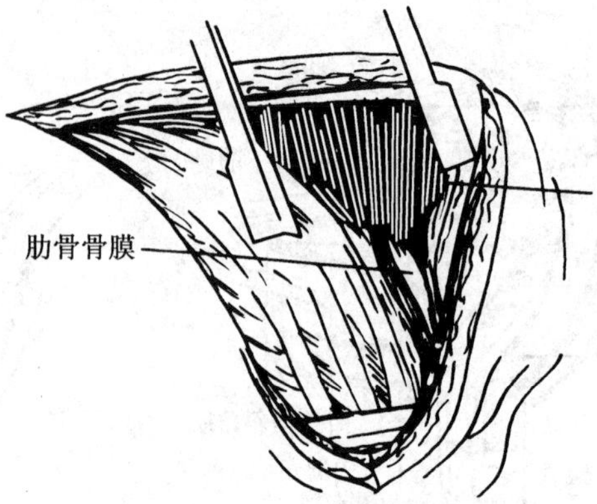

图 5-10 切除第 1 肋骨后,上胸壁塌陷

(2)关键步骤点评

①胸廓成形术对组织损伤较大,失血较多,尤其在剥离骨膜时出血量多且难止住。所以,除操作要细致和及时止血外,在剥离骨膜、切除肋骨时,操作要快而果断,但又须注意不要分破胸膜。在切除肋骨、骨膜收缩后,较小的出血点即能自动止血。此外,应根据失血量和速度,及时输血,以免发生休克。如果胸膜已被分破,应安放胸腔引流管,以免出现血气胸。

②前斜角肌以腱性韧带在第 1 肋骨前斜角肌结节处附着很紧,应用剪刀剪断,而不应试图用骨膜剥离器强行剥开,以免损伤锁有下血管。在剪断第 1 肋骨时,如有条件,宜用特制的第 1 肋骨剪;如无条件,在下剪时,应特别注意肋骨剪尖端不要插入太深,以免在剪断肋骨的同时损伤肋骨后上方的锁骨下血管。万一锁骨下血管被撕破引起大出血时,应立即用手指或纱布压迫破口,另由麻醉师在锁骨上窝内 1/3 处向下压迫,暂时止血。在吸尽手术野积血后,查明出血部位,用细针线修复血管裂口,然后放松锁骨上压迫。如有少量漏血,可先用湿盐水纱布压迫止血;如出血仍多,可加针修复。如果锁骨上窝压迫不能止血,无法放松对血管破口的压迫以修复出血点时,应当机立断,在锁骨上另做“┐”形切口。即从锁骨中段开始,沿锁骨上缘至胸锁关节向下沿胸骨外缘转至第 2 肋间,在胸骨及锁骨内侧段,将附着的部分胸大肌及胸锁乳突肌切断;在骨膜下用线锯切除锁骨内半段。如第 1 肋骨尚未切除,也可经这一切口先将其前段切除;这样,即可显露锁骨下动、静脉,用线带环绕上、下段血管,拉紧线带暂时止血后,予以修复。如果裂伤很大,可将血管分离后予以切断再吻合,或做自体血管移植。只有在患者情况不能继续等待时,才做锁骨下动脉或静脉结扎。约有 10% 患者在结扎锁骨下动脉后发生术侧上肢坏死。

③为了更好地压缩肺尖部,可做肺尖松解术。即切开第 1 肋骨下面骨膜,做胸膜外剥离。前面剥至第 2 肋骨,后面剥至第 5 肋骨平面,纵隔面右侧剥至奇静脉,左侧剥至主动脉,使肺尖部完全向下萎陷(图 5-11、图 5-12)。为了避免肺尖重新扩张,可将剥下的胸膜固定在胸壁上。剥离后应注意止血,以防胸膜外积血。

④第 2 肋骨与第 1 肋骨形状比较相似,手术中应注意辨明,以免误将第 2 肋骨作为第 1 肋骨,遗留第 1 肋骨未被切除,使胸壁不能彻底塌陷。两者较明显的区别是:第 1 肋骨有前斜角肌结节,第 2 肋骨无此结节。

五、手术方法选择

1. 肺切除术

近 30 年来,由于化疗药物的治疗效果极佳,手术适应证也有了很大的改变。目前,国内肺切除术主要用于对药物无效或毁损的结核病灶。

(1)适应证

1)肺结核空洞

①厚壁空洞,内层有较厚的结核肉芽组织,外层有坚韧的纤维组织,不易闭合;

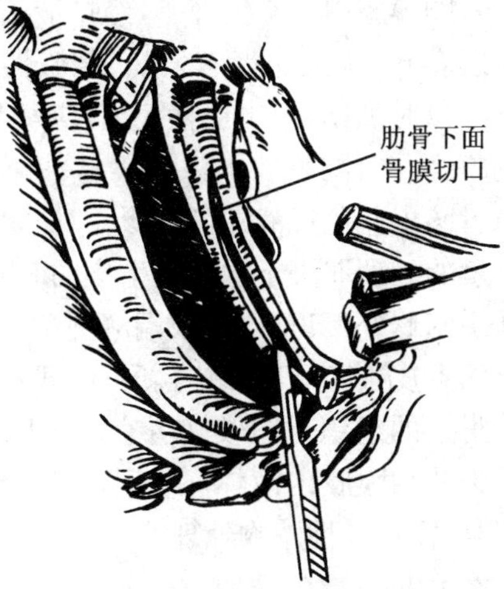

图 5-11 切开第1肋骨下面骨膜

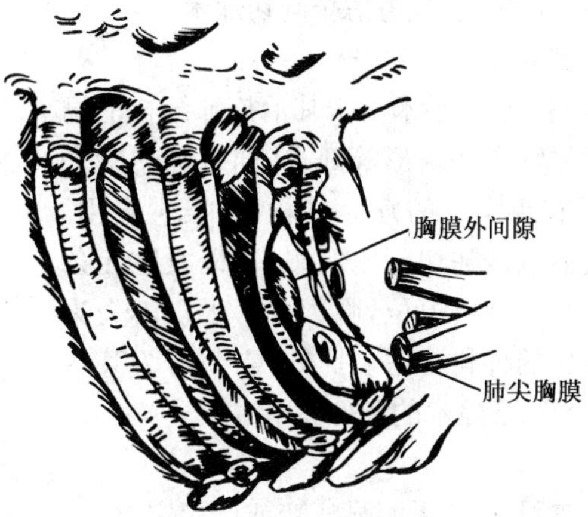

图 5-12 胸膜剥离肺尖

②张力空洞，支气管内有肉芽组织阻塞，引流不畅；

③巨大空洞，病变广泛，肺组织破坏较多，空洞周围纤维化并与胸膜粘连固定，不易闭合；

④下叶空洞，萎陷疗法不能使其闭合。

2)结核性球形病灶(结核球) >2cm时干酪样病灶不容易愈合，有时溶解液化成为空洞，故应切除。有时结核球难以与肺癌鉴别，或并发肺泡癌或瘢痕组织发生癌变，故应警惕及早做手术切除。

3)毁损肺 肺叶或一侧全肺毁损，有广泛的干酪病变、空洞、纤维化和支气管狭窄或扩张。肺功能已基本丧失，药物治疗难以奏效。且成为感染源，反复发生化脓菌或霉菌感染。

4)结核性支气管狭窄或支气管扩张 瘢痕狭窄可造成肺段或肺叶不张。结核病灶及肺组织纤维化又可造成支气管扩张，继发感染，引起反复咳痰、咯血。

5)反复或持续咯血 经药物治疗无效，病情危急，经纤维支气管镜检查确定出血部位，可将出血病肺切除以挽救生命。

6)其他适应证

①久治不愈的慢性纤维干酪型肺结核，反复发作，病灶比较集中在某一肺叶内；

②胸廓成形术后仍有排菌，如有条件可考虑切除治疗；

③诊断不确定的肺部可疑块状阴影或原因不明的肺不张。

(2)禁忌证

①肺结核正在扩展或处于活动期，全身症状重，血沉等基本指标不正常，或肺内其他部位出现新的浸润性病灶；

②一般情况和心肺代偿能力差；

③临床检查及肺功能测定提示病肺切除后将严重影响患者呼吸功能者。年龄大不是禁忌证，应根据生命重要脏器的功能决定手术；

④未成年儿童的肺结核病，化疗多能治愈，不必急于进行手术。老年患者的心肺功能一般较差，故应尽量避免做肺切除术；

⑤合并肺外其他脏器结核病，经过系统的抗结核治疗，病情仍在进展或恶化者。

肺切除术手术类型的选择要根据X线影像学检查结果及术中探查情况决定。楔形切除术只适合于小的结核球及1cm以下的结核病灶。肺段切除术适用于局限性残余空洞及纤维干酪样病变。病变局限于一个叶内的做肺叶切除术；累及同侧肺的几个肺段或两肺的不同肺叶和肺段，可做多段切除，多叶或肺叶加肺段切除术。常用者为左肺上叶及下叶背段切除术；双侧上叶肺有空洞时，用化疗控制后，可同期或分期做上叶切除术。肺段或复合肺切除术的术后并发症发生率高，故自20世纪70年代起，多选择肺叶切除术。一侧毁损肺，有持续痰菌阳性，反复咯血或继发感染的病例，应用全肺切除术。上叶和下叶肺切除后，若仅留存中叶，术后容易引起中叶支气管扭曲，造成中叶不张和胸腔积液，也应考虑全肺切除术。

2. 胸廓成形术

近30年来，这种手术由于其治疗肺结核的局限性和术后并发脊柱畸形等缺点，同时肺切除术的普及且具有更满意的疗效，因而已很少采用。但对于一些不宜做肺切除术的患者，以及在无条件做开胸手术的基层单位，胸廓成形术仍不失为一种可供选择的外科疗法。此外，它还可为某些患者创造接受肺切除术的条件。

(1)适应证

①上叶空洞，对侧无明显病变或已稳定，患者一般情况差不能耐受肺切除术者；

②上叶空洞，但中下叶亦有结核病灶。若做全肺切除术，则创伤太大，肺功能丧失过多；若仅做上叶切除术，术后中下肺叶可能代偿性膨胀，致残留病灶恶化。可同期或分期加做胸廓成形术；

③一侧广泛肺结核灶，痰菌阳性，药物治疗无效，一般情况差不能耐受全肺切除术，但支气管变化不严重者。

(2)禁忌证

①张力空洞、厚壁空洞以及位于中下叶或近纵隔处的空洞。其原因是难以达到压缩的目的或是因压缩病肺后，使支气管移位、扭曲，造成严重梗阻；

②结核性球形病灶或结核性支气管扩张；

③青少年患者，因本术术后可引起胸廓或脊柱明显畸形，应尽量避免施行。

六、术后观察及并发症的处理

1. 支气管胸膜瘘

结核病患者的发生率显然比非结核病者为高。原因有：

①支气管残端有内膜结核，致愈合不良；

②残端有感染或胸膜腔感染侵蚀支气管残端，引起炎性水肿或缝线脱落致残端裂开；

③支气管残端处理不当，如残端周围组织剥离过多致供血受损；或残端缝合后未妥善覆盖有活力的带蒂软组织促进愈合；或残端过长，致分泌物潴留感染；或术后残腔未妥善处理；或支气管残端闭合不良，致发生残端瘘。

若胸膜腔内有空气液平，经排液10～14天后仍持续存在，加上患者有发热、刺激性咳嗽，术侧在上卧位时加剧，咳出血性痰液，应疑及并发支气管胸膜瘘。向胸膜腔内注入美蓝液1～2mL后，如患者咳出蓝色痰液即可确诊。

瘘的处理取决于术后发生瘘的时间。早期可重新手术修补瘘口，先将残端解剖游离，将支气管口上的上皮去除干净，缝合新鲜的残端，再妥善包埋在附近的组织下。较晚者宜安置闭式引流，排空感染的胸膜腔内液体。若引流4～6周瘘口仍不闭合，需按慢性脓胸处理。

2. 顽固性含气残腔

大都并不产生症状，此腔可保持无菌，可严密观察和采用药物治疗，经几个月逐渐消失。少数有呼吸困难、发热、咯血或持续肺泡漏气等征象，则需按支气管瘘处理。

3. 结核性脓胸

结核病肺切除后遗留的残腔以及术中病灶破裂污染胸腔容易并发感染引起脓胸，其发病率远较非结核病者为高。肺切除术后发生率1%～3%。患者表现为术后持续发热，白细胞上升，伴全身症状。术后胸腔穿刺抽出脓性液体可以证实。治疗上多施行胸腔闭式引流，胸腔冲洗，待病情稳定，患者全身中毒症状及营养改善后，可择期施行胸廓成形术，或附加肌肉填充、大网膜移植消灭脓腔。

4. 结核播散

若在术前能采用有效的抗结核药物做术前准备，严格掌握手术适应证和手术时机，特别是痰菌阴性者，本并发症并不多见。相反，痰菌阳性痰量多，活动性结核未能有效控制，加上麻醉技术、术后排痰不佳以及并发支气管瘘等因素，均可导致结核播散。

上述各并发症常互相影响，较少单独发生。故应注意结核病治疗的整体性，方能获得较好疗效。

七、疗效判断及处理

肺结核外科以肺切除术为主的疗效考核以术后痰菌阴转、并发症和手术死亡率，以及术后生活质量为依据。肺叶切除的痰菌阴转率最高，并发症和手术死亡率最低，术后生活质量良好。全肺切除的并发症手术死亡率稍高于肺叶切除术，术后生活质量较差，尤其合并胸廓成形术的患者。肺段切除因术后容易并发肺瘘已很少采用，肺切除术的疗效最高，痰菌阴转率均在95%以上，并发症2%～3%，手术死亡率在1%以下。胸廓成形术痰菌阴转率约为85%。

近几年来，全球结核病卷土重来，尤其耐多药肺结核患者增多，内科治疗难于奏效，成为棘手的问题。上海市肺科医院于1985—1993年期间为40例耐多药肺结核患者施行肺切除术或合并胸廓成形术，占同期肺结核肺切除患者的8.7%。其中87.5%患者耐两种或两种以上的抗结核药物，80%对利福平耐药。术后35例痰菌转阴(87.5%)，并发脓胸2例，支气管胸膜瘘1例，均治愈。无手术死亡。

第七节 肺包虫病

一、疾病概述

肺包虫病(肺包虫囊肿、肺棘球蚴病、肺棘球蚴囊肿)为细粒棘球绦虫(犬绦虫)、幼虫(棘球蚴)在肺内寄生所致，是肺部较常见的寄生虫病，人畜共患。本病最多见于畜牧地区，几乎遍及世界各地，特别是澳大利亚、新西兰、南美洲等，我国主要分布在甘肃、新疆、宁夏、青海、内蒙古、西藏等省区。

1. 诊断

大部分的肺包虫病诊断不难，主要根据：

①曾在流行地区居住，有犬、羊等动物接触史；

②包虫病的X线表现较典型，可见单发或多发边缘锐利的囊肿阴影；

③实验室检查：嗜酸性粒细胞增加，常在5%～10%左右，甚至可高达20%～30%，直接$0.15 \sim 0.3 \times 10^9/L$。有时咳出物或胸水中能查到囊肿碎片及囊、头节或小钩；

④其他诊断方法包括包虫皮内试验(Casoni试验)，包虫补体结合试验，间接血凝集试验等免疫方法。

目前，对肺内块状阴影在X线或超声导引下经皮或经纤支镜穿刺取活检或细胞学检查的不少，但需注意的是，疑为包虫囊肿的忌行囊肿穿刺，以免引致囊液外溢，产生过敏反应或包虫病播散等严重并发症。

2. 病原学

细粒棘球绦虫的终宿主。成虫寄生在犬小肠中，卵随着粪便排出后污染食物，人(或羊、猪、牛)进食后，在上消化道中卵壳经胃液消化而孵化成幼虫，即六钩蚴，后穿过消化道黏膜进入血液，至门静脉系统(肠系膜、大网膜和肝)。大多数蚴潴留在肝内(约75%～80%)少数六钩蚴通过肝进入小循环至肺(约占8%～15%)及其他器官，如肠系膜、网膜、脾、盆腔、肌肉、皮下组织等(棘球绦虫生活环见图5-13)。

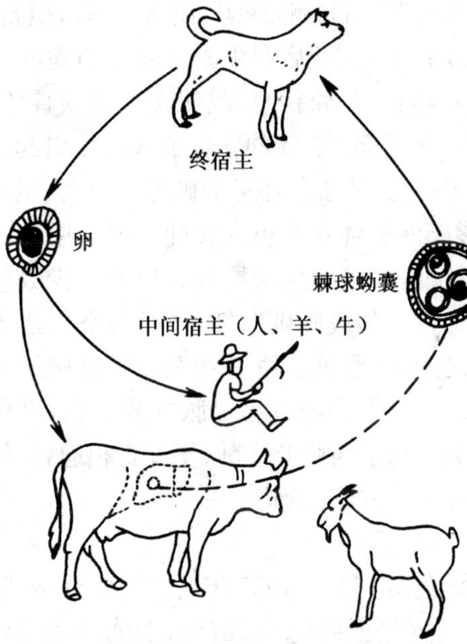

图5-13 棘球绦虫生活环

六钩蚴进入肺后，逐渐发育成包虫囊肿，约半年长大至1～2cm，由于肺组织疏松、血流循环丰富及胸腔负压吸引等因素，六钩蚴在肺内生长速度比在肝肾内快，平均每年增长至原体积的1～2倍，达2～6cm左右，囊肿最大的可达20cm，囊液重达3000g以上。包虫囊肿含有外囊和内囊。内囊是包虫囊肿的固有囊壁，厚度仅1mm，压力却高达13.3～40kPa(100～300mmHg)，易破。内囊又可分为内、外两层，内层为生发层，很薄，分泌无色透明囊液，产生很多子囊和寄生虫头节，如脱落于囊腔内，即成为包虫沙。外层无细胞，多层次，半透明，乳白色，具有弹性，外观酷似粉皮。外囊是人体组织对内囊的反应形成的一层纤维性包膜，包绕着整个内囊，厚约 3～5mm。内、外囊间为潜在腔隙，无液体和气体，也不粘连。

肺包虫囊肿 80％为周边型，右肺多于左肺，下叶多于上叶。右肺血流量略多，与肝脏较近，两者之间有较丰富的淋巴管相通，这可能是右肺多见的原因。囊肿多为单发，占 65％～75％，多发者一般是 2～3 个，一侧或双侧。约 17％～22％并发其他部位囊肿，肺、肝并发的最常见，占 13％～18％。

3. 病理改变

肺包虫病的病理改变除囊肿本身外，主要是巨大囊肿对肺的机械性压迫，使周围肺组织萎缩、纤维化或有瘀血、炎症发生。＞5cm 的囊肿即可使支气管移位、管腔狭窄，或使支气管软骨坏死，进而破入支气管。表浅的肺包虫囊肿可引起反应性胸膜炎，巨大的囊肿还可能破入胸腔，大量头节外溢，形成许多继发性包虫囊肿。位于中心的囊肿偶有侵蚀、穿破大血管导致大出血。少数包虫囊肿有钙化。如囊肿破向细支气管，空气进入内囊外囊之间，可形成多种 X 线征。已有感染或破裂的囊肿可合并胸腔及纵隔脓肿或脓胸，肝包虫囊肿破裂后可能与胸腔或肺、支气管相通，形成肺包虫囊肿-胆管-支气管瘘。

4. 临床表现

根据我国 1950—1985 年大组病例分析，肺包虫病占人体包虫病的 14.81％（2408/16258），男多于女（约 2∶1），儿童占 25％～30％，40 岁以下的占大多数，年龄最小 1～2 岁，最大 60～70 岁。

由感染至出现症状一般间隔 3～4 年，甚至一二十年。症状因囊肿大小、数目、部位及有无并发症面不同，早期囊肿小，一般无明显症状，常经体检或在因其他疾病胸透时发现。囊肿增大引起压迫或并发炎症时，有咳嗽、咳痰、胸痛、咯血等症状。巨大囊肿或位于肺门附近的，可能有呼吸困难。如食管受压，有吞咽困难。侧见肺尖部囊肿压迫臂丛和颈交感神经节，引起 Pancoast 综合征（患侧肩、臂疼痛）及 Horner 征（一侧眼睑下垂，皮肤潮红不出汗）。如囊肿破入支气管，囊液量大的，有窒息危险，子囊及头节外溢，能形成多个新囊肿。患者常伴有过敏反应，如皮肤潮红、荨麻疹和喘息，严重的可休克。囊肿破裂感染的，有发烧、咳黄痰等肺部炎症及肺脓肿症状。少数囊肿破入胸腔，有发烧、胸痛气短及过敏反应。

多数患者无明显阳性体征，囊肿较大的可导致纵隔移位，在小孩可能出现胸廓畸形。患侧叩诊浊音，呼吸弱，有胸膜炎或脓胸的则有相应体征。

5. 辅助检查

胸部 X 线检查为包虫病主要诊断方法，在本病流行区，有接触史的，单凭胸片大部分可以确诊。囊肿早期直径在 1cm 以下的，仅见边缘模糊的炎性阴影，直径＞2cm 的为轮廓清晰、边缘锐利的类圆形阴影，密度均匀而稍淡，低于心脏及实质性肿瘤的密度。至能明确诊断时已是 6～10cm 左右，密度接近实质瘤一般为单发，也有多发的。作为含液囊肿，立位透视吸气时膈肌下降，头、足径稍增加，呼气膈肌上升时，则横径稍长上下稍短（“包虫呼吸征”）。大囊肿可呈分叶状或多环状。下肺野的囊肿“坐在”膈肌上，使膈机位置下降，甚至凹陷，有时需要行人工气腹纵隔推向对侧，在下叶的纵隔受影响少，而右肝顶部的世大囊肿则明显使心脏向左移位，这个特点有助于鉴别诊断。少数病例有肺不张及胸膜炎。

如囊肿小支气管被侵犯穿透，少量气体进入内外囊之间，则出现一些特殊 X 线征：

①少量气体进入内外囊之间，立位摄片气体上升至囊肿上部，局部有一弧形透明带（“新月征”）；

②如气体进一步进入内囊，出现液平面，其上方见有代表内囊及外囊的 2 个弧形阴影（“双弓征”）；

③当内囊破裂萎陷，皱缩的内囊浮于液面上，囊内液面上能见到不规则影（“水上浮莲征”）。

如囊肿破裂，内容物咳净，又未发生感染，胸片上表现为薄壁边缘光滑的含气囊肿。以后囊腔逐渐缩小，仅留有一些纤维化阴影。如囊肿破后发生感染，则囊壁增厚，周围有慢性炎症出现的可见肺浸润片状影。如破入胸腔，有胸腔积液或液气胸。

二、手术特征

内科治疗无效,需要手术。主要是手术切除,无特效药物。

三、手术时机

目前试用的有甲苯咪唑及丙硫苯唑,有使生发层和原头蚴退化变质的作用,临床上能看到一些疗效,症状有所改善,部分囊肿停止增长或缩小。还有吡喹酮,临床效果不明显,或可在术前应用以减少术后复发。目前,药物疗法仅用于多发囊肿无法手术的患者。肺包虫囊肿一般呈进行性生长,能“自愈”的极少,绝大多数迟早将因囊内压力增设而破裂,产生严重并发症,因此要及时确诊并进行手术。

四、手术方法

1. 术式一

内囊完整摘除法。

(1)麻醉:一般全麻气管内插管,如无特殊必要,不用双腔插管,手术间不需要单侧肺萎缩。较大的囊肿,如双腔插管不顺利,操作过程中囊腔有破裂可能。手术过程中囊肿在摘出前都有破裂,有从呼吸道吸入囊液或内囊碎片的危险,需要注意。

(2)切口:如行肺切除,后外侧剖胸切口,一般从第5肋间或肋床进胸,便于处理肺门。

单纯囊肿切除或在较近囊肿处做切口。

(3)关键步骤点评:与穿刺摘除术不同之处是事先不做内囊穿刺,直接切开外囊,将内囊完整摘除。如摘除成功,可完全避免复发。手术野的显露和保护与内囊穿刺术相同,要求麻醉平稳,手术刀宜做30°～45°倾斜,用力均匀,避免刀尖垂直,不宜一刀切开外囊全层,先做一短浅切口,用刀刃刮剥,用力过重容易使内囊破裂。用蚊式钳夹住两侧外囊壁,轻手向两侧外牵,用弯蚊式钳顶端或眼科用的小剥离器,分开外、内囊间隙,用剪刀逐渐扩大切口,可见白色内囊由切口疝出,但勿使其突出过快,以免突然破裂。术者用手指保护内囊,用刀柄或脑压板垫在内外囊之间,以小钝头组织剪,剪开扩大外囊,切口须与内囊直径相近,亦可做“十”字切口。在剥离内外囊间粘连时,剥离器或手指均应着力于外囊表面,避免挤压内囊。为准备在操作中内囊可能破裂,纱布垫、两套吸引器应放在就近,随时备用。请麻醉师从气管插管用力打气,借助肺压把内囊腔推出。如外囊切口不够大,气管内加压时容易使内囊破裂。一般因内外囊间无粘连,可以把囊腔完整取下。内囊取出后,外囊上有细支气管口漏气,先用纱布堵上,然后缝合修补,其残腔壁较多的可切除或内翻,然后缝合,完全消灭残腔。总之,应坚持“一轻、二慢、三胀开”的原则。

2. 术式二

内囊穿刺摘除术。

(1)麻醉:一般全麻气管内插管,如无特殊必要,不用双腔插管,手术间不需要单侧肺萎缩。较大的囊肿,如双腔插管不顺利,操作过程中囊腔有破裂可能。手术过程中囊肿在摘出前都有破裂,有从呼吸道吸入囊液或内囊碎片的危险,需要注意。

(2)切口:如行肺切除,后外侧剖胸切口,一般从第5肋间或肋床进胸,便于处理肺门。

(3)关键步骤点评:开胸后,仔细分离胸腔内的粘连,用大量温热湿纱布垫填塞已游离的胸膜腔。露在肺表面的外囊部分有纤维蛋白层覆盖,无血管分布,呈灰白色。初留出5～7cm直径部位做穿刺摘除操作用外,其他肺表面均用纱布垫加以保护。穿刺用的粗针(16G)连接Y型管,一端连接一具50～100mL注射器(装满生理盐水),另一端接吸引器,穿刺针旁备好两具吸引器头管,以便于穿刺旁有内囊液漏出时,及时吸尽,防止囊液污染手术野。在内囊塌陷或堵住穿刺针孔时,从另一管快速注射生理盐水,使吸引针头通畅,尽量将囊液吸尽。少量盐水与囊液进入支气管内,也不会引起不良反应。不主张向囊内注射甲醛、过氧化氢、高渗盐水等药物(动物试验表明需30～60分钟方可杀死部分头节,故术中浸泡10余分钟毫无意义,徒增副作用而已),因在短暂时间既不起杀灭头节作用,一旦进入支气管树反而引起不良反应。囊液大部分吸出后,用2把Allis钳在穿刺孔两侧夹住,剪刀剪开外囊,提起外囊壁,伸入吸引器吸尽囊液，用卵圆钳和无齿镊，取尽内囊皮。内囊脆而易碎，必须细心清除，擦洗干净。残腔中有支气管漏气要一一缝合，再从周围至底部全层（较大的可分数次）缝合，消灭残腔。

3. 术式三

肺切除。

(1)麻醉：一般全麻气管内插管，如无特殊必要，不用双腔插管，手术间不需要单侧肺萎缩。较大的囊肿，如双腔插管不顺利，操作过程中囊腔有破裂可能。手术过程中囊肿在摘出前都有破裂，有从呼吸道吸入囊液或内囊碎片的危险，需要注意。

(2)切口：如行肺切除，后外侧剖胸切口，一般从第5肋间或肋床进胸，便于处理肺门。

(3)关键步骤点评：用于囊肿已破裂，肺组织有严重感染，并发支气扩张、肺纤维化、脓胸、支气管胸膜瘘或肺癌不能除外的患者。手术中如有可能最好先游离出支气管，钳夹住，避免术间挤压肺组织时，囊腔破向支气管，引起病变播散或窒息死亡。

4. 特殊类型包虫病的处理

如同时有肝及肺囊肿的，可以一次手术。双侧有病变的先处理病变较大或有并发症的一侧，肺囊肿有支气管胸膜瘘的，先闭式引流，待感染控制，体力恢复后再行肺切除。

五、手术方法评估

内囊摘除法简单，对肺功能影响小，但容易复发；肺叶切除对肺功能影响大，但术后效果好，不容易复发。

六、手术方法选择

主要有内囊摘除和肺叶切除2种。根据囊肿大小、数目多少、部位、有无并发感染及胸膜是否粘连决定手术方式。术中要注意防止囊肿破裂，囊液外溢入胸腔或胸壁软组织，以免引起包虫病变播散或过敏反应。

七、术后观察及并发症处理

开胸术后的常规并发症，如漏气、出血、感染、肺不张同一般的肺叶切除。尤其要注意的是术中有包虫液外溢或被吸入支气管树，为避免发生过敏或高热，术中可用激素或异丙嗪。术中有污染者，术后可用丙硫咪唑3～6个月。可预防复发。

八、疗效判断及处理

预后：胸部手术死亡率0.9%，近年来已无死亡，手术效果良好，个别病例复发，原因为：

①术中留下较小的包虫囊肿；

②术间囊液外溢，头节脱落，移植复发；

③再次感染，复发患者再次行肺切除，效果也多良好。

第八节　肺气肿的外科治疗——肺减容术

一、疾病概述

LVRS是指通过切除气肿的肺组织治疗COPD的一种手术方法，临床也称为肺部分切除术（partial pneumectomy）或肺减容成形术（reduction pneumoplasty）。这一概念是由Brantigan于40年前提出并首先应用于临床，他认为通过肺局部切除或折叠可以恢复小气道弹性并减少气道梗阻，改善膈肌和胸廓的运动功能，解除肺气肿组织对正常肺组织的压迫。但这一术式当时并没有被广泛接受，其主要原因是手术死亡率很高（16%），而且对效果的评价缺乏生理检测指标的支持。

慢性阻塞性肺气肿是一种临床常见病、多发病，对于晚期肺气肿患者内科疗效欠佳。1994年，美国Cooper等在以往Brantigan经验启示下应用现代技术成功施行了LVRS，目前已成为外科治疗晚期肺气肿的有效方法之一。晚期肺气肿患者普遍营养状况较差，运动耐量降低，常伴有呼吸道感染，手术耐受性差。严格掌握手术适应证和围术期处理，对提高手术疗效、降低手术病死率和并发症十分重要。一般认为晚期肺气肿仅10%～20%的患者适用LVRS。

早在1957年，Brantigan等为肺气肿患者施行多处肺楔形切除或折叠术，术后75%患者临床症状改善，由于当时手术近期死亡率高达16%，同时又缺少客观评价指标，因此，手术未被广泛接受。几年前美国胸外科医生 Cooper 再次将这种手术应用于临床，施行了 20 例 LVRS，取得良好的效果。这一结果引起了胸外科、呼吸内科等相关学科的关注，被称为 1995 年胸外科最激动人心的进展之一。Cooper 等在长期临床肺移植实践中发现：

(1)供肺植入肺气肿患者的胸腔后，过度扩大的胸腔容积缩小，低平的横膈上升，患者胸式及腹式呼吸均比术前改善。

(2)在单肺移植治疗 COPD 时发现，单肺通气时气肿肺在适当通气下仍可有较满意的气体交换。

(3)肺气肿患者单肺移植后，纵隔向术侧移位可使对侧横膈和胸廓形态趋于正常。在以往 Brantigan 经验启示下，Copper 利用其开展肺移植的经验，并采用嵌闭器和牛心包片做衬垫，成功地施行了 LVRS。

二、手术特征

LVRS 术后肺功能明显改善是多方面因素共同作用的结果。综合文献资料，归纳其机制主要在于：

(1)细小支气管壁弹性回缩力增加。

(2)通气血流比值改善。

(3)增强呼吸肌作用，胸腔变小，横膈活动度增大。

(4)血流动力学改善，肺血管阻力下降，右心负荷下降，静脉回血量增多。

结果表明：术后 6 个月时患者的肺功能优于 3 个月时，3 个月时优于 1 个月时（$P<0.01$），而术后 1 年时的结果与 6 个月时相近。可见 LVRS 术后肺功能在半年内逐步改善并达到稳定水平。

三、手术时机

LVRS 对有适应证的晚期 COPD 患者可明显改善生活质量，提高肺功能检测指标。LVRS 除用于治疗晚期肺气肿外，也可用做部分肺气肿患者等待肺移植过程中的桥梁手术。

适应证：呼吸困难严重，内科治疗无效。

①年龄：年龄<75 岁；非绝对决定因素，需结合体质、临床预期效果综合考虑；

②肺气肿的诊断明确，经核素血气扫描及 CT 检查有明确的手术靶区存在；

③FEV_1 0.50～1.00 L（<35%），$PaO_2>$ 6.67 kPa，$PaCO_2<$5.33 kPa。Criner 等报道，对 3 例呼吸机依赖的晚期肺气肿患者施行 LVRS（$PaCO_2$ 及肺动脉压均增高），取得术后 11～16 周脱机的良好疗效；

④超声心动图检查：平均肺动脉压<6.00 kPa。Bach 等报道，常规用超声心动图对 207 例晚期肺气肿患者进行心功能筛选，可疑肺动脉高压者行心导管检查，经筛选后约 43%患者进行了手术，明显降低了术后心血管并发症的发生率；

⑤良好的营养状况（占标准体重的 70%～130%）。停止吸烟 6 个月以上。

禁忌证：

①年龄>75 岁；

②严重弥漫性肺气肿，核素扫描无明显靶区；

③平均肺动脉压>4.76kPa 或肺动脉收缩压>6kPa；

④每天服用强的松>15mg；

⑤严重支气管炎或哮喘；

⑥目前仍吸烟；

⑦合并严重的冠心病或其他重要脏器疾患。严重的心、肝、肾病变及精神病，晚期肺气肿患者运动耐量降低和功能氧耗、运动通气氧耗增强，以及术前的营养不良状况，在开胸术后胸壁创伤及术后疼痛、呼吸道分泌物增多将增加患者的低肺功能状况，所以术前呼吸康复及治疗计划十分重要。采用呼吸肌与四肢锻炼结合的训练方式，氧疗、呼吸症状控制、营养支持和心理支持等。

COPD 是终末支气管远端部分异常膨胀及过度充气而导致的肺组织弹性减退和容积增大的病理改变。它的主要病因是慢性支气管炎、尘肺、支气管哮喘及支气管扩张等疾病。COPD 晚期，一些肺泡过度膨胀和破裂，使肺毛细血管破坏，造成局部肺组织形成有通气无血流的无效腔。而在另外一些肺区，由于支气管阻塞，肺泡通气不良，形成只有血流而无通气的动静脉分流。这些均可造成肺残气量明显增多。此外，胸廓的明显扩大造成胸壁和膈肌的功能减退。因此，如病变继续发展则会出现缺氧和二氧化碳潴留。通气阻塞和肺组织弹性减弱，使呼吸的机械性阻力超过正常的数倍，呼吸做功增加，氧耗增加。因此，LVRS 治疗 COPD 的机制是通过切除被破坏的肺组织，减少生理无效腔和肺动静脉分流，减少肺残气量，减轻肺阻力，改善肺通气和血流；同时增加肺的弹性回缩力，这样可以增加气体流动和减少肺过度膨胀，改善临床症状，提高生活质量。

四、手术方法

1. 术前准备

（1）手术间的准备：选用仪器设备齐全、面积宽敞的大手术间。术前 1 天以 1%的消佳净擦拭物品及地面，紫外线早晚各照射 2 小时。手术间温度保持在 22～24℃，湿度 40%～60%。认真检查电源、中心吸引装置及电凝器等是否在正常状态，并予以妥善放置，以保证次日手术的顺利进行。

（2）器械的选择及物品的准备：肺减容手术基本器械为常规开胸器械，若手术为正中切口，则需另备胸骨锯及纵劈胸骨等特殊器械，如钢丝、钢丝剪、KK 钳、硬膜外针头、骨蜡等。胸骨锯需熏蒸灭菌，其他器械采用高压灭菌。

2. 术式介绍

（1）常规开胸肺减容术

1）麻醉前放置硬膜外导管　采用卡仑双腔管、静脉麻醉。单侧 LVRS 采用后外侧切口，双侧 LVRS 采用胸骨正中切口。后外侧剖胸切口，一般从第 5 肋间或肋床进胸。

2）关键步骤点评　根据术前核素通气血流扫描可初步确定切除范围。单侧 LVRS 者术中对侧单侧通气时，一般通气血流不均部位不容易萎陷，如果仍不容易确定时可吹张术侧肺，有病变的肺常先膨胀。双侧 LVRS 先做病变重的一侧，手术完成后缝合纵隔胸膜再做病变轻的一侧。单侧 LVRS 切除一侧肺容积 25%～30%，双侧 LVRS 切除各侧肺容积约 20%。所有病例均采用钳闭器（Linear stapling device，美国产），肺断面两侧用牛心包做衬垫。术中严格控制漏气。残腔较大，漏气点多，剥离胸顶壁层胸膜使之塌陷包裹在肺组织上。术后手术侧放上下胸引流管，胸骨正中切口者胸骨后另放引流管。

术后从硬膜外导管内持续注射 0.125%布比卡因每小时 4mL 止痛。

此外，因该手术切除病变组织范围较大，缝合切口要求程度高。若采用普通的缝线或缝钉来缝合肺组织切缘，缝线孔很容易漏气。因此，为解决这一难题，必须用带牛心包垫片的直线切割缝合器来缝合。因为经过特殊处理的牛心包符合以下条件：

①柔软；

②可由钉合器的刀锋轻易地切割；

③菲薄而不致造成钉合的困难；

④无孔；

⑤强度足够大，使得肺再膨胀时张力不会使缝钉孔变大；

⑥可被降解或吸收以减少感染的机会。

直线切割缝合器可高压灭菌或熏蒸灭菌，但因其比较精细，所以，在使用及灭菌过程中须特别注意，以免碰撞损伤器械。牛心包采用 2%的戊二醛原液浸泡灭菌。术中使用时用 0.9%的无菌生理盐水反复冲洗干净，然后根据手术需要剪取不等规格，未用完的牛心包可重新浸泡冷藏，以备下次使用。

（2）胸腔镜肺减容术

可单侧，也可双侧，胸膜腔没有粘连或粘连较少时可方便应用，除了特制的腔镜下器械以外，手术原则和切除范围与开胸手术一样。

五、手术方法点评

1. 常规开胸肺减容术

（1）后外侧切口手术：优点为手术野暴露良好。可先做病变较重的一侧或右侧肺，再做较轻的一侧，体位为侧卧位。腋下垫一方垫，各关节隆突处以软垫衬托，原则为保持身体的自然弯度，防止重要神经及血管受压，充分暴露手术野并使患者感到舒适。

（2）胸部正中切口：是较常用的切口。可同时进行双侧的肺减容手术，也可先做病变较重的一侧，再做较轻的一侧。一般切除的肺容量为病变侧组织的 20%～30%。体位为平卧位，胸下衬以方垫，目的是使胸骨抬高，便于手术操作。

在 LVRS 前应进行正侧位胸片、胸部 CT 扫描和放射性同位素肺灌注和通气显像以确定肺气肿范围。肺功能测定(包括运动试验)可以确定肺功能状态,包括肺总容量(TCL)、FEV_1、残气量(RV)以及肺弥散功能等。通过心脏多普勒超声和右心导管检查可以确定肺动脉压力。此外,动脉血气分析也是必要的。如果怀疑冠心病,应行冠状动脉造影。

手术在静脉全麻下进行,要求双腔气管插管。手术可经胸骨正中切口或患侧胸后外侧切口进行。如纵劈胸骨则应首先切除病变严重一侧,而后再切除另一侧。术中应注意保护膈神经。切除前应进行单侧肺通气5～10分钟,这时由于胸腔负压的消失,肺组织回缩而萎陷,但气肿的肺组织因弹性减弱仍保持膨胀状态,据此特点可以确定切除范围。根据术前胸部CT扫描、胸片、同位素显像及术中探查结果,应用缝合切开器切除病变肺组织,为减少术后肺断端漏气,目前常用牛心包做为垫衬,防止缝合钉眼漏气。切除范围应为一侧肺容量的20%～30%。切除时应尽量保持肺原有的形状,如上叶采用斜形切除优于横形切除,这样可以减少术后残腔。此外,术中定时膨肺以便估计已切除范围,避免切除过多。鼓肺检查漏气,尽量减少漏气。游离下肺韧带,必要时剥脱胸顶胸膜使之塌陷,形成胸膜幕(tent)以缩少残腔。术后原已存在的大胸廓与减少的肺容积之间的压差可导致肺表面张力增大,因此为避免肺过度扩张,应行胸腔闭式引流并接负压吸引(－10mmHg),随后可根据漏气状况和床旁胸片调整负压大小。

2. 胸腔镜手术

目前认为经胸腔镜手术创伤小,患者容易于耐受,但缺点是手术视野小、操作不便、价格昂贵。

六、手术方法选择

关于LVRS的方式,一些学者认为常规开胸可在直视下确定切除范围,操作方便准确。关于术式,Cooper等认为双侧病变同期手术可通过一次手术解决问题,减少患者痛苦,此外可避免术后另一侧代偿性加重。但Miller和和Urschel等则认为单侧手术更安全,死亡率低。胸腔镜手术创伤小,患者容易于耐受,但缺点是手术视野小、操作不便。开胸手术和胸腔镜手术二者疗效相仿。

七、术后观察及并发症处理

术后最常见的并发症为肺持续漏气,Cooper报道术后漏气>7天为11例,其中4例再次手术。Miller等对53例患者进行手术,21例术后肺漏气>7天,14例>14天。其他并发症还包括膈神经麻痹、心脏并发症(心律失常、心梗等)、肺炎、呼吸功能衰竭等。降低呼吸道并发症是这类手术成功的关键。文献报道围术期病死率1%～10%,主要由呼吸道并发症引起。

八、疗效判断及处理

各组报道的手术死亡率为0%～5.6%,死亡原因主要为肺部感染、心脏并发症及肺动脉高压等。住院时间平均为15天。Cooper手术组的结果显示:术前FEV_1的平均值仅为0.77L(占预计值的25%),术后增加至1.4L(44%);TCL和RV也分别由术前的8.5L(140%)和5.9L(288%)降至术后的6.6L(110%)和3.6L(177%)。运动后吸氧人数术前为14人,术后仅为4人。Sciurba等的研究结果也令人鼓舞,手术前FEV_1为0.87L(32%),术后上升至1.11L(41%);TCL和RV也由7.84L(139%)和4.85L(235%)下降为7.36L(131%)和4.08L(197%);肺弹性回缩力从9.5cmH_2O增至12.1cmH_2O。然而,两组的PaO_2和$PaCO_2$手术前后均无明显变化。

手术效果还受很多因素影响,主要包括年龄和肺功能状态。Miller等通过临床对比研究发现,如果术前$PaCO_2$>50mmHg,FEV_1<0.5L或最大通气量<预计值的1.5%或肺弥散功能<10%,则手术死亡率和并发症发生率明显增加。对于LVRS比较理想的肺功能指标为FEV_1在0.5～1.0L,最大通气量占预计值的20%～30%,肺弥散功能>20%。此外,肥胖或术前激素用量>15mg/d也对手术效果有不良影响。

总结认为:

①术前坚持呼吸训练6～8周,要求锻炼后呼吸器最大吸气压增加30%以上,最大吸气停留时间>3秒,6MMT增加20%以上,主观呼吸肌耐力增强;

②积极控制呼吸道感染,术前常规痰培养加药敏试验,根据药敏试验结果选择敏感抗生素雾化吸入,要求术前痰培养呈阴性;

③术后常规硬膜外麻醉止痛;

④积极协助患者咯痰,必要时纤维支气管镜吸痰;

⑤晚期肺气肿患者呼吸功能明显降低,体质较差者注意围术期呼吸训练,必要时积极辅助呼吸。呼吸支持是LVRS常用的围术期支持疗法;

⑥营养支持十分重要,必要时可短期静脉营养,对减少手术并发症及患者顺利康复十分有用。

因此,术前应严格掌握手术特征及手术方法,注意掌握适度切除范围,对确需呼吸支持的患者,尽量采用低潮气量和避免应用呼气末正压通气,以免术后漏气时间延长。术后漏气时间延长是这类手术较难预防的并发症,虽然可采用牛心包、肺钳闭器、胸顶胸膜帐等方法,但临床效果并不十分满意,不主张采用纤维蛋白原类制剂注入胸腔。

(丁嘉安)

第九节　肺部良性肿瘤与手术

肺部肿瘤中良性肿瘤所占的比例较低,约占5%～15%。它可以发生在支气管和肺实质的任何部位。

肺良性肿瘤有许多共同特点:如,多数患者无自觉症状、无阳性体征,大都是在健康查体、X线透视或拍片时发现;影像学多表现为单发性结节,有时也表现为多发性结节;直径多数在3cm以下,边缘锐利,密度均匀,以圆形或椭圆形为主;绝大多数预后良好等。

较常见的肺良性肿瘤是肺错构瘤和炎性假瘤,其次是肺血管瘤、纤维瘤、脂肪瘤和平滑肌瘤等。最后确诊多数依靠病理组织学检查,有时需要胸腔镜行手术切除后的病理检查明确。

一、肺部良性肿瘤分类及临床特点

由于对一些常见肿瘤的起源和预后尚有争议,所以对良性肿瘤的分类仍然存在矛盾。最先由Liebow(1952年)分类法看来是最简单和最佳的分类法。

1. 肺错构瘤

错构瘤可发生在全身许多器官。肺内错构瘤由Hart于1906年首先报道。Ar rigoni等(1970年)报告,错构瘤在肺良性肿瘤占77%,居第一位。

肺错构瘤的来源和发病机制至今未明。有一种假说认为错构瘤是构成支气管的一片组织,在胚胎发育时期倒转、脱落,并被正常肺组织所包绕。这片组织生长很慢,也可以休息一段时间而不生长,直到以后才逐渐发展成瘤。这从大多数患者(70%以上)发病年龄在40岁以上这一事实可以得到支持。错构瘤的成分主要是软骨,占绝大部分,因此,也有称之为"软骨瘤"、"软骨黏液错构瘤"的。脂肪组织也比较多见,还有平滑肌纤维,腺体和上皮细胞。90%的肺错构瘤发生在肺周边部。多发肺错构瘤者少见。

一般认为肺错构瘤的病因有4种:

(1)先天畸形(一群支气管原基细胞的残留)。

(2)正常组织的增生。

(3)后天性肿瘤,即起源于赘生物的肿瘤。

(4)炎症所致,即起源于炎症的肿瘤。

肺错构瘤按其部位可分为肺内错构瘤和支气管内错构瘤两钟,肺内错构瘤占大多数(90%左右)。

肺错构瘤的临床症状和影像学特点:

(1)症状:肺错构瘤是一种实质性良性肿瘤,好发于肺的周边部。患者通常无症状,多在常规体检中发现。当肿瘤增大到一定程度并引起支气管阻塞、肺不张、肺炎或支气管扩张症时,患者出现咳嗽、胸痛、发烧或咯血等症状。肺错构瘤约占肺良性肿瘤的77%。

(2)X线表现:在胸部X线平片及断层片上,由于肺错构瘤与周围肺组织的对比度较好,因此表现为肿瘤边缘锐利而清晰,肿瘤密度较高,常呈结节状、分叶状或椭圆形,大小一般为1～2cm,偶而可见到较大的肺错构瘤。约10%～30%的病变有钙化。钙化并非肺错构瘤所特有,但其出现有利于本病的诊断。钙化常表现为或粗或细的颗粒,似图案样均匀分布在肿瘤中,典型表现如同核桃肉样钙化或呈"爆米花样"(pop-cornin distribution)钙化。支气管腔内性病变可能有肺的阻塞性改变(肺不张或阻塞性肺炎)。

(3)肺CT扫描:肺错构瘤有钙化者不足5%。在CT检查中50%的肺错构病中有脂肪组织,但由于其CT值都很低,因此无诊断意义。

(4)纤支镜检查:中心型的肺错构瘤可见叶支气管或段支气管肿瘤突向管腔,表面黏膜正常,质地较硬,活检钳活检时容易滑动,不容易获得标本。

肺错构瘤的手术治疗:位于肺周边部的肿瘤,开胸后探查可发现肺内硬而活动的瘤体与周围肺组织容易分离。用手指将肿瘤挤到胸膜下,切开胸膜及少许肺组织即可摘除肿瘤,然后缝扎瘤床止血并缝合创口。

不适合做肿瘤摘除术的患者,可做肺楔形切除术。肿瘤切除后可送冰冻切片检查,如已发生恶变,再行肺叶切除术。少数病例因瘤体大、多发,肿瘤占据肺门或包绕大血管或支气管,则需要做肺叶切除或全肺切除。气管、支气管内错构瘤可做支气管内肿瘤摘除术或支气管成型术。

肺错构瘤切除术后复发者极少。文献中亦见到有极少数错构瘤发生恶变的报道。

2. 肺硬化型血管瘤

肺硬化性血管瘤是一种边界清楚但无包膜的圆形类瘤样病变,其特征为进行性增生并逐渐以硬化纤维组织替代了肺泡结构。最初,乳头状肺泡上皮细胞增生覆盖了肺泡壁内间质的纤维组织,上皮细胞可能为不典型表现,但无恶性特征。此后,间质性的肺泡硬化加重,导致毛细血管植入,在残留的肺泡腔内发生出血,引起含铁血黄素或空泡巨嗜细胞反应。肺泡壁的硬化最终消灭了肺泡,并可发生钙化。瘤体增长缓慢,其性质不明,延用"硬化性血管瘤"一词是因为其已被广泛接受(WHO,1981年)。

瘤体呈球形或椭圆形,无包膜,周围组织可能形成假包膜,表面光滑,偶见周边凸凹不平,不活动,质柔韧,剖面有实性、乳头样、硬化性、血管瘤样等4种主要结构区,各区之间边界清晰;瘤体越大,血管硬化区及瘤样区越多,瘤体越小,越倾向于密度均匀一致。镜下:实性区:成分为梭形或多边形细胞,片状或不规则排列,罕见核分裂,偶见透明胞质的大细胞,银染见网硬蛋白围绕瘤细胞群;乳头样区:为乳头样结构突入裂隙空间,被覆立方或柱状细胞,中心部位为胶原纤维包绕的毛细血管;血管瘤样区:为大小不同的蜂窝状腔隙团块,内含红细胞,有或无扁平、立方细胞被覆,无弹力纤维;大小不等且不规则的硬化性区为致密纤维组织,不同程度的玻璃样变性,偶见弹力纤维。部分病例可见以下伴随征象:瘤体内、外出血表现,含铁血黄素或胆红素沉着,慢性炎性细胞浸润,部分瘤体细胞中含有脂滴,偶见坏死及钙化。

以女性为好发者,患者中84%为女性(Katzenstein,1982年)。发病年龄在15~78岁,但80%的患者在40~60岁,平均42岁。50%~87%无症状,有症状者,除典型症状外,最突出的是痰中带血或咯血。

可位于任何肺叶,右肺多于左肺,下叶多于上叶。其直径在0.4~8.0,但70%<3.0cm。

胸片多为单发的、边缘清晰、密度均匀、实性的圆形肺周边结节影,仅偶见钙化点。偶见气新月影,此被认为是小气管周围的瘤组织增生,使气体进入瘤体造成。文献报胸片随诊其倍增时间为2~4年。

CT见阴影密度不匀,内有新月形气腔或边缘规整的暗区,以此区别血管瘤及其他肿瘤。有人将阴影分为高、中、低密度区,与术后病理对照,边缘清晰的高密度区,CT值在105~157HU,为瘤体内血凝块充填的海绵状成血管区;边缘清晰的低密度区,CT值在25~34HU,为瘤体内充满黄色液的囊性区,其他为瘤体内的实性及乳头性区域。胸片长期随诊提示硬化性血管瘤的倍增时间为2~4年。

有人认为支气管动脉造影可见特征性影像,即:瘤体周围瓜皮样网状血管影,但此项检查的实际价值有待进一步证实。

手术彻底切除可治愈。局部切除术适用于单发的、位于肺周边的瘤体。因多发者可能存在微小病变,故叶内多发瘤者是肺叶切除的绝对适应证。肺部多发性硬化性血管瘤,总结可查及的国外文献,自1980—1995年今共报道6例。多发性硬化性血管瘤可发生在任何肺叶,但多位于一侧肺内,甚至集中在一叶肺。多发瘤可为2个或几个较大的结节，也可表现为广泛的粟粒样微小结节(仅1例报告)。对胸片发现的肺内多发性结节不能除外硬化性血管瘤可能，应与肺部转移癌鉴别，增加手术机会。手术以局部切除为主。术中应探查肺内有无微小病变，如病变集中在一叶肺内，可行肺叶切除术。

3. 肺炎性假瘤

肺炎性假瘤是一种少见的肺内炎性增生性病变，占肺内良性肿瘤及瘤样病变的第一位或第二位，发病原因尚不十分清楚，一般认为可能是细菌或病毒感染后引起的非特异性炎症局限化形成的一种瘤样炎症增生性病变，偶可发生于气管、支气管、胸膜、肝、肾、胃，甚至心脏等部位。肺炎性假瘤可发生在肺的任何部位，但多见于肺的边缘部分，接近肺的表面。肿瘤常表现为单个孤立性病灶，呈圆形、卵圆形，表面光滑，有包膜，与周围正常组织分界清楚，切面灰白色或黄色。镜检：组织学表现复杂，有多种炎症细胞和间质细胞，如浆细胞、淋巴细胞、纤维母细胞、肥大细胞等，并有许多血管成分。根据主要的细胞类型可分4型：假乳头状瘤型、组织细胞型、浆细胞型和假性淋巴瘤型。

临床上炎性假瘤可发生于任何年龄，多数在40岁以下，女性较多。一般病程较长，1/3的患者可无症状，约2/3的患者可有呼吸道感染症状，如咳嗽、咳痰、痰中带血和低热等。患者的症状与假瘤的位置密切相关。大约60%以上的患者无症状，在胸部X线检查时偶然发现肺部阴影。如假瘤位于大的支气管附近，可刺激支气管引起咳嗽、咯痰和痰中带血，少数患者有咯血。假瘤压迫上腔静脉，可引起静脉回流受阻。假瘤突入支气管腔内可引起肺不张、肺炎。位于肺表面的假瘤，可引起胸膜炎和胸膜粘连而胸痛。体检多无明显阳性体征。

胸部X线片呈现为密度低而均匀、边缘清楚、轮廓完整的球形或椭圆形结节状肿块阴影。少数肿块也可呈边缘模糊、有毛刺、分叶样改变及空洞形成。胸部CT可使病变的显示更加清楚。其CT影像是与肺癌最为接近的一种良性肿瘤，总结其特点如下：绝大多数位于肺周边，呈尖端指向肺门的楔形阴影。病变周边有胸膜反应性增厚、变形。阴影近侧可见指向肺门的粗大纹理，为炎症吸收不全所致。常可见同侧肺内多发阴影，多数患者术前误诊为肺癌。病变一般在较长时间内无动态变化。病变边缘由光滑的球形变为不规则形状、病变逐渐增大时，应疑有恶变的可能；病变虽可发生于任何肺叶，但多位于肺之外周、接近叶间裂或胸膜处，故痰脱落细胞学检查与纤维支气管镜检查对诊断常无帮助。对接近胸壁较大的病变，在超声或CT定位下经皮穿刺针吸活检可以辅助诊断。

肺炎性假瘤的手术治疗：手术应根据具体情况选择术式和决定切除范围。对肺呼吸功能欠佳，假瘤小，位于肺周边部，诊断明确者，应选用局部切除或肺楔形切除。对肺呼吸储备功能好，肿块较大，多发，病变部位深，靠近肺门大血管和支气管，术中冰冻切片病理报告不能排除恶性肿瘤和假瘤同时伴有支气管扩张等其他疾病者，应做肺叶切除甚至全肺切除。假瘤切除不彻底也可引起复发。

4. 肺平滑肌瘤

较少见，来自支气管或肺。症状有咳嗽、少量咯血，并可有肺炎及支气管扩张等表现。病变可以是多发的。也可同时发生肠平滑肌瘤，引起肠梗阻症状。肺平滑肌瘤多起自细支气管肌层，但也可发生在肺血管。以青年及中年人多见，在5～67岁，平均为35岁。女性多于男性，男女比为2∶3。另有报告：气管平滑肌瘤男稍多于女，肺平滑肌瘤女多于男近1倍。放射学无特征性表现，其阴影密度较脂肪瘤高。肺平滑肌瘤在X线摄片上呈局限的边缘清晰的圆形阴影，切除后方能确诊。支气管平滑肌瘤大体外观呈黄灰色，被支气管黏膜覆盖。病理检查可见梭形细胞，经Gomori染色及电镜检查可证实为平滑肌。

周围型肺平滑肌瘤可行肿瘤摘除术、肺楔形切除术。中心型者可行激光烧灼、汽化整个肿瘤，不能使肿瘤残留，以免复发，但激光有引起出血、气管穿孔、术后气管瘢痕性狭窄的并发症。有人主张开胸手术，直视下切开气管取出肿瘤或行气管袖状切除术。如肿瘤已引起阻塞性肺炎、肺不张，应行肺叶或全肺切除术。

5. 肺良性畸胎瘤

肺内畸胎瘤极少见，是指原发于肺内无纵隔畸胎瘤者，为1839年Monr首次报告，至今不过100例。病因可能与纵隔畸胎瘤的来源相同，发自胸腺始基的第三对咽囊，其迷走的胚胎性组织沿正在发育的支气管向下移行，并被肺胚基包绕，形成肺内型的畸胎瘤。第三咽囊来自内胚层，被间充质（中胚层）包围，且与颈窦密切相关，而颈窦是外胚层第三腮沟的部分，因此，肺畸胎瘤内可以见到来自3个胚层的组织。常含有胸腺及胰腺组织，这与前肠发育过程中呼吸胚芽异常发育，将胸腺等组织裹入有关。原发在下呼吸道的畸胎瘤发生部位偏前近中线。大约半数以上的肺畸胎瘤位于左上叶前段或其支气管内，1/5位于右上叶前段，亦可位于右中叶和左舌段以及下叶前内基底段。

肿瘤呈圆形，实质性或囊性，有包膜，表面光滑，大小不一，一般为5～10cm。可位于肺实质内，或位于支气管管腔内，腔内型畸胎瘤体积小，有蒂与管壁相连。囊性畸胎瘤腔内充满皮脂、胶冻样物，浅黄或棕色。囊壁厚薄不一，可与支气管相通，有结节向腔内突出。镜检可见有3个胚层的组织，如皮肤及其附件、毛发、牙齿、神经细胞、横纹肌、平滑肌、血管、软骨、支气管上皮、肠上皮、甲状腺等。

发病年龄在16～68岁，多见于30～40岁，男性稍多于女性。多数患者无临床症状。当瘤体较大而压迫引起肺部感染时，可出现发热、咳嗽、咯血、胸痛、咳脓痰等。咯血是肺畸胎瘤较常见的症状，可以痰中带血，亦可以大咯血。少数患者可由于畸胎瘤破入支气管内或肺内而咳出毛发和皮脂样物，此为肺畸胎瘤特异性症状。在脏层胸膜下的囊性肺畸胎瘤可以破入胸膜腔，使皮脂样物流入胸腔，引起突发的剧痛，甚至过敏性休克。

X线胸像上可见肺内结节，一部分边缘清楚，但多数因继发感染而边缘模糊不清，结节密度不均匀，约1/3病例可见钙化、牙齿、骨头影，2/3病例可见到不规则的透亮区。在后前位胸像上，肿瘤靠近纵隔和肺门，侧位胸像上，肿瘤位于上叶前段，贴近前胸壁。

CT检查可以帮助确定瘤体内的钙化、含脂肪组织的情况，从而进行定性诊断。CT能够帮助定位，如果发现结节周围被肺组织包绕，即可与纵隔畸胎瘤区别。CT还能显示肿瘤与邻近纵隔结构的关系，如是否与心包、主动脉、上腔静脉粘连等，对制定治疗方案具有重要价值。

肺畸胎瘤是良性肿瘤，但有恶变可能，应手术切除，根据肿瘤的大小，可行肿瘤切除、楔形切除、肺叶切除甚至全肺切除术。合并感染者，术前需应用抗生素控制感染。

6. 肺脂肪瘤

肺脂肪瘤少见，起源于支气管黏膜下软骨周围的脂肪组织，某些脂肪细胞可能是胚胎期中残留的中胚叶脂肪细胞。由Kernan于1927年首先报道，至目前文献中报告不超过100例。80%位于支气管管腔内，有时也可侵犯支气管周围组织，形成哑铃样肿瘤，肿瘤含有脂肪组织和纤维组织，亦称脂肪纤维瘤。

男性多见，女性仅占10%～20%。发病年龄在20～85岁，以40～60岁最为多见，平均51岁。症状期数周至15年，多数患者在出现症状2年内手术。除典型症状外，因脂肪瘤内缺乏血管，故无咳血痰的症状，但如合并感染，可有血痰。

实质型脂肪瘤的胸片阴影密度低，阴影内可见肺纹理，此为脂肪瘤特征性表现。

管腔型的支气管镜检查，可见圆形、活动的息肉样肿物，基底部窄小形成蒂，但也可呈较宽基底。表面光滑、呈黄色或灰黄色，多数脂肪瘤呈哑铃状，主体位于气管外，窄细的颈位于支气管壁内连接腔内、外的瘤体。活检不容易确诊。

需与肺癌鉴别，如为软骨组织形成则需与错构瘤鉴别，而脂肪瘤本身很难与脂肪瘤样错构瘤鉴别，大体上无明显差异。

位于支气管腔内的肿瘤多可经气管镜摘除或行激光汽化、烧灼。并发肺部感染、肺不张或支气管扩张者，可行肺叶切除或支气管成形术，预后好。

7. 肺纤维瘤

肺纤维瘤是一种罕见的良性肿瘤，多起源于脏层胸膜、叶间胸膜或肺组织内。肿瘤呈圆形、卵圆形，无包膜。镜检：肿瘤由不规则的纤维细胞和胶原纤维构成，细胞呈梭形，核长轴与纤维束平行。纤维成分多，细胞成分少。Vimentin和CD_{34}

的免疫组化染色呈阳性反应。

患者多无症状，常在查体时被发现，支气管内的肿瘤可有咳嗽、胸痛、胸闷不适等症状。X线检查可见肺野内圆形或卵圆形边缘光滑、密度均匀的肿块阴影。支气管腔内的肿瘤可见阻塞性肺炎、肺不张。纤维瘤生长缓慢，支气管镜下的表现常不一样，可为支气管腔内结节状或有/无蒂的息肉状肿物，直径多为2～3.5cm。

大气管内的纤维瘤可激光烧除或内镜下切除，肺内纤维瘤可保守切除。有学者认为纤维瘤有潜在癌变可能，故切除应力求彻底。

8. 肺良性透明细胞瘤

也称为糖瘤。Leibow和Castleman在1963年首次报告。组织发生不明确，有人根据光镜、组化、超微结构的研究，认为肿瘤来源于细支气管无纤毛上皮细胞(Clara细胞)或上皮浆液细胞。有人发现肿瘤内的一些细胞有神经内分泌功能，但不能肯定肿瘤细胞的来源，有可能源于Kulchitsky细胞。肿瘤呈圆形，表面光滑，无包膜。镜检：肿瘤由大而明亮的多边形细胞组成。电镜下特征为胞浆内的小泡内可查见玫瑰花形的糖原。HMB45和HMB50的免疫组化呈阳性反应。

75%的患者发生在45～60岁，男女发病率无差异。所有患者均无症状。胸片示单发的、实质型结节，直径1.5～6.5cm，很少超过4cm。

没有术前确诊的报告，因其非常少见，在病理诊断时，需除外原发性肺透明细胞癌及转移性肾透明细胞癌。本病术前诊断困难，应手术切除，术后多无复发，预后好。

9. 支气管软骨瘤

支气管软骨瘤罕见，来源于支气管或细支气管软骨。软骨瘤是位于支气管壁软骨部最常见的支气管内肿瘤，位于肺实质内者少见。此发生部位上的特点不同于错构瘤，因软骨瘤更多见于主支气管，还可能表现为支气管软骨的自生软骨瘤。肿瘤呈卵圆形，可有分叶，质硬，包膜透明。镜检：肿瘤含有玻璃样软骨和纤维软骨组织。与错构瘤的主要区别在于后者除有软骨外还有腺体和其他组织。

肿瘤生长缓慢，常无明显症状，肿瘤增大阻塞支气管腔时可出现支气管阻塞和继发感染症状。支气管软骨瘤的X线表现与肺错构瘤类似，两者不容易鉴别。气管镜检查支气管腔内可见圆形或分叶状肿瘤，质硬不活动，表面光滑，呈苍白色。

一般可经气管镜摘除，必要时开胸手术。切除术后有复发的可能，偶见恶变为软骨肉瘤，而复发者恶变机会更大。

10. 肺淀粉样瘤

肺淀粉样瘤是淀粉样物质在呼吸道组织内堆积成瘤块状的病变。根据分布的部位可分为气管支气管内型、肺结节型和肺间质弥漫型。光镜下淀粉样物质呈嗜酸性淀粉样蛋白，周围常有肥大细胞反应。瘤内血管弥漫性增厚。PAS染色呈阳性。

肺淀粉样瘤多发生于中老年，男性与女性的发病率基本持平。多数患者无症状及阳性体征。有学者报道此病患者多有合并多发性骨髓瘤。

肺淀粉样瘤多需手术切除，预后良好。

11. 肺动静脉瘘

有学者认为肺动静脉瘘就是肺海绵状血管瘤瘤，是发育时动静脉间隔未融合好所致。动静脉瘘多位于肺下叶，伴有遗传性出血性毛细血管扩张。由于有右向左的分流引起紫绀、杵状指趾、血红蛋白和红细胞增多。临床上出现气急、咯血及肺部连续性杂音，可产生栓塞及脑脓肿。病变位于胸膜下可引起自发性血胸。

X线摄片显示肺部有界限清晰的肿块，断层摄片可显示有两支大血管影。肺血管造影可进一步显示血管的解剖以及是否有多发性动静脉瘘，对外科手术的设计有指导意义。一般肺叶切除可达到根治的目的。对多发的动静脉瘘，切除范围宜偏于保守。如病变不能切除，可采用动脉栓塞治疗。

二、肺部良性肿瘤的手术治疗

一般来说，如果是良性肿瘤，单纯切除即可治愈。尽管切除方式要根据病变位置来决定，但是一般不必按肺段或肺叶解剖进行切除。处理肺部良性肿瘤时，原则就是尽量保存肺组织，包括可以做肺段切除和支气管成形术，有些良性病变用支气管镜切除即可。

1. 胸腔镜手术治疗肺部良性肿瘤

最近微创手术技术的发展，使得人们不必刻意追求“良性疾病尽量不作手术”这种观点。电视胸腔镜的出现使我们对单发性肺部结节，如何诊断和处理有了很大改变。现代胸腔镜提供了一种微创伤的诊断和治疗各类胸部疾病的方法。认真选择VATS的患者，严格限定手术指征，熟练掌握胸腔镜技术和标准化手术步骤，就能减少VATS临床应用的并发症。当然，费用和VATS相对耗时较长亦是困扰VATS广泛开展的一个问题。从某种意义上讲，VATS延长了外科医师的手，拓宽了内科医师的眼，VATS在临床应用上有着广阔的前景。但应当提出，VATS和常规开胸手术共同在诊断及治疗胸内疾病中各自扮演着重要角色。

2. 冷冻技术治疗气管、支气管良性肿瘤

冷冻技术治疗气管、支气管良性肿瘤微创操作，简便易行，费用低，近期疗效显著，很快缓解临床症状，改善生活质量。气管内冷冻外科治疗对于迅速控制和缓解支气管内肿瘤患者的临床症状及改善生存质量是一种十分简便而有效的方法。

冷冻治疗肿瘤的有效性与高效能是由两种机制所致的。一方面是冷冻导致的理化效应，细胞在反复的冻融过程中，细胞内和细胞外将同时结晶，由于冰晶的碾磨作用，造成细胞内细胞器的严重损伤，从而破坏细胞代谢，引起细胞死亡。此外，冷冻区域(冷冻探头周围3mm)的微血管将形成血栓，导致肿瘤组织缺血坏死。另一方面，与肿瘤组织的特点有关，肿瘤组织血管丰富，可吸收较多的冷能，冷效应强，而且肿瘤微血管的交换能力差，容易产生局部高冷。肿瘤组织的血运特点及长期高消耗状态，使其对冷的敏感性明显加强。因此，肿瘤细胞比正常细胞对冷冻更敏感。

全麻诱导后插入硬质支气管镜或纤维支气管镜，接高频通气机，频率150次/min。将支气管镜直接送入肿瘤上方0.5cm处，插入冷冻探头冷冻时间4～6分钟，冷冻温度－50～－70℃，清除坏死肿瘤组织，拔除气管插管，患者清醒后即可回病房，第2天即可出院，2周后复查。

3. 电视硬质气管镜结合纤维支气管镜治疗气管、支气管良性肿瘤

硬质气管镜与纤维支气管镜有着各自的优点，也存在着各自的不足，将两者联合应用于大气道病变的治疗，可取长补短，充分发挥各自的特长。在决定对气道内病变进行处理之前，应对气道内病变进行仔细的检查和气道评估，确认肿瘤情况。硬质气管镜可以让操作者准确地了解肿瘤的质地，基底部的情况及测量受累气道的长度，但是越过肿瘤狭窄观察远端气道比较困难，勉强通过可能造成肿瘤脱落或气道损伤。纤支镜质地软，直径小，可方便的弯曲和旋转，可安全的通过狭窄气道以了解远端气道的情况，可以较全面地了解肿瘤基底部及周围气管黏膜的情况，肿瘤浸润范围；但是检查时不能进行通气，还加重了气道的阻塞，并可能危及患者生命。将两者结合，在硬质镜作为通道并保障通气的前提下，利用纤维支气管镜镜身较细的优点，通过狭窄段气道，对远段支气管进行全面的检查，以判断病变的可切除性及避免遗漏病变。

手术方法：患者静脉全身麻醉，不插管，取颈部过伸仰卧位，肩下垫枕，按常规方法置入硬质气管镜并接高频喷射通气供氧。首先通过硬质气管镜腔内置入纤维支气管镜，在助手的配合下，对气道进行全面的检查和评估，判断整个大气道的情况及病变的可切除性，如术前未能取得病理诊断的患者，可经纤支镜咬取组织活检进行冰冻病理检查。纤支镜检查完后退出，根据肿瘤的部位、大小、性质、血供及肿瘤基底的情况，选用合适的操作器械，在电视硬质气管镜直视下进行冷冻、电凝、肿瘤切除及放置支架等操作；多数操作经硬质镜即可完成，对于蒂部在左叶支气管内的左支气管肿瘤，硬质气管镜处理比较困难，需借助纤支镜进行清除、止血和冷冻等操作。当肿瘤主体切除后，再置入纤支镜进行检查，对肿瘤创面的出血部位用氩气刀等彻底止血，同时清除远端气道内的积血和组织碎片。气道手术完成后，拔除硬质镜同时由麻醉医生立即插入单腔气管插管接呼吸机通气，待患者清醒后，拔除气管插管回普通病房。术后一般不需要辅以机械通气。

(贺丕瑞)

参 考 文 献

1 苏应衡主编．胸部外科手术学．济南:山东科学技术出版社,1980.129

2 苏应衡,郭兰敏主编．实用胸部外科手术学．济南:山东科学技术出版社,1996.493

3 孙玉鹗主编．胸外科手术学．北京:人民军医出版社,2004.229

4 吴阶平,裘法祖主编．黄家驷外科学．北京:人民卫生出版社,1999.1455

5 顾恺时主编．顾恺时胸心外科手术学．上海:上海科学技术出版社,2003.1024～1033

6 Pearson FG,et al. Thoracic Surgery. Health Science Asia,Elsevier Science,2002.685～696

7 苏应衡主编．胸部外科手术学,济南:山东科学技术出版社,1980.120

8 苏应衡,郭兰敏主编．实用胸部外科手术学．济南:山东科学技术出版社,1996.479

9 孙玉鹗主编．胸外科手术学．北京:人民军医出版社,2004.232

10 吴阶平,裘法祖主编．黄家驷外科学．北京:人民卫生出版社,1999.1456

11 顾恺时主编．顾恺时胸心外科手术学．上海:上海科学技术出版社,2003.678

12 Pearson FG,et al. Thoracic Surgery. Health Science Asia,Elsevier Science,2002.547

13 Thomas W. Shields.:General thoracic surgery 5th edition Lippincott Williams and Wilkins,2000. 1113～1123

14 任光国等．胸外科手术并发症的预防和治疗．北京:人民卫生出版社,2004.271～295

15 丁东杰,朱元钰,赵鸣武等．慢性阻塞性肺疾病(COPD)诊治规范(草案)[J]. 中华结核和呼吸杂志,1997.20:199～204

16 American Thoracic Society,Medical Section of the American Lung Association. Evaluation of impairment/disability secondary to respiratory disease[J]. Am Rev Respir Dis,1982.126(5):945～951

17 Yuen R D,Lefrak S S,Washington University Emphsema Surgery Group. Evaluation of patients with emphsema for lung volume reduction surgery[J]. Semin ThoracCardiovasc Surg,1996.8(1):83～93

18 丁嘉安,姜格宁,张雷等．肺容积减少术治疗慢性阻塞性肺病(附7例报告)[J]. 中华胸心血管外科杂志,1998.14(6):353～355

19 Criner G J,O'Brien G,Furukawas L,et al. Lung volume reduction surgery in ventilator-dependent COPD patients[J]. Chest,1996.110(4):877～884

20 Bach D S,Curtis J L,Christensen P J,et al. Preoperative echocardiographic evaluation of patients referred for lung volume reduction surgery[J]. Chest,1998. 114:972～980

21 Argenziano M,Moazzmi N,Thomashow B,et al. Extended indications for lung volume reduction surgery in advanced emphysema[J]. Ann Thorac Surg,1996. 62(6):1588～1597

22 Cooper J D,Trulock E P,Triantafillou A N,et al. Bilateral pneumoectomy (volumereduction) for chronic obstructive pulmonary disease[J]. J Thorac Cardiovasc Surg,1995.109(1):106～109

23 Sciurba FC,Rogers RM,Keenan RJ,et al. Improvement in pulmonary function and elastic recoil after lung volume reduction surgery for diffuse emphysema. N Engl J Med,1996.334:1095～2004

24 Gaissert HA. Trulock EP,Copper JD,et al. Comparison of early functional results after lung volume reduction or lung transplantation for chronic obstructive pulmonary disease. J Thorac Cardiovasc Surg,1996. 111:296～307

25 Benditt JO, Albert RK. Lung reduction surgery. Chest,1995.107:297～298

26 黄孝迈,秦文瀚,孙玉鹗．现代胸外科学．北京:人民军医出版社,1997

27 石美鑫主编．胸心外科手术图解．南京:江苏科学技术出版社,1996

28 苏应衡,郭兰敏主编．实用胸部外科手术学．济南:山东科学技术出版社,1996

29 Pearson. F. G. 等著．赵凤瑞主译．普通胸部外科学. 沈阳:辽宁教育出版社,1999.9

30 孙玉鹗主编．胸外科手术学．北京:人民军医出版社,2004.3

31 戈峰,Ming Liu,李琦．基础胸外科学．北京:中国协和医科大学出版社,2003

32 陈鸿义,王俊主编．现代胸腔镜外科学．北京．人民卫生出版社,1997

33 翁国星主编．电视胸腔镜手术学．北京．中国科学技术出版社,1994

34 Caskey CI,Templeton PA,Zerhouni EA. Current evaluation of the solitary pulmonary nodule. Radiol Clin North Am,1990.28(3):511～520

35 Midthun DE, Swensen SJ, Jett JR. Clinical strategies for solitary pulmonary nodule. Annu Rev Med, 1992. 43:195～208
36 Swensen SJ, Jett JR, Payne WS, et al. An integrated approach to evaluation of the solitary pulmonary nodule. Mayo Clin Proc, 1990. 65(2):173～186
37 Chaffey MH. The role of percutaneous lung biopsy in the workup of a solitary pulmonary nodule. West J Med, 1988. 148(2):176～181
38 Beigelman-Aubry C, Hill C, Grenier PA. Management of an incidentally discovered pulmonary nodule. Eur Radiol, 2007. 17(2):449～466
39 Winer-Muram HT. The solitary pulmonary nodule. Radiology, 2006. 2239(1):34～49
40 Feragalli B, Guido F, Larici AR, et al. Pulmonary nodule. Radiol Med, 2005. 10(4):294～314
41 Kucharczuk JC. Radiofrequency ablation: emerging therapy for the small pulmonary nodule? Semin Thorac Cardiovasc Surg, 2005. 17(2):134～137
42 Ketchedjian A, Daly B, Landreneau R, et al. Sublobar resection for the subcentimeter pulmonary nodule. Semin Thorac Cardiovasc Surg, 2005. 17(2): 128～133
43 Hartman TE. Radiologic evaluation of the solitary pulmonary nodule. Radiol Clin North Am, 2005. 43(3):459～465
44 Ost D, Fein A. Management strategies for the solitary pulmonary nodule. Curr Opin Pulm Med, 2004. 10(4):272～278
45 Libby DM, Smith JP, Altorki NK, et al. Managing the small pulmonary nodule discovered by CT. Chest, 2004. 125(4):1522～1529
46 Wood J, Henderson RG. Peripheral intrapulmonary lipoma: a rare lung neoplasm. Br J Radiol, 2004. 77(913):60～62
47 Allan JS. Rare solitary benign tumors of the lung. Semin Thorac Cardiovasc Surg, 2003. 15(3):315～322
48 Muraoka M, Oka T, Akamine S, et al. Endobronchial lipoma: review of 64 cases reported in Japan. Chest, 2003. 123(1):293～296
49 Hirata T, Reshad K, Itoi K, et al. Lipomas of the peripheral lung-a case report and review of the literature. Thorac Cardiovasc Surg, 1989. 37(6):385～387
50 Sieber SC, Gelfman NA, Dandurand R, et al. Ectopic ACTH and adrenal myelolipoma. Conn Med, 1989. 53(1):7～10
51 Ooi GC, Khong PL, Yau YY. Advances in imaging of the solitary pulmonary nodule. Hong Kong Med J, 2004. 10(2):107～116
52 White DA, Kiehn TE, Bondoc AY, et al. ulmonary nodule due to Mycobacterium haemophilum in an immunocompetent host. Am J Respir Crit Care Med, 1999. 160(4):1366～1368
53 Bhm J, Fellbaum C, Bautz W, et al. Pulmonary nodule caused by an alveolar adenoma of the lung. Virchows Arch, 1997. 430(2):181～184
54 Dholakia S, Rappaport DC. The solitary pulmonary nodule. Is it malignant or benign? Postgrad Med, 1996. 99(2):246～250
55 Marten K, Grabbe E. The challenge of the solitary pulmonary nodule: diagnostic assessment with multi-slice spiral CT. Clin Imaging, 2003. 27(3):156～161
56 Tang AW, Moss HA, Robertson RJ. The solitary pulmonary nodule. Eur J Radiol, 2003. 45(1):69～77
57 Decamp MM Jr. The solitary pulmonary nodule: aggressive excisional strategy. Semin Thorac Cardiovasc Surg, 2002 Jul. 14(3):292～296
58 Cooper JD. Management of the solitary pulmonary nodule: directed resection. Semin Thorac Cardiovasc Surg, 2002. 14(3):286～291
59 Miller DL. Management of the subcentimeter pulmonary nodule. Semin Thorac Cardiovasc Surg, 2002. 14(3):281～285
60 Chung T. Fine needle aspiration of the solitary pulmonary nodule. Semin Thorac Cardiovasc Surg, 2002. 14(3):275～280
61 Fletcher JW. PET scanning and the solitary pulmonary nodule. Semin Thorac Cardiovasc Surg, 2002. 14(3):268～274
62 Hartman TE. Radiologic evaluation of the solitary pulmonary nodule. Semin Thorac Cardiovasc Surg, 2002. 14(3):261～267
63 Shaham D, Guralnik L. The solitary pulmonary nodule: radiologic considerations. Semin Ultrasound CT MR, 2000. 21(2):97～115
64 Hartman GE, Shochat SJ. Primary pulmonary neoplasms of childhood: a review. Ann Thorac Surg, 1983. 36(1):108～119
65 Allan JS. Rare solitary benign tumors of the lung. Semin Thorac Cardiovasc Surg, 2003. 15(3):315～322

66 Stamatelopoulos A, Kadjianis F. Patient management with a solitary pulmonary nodule. J BUON, 2008. 13 (4):479～485

67 Soubani AO. The evaluation and management of the solitary pulmonary nodule. Postgrad Med J, 2008. 84 (995):459～466

68 Klein JS, Braff S. Imaging evaluation of the solitary pulmonary nodule. Clin Chest Med, 2008. 29(1):15～38

69 Khan A. ACR Appropriateness Criteria on solitary pulmonary nodule. J Am Coll Radiol, 2007. 4 (3): 152～155

70 Midthun DE, Swensen SJ, Jett JR. Approach to the solitary pulmonary nodule. aayo Clin Proc, 1993. 68 (4):378～385

71 Howard TA, Woodring JH. Clinical and imaging evaluation of the solitary pulmonary nodule. Am Fam Physician, 1992. 46(6):1753～1759

第6章

肺部恶性肿瘤及手术

第一节 原发性非小细胞肺癌的外科治疗

一、原发性非小细胞肺癌外科治疗的历史概述

早在20世纪前，世界上就已经有文献报道利用手术方法治疗肺癌。1926年，Sauebruch报道Heidenhan进行了肺局部切除术治疗肺癌，患者存活2个月。早在1895年，Pean就报道了利用局部切除手术治疗肺癌，包括胸壁的切除，其实手术的真实时间还要往前推移30年。1929年，Brunn首先报道了一期肺叶切除术；1930年，Allan和Smith又进行了Ⅱ期肺叶切除术。后者是先进行胸膜摩擦造成胸膜粘连，之后再进行肺叶切除和大块结扎。随着1932年Graham进行的具有历史性意义的全肺切除术后，全肺切除作为肺癌切除手术方法很快流行起来。1939年，Churchill和Belsey描述了肺段切除技术。1946年，Alison首先建议进行根治性全肺切除加纵隔淋巴结大块切除。在这之后，更多的手术方法相继出现，其中包括Price-Thomas于1947年介绍的袖式切除术；Mathey等和Thompson介绍的隆突切除术；1947年，Coleman介绍的胸壁大块切除术，以及1956年Chardak和MarCallun的肺上沟瘤的切除术，这种手术直到1961年才得到推广。尽管许多学者对那些肺功能较差的患者尽可能减少肺组织的切除，以作为一种保守的治疗方法，但是，1973年Jensik等报道的肺段切除都是希望把它作为根治性的治疗手段。

二、原发性非小细胞肺癌外科治疗的手术时机选择及预后

最初，所有类型的肺癌首选手术治疗，但是英国医学研究会（UK Medical Reasearch Council）的一项随机试验，对比了单纯手术和单纯放疗的局限期小细胞肺癌，结果显示尽管两组的长期生存率几乎都为零，但是放射治疗的效果要优于单纯手术治疗，从而放射治疗成为非小细胞肺癌（SCLC）的标准治疗。直到20世纪70年代以后，人们发现联合化疗对SCLC是很有效的治疗手段，并至今仍是SCLC的主要治疗手段和标准治疗方法。然而从20世纪90年代以后，又有一些外科医生有选择地对SCLC开展手术治疗，取得了一定疗效。目前SCLC的外科治疗仍在开展，但是其适应证应有严格限制。

Ⅰ、Ⅱ期NSCLC一经确诊，如全身其他情况无手术禁忌，应考虑手术治疗。Ⅲa期患者推荐术前化疗2～3个疗程后，再予手术治疗（新辅助治疗）或放疗。Ⅲb期除了部分T_4患者可以手术治疗外，一般应以化、放疗为主。Ⅳ期患者除了脑部或肾上腺孤立性转移灶，可考虑行肺部肿瘤根治性切除加转移灶切除，其他部位转移一般不采用手术治疗。术前应尽早戒烟以减少术后肺部并发症发生率。术前还应对患者全身状况做综合评价，特别是心肺功能情况。

Ⅰ期非小细胞肺癌临床首选为外科切除，标准手术包括肺叶切除加肺门和纵隔淋巴结清扫，根据肿瘤生长的部位有时行双肺叶切除或全肺切

除术，加肺门和纵隔淋巴结清扫。对于肺功能较差者，而肿瘤为周围型，可考虑或利用 VATS 做肺段切除或楔形切除。Ⅰ期肺癌中比较特殊的类型为隐性肺癌，即痰细胞学阳性但影像学检查不能发现病灶，常需做进一步详细检查，一旦确定部位，可做肺叶或全肺切除术，术后 5 年生存率为 80%～90%。对于切缘阳性(包括支气管残端或胸壁等处)不完全切除的Ⅰ期非小细胞肺癌，如条件允许可做再次手术，将残留阳性部分完全切除。否则应进行术后局部放疗加化疗。总的来讲，Ⅰ期非小细胞肺癌标准术后 5 年生存率为 63%，其中 $T_1N_0M_0$ 为 71%，$T_2N_0M_0$ 为 55%，鳞癌为 68%，腺癌为 61%。

对于 N_1 Ⅱ期非小细胞肺癌，仍首选以肺叶、双肺叶或全肺切，除加肺门、纵隔淋巴结清扫术。

对于完全切除的 N_1 Ⅱ期非小细胞肺癌，术后 5 年生存率 41%，其中 $T_1N_1M_0$ 为 52%，$T_2N_1M_0$ 为 39%，鳞癌的 5 年生存率 47%，腺癌为 29%。

对于 T_3N_0 Ⅱ期非小细胞肺癌，按其外侵范围可分为侵犯胸壁、侵犯纵隔、侵犯距隆突不足 2cm 的主支气管和 pancoast 瘤。这类肺癌仍以手术切除为主。侵犯胸壁或纵隔或接近气管的 T_3 Ⅱ期肺癌，如果术前评价为可切除病例，首选治疗方法包括受侵组织在内的肺叶或全肺切除和肺门、纵隔淋巴结清扫。侵犯胸壁的 $T_3N_0M_0$ 非小细胞肺癌，完全切除术后 5 年生存率为 50%～60%，侵犯纵隔的 $T_3N_0M_0$，术后 5 年生存率 27%。如果术前评价为暂不能进行手术完全切除的Ⅱ期非小细胞肺癌，但经过术前放、化疗可能达到完全切除的患者，首选治疗方法为 2～3 周期化疗和 40Gy 放疗后进行术前评价，如能切除则进行手术，不能切除则继续放、化疗至完成放、化疗的计划。

Ⅲ期非小细胞肺癌也称为局部晚期肺癌。可手术完全切除的 N_2 非小细胞肺癌，目前建议先做术前新辅助化疗再进行手术切除，或手术切除后加辅助化疗。标准术式为肺叶切除加系统性纵隔淋巴结清除。大宗病例的回顾性研究显示，对这些经过筛选的 N_2 病例，手术治疗的完全切除率可达 60%，术后病理仍为 N_2 者，5 年生存率大约 20%～25%。对 N_2 局部晚期非小细胞肺癌手术方式的选择，回顾性研究对肺叶切除和全肺切除两种术式的优劣存在很大的争论。全肺切除的死亡率(9%)高于肺叶切除(3%)。系统性纵隔淋巴结清扫术有利于准确分期和提高生存率。对潜在可切除的Ⅲ期非小细胞肺癌，如采用诱导化疗2～3 周期出现分期下调，病变转化为技术上可切除的非小细胞肺癌，建议手术治疗。分期下调可见于 47%的病例，化疗后再分期为 rN_0，1 的病例，术后中位生存时间 34 个月；4 年生存率 47%，再分期仍为 rN_2，3 的病例，术后中位生存时间 15 个月，4 年生存率 15%。如果 T_4 是由卫星结节所决定，此类肺癌的首选治疗为手术切除。部分侵犯纵隔结构，如隆突、上腔静脉、心房的 T_4 肺癌，仍有机会手术切除，但应严格掌握适应证。1980—2000 年，8 个研究 327 例隆突切除的总结显示，隆突切除的手术死亡率 18%，5 年生存率 26%，其他 T_4 结构切除的 5 年生存率为 15%左右。对于肺上沟瘤，如能手术切除，首选治疗方法为同期放、化疗后手术切除；如不能手术切除，则先进行同期放、化疗，2～3 周期化疗和 40Gy 放疗后再行评价，如能手术切除则转为手术，如不能手术切除则继续放、化疗至计划结束。肺上沟瘤的手术死亡率为 2.6%～4%，术后 5 年总生存率为 35%(28%～40%)，而能完全切除者则约有 50%以上患者可治愈。

对伴有单一脑转移灶而肺部病变又为可切除的Ⅳ期非小细胞肺癌，脑部病变可手术切除或采用立体定向放射治疗，胸部原发病灶则按分期治疗原则进行。脑转移瘤手术切除的死亡率为 2%，总的中位生存时间 11 个月，5 年生存率 14%，如果脑转移瘤和肺原发瘤的手术均为完全性切除，中位生存时间 20 个月，5 年生存率 21%。伴有单一肾上腺转移灶而肺部病变又为可切除的非小细胞肺癌，肾上腺病变可考虑手术切除，胸部原发病变则按分期治疗原则进行。

临床分期为 $cT_{1\sim2}$，N_0 局限期小细胞肺癌，推荐肺叶切除加纵隔淋巴结清扫术，术后仍为 pN_0 的，推荐 4～6 周期的 EP 方案化疗；如为 $pN_{1\sim2}$ 的，推荐全身化疗同时加纵隔野的放射治疗。临床上诊断为Ⅰ期的局限期小细胞肺癌，术后化疗的 5 年生存率为 35%～40%。如为术前化疗，5 年生存率可达 35%～65%。常规化、放疗后未获完全缓解的局限期小细胞肺癌，解救手术切除可能有所帮助。

三、原发性非小细胞肺癌的手术方法

肺癌基本的手术方式主要有肺叶切除术、全肺切除术、肺段切除和楔形切除术等。肺是具有重要生理功能的器官，所以既要全部切除肺部病变，又要尽可能保留最多的健康肺组织，减少手术切除引起的肺功能丧失。遵循此手术原则有时需要行袖式肺叶切除术和/或肺动脉成型肺叶切除术。同时淋巴结清扫也是肺癌手术中的重要环节，直接影响术后病理分期和手术疗效。淋巴结清扫方式分为系统纵隔淋巴结清扫和纵隔淋巴结取样两种，前者手术疗效较好。

肺癌手术的基本操作步骤：一般采用侧后位切口经肋间进入胸腔，显露效果良好。现在已极少采用切除肋骨经肋床进胸。一般上叶切除术多经第 5 肋间切口，下叶切除术则多经第 6 肋间切口；全肺或中叶切除术可经第 5 肋或第 6 肋间切口。切开壁层胸膜后先观察肺与胸壁间有无胸膜粘连。疏松膜状粘连可用纱布团做钝性分离，含有血管的条索状粘连则需要用电刀切断。剥离面渗血较多者需用电凝止血。分离胸膜粘连后，经肋间切口置入肋骨撑开器，逐渐地撑开胸腔。显露满意后，将肺向后外侧牵引，显露肺门及肺叶间裂。若患者叶间裂发育不完全时需行分离，可用两把血管钳分别钳夹，之间切断，再缝合肺组织切面，也可使用直线切割缝合器一次完成切割和缝合。然后处理血管，一般可先纵向剪开血管周围鞘膜，钝法分离血管壁与鞘膜之间的间隙，用直角解剖钳穿越血管后壁，环绕血管放置缝线，在近心端结扎血管总干，然后游离出血管的每一个分支，分别结扎或贯穿缝扎其近远端，再切断血管的分支（图 6-1）。亦可使用血管钳闭器直接钳闭动脉或静脉，或用切割吻合器的血管吻合钉枪直接切割吻合血管，安全可靠、效果满意。结扎并切断肺动脉和肺静脉分支后，继续分离支气管周围结缔组织，注意结扎和切断支气管动脉。游离满意后在距支气管开口部位约 0.5～1.0cm 处放置直角支气管钳并钳闭。嘱麻醉师于气管内加压鼓肺，观察是否应该切除的肺组织不再充气而其余的肺组织复张良好。在支气管钳近侧拟切断处放置 4～5 针间断缝线，使软骨环与膜部对合。然后紧靠直角钳切断支气管，结扎缝线闭合支气管残端。近来多使用支气管残端钳闭器直接闭合支气管残端，安全可靠、效果满意。取出切除的肺组织后，行纵隔淋巴结清扫，此时需注意保护重要的血管、淋巴管和神经等组织，如喉返神经、胸导管等。向胸腔内注入温生理盐水，再次嘱麻醉师于气管内加压鼓肺，检查支气管残端及肺切割面有无漏气。支气管残端如有漏气则需补充缝针，并且用支气管周围组织如纵隔胸膜或奇静脉缝盖包埋，肺切割面若有漏气则可采用补充缝针或生物蛋白胶喷洒覆盖。

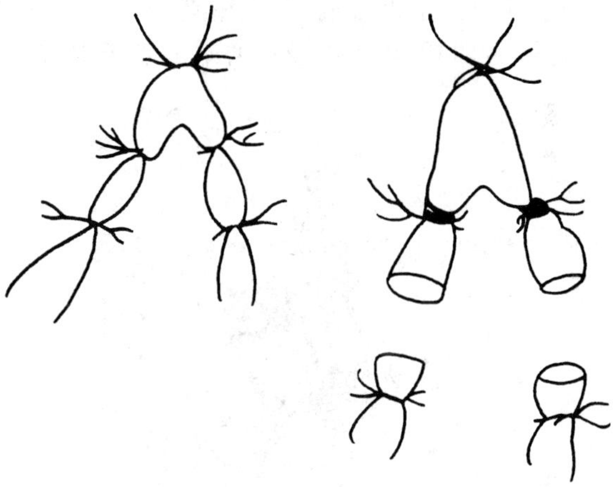

图 6-1

肺切除后为了促使余肺充分扩张，尽量消灭残腔，上叶肺切除术后可切断肺下韧带，下叶肺切除术后可考虑短期应用人工气腹。肺切除术后，为引流胸腔渗血渗液及排气应常规放置胸腔闭式引流管接水封瓶：一般在第 7 肋或第 8 肋间腋中线放置引流管。考虑肺组织切面漏气较多者则需在锁骨中线第 2 肋间放置排气引流管；也可于第 7 肋或第 8 肋间的腋前至腋后之间置两根引流管，一根置于肺门前方至胸顶部，一根置于肺门后方也至胸顶部，引流管从上（胸顶）到下（近胸壁）应有多个引流侧孔，这样能使得液、气引流充分。引流管需要缝线固定于胸壁。最后检查动、静脉结扎、缝扎是否牢靠，肋间动静脉及肋骨离断处有无出血，以及肺与胸壁粘连分离处有无出血。清点纱布器械无误后，逐层缝合切口。

现将具体手术方式介绍如下。

（一）左肺上叶切除术

患者全麻，双腔气管插管。右侧 90°卧位，取左胸后外侧切口，经第 5 肋上缘或下缘进胸，必要时切断第 5 肋后端。左上肺动脉的分支为前段动脉、尖后段动脉以及舌段动脉，一般有 2～7 支分支，以 4 支多见（图 6-2、图 6-3）。在打开的斜裂中显露出舌段动脉，分别予以结扎、钳夹、切断后，近心端 4 号丝线缝扎，远端结扎。向下牵拉左上叶，打开纵隔胸膜，沿动脉干探查，游离出尖后段动脉、前段动脉，分别予以切断、结扎。再将上叶向后方牵拉，暴露左上肺静脉，可游离出汇入其中的属支，一般为 3～5 条（图 6-4）。以双 4 号丝线结扎左上肺静脉干近心端，分别钳夹预备切断处的近、远端后切断，近心端及远心端分别予以缝扎，分别处理各个属支则更加安全。游离上叶支气管周围组织，可显露出舌段支气管和下叶支气管分叉处，在上叶支气管根部予以钳夹（图 6-5）。嘱麻醉师加压鼓肺，确保左下叶肺膨胀不受影响。切断左上叶支气管，移去左上肺叶，若有支气管动脉断端出血时需予缝扎，间断缝合支气管残端并用纵隔胸膜覆盖。推荐使用支气管残端关闭器完成支气管残端闭合及缝合，操作迅速，效果安全良好。向胸腔内注入足量的温生理盐水，嘱麻醉师再次加压胀肺，观察支气管残端有无漏气。若以胸膜包埋支气管残端则更加理想。切断左下肺韧带至左下肺静脉下缘，使左下肺可以充分扩张，以缩小因左上肺切除而产生的残腔。放置引流管，仔细止血，清点纱布器械无误后，逐层缝合切口。

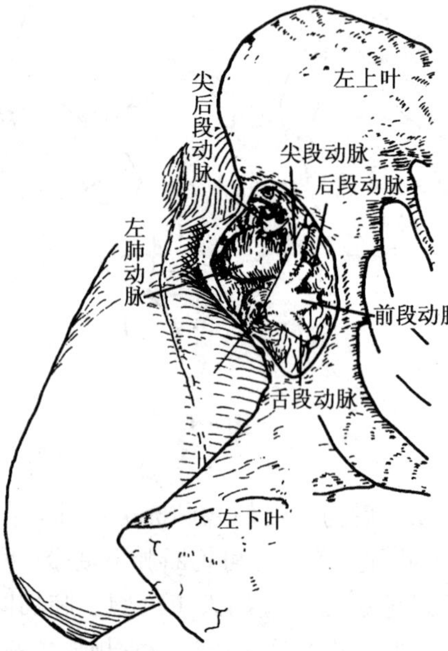

图 6-2

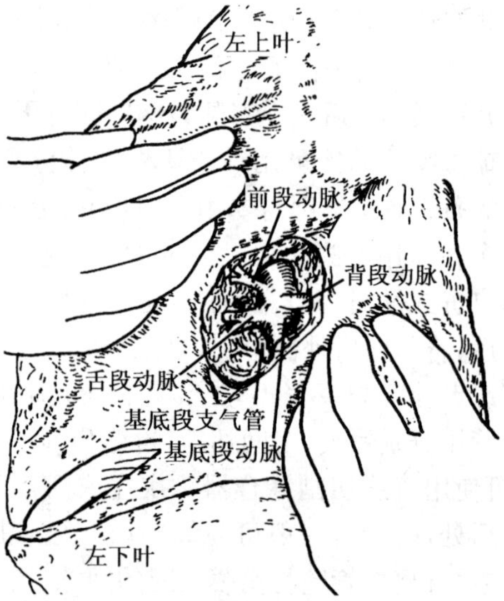

图 6-3

（二）左肺下叶切除术

患者全麻，双腔气管插管。患者取右侧 90°卧位，取左胸后外侧切口，经第 6 肋上缘或下缘进胸，必要时切断第 6 肋后端。左下叶背段动脉分支和下叶背段支气管发出的部位均与上叶舌段的动脉分支和支气管相靠近，故大多数病例需要分别处理下叶背段和基底段肺动脉分支和支气管，以免损伤上叶舌段肺动脉分支和支气管。牵拉开左上肺叶和左下肺叶，暴露并解剖斜裂，打开叶裂胸膜，显露出叶间动脉干，剪开肺动脉鞘，沿肺动脉干游离出下叶背段动脉和基底段动脉（常为2～3 支），分别予以切断、结扎（图 6-6）。向上牵拉左下叶，显露出右下肺韧带。以电刀缓缓切断韧带直至遇到淋巴结，后者往往标志左下肺静脉的下缘。打开下肺静脉表面的纵隔胸膜，沿下叶支气管游离出下肺静脉及其分支，分别予以结扎、切断（图 6-7）。然后游离下叶支气管旁组织，在下叶支气管根部钳夹并切断（图 6-8），取出左肺下叶。若有支气管动脉断端出血时需给予缝扎，间断缝合支气管残端，确保不漏气后用邻近纵隔胸膜缝盖残端。也可使用支气管残端关闭器完成支气管残端闭合及缝合。检查漏气、放置引流、关胸等步骤同左上肺切除术。

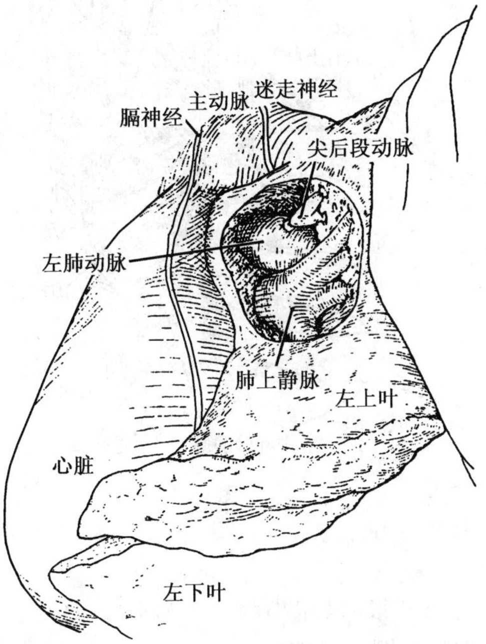

图 6-4

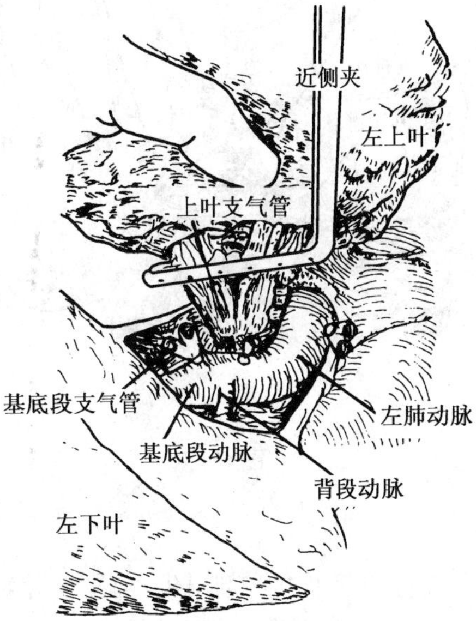

图 6-5

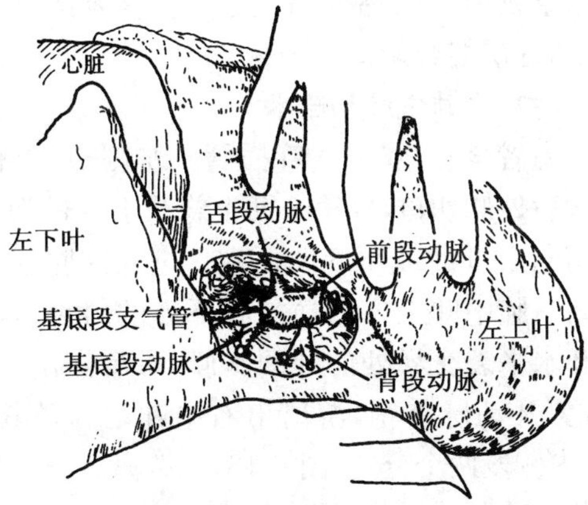

图 6-6

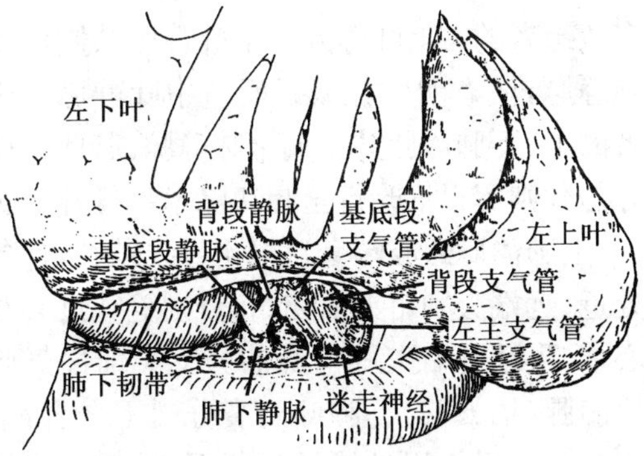

图 6-7

(三)右肺上叶切除术

患者全身麻醉，双腔气管插管。患者左侧 90°卧位，取右胸后外侧切口，沿第 5 肋上缘或下缘肋间进入胸腔，必要时可后断或中断第 5 肋，进入胸腔。将肺向下方牵引，显露奇静脉下方的肺门，打开纵隔胸膜。右肺动脉上干位于肺门最上方，其下方为肺动脉主干，主干位于肺上静脉的后方，右支气管的前方。可先解剖、结扎右肺动脉上干，再结扎切断其分支前段和尖段动脉，然后处理右肺上叶静脉。亦可先处理右肺上叶静脉，再处理肺动脉上干。剪开斜裂和水平裂相交处的叶间胸膜，显露出叶间肺动脉，将右上叶向后、下牵拉，于

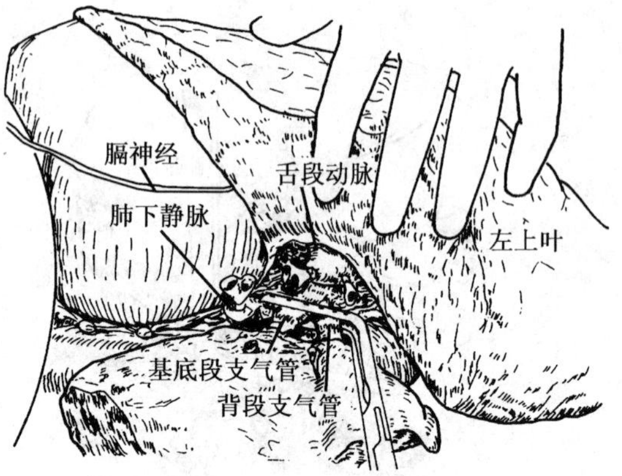

图 6-8

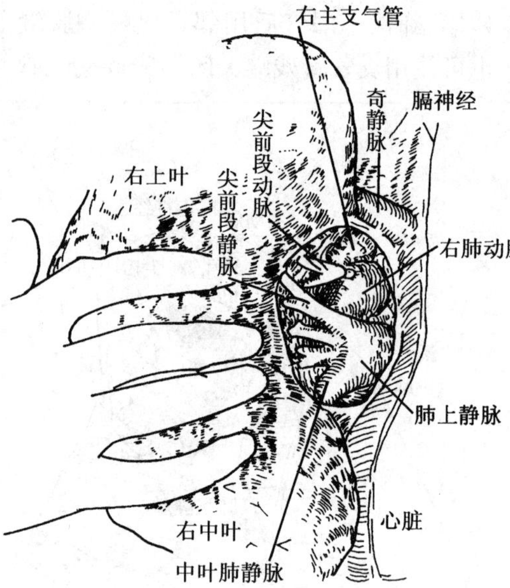

图 6-9

右上叶支气管的前下方解剖出尖、前段动脉，分别予以钳夹、切断，近心端予缝扎，远端予结扎(图6-9)。于斜裂和水平裂相交处暴露出叶间肺动脉，剪开动脉鞘，于上叶支气管的前下方游离出上叶后段动脉，予以结扎、切断(图 6-10)。将右上、中叶肺向后牵拉，显露出肺门，游离出右上肺静脉。多数患者的右上叶静脉与中叶静脉共同汇成右上肺静脉，注意勿误扎或误断右中叶静脉。少数患者的上、下肺静脉共干成全肺静脉，若此时误切全肺静脉则不得不改行全肺切除术。打开静脉鞘膜，右上肺静脉近心端套双根 4 号线结扎，预备切断处近、远端分别钳夹后切断，分别缝扎近心端和远心端，再结扎右上肺静脉的分支尖前段静脉和后段静脉(图 6-11)。肺叶间裂分裂不全者，下叶和中叶肺切面需用丝线做间断褥式缝合，或使用直线切割缝合器。游离右上叶支气管。游离支气管周围组织，遇到支气管动脉出血则给予缝扎。于根部钳夹右上叶支气管，嘱麻醉师鼓肺，证实右中、下叶肺膨胀不受影响后，切断右上叶支气管，移去病肺，用可吸收线间断缝合支气管残端(图6-12)。也可使用支气管残端关闭器完成支气管残端闭合及缝合，再以奇静脉或邻近胸膜缝盖。切断右下肺韧带至右下肺静脉下缘，使余肺可以充分扩张，以缩小因右上肺切除而产生的残腔。胸腔内倒入足够的温生理盐水，嘱麻醉师加压鼓肺，观察支气管残端有无漏气。同时观察肺创面有无漏气，若有较多漏气，可行缝补，若漏气较少，可用生物蛋白胶黏合漏气之处。检查漏气，放置引流，逐层缝合切口。

(四)右肺中叶切除术

患者全麻，双腔气管插管。左侧 90°卧位，取右胸后外侧切口，经第 6 肋上缘或下缘进胸，必要时切断第 5 肋或第 6 肋后端。进入胸腔后，解剖分离右肺中叶上方的横裂和下方的斜裂，打开斜裂和水平裂交界处的叶间胸膜，可暴露出叶间动脉，剪开动脉外鞘，游离出右中叶动脉及其外侧段、内侧段两个分支(图 6-13)。游离后分别结扎、切断。剪开肺门前、隔神经后方的纵隔胸膜，显露右上肺静脉，小心解剖游离出中叶肺静脉分支，予以结扎、切断(图 6-14)。然后游离中叶支气管周围结缔组织和淋巴结，于中叶支气管根部放置直角支气管钳并钳夹。嘱麻醉师加压鼓肺证实上叶和下叶充气良好后，切断中叶支气管，分离中叶与上叶间裂即可取出中叶，支气管残端做间断缝合或使用支气管残端关闭器(图 6-15)。检查漏气，放置引流，逐层关胸。

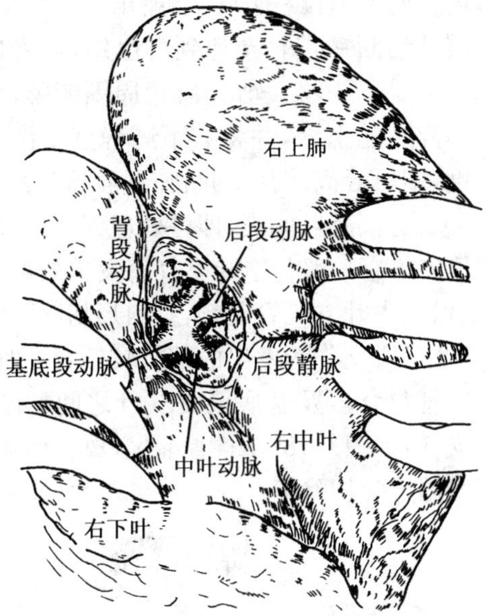

图 6-10

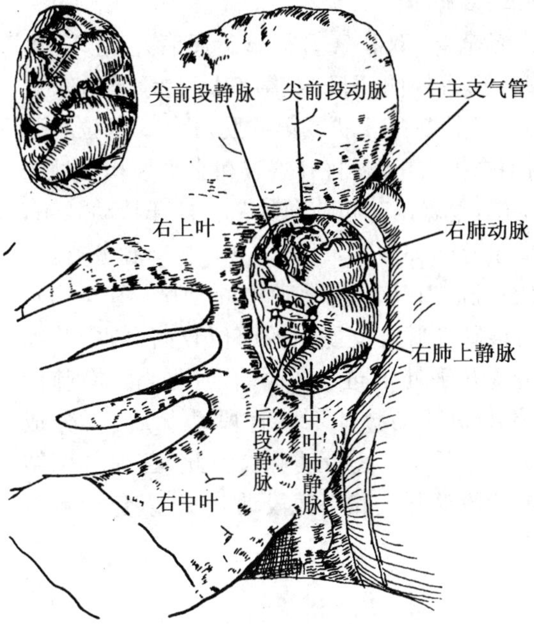

图 6-11

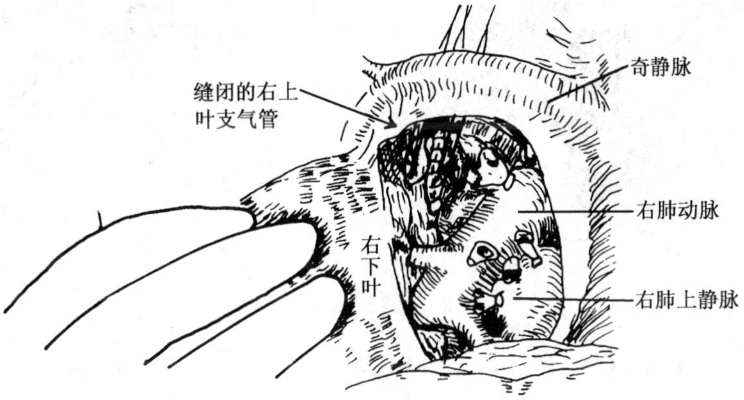

图 6-12

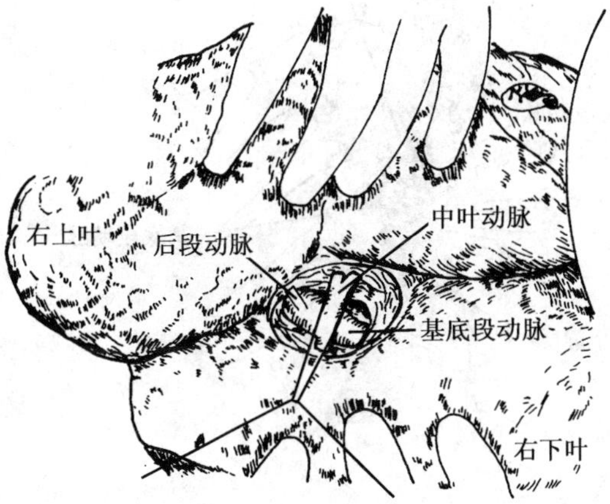

图 6-13

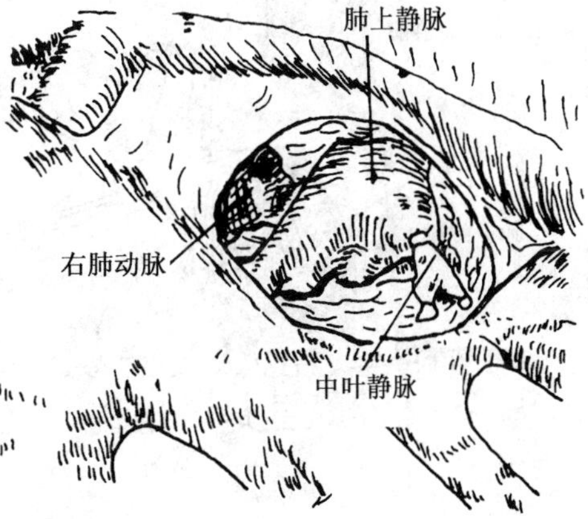

图 6-14

（五）右肺下叶切除术

患者全麻，双腔气管插管。患者左侧 90°卧位，取右胸后外侧切口，经第 6 肋上缘或下缘进胸，必要时后断第 5 肋或第 6 肋。向下牵拉右下叶，向前牵拉右中叶，打开斜裂和水平裂相交处的叶间胸膜，暴露出叶间肺动脉鞘。打开肺动脉鞘，可游离出叶间肺动脉，显露出下叶肺动脉分支：下叶背段动脉、基底段动脉和中叶动脉（图 6-16）。下叶背段肺动脉分支发出的部位较高，与中叶肺动脉分支几乎处于同一平面，有时更高。右肺动脉在发出中叶动脉和下叶背段动脉后，再分成 2 支或 3 支下叶基底段动脉。因此，必须分别结扎切断背段动脉支和基底段动脉支，以免影响右肺中叶动脉血流。右肺下静脉位于支气管下方肺下韧带内。向上牵拉右下叶，显露出右下肺韧带，以电刀缓缓切断韧带直至遇到淋巴结，后者即标志右下肺静脉的下缘。剪开血管周围鞘膜，暴露出右下肺静脉的上缘，并将右下肺静脉干游离出足够长度，即可分离结扎、切断肺下静脉及其分支（图 6-17）。分离肺叶间裂，即可处理下叶支气管。下叶背段支气管一般与中叶支气管发出的部位相近，为了保证中叶支气管通畅，宜斜形切断下叶支气管，下叶背段支气管发出的部位较低者，即可在中叶支气管与背段及基底段支气管之间切断，缝合下叶支气管（图 6-18）。检查漏气，放置引流，关胸等步骤同上肺切除术。

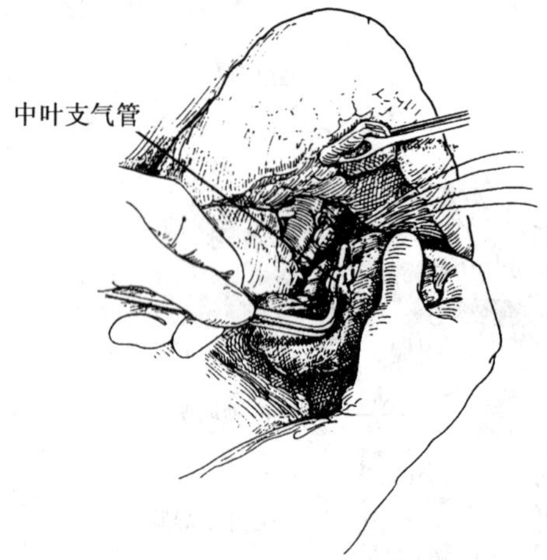

图 6-15

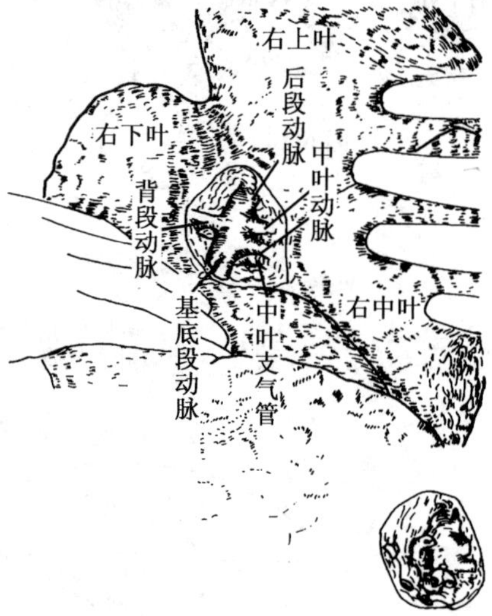

图 6-16

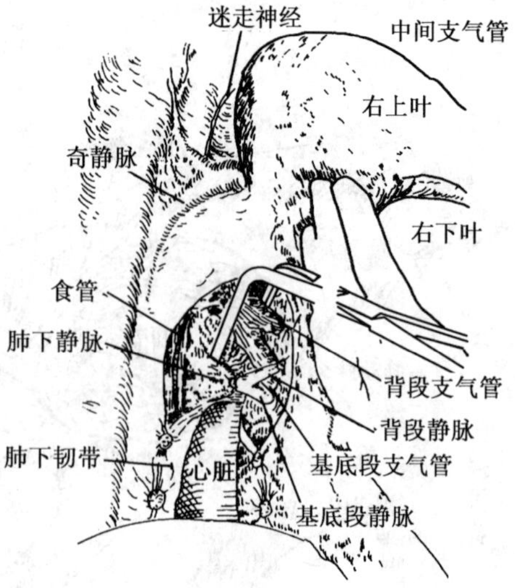

图 6-17

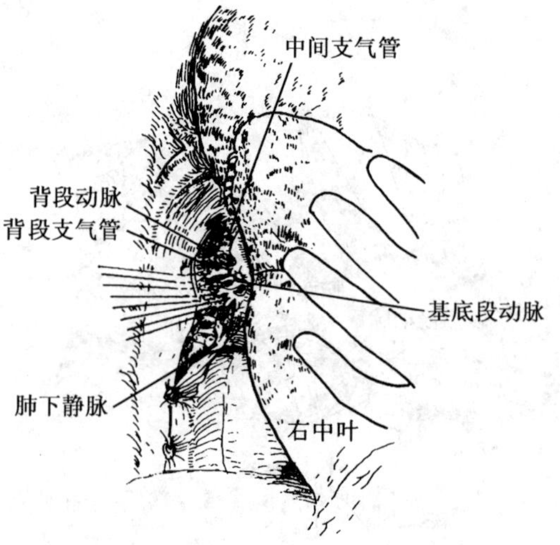

图 6-18

（六）左全肺切除术

患者全麻，双腔气管插管。患者取右侧90°卧位，取左胸后外侧切口，经第5肋上缘或下缘进胸，必要时切断第5肋后端。进入胸腔后，将左肺向前下方牵引，剪开肺门上方纵隔胸膜，可显露出左肺动脉。左肺动脉位于主动脉弓下方，左上肺静脉在其前下方。剪开左肺动脉鞘膜，游离肺动脉干，以双根4号线结扎近心侧，分别钳夹预备切断处的近、远端后切断，分别缝扎两侧动脉断端，再分离左肺动脉的分支，分别结扎切断肺动脉及其分支。此操作中必须注意切断后的左肺动脉近心端确保留有足够的长度，为防止万一近心端仍有出血时行再次结扎或缝扎留有余地。将左肺向后下方牵引，游离出位于左肺动脉主干稍前下方的左上肺静脉干，以双根4号丝线结扎左上静脉干近心端（图6-19）。分别钳夹预备切断处的近、远端，切断后以4号丝线分别缝扎近心端及远心端。然后再游离、结扎切断肺上静脉分支。将左肺向前上方牵引，显露肺门后方，切断左下肺韧带直至左下肺静脉的下缘。在左支气管下方解剖游离出肺下静脉，结扎后，再分别结扎、切断肺下静脉的各个分支（图6-20）。显露并游离左支气管周围结缔组织（图6-21），结扎支气管动脉。距支气管分叉约0.5～1cm处，放置直角支气管钳，切断左主支气管，取出左肺。间断缝合支气管残端。也可使用支气管残端关闭器完成支气管残端闭合及缝合，再用邻近胸膜缝盖残端。胸腔内注入温生理盐水，嘱麻醉师加压胀肺，确保支气管残端无漏气。于左腋中线第7肋间安放胸腔闭式引流管，缝线固定于胸壁。全肺切除术后的胸管除了术后观察引流液情况外，更为重要的是起调压作用。通常予以夹闭，需要了解胸内压力情况或气管明显向右侧偏移时，可短时间开放，待水封瓶内压力平衡后再夹闭。胸管一般留置48小时后就可拔除。关胸如其他肺切除术。

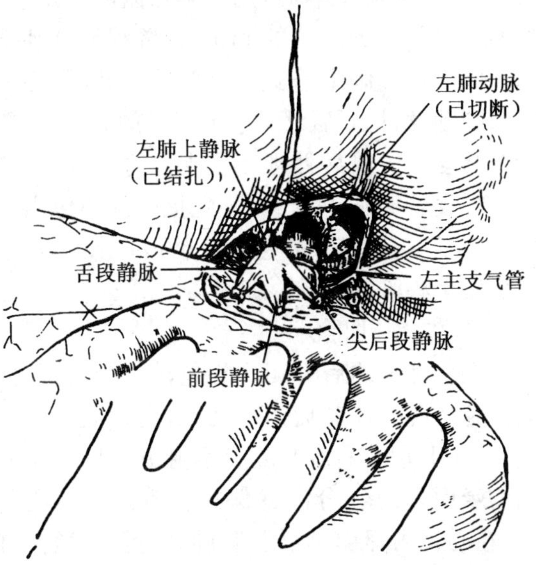

图 6-19

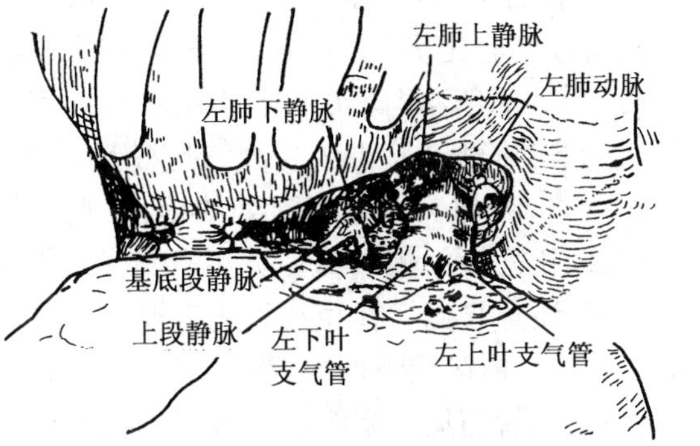

图 6-20

（七）右全肺切除术

患者全麻，双腔气管插管。左侧90°卧位，取右胸后外侧切口，经第5肋上缘或下缘进胸，必要时切断第5肋后端。右侧肺门上界为奇静脉，前方为右无名静脉、上腔静脉与膈神经。后方为食管，下方为肺下韧带。将右肺上叶向下后方牵引，显露奇静脉，切开奇静脉下方及肺门前方纵隔胸膜。肺门最前方为肺上静脉，右肺动脉上干在肺上静脉后上方，右肺动脉主干位于肺静脉后方（图6-22）。剪开肺动脉鞘，向肺门方向分离至右上叶尖前段动脉开口处，向纵隔方向分离至上腔静脉的前缘。游离右肺动脉，常可遇见较早发出的右上叶尖前段动脉支，将其单独处理，然后再游离右肺动脉主干，以双根4号丝线在结扎近心侧，分别钳夹预备切断处近、远端后剪断，分别缝扎两侧动脉断端（图6-23）。此操作中必须注意切断后的右

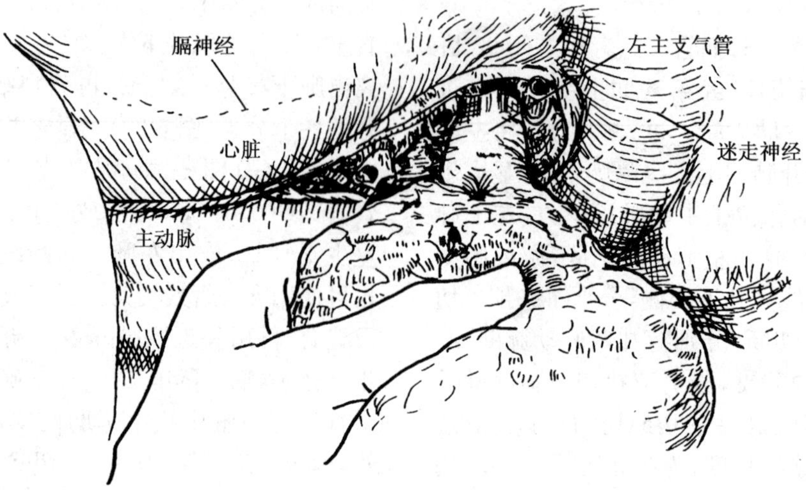

图 6-21

肺动脉近心端确保留有足够的长度是十分必要的，为防止万一近心段仍有出血时行再次结扎或缝扎留有余地。显露右侧肺门，沿膈神经后方打开纵隔胸膜，显露出右上肺静脉。游离出右上肺静脉干，以双 4 号丝线结扎近心端，分别钳夹预备切断处的近、远端后切断，分别缝扎近、远心端（图 6-24）。牵拉右下肺，暴露出右下肺韧带，由下向上离断韧带直至右下肺静脉下缘。打开右下肺静脉表面的纵隔胸膜，显露出下肺静脉的上缘，完整地游离出下肺静脉。以双 4 号线结扎右下肺静脉的近心端，分别钳夹预备切断处的近、远端后切断，分别缝扎近、远心端。最后分离右支气管周围结缔组织，注意将支气管动脉和迷走神经分支切断并结扎。显露隆突下间隙，游离右主支气管下缘，将右支气管与周围组织小心分离。特别应该小心此段食管与支气管紧紧毗邻，故务必要注意避免损伤食管。钳夹右主支气管根部（图 6-25），距距气管分叉约 0.5～1cm 处切断，取出右全肺，若有支气管动脉断端出血时需给予缝扎，间断缝合支气管残端。也可使用支气管残端关闭器完成支气管残端闭合及缝合。胸腔内注入温生理盐水，嘱麻醉师加压鼓肺，确保支气管残端不漏气后，用邻近纵隔胸膜缝盖残端。安放胸腔引流、关胸等同左全肺切除术。

（八）经心包全肺切除术

1. 左全肺切除术

进入胸腔后，将左肺向前下方牵引，切开主动脉鞘膜，在膈神经后方切开心包，探查心包腔内肿瘤侵犯情况。如能做切除，则将左肺向上前方牵引，显露肺门后方，切断左肺下韧带。延长心包切口，先分离左肺下静脉，用心耳钳阻断肺下静脉，切断后，用 3-0 或 4-0 的 prolene 缝线缝合肺下静脉。同法处理肺上静脉。分离肺动脉，用心耳钳阻断肺动脉，切断后，用 4-0 或 5-0 的 prolene 缝线缝合肺动脉。最后处理左主支气管，分离时要注意保护食管和喉返神经，避免损伤。心包内血管处理完毕后，应扩大心包切口至膈肌水平，以避免术后发生心脏嵌顿或心脏填塞。

2. 右全肺切除术

在膈神经的后方切开心包，探查心包腔内肿瘤侵犯情况。如肿瘤尚可切除，先切断右肺下韧带，再向下牵引右肺显露奇静脉并切断。将右肺向前牵引，显露、分离并保护食管。延长心包切口，在心包内显露肺静脉和肺动脉。一般右肺下静脉较游离，可予先处理。将右肺下静脉解剖游离出，近心房处上心耳钳，切断右肺下静脉，残端用 3-0 或 4-0 的 prolene 缝线做连续缝合。同法处理右肺上静脉。在上腔静脉后方分离右肺动脉，用心耳钳阻断肺动脉，切断后用 4-0 或 5-0 的 prolene 缝线做肺动脉残端的连续缝合。最后处理右主支气管。心包内血管处理完毕后，应扩大心包切口至膈肌水平，以避免术后发生心脏嵌顿或心脏填塞。

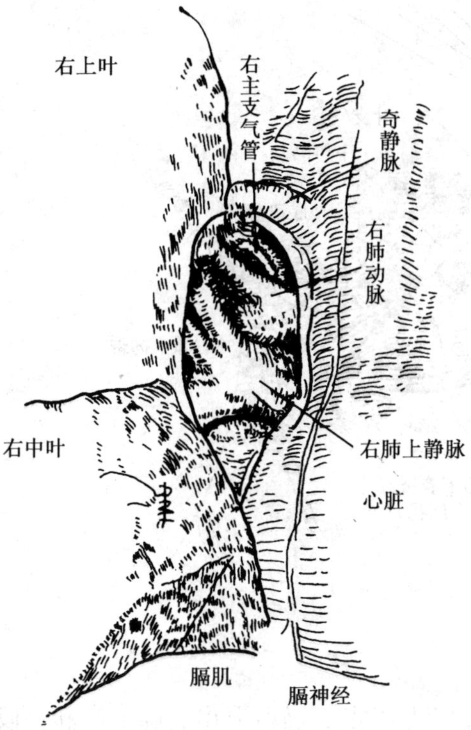

图 6-22

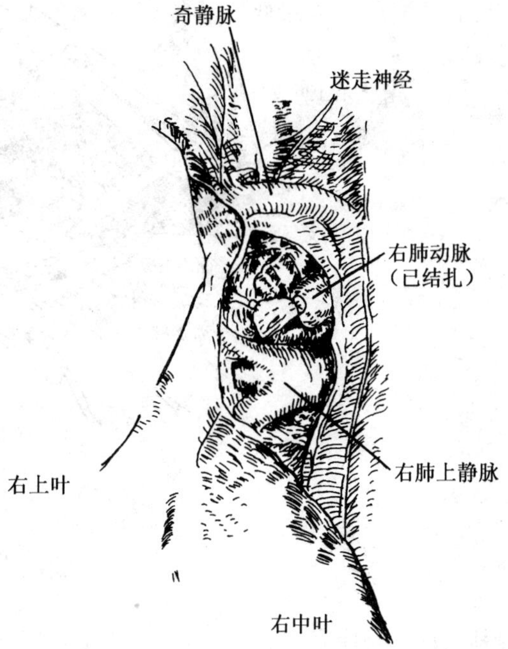

图 6-23

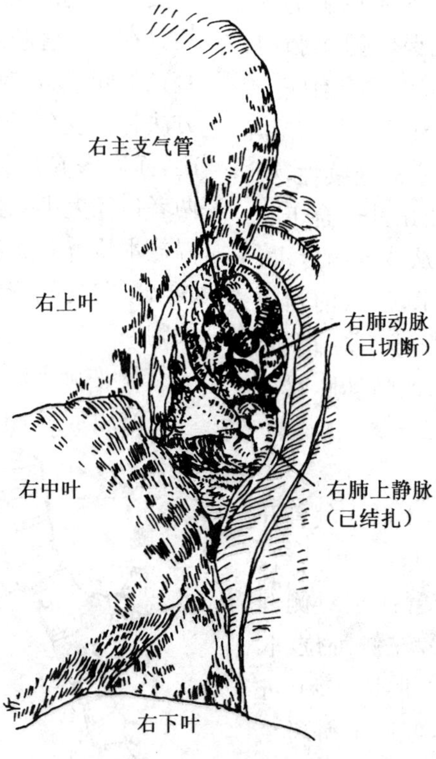

图 6-24

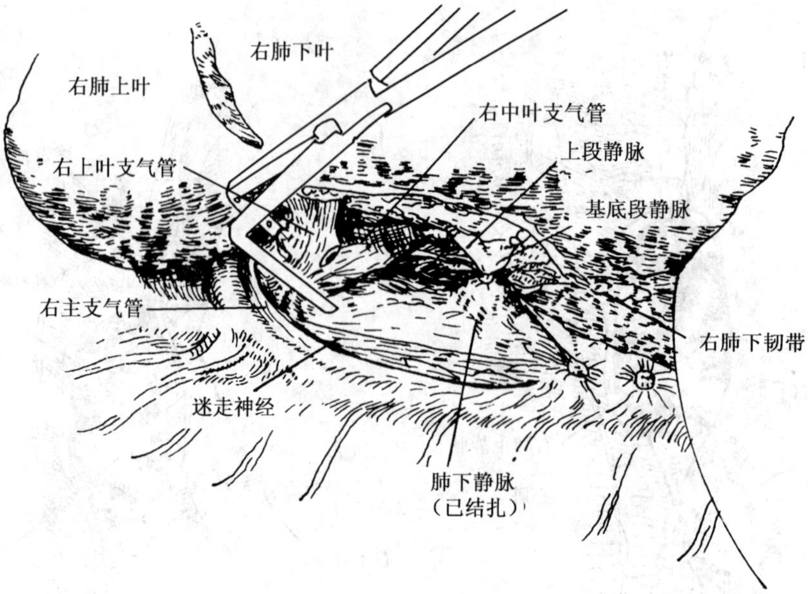

图 6-25

（九）袖式肺叶切除术

对于肺癌病变累及支气管管口，常规肺叶切除不能确保切缘没有肿瘤残留。以往这部分患者需行全肺切除。但一侧全肺切除，对于患者的呼吸功能影响较大。为了尽可能地保留健康肺组织，同时又将肿瘤完整切除，近来采用了将有病变的肺叶切除，同时将受侵的一段支气管袖状切除，再把两支气管断端吻合，重建支气管的连续性，称为支气管袖式肺叶切除术。该方法尤其适合于心肺功能差及高龄患者，效果满意。从技术角度讲，任何肺叶均可采用袖状肺叶切除术，但目前临床上使用较多的是右肺上叶袖式切除术、左肺上叶袖式切除术和左肺上叶支气管，以及肺动脉双袖式切除术。

1. 右肺上叶袖式切除术

此手术主要应用于肿瘤侵犯右上叶支气管开口，常规肺叶切除术会导致支气管残端肿瘤残留。双腔气管插管或采用较长的单腔管插至对侧健肺，全身麻醉。麻醉配合非常重要，左侧卧位，取右后外侧切口。经第 4 肋间或第 5 肋床进胸，进胸后，分离肺粘连，切断下肺韧带，并向上游离至下肺静脉处。处理右肺上叶动、静脉后，先切断右肺下韧带，再游离右上叶支气管，在右上叶支气管开口上方切断主支气管，在右上叶支气管开口下方切断中间支气管，取出右肺上叶和一段右主支气管，用 3-0 或 4-0 的可吸收缝线做间断端端吻合支气管环部，再用 3-0 或 4-0 的可吸收缝线间断吻合支气管膜部，缝线的间距以 3～4mm 为宜，线结均打在支气管腔外。右主支气管和中间支气管的直径不同，吻合时要注意保证对合严密，最简单的方法是主支气管的针距略大于中间支气管的针距，亦可修剪右主支气管和右中间支气管残端，使两者口径大小一致（图 6-26）。吻合完毕后，注入温盐水检查有无漏气，可游离一块带蒂的纵隔胸膜瓣覆盖支气管断端吻合处。放置引流管，逐层关胸。

2. 左肺上叶袖式切除术

适用于左上叶肿瘤累及左上叶支气管开口的

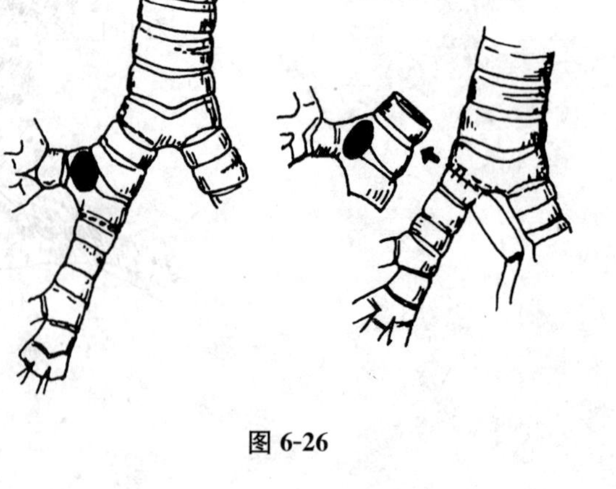

图 6-26

患者。从技术角度讲，左肺上叶支气管位于肺动脉的内侧，较右上叶袖式切除困难。双腔气管插管或采用较长的单腔管插至对侧健肺，全身麻醉，右侧卧位，取左后外侧切口。经第 4 肋间或第 5 肋床进胸，分离肺粘连，明确肿瘤累及周围组织的范围及程度。处理左上叶肺动脉和静脉后，切断肺下韧带，分离左肺动脉主干，于肺动脉主干后方套一细塑料管，向后牵拉开肺动脉。解剖游离并暴露清楚左主支气管和左下叶支气管，于软骨环之间切断左主支气管，在背段支气管的近侧 2cm 处切断左下叶支气管，切除有病变的左肺上叶及一段左主支气管，取出左肺上叶。将下叶支气管与左主支气管做端端吻合，吻合方法同右上叶袖式切除术。此操作中需要注意左下叶背段支气管开口与左下叶支气管开口较近，吻合时要确保下叶背段支气管的通畅(图 6-27)。吻合完毕后，注入温盐水检查有无漏气，可游离一块带蒂的纵隔胸膜瓣覆盖支气管断端吻合处。放置引流管，逐层关胸。

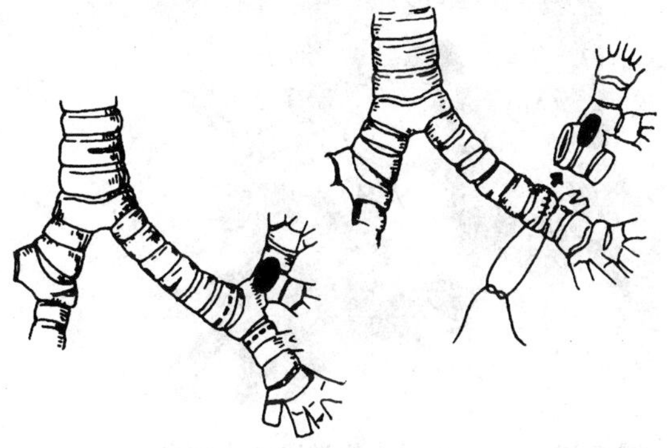

图 6-27

3. 左肺上叶支气管及肺动脉双袖式切除术

适用肿瘤已累及左肺上叶支气管开口，同时侵及肺动脉主干，但下叶肺组织尚良好，而肺功能情况只能耐受左肺上叶切除的患者。手术时先处理左上叶肺静脉，切断左肺下韧带，并向上游离至下肺静脉处，解剖游离出左肺上、下静脉，确定两者非共干时将左肺上静脉结扎、切断和缝扎。然后分离出左肺动脉主干及左下叶肺动脉，在左肺动脉主干根部上心耳钳阻断，保护下叶肺动脉，袖式切除肺动脉。解剖游离并暴露清楚左主支气管和左下叶支气管，于软骨环之间切断左主支气管，在背段支气管的近侧 2cm 处切断左下叶支气管，切除有病变的左肺上叶及一段左主支气管，取出左肺上叶。先做左下叶支气管与左主支气管端端吻合，吻合方法同左上叶袖式切除术。再做左下叶肺动脉与左肺动脉主干的端端吻合，吻合方法是用 4-0 或 5-0 的 prolene 缝线做连续缝合，缝合的间距以 2mm 为宜(图 6-28)。吻合结束后，开放肺动脉主干根部的阻断钳，观察吻合口有无漏血及松紧是否适宜。放置引流管，逐层关胸。

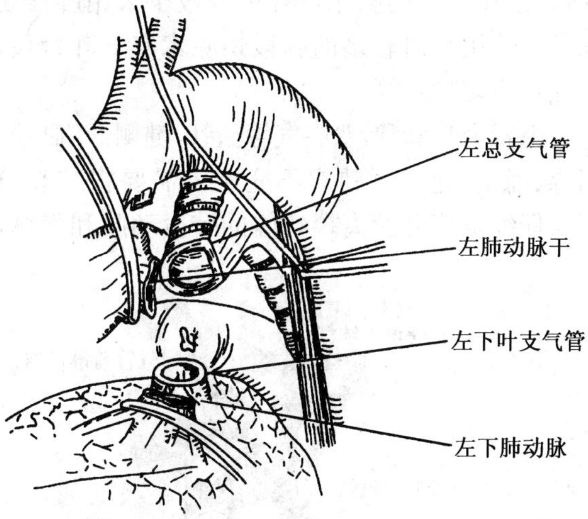

图 6-28

(十)楔形肺切除术

楔形肺切除术主要适用于肺功能差不能耐受肺叶切除的 $T_1N_0M_0$ 患者和肺转移瘤，有时亦用于术前无明确病理而先切除病灶行快速冰冻病理切片检查以明确诊断并决定是否继续行肺叶切除术和纵隔淋巴结清扫术。处于外周部位的肿瘤的楔形切除，目前多在胸腔镜下进行；若肿瘤处在肺的深部，则需开胸行肺局部切除术。

患者全身麻醉，单腔或双腔气管插管。根据病变所处的位置灵活采用前外侧切口或后外侧切口及小切口。进胸后探查病灶所处的确切位置，在距肿瘤约 2～3cm 的正常肺组织处用两把长血管钳夹闭肺组织后，切除病灶及周围正常肺组织，然后用 4 号线交锁褥式缝合肺断面，松开血管钳，再行连续缝合一层。也可使用直线切割缝合器一次性完成操作。此操作中需要注意处于肺深部的病灶的精确定位，切勿遗漏微小的病灶；怀疑肿块是恶性肿瘤时，要注意尽可能避免对于肿瘤反复揉压，减少增加癌细胞扩散的危险。肺残面出血及漏气处需要钳夹后结扎或缝扎。注入温生理盐水，嘱麻醉师加压鼓肺检查有无明显漏气，置引流管后，逐层关胸。

（十一）肺段切除术

肺段各自具有血管和支气管分支，自成一个独立的单位。但肺段之间缺乏明显的解剖学间隙，剥离肺段时操作难度较大，且容易损伤邻近肺段的肺组织。术后段面漏气持续的时间较长。因此，目前在肺癌的临床治疗中已极少采用肺段切除术。使用相对较多的肺段切除术有下叶背段、上叶舌段切除术等。

患者全身麻醉，双腔气管插管，健侧 90°卧位，消毒、铺巾、进胸。肺裂不完整者需要将肺裂分离。仔细辨认并游离拟切除的肺段动脉和静脉，予以结扎切断。游离肺段支气管，挤压肺组织排出气体后钳夹肺段支气管。嘱麻醉师加压充气使邻近肺段充气扩张而病变的肺段仍处于萎陷状态，肺段边界即可显现。切断肺段支气管，间断缝合支气管切端。将支气管断端向远侧牵拉，用手指沿肺段边界，以段间静脉为标志挤压分离，即可将肺段剥离取出。剥离过程中遇有不容易断裂的条索状组织时，应予结扎。检查手术面是否漏气，大的漏气处要用小弯针细线缝扎，小的肺泡漏气可不必处理。止血、置引流管后，逐层关胸。

（十二）肺癌淋巴结清扫

开胸手术时，完全的纵隔淋巴结清扫(MLND)应该包括对同侧胸腔纵隔淋巴结的完整的清扫(图 6-29、图 6-30)。

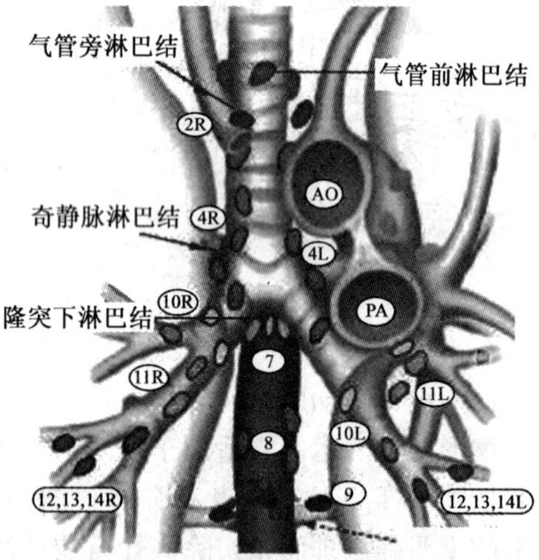

图 6-29　肺部淋巴结分布图

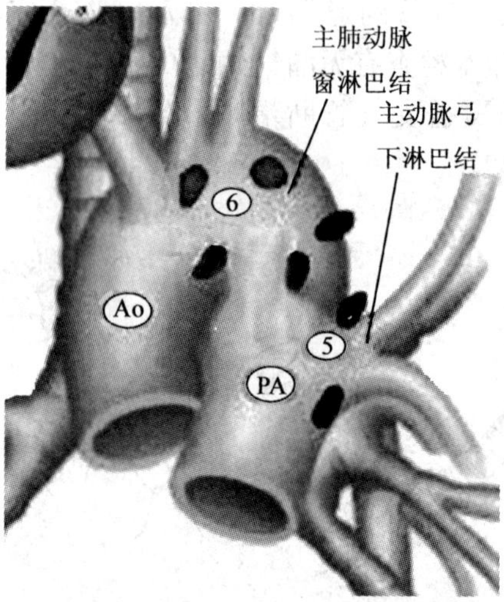

图 6-30　第 5 组、第 6 组淋巴结分布图

右侧肺癌患者应该切除右侧第 4、第 7 组淋巴结。左侧肺癌患者应该常规清扫第 5、第 6 组和第 7 组淋巴结。对于左下肺叶的肿瘤，最好选择性的进行颈部纵隔镜检查，从而评估右侧第 4 组淋巴结，因为已经证明这些肿瘤有转移到右侧气管旁淋巴结的倾向。

1. 右侧气管旁淋巴结清扫(图 6-31)

从上方无名动脉延升至下方气管支气管角的整个淋巴组织应该被切除。正如图 6-31 上显示的，切开的胸膜从淋巴结上分离，淋巴结组织由海绵钳或 Babcock 钳夹住。利用锐性或钝性分离将淋巴结从上腔静脉前方和气管的后方分离。一支小静脉发至淋巴结组织并汇入上腔静脉，将其结扎，同时也结扎迷走神经后方的小分支。注意不要损伤无名动脉上方区域内的喉返神经，可以使用钛夹夹闭进入淋巴组织的血管和淋巴管。与淋巴结多次分批摘除相比较，淋巴组织的大块切除将会遇到少量的出血。下方的清扫在奇静脉的深部进行，将淋巴结从该区域取出。清扫的最深边界为覆盖于升主动脉上方的心包。

2. 右侧纵隔下部清扫(图 6-32)

从支气管总干到下肺韧带之间纵行切开纵隔胸膜，暴露隆突下、食管旁及下肺韧带淋巴结。

3. 隆突下淋巴结清扫(图 6-33)

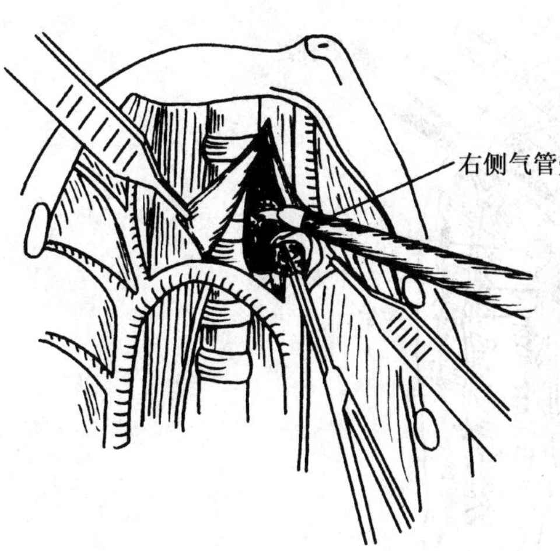

图 6-31

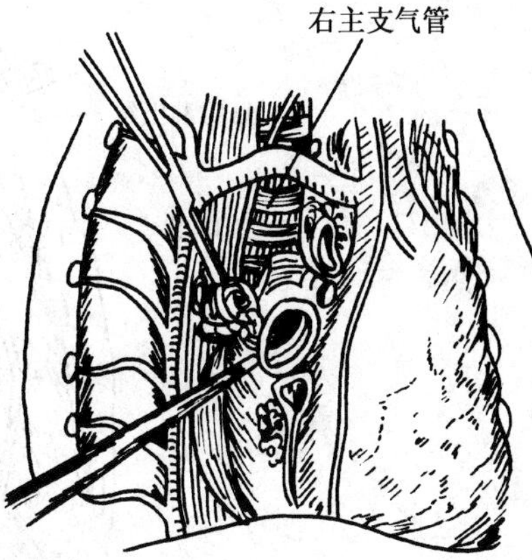

图 6-33

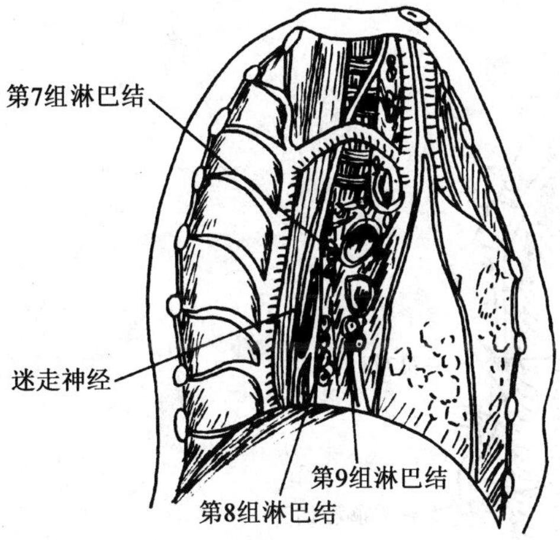

图 6-32

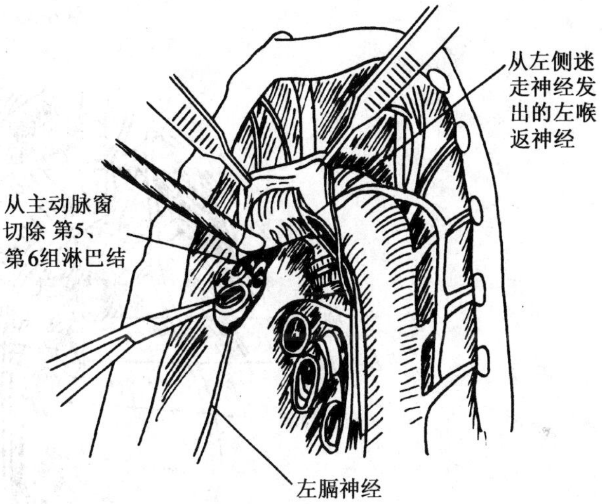

图 6-34

利用海绵钳夹住隆突下淋巴组织，沿着右主支气管干向隆突解剖。其前方利用钝性或锐性分离将淋巴结从心包上剥离。在后方，将淋巴组织与食管分离。使用超声刀或钛夹夹闭汇集于隆突的营养支气管的小动脉。将淋巴组织从左主支气管上完全切除，以达到大块切除。

对于左侧肺癌的患者，切除第 5 组和第 6 组淋巴结是标准淋巴结清扫的一部分，特别对于左上肺叶的肿瘤。在清扫第 5 组淋巴结时注意防止损伤喉返神经。利用钝性或锐性分离将第 5、第 6 组淋巴结从主动脉弓、左主肺动脉及膈神经、迷走神经上清除。注意不要损伤喉返神经区域。使用钛夹夹闭以控制血管和淋巴管道(图 6-34)。

4. 主动脉肺动脉窗淋巴结清扫(图 6-35)

围绕肺门上方将胸膜环形切开，暴露主动脉弓、膈神经、迷走神经以及左侧喉返神经区域。

5. 左侧隆突下和纵隔下方的淋巴结清扫(图 6-36)

沿着肺门后方将胸膜切开下至下肺韧带，暴露隆突下、食管旁及下肺韧带淋巴结。

6. 左侧隆突下淋巴结清扫(图 6-37)

沿着左主支气管干向隆突解剖淋巴组织。沿着右主支气管干向隆突解剖。其前方利用钝性或锐性分离将淋巴结从心包上剥离。在后方，将淋巴组织与食管分离。由于主动脉的缘故，在左侧解剖难度要大于右侧。轻柔地将肺往前方牵拉可以更好地暴露左总支气管。注意在隆突处结扎进入淋巴组织的支气管营养动脉。将淋巴组织从右主支气管上完全切除，以达到隆突下淋巴组织的大块切除。

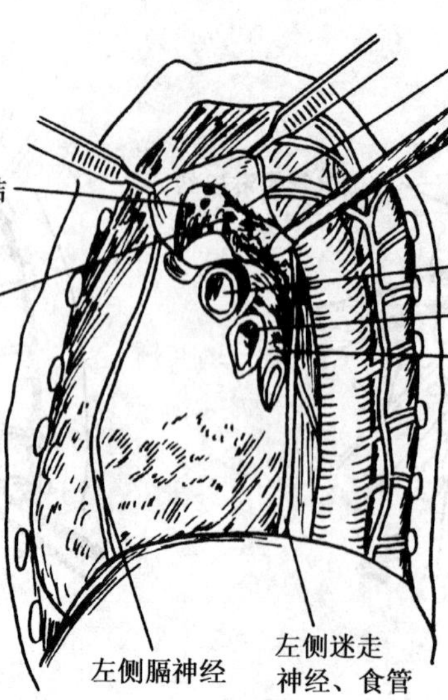

图 6-35

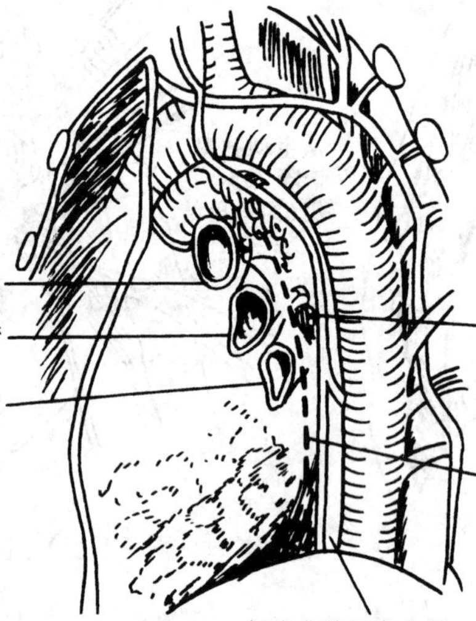

图 6-36

（十三）电视胸腔镜辅助肺切除术

1. 胸腔镜的历史

1910年，瑞典医生Jacobeus首次把膀胱镜技术应用到胸腔内，施行胸膜粘连松解术和肺萎陷疗法来治疗空洞型肺结核，开创了胸腔镜外科的先河。进入20世纪90年代以来，随着科学技术的发展，出现了微型摄像和高清晰度显像系统，冷光源和光导纤维得到改进，胸腔镜手术器械不断更新，手术技术愈加熟练，这些均使胸腔镜技术在肺癌治疗的应用日益广泛。

2. 电视胸腔镜手术在肺癌诊断治疗方面的应用

（1）诊断不明确的周围型肺结节：电视胸腔镜辅助肺楔行切除术可提供病理学诊断。

（2）不明原因的胸腔积液（怀疑肺癌引起）：电视胸腔镜辅助胸膜活检（可获得病理学诊断）、胸水引流及胸膜固定。

（3）诊断明确的肺癌：电视胸腔镜辅助肺楔行切除术或肺叶切除术，同时行纵隔淋巴结清扫。

（4）原发灶已控制的孤立的周围型转移性肺癌：电视胸腔镜辅助肺楔行切除术。

3. 电视胸腔镜手术的基本共同点

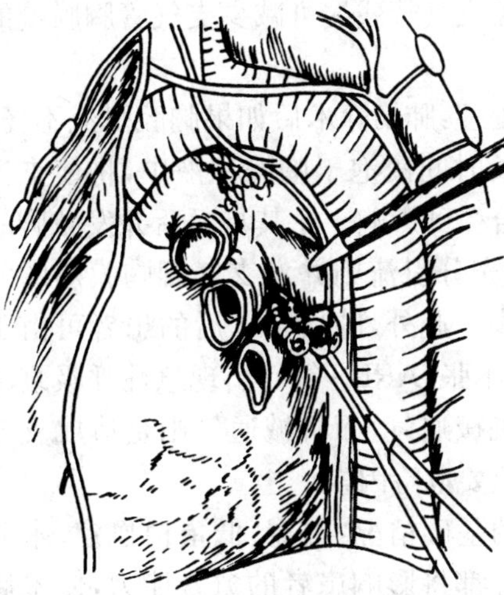

图6-37

电视胸腔镜手术的术前准备同一般常规开胸手术，但部分手术患者对肺功能要求比剖胸手术低，更强调术前CT、MRI等定位诊断的必要性。胸腔镜手术必须在气管内双腔插管全麻下进行。双腔插管可以保证手术侧肺充分萎陷，提供足够的手术操作空间，保证对侧肺有足够的通气量，以便手术能安全进行。胸腔镜手术时，置入胸腔镜的套管针在胸壁的穿刺点，一般选择在腋中线第6肋或第7肋间。一般不主张直接用套管针做盲目性穿刺，因为如穿刺点处有胸膜粘连时，锐利的套管针会损伤肺实质，引起不必要的并发症。切开穿刺点处皮肤，用血管钳做肌层钝性分离，用手指探查胸膜腔。如有较疏松的局部粘连，可用手指做钝性分离。如粘连较紧密或广泛，则应另选穿刺点。如整个胸腔均为紧密粘连，则应该考虑做剖胸手术。

置入胸腔镜以后，在胸腔镜监视下，根据病变部位，再选择置入手术器械的穿刺点。穿刺点最少需3个。选择穿刺点的基本原则是穿刺点之间呈"三角形"或立体"锥形"分布，以保证术野的充分显露和手术操作。或者根据病变部位和手术需要，在胸壁上做一6～8cm的辅助小切口，经肋间进胸。小切口选择的部位常位于第5肋或第6肋间。此法主要用于通过胸腔镜手术做肺叶切除术。经胸壁辅助小切口，可以用常规剖胸手术器械做肺血管和支气管的解剖、游离等操作，并经切口取出切下的肺叶组织，更利于胸外科医师的手术操作，并可减少手术费用，减轻患者负担。

4．电视胸腔镜肺切除手术步骤

(1)电视胸腔镜(VATS)下楔行肺切除术

尽管标准的肺叶切除及淋巴清扫术已被公认为肺癌手术治疗的定型方法，但部分学者报道对$T_1N_0M_0$的外周型非小细胞癌行楔形或肺段切除，其5年生存率与肺叶切除相同。另一部分持相反看法的学者则认为，尽管术前诊断为$T_1N_0M_0$，但有部分患者已经有了一定的局部淋巴结转移甚至可以发生远处转移。而VATS下行楔形局部切除，一般难以判断淋巴结转移情况。目前比较一致的看法是，对于老年心肺功能差的$T_1N_0M_0$期肺癌患者，行电视胸腔镜下楔形肺切除，既切除了病灶，又有肺功能损失小的特点，能给患者带来益处。此外，对于原发灶已控制的单纯周边病灶的肺转移瘤患者，也可行电视胸腔镜下楔形肺切除术。

(2)电视胸腔镜肺叶切除术和电视胸腔镜辅助肺叶切除术

标准的的胸腔镜肺叶切除术不附加胸部小切口，经胸腔镜下操作完成肺叶切除后再适当扩大操作口，将肺叶取出，称为胸腔镜肺叶切除术。但目前使用更加广泛的是VATS辅助小切口肺叶切除术。多数学者认为VATS辅助胸腔小切口可以施行各类肺叶切除术，而上叶切除的难度大于下叶和中叶切除，主要困难在于肺血管的处理。胸部小切口以便于暴露肺门为原则，一般上叶切除选择腋中线第4、第5肋间，下叶及中叶选择腋前线第5、第6肋间，切口长约6～8cm。通过该切口，置入常规手术器械进行肺血管及支气管的游离解剖。肺动脉血管近端一般采用25mm血管Endo-GIA处理，远端采用体外打结法或钛夹夹闭。肺静脉一般均以25mm血管Endo-GIA处理。支气管可用Endo-GIA钳闭后切断。目前争议的焦点集中在VATS下纵隔淋巴结清扫的彻底性，越来越多的学者认为随着操作者手术技术的提高，VATS下亦可进行彻底的纵隔淋巴结清扫，其效果不差于开胸手术。

四、肺癌术后的观察、治疗及并发症的处理

肺部手术结束后，应等待患者清醒且血压、心

律、脉搏、呼吸等生命体征稳定后送回病房。继续监测和记录血压、心律、脉搏、呼吸、胸腔引流量和尿量。术后1～2日经鼻导管给氧，每日静脉补充液体约1500mL，全肺切除患者更应该严格控制入水量及补液速度。鼓励患者咳嗽排痰。痰液稠厚不容易咳出者，可做超声雾化吸入或给予祛痰药物。多数患者诉术后疼痛较严重，现术后多应用止痛泵，可减轻患者疼痛，使患者咳嗽排痰更为有力。术后第1日起即可进半流质饮食或容易消化的食物。除全肺切除术后患者放置调压管，定时开放观察压力、引流情况外，其他肺手术后均需要保持胸腔引流通畅，漏气较多者，可做胸腔持续负压吸引。每日记录胸腔引流液的颜色、量、速度。一般术后3天引流量减少，胸液色淡，引流管波动小或消失，术侧呼吸音恢复。胸部X线检查余肺扩张良好后可拔除胸腔引流管，鼓励患者起床活动，加速恢复。

肺癌术后常见并发症如下：

1. 支气管胸膜瘘

支气管胸膜瘘是指发生在各级支气管与胸膜腔之间互相交通后所出现的一系列病理表现。肺切除术后支气管胸膜瘘可发生在支气管残端，也可发生在肺组织剖面未结扎的小支气管或者肺泡，后者也可称为肺泡胸膜瘘。

支气管胸膜瘘是肺切除术后一种严重的并发症，并常常继发严重的脓胸，处理十分棘手，死亡率高。近年来，随着肺切除术病种的改变以及手术技巧和围手术期处理水平的提高，国内文献报道的支气管胸膜瘘的发生率已降至大约1.0%。其中全肺切除术后的支气管胸膜瘘发生率约为1.5%～2.0%，肺叶切除术后的支气管胸膜瘘发生率为0.3%～1.0%；而国外报道的肺切除术后支气管胸膜瘘的发生率为4.0%～8.0%左右。

(1)原因

①手术操作：支气管残端游离过多，将影响残端的血液供应，使残端的愈合不良，造成支气管胸膜瘘的发生。术中缝合不良，针距或边距过宽、过窄，结扎过紧或过松都可以引起术后支气管胸膜瘘的发生。此外，由于残端过长，术后支气管分泌物及各种细菌等容易聚集于残端，也会影响支气管残端的愈合。有不少学者认为，术中用胸膜等自体组织覆盖支气管残端可减少支气管胸膜瘘的发生。

②术后处理：肺切除术后如果胸腔引流不畅，支气管残端长时间浸泡于胸腔积液中，将使支气管残端的愈合受到影响。尤其是术后并发脓胸的患者，若不能充分引流则并发支气管胸膜瘘的危险性将会很高。此外，肺切除术后的患者可由于并发肺炎、肺不张、ARDS等而出现急性呼吸衰竭而必须进行机械通气，而机械通气则是造成支气管胸膜瘘的重要危险因素。

③患者的基础情况：贫血、低蛋白血症、术前激素的应用等都将影响患者的愈合能力，使术后发生支气管胸膜瘘的危险性大大增加。目前，有不少报道发现对部分肺癌患者进行术前的新辅助放疗、化疗能提高患者的长期生存率，但是在另一方面术前的放疗或化疗会造成支气管周围血管闭合、周围组织的瘢痕化，导致术后并发支气管胸膜瘘的危险大大增加。

(2)临床表现

一旦发生支气管胸膜瘘，胸腔积液即可通过瘘口进入呼吸道，甚至可引起健侧吸入性肺炎。患者常常表现为突发的剧烈咳嗽，咯出淡红色胸腔积液样痰，症状以健侧卧位时为显著。同时，由于支气管漏气出现患侧气胸而加重患者的呼吸困难。体格检查可发现气管向健侧偏移，患侧叩诊呈鼓音，有时可触及皮下气肿的捻发感，患侧呼吸音明显降低，甚至消失。后期由于支气管内分泌物及病原菌进入胸膜腔而引起脓胸，患者出现高热、严重的呼吸困难、全身中毒症状，最后可因全身衰竭而死亡。

(3)诊断

一旦肺切除术后患者出现咳嗽、咳胸腔积液样痰，或出现难以以其他原因解释的高热、呼吸困难时，应考虑发生支气管胸膜瘘的可能。简易而常用的检查方法是向患侧胸腔内注入少量亚甲蓝，若患者咳出物中出现亚甲蓝即可确诊。胸部X线平片也是诊断支气管胸膜瘘的重要方法，如果患者未行胸穿而患侧胸腔出现新的液、气平面，或者是胸内液、气平面明显下降时，都应该考虑发生支气管胸膜瘘的可能。纤维支气管镜检查既可明确诊断，又可以了解瘘口的位置以及瘘口的大小，同时也可在镜下对适宜的病例进行有效的治疗。

(4)治疗

支气管胸膜瘘的诊断一般并不困难，但确诊后的治疗却极为棘手。除极小的瘘口可行保守治疗而治愈外，大多数的支气管胸膜瘘难以自愈而可能需要再次手术治疗。由于肺切除术本身的创伤以及术后继发感染的消耗，患者的一般情况往往较差，因此再次手术的风险较大，宜根据支气管胸膜瘘口的情况以及患者的一般情况综合考虑。

①保守治疗：支气管胸膜瘘一旦发生，出现脓胸往往难以避免，同时大量的胸腔积液进入呼吸道患者极容易发生呛咳、吸入性肺炎，甚至窒息，因此建立通畅的胸腔引流是治疗支气管胸膜瘘非常重要的措施之一。一般在第8～9肋间胸腔积液最低处放置引流管，对于胸膜腔分隔多房性的胸腔积液患者可在超声定位下反复胸穿抽液。有学者提倡在充分引流的基础上进行胸腔冲洗可减少毒素的吸收，促进支气管残端的闭合。此外，有效的抗感染治疗和营养支持也是促进支气管胸膜瘘愈合的关键之一。经过积极的保守治疗，部分瘘口较小的患者可获得治愈，而大多数患者需要在保守治疗的基础上做进一步的治疗。

②纤维支气管镜治疗：对于瘘口＜2mm，同时支气管残端没有明显肿瘤累及以及感染征象的支气管胸膜瘘患者，可通过纤维支气管镜应用Nd：YAG激光对接口周围的黏膜逆行烧灼，通过黏膜水肿和周围的炎症反应来达到闭合接口的目的。国外报道有80％的患者获得成功。作者所在单位对接口＜5mm的支气管胸膜瘘患者，采用通过纤维支气管镜在接口周围黏膜下注射硬化剂的方法取得良好的效果。此外，也有通过纤维支气管镜应用纤维蛋白胶或组织黏合剂封闭瘘口获得成功的报道。

③胸腔镜治疗：理论上通过胸腔镜在支气管胸膜瘘的接口周围喷洒滑石粉或将纤维蛋白胶涂抹于瘘口局部，使接口与周围组织以及胸膜相互粘连，从而达到封闭瘘口的目的。但目前采用胸腔镜治疗支气管胸膜瘘的相关报道较少，尚无足够的资料表明其有效性和安全性、手术适应证等方面也缺乏统一的标准。

④手术治疗：对于支气管胸膜接患者，手术治疗的具体方法包括余脏胸膜(肺胸膜)切除术、带蒂大网膜/肌瓣移植术和胸廓成形术等。余脏胸膜切除术由于手术创伤大、出血多，而且处理肺门区血管时由于长期炎症粘连较为困难。同时由于余脏胸膜切除术后的残腔容易发生胸腔积液继发感染而造成支气管胸膜瘘的复发，常常需要进一步行胸廓成形术或采用带蒂大网膜/肌瓣移植术填塞残腔。目前，对于支气管胸膜瘘患者行单纯的余脏胸膜切除术已较少应用。

大网膜具有很强的黏附、吸收和抗炎作用，同时大网膜又具有丰富的血液供应，将大网膜覆盖于瘘口周围后即可发生黏附，建立侧支循环，吸收胸膜腔的渗出液，直至消灭残腔。禹亮等采用带蒂大网膜移植术治疗肺切除术后支气管胸膜瘘，8例均获成功。陈肖嘉等采用带蒂大网膜移植术或带蒂大网膜移植加胸改术，治疗12例支气管胸膜瘘也均获成功。由于带蒂大网膜移植术手术简单、创伤小，因此目前应用较为广泛。进行带蒂大网膜移植时应注意避免血管带的扭转，以确保大网膜的血供不受影响，这是决定手术成功的关键。也有学者认为大网膜体积较小，不能充分填塞残腔，因此提倡采用带蒂肌瓣(背阔肌、胸大肌、前锯肌)封闭痿口，填塞残腔。Carcia-Yuste等采用带蒂肌瓣移植术治疗17例支气管胸膜，16例获得成功。

胸廓成形术治疗慢性脓胸的历史已有100多年了。虽然胸廓成形术手术损伤大，术后造成患者胸廓畸形，对患者的生理、心理等方面的影响较大，但是目前胸廓成形术仍是治疗支气管胸膜瘘十分有效的方法。陈肖嘉等对116例支气管胸膜瘘患者采用多期或一期Heller胸廓成形术取得了满意的疗效；而张建东等认为，采用Heller梯形胸廓成形术，肋间肌瓣填塞修补支气管胸膜瘘往往由于肋间肌瓣的缺血、坏死而导致支气管胸膜瘘复发。作者采用该术式治疗14例支气管胸膜瘘患者仅有8例获得成功，而采用改良Eleoser手术治疗21例支气管胸膜瘘患者，19例获得成功。故认为由于改良Eleoser手术不仅具有胸膜内胸廓成形术的优点，同时通过患侧肩胛骨行冈下次全切除术使胸壁萎陷彻底，将血供丰富的肩胛下肌和冈下肌瓣填塞较肋间肌更为有效。经胸骨、心包的胸膜外支气管残端闭合术，由于手术不经过感染的胸腔，闭合的支气管血供良好，无炎症反应以及术后不会浸泡于胸腔积液中，因此治疗的成功率较高。Topcuogl 等采用该术式治疗了 15 例支气管胸膜瘘的患者，除 1 例死于肾衰竭外，其余 14 例均获得成功。

对于一般情况较差不能耐受手术的患者，进行永久的开放性胸廓造口术可能是一种有效的方法。

由于支气管胸膜瘘的影响以及患者本身的因素，部分患者可能会并发急性呼吸衰竭，对于这类患者的治疗将极为困难。因为，急性呼吸衰竭的患者常需要应用机械通气，而呼吸机的应用过程中由于气道内压力的增高，瘘口更不容易愈合，同时由于瘘口的漏气也将影响呼吸机稳定的工作。Chaddouk 等主张在胸腔引流管接口处接一压力平衡装置以抵消漏气压达到机械正压通气的目的。陈旭等的报道则认为，对于大的瘘口可应用残端内封堵法以使机械通气得以正常进行，而小的瘘口只要引流通畅，呼吸机参数调整合理将不影响呼吸机的工作。

(5)预防

由于支气管胸膜瘘一旦发生，治疗将极为棘手，死亡率很高，因此尽量避免支气管胸膜瘘的发生是所有胸外科医师都必须时刻注意的。预防支气管胸膜瘘的发生主要从以下几个方面加以注意。

1)改进手术操作：

①在术中游离支气管时应注意尽可能多地保留残端的血供，特别是在清扫隆突下淋巴结时应注意不要损伤支气管动脉；

②尽量减少支气管的创伤，避免钳夹近端支气管；

③离断支气管时应避免残端有肿瘤残留，因为残端有肿瘤残留不但不符合肿瘤学的原则，同时也会影响残端的愈合，条件允许时最好行术中切缘的冷冻病理检查；

④在缝合支气管残端时应注意针距均匀，打结松紧有度。使用机械支气管残端闭合器可大大降低支气管胸膜瘘的发生。Asamma 研究表明手工缝合患者的支气管胸膜瘘发生率为 4%，而采用支气管闭合器的患者发生率仅为 1%；

⑤对于存在发生支气管胸膜瘦高危因素的患者，应在支气管残端闭合后加用胸膜、肋间肌或大网膜进行包埋。

2)加强术后处理：肺切除术后的患者应注意胸腔引流管的情况，应保证胸腔引流管的通畅，减少胸腔内的积液，避免支气管残端由于长期浸泡于胸腔积液而发生支气管胸膜瘘。对于因呼吸衰竭必须采用机械通气的患者应注意避免过高的气道压力，减少支气管胸膜瘘发生的可能性。此外，积极适宜的营养支持以及有效的抗感染药物应用也是减少支气管胸膜瘘发生的重要因素。

2. 肺不张

肺不张是胸外科手术后常见的呼吸系统并发症之一。

(1)原因

肺癌患者手术后发生肺不张的原因，主要是由于剖胸切口的损伤使术侧的呼吸运动受损造成术侧肺的通气功能大大下降。据报道胸外科手术后患者的肺活量在第 1 天可下降 30%左右。同时由于手术过程中对肺组织的挤压以及麻醉药物的使用，导致呼吸道分泌物增加、支气管纤毛运动受损。此外，患者由于疼痛不敢深呼吸以及咳嗽、咳痰均可造成分泌物积聚于支气管内导致气道梗阻，远端肺泡内的气体逐渐被吸收后便造成肺不张发生。其他如呕吐物的误吸、袖式肺叶切除术后吻合口的狭窄等都可造成肺不张的发生。长期的吸烟史、高龄、营养不良、肥胖等均为胸外科手术后发生肺不张的高危因素。

(2)临床表现

肺不张的主要临床表现为胸闷、气促、心率加快、发热等不适，严重者可出现呼吸困难、发绀等症状。体格检查肺部叩诊呈浊音，呼吸音往往降低或消失。床旁 X 线胸片可发现气管偏向患侧，肺部出现大片致密的阴影。

(3)治疗

首先对发生肺不张的患者应予以吸氧，以纠正低氧血症，具体可根据患者的不同情况采取鼻导管吸氧、面罩吸氧，甚至机械通气。同时应鼓励患者有效地咳嗽排痰，雾化吸入，以及应用有助于恢复支气管纤毛运动的必嗽平、沐舒坦等药物均有利于稀释痰液和痰液排出。对于咳嗽排痰不满意的患者，若一般情况良好可试行环甲膜穿刺，注入1～2mL生理盐水以刺激患者咳嗽排痰，但对于一般情况较差估计无力排痰的患者不宜采用。对于无力排痰以及环甲膜穿刺效果不满意的患者，可考虑行纤维支气管镜吸痰。但需要注意的是，无论是采用环甲膜穿刺或是纤维支气管镜吸痰均有一定的危险性，可能会造成患者缺氧、窒息、心律失常，甚至心跳骤停，因此在操作中应密切监测患者的呼吸和循环情况。此外，由于肺不张可以继发细菌感染，而肺部感染后分泌物增加又会加重肺不张，因此对于肺不张的患者应给予积极、有效的抗感染治疗。

(4)预防

①胸外科手术前应严格禁烟，对于长期吸烟，有慢性支气管炎的患者，术前可口服解痉化痰的药物和抗生素；

②手术前应反复向患者讲明术后咳嗽排痰的重要性，帮助患者锻炼卧位咳嗽排痰；

③术中尽量减少对肺组织的挤压，袖式肺叶切除术时要注意防止吻合口狭窄。手术结束时麻醉医师应在尽量吸净痰液后常规鼓肺；

④术后定时让患者坐起叩背、咳嗽排痰，常规给予雾化吸入和化痰药物；

⑤给予有效的止痛治疗以及必要的营养支持。

3. 肺炎

肺炎也是胸外科手术后常见的并发症之一，尽管目前抗生素不断升级，但由于各种耐药菌株的增加，使胸外科术后肺部感染的控制难度也越来越大。术后并发肺炎可使部分患者最终由于呼吸衰竭而死亡，因此胸外科医师应对术后可能并发的肺炎予以足够的重视。

(1)原因

胸外科患者术后并发肺炎是属于医院获得性感染，主要的病原菌为革兰阴性菌，其次为葡萄球菌等革兰阳性菌，术中及技术后由于误吸造成的下呼吸道感染常见的病原菌还包括厌氧菌。据报道，术后肺炎的发生主要是由于麻醉过程中，气管插管将上呼吸道的病菌带入了下呼吸道，以及全麻时患者的咳嗽反射受到抑制(容易发生上呼吸道分泌物的吸入)，呼吸机、雾化吸入装置以及纤维支气管镜等的污染均可能是造成术后肺炎发生的重要因素。此外，术后留置胃管对咽喉部的刺激，将影响咽喉部的运动而导致患者误吸。术中对肺组织的过度挤压、长时间的肺萎陷、慢性吸烟、高龄以及术后肺不张等均是引起患者术后并发肺炎的高危因素。

(2)临床表现

胸外科患者术后并发肺炎主要表现为术后患者持续高热不退或体温下降后再次升高，患者诉咳嗽、咳黄脓痰。吸入性肺炎患者病情常较严重，大量误吸后可出现突发的呼吸困难，两肺可闻及广泛的湿啰音和哮鸣音。同时应注意的是吸入性肺炎的患者不一定有明显的呕吐史，不可由于患者无明显的呕吐而排除吸入性肺炎的可能性。床旁X线胸片检查是有效的诊断方案，可见到肺部淡而模糊的炎症表现。痰细菌学检查包括涂片检查和细菌培养加药敏试验，不但有助于肺炎的病原学诊断，而且对于抗生素的选择也十分有帮助。因此对于术后怀疑并发肺炎的患者应常规行痰细菌学检查，但在标本采集时应注意尽量减少口腔分泌物的污染。如果在一个高倍镜视野下，上皮细胞数多于5个则表示已受口腔分泌物的污染；而在一个高倍镜视野下，多形核白细胞数多于25个则表示标本来自下呼吸道的可能性很大。其他经环甲膜穿刺或纤维支气管镜获取标本的方法虽然较为可靠，但属于有创性的检查，临床上较少应用。

(3)治疗

①应用足量、有效的抗生素，早期可采用以针对革兰阴性菌为主，兼顾革兰阳性菌的抗生素，必要时可连用两种抗生素。对于吸入性肺炎患者，应加用针对厌氧菌的治疗。以后可根据痰细菌学培养以及药敏试验结果调整用药；

②加强体位排痰、雾化吸入以及化痰药物的应用，以使呼吸道分泌物能够及时排除；

③对于大量误吸的患者可采用纤维支气管镜，尽可能多地吸出吸入物；

④根据患者的呼吸情况选择合适的吸氧方式，同时加强必要的营养支持。

(4)预防

围手术期加强口腔护理,术前严格禁烟,术中减少对肺组织的挤压。对气管插管、纤维支气管镜以及雾化吸入装置严格灭菌消毒,术毕强调在尽量吸净呼吸道分泌物后再膨胀肺。术后鼓励患者咳嗽排痰,保持有效的胃肠减压,防止吸入性肺炎的发生。

4. 急性肺损伤和急性呼吸窘迫综合征

急性肺损伤和急性呼吸窘迫综合征(ALT/ARDS)是指由心源性因素以外的各种肺内外致病因素,导致的急性进行性缺氧性呼吸窘迫。ARDS是ALT的严重类型。尽管ALT/ARDS在肺癌外科手术后发生的概率不是很高,但由于其一旦发生,病死率极高(文献报道为60%~80%)。因此,胸外科临床医师应加强警惕ALT/ARDS的发生,加强围手术期的处理,减少ALT/ARDS的发生。一旦发生ALT/ARDS,也应做到早期诊断、早期治疗,以改善患者的预后。

(1)原因

ALT/ARDS发生的病理生理基础是相同的,均为炎症细胞所介导的肺部局部炎症反应造成肺泡-毛细血管膜的急性损伤。肺癌外科手术后发生ALT/ARDS的原因主要为术中及术后循环容量不足、失血性休克,手术过程中过度挤压肺组织所造成的肺挫伤,术后继发的肺部感染。此外,胃液的反流误吸也是引起ALT/ARDS的一个较为常见原因。其他少见的原因包括大量库存血的输入、过量麻醉药物的影响等。

(2)临床症状

ALT/ARDS的临床表现主要为吸氧难以纠正进行性呼吸困难。患者早期可无明显呼吸窘迫的症状,仅表现为呼吸频率加快,体检和X线胸片无异常表现,仅血气分析表现为血氧分压降低。随着病程的进展,患者呼吸困难的症状逐渐加重,肺部可闻及啰音,X线胸片可见浸润阴影。

(3)诊断

ALT/ARDS的诊断标准目前尚有分歧,中华医学会呼吸病分会于1999年提出的诊断标准较符合我国的国情,也比较实用。现介绍如下:

①有发病的高危因素;

②急性起病,呼吸频速或呼吸窘迫;

③低氧血症:ALT:$PaO_2/FiO_2 \leqslant 300mg$,ARDS:$PaO_2/FiO_2 \leqslant 200mg$;

④胸部X线检查两肺浸润阴影;

⑤肺毛细血管楔压(PCWP)≤2.4kPa(18mmHg)或临床上能排除心源性肺水肿。

(4)治疗

ALT/ARDS一旦发生,应及时纠正患者的缺氧状态。目前,对于机械通气在ALT/ARDS治疗中的作用较为肯定。常采用呼气末正压通气(PEEP)的通气模式,通过其呼气末的压力使陷闭的肺泡重新展开,提高功能残气,改善肺泡和肺间质的水肿,降低动、静脉分流,改善通气血流比例和弥散功能。在进行机械通气时,应强调机械通气至少不加重肺损伤的原则,强调PEEP和低压平台压、适当的潮气量和呼吸频率。此外,针对ALT/ARDS发生的病因进行治疗也是治疗的关键。注意保持气道的通畅,积极控制感染,防止再次胃液的误吸以及维持循环的平衡等环节。同时在ALT/ARDS的治疗过程中要注意控制补液量,以维持循环容量为目的,减少ALT/ARDS早期胶体液的应用。对于无严重肺部感染的患者,可考虑早期大量应用糖皮质激素以减轻局部的炎症反应,减轻肺损伤的程度。在上述治疗的基础上,营养支持和电解质的平衡也是值得关注的问题。

(5)预防

由于ALT/ARDS的病死率较高,因此关键在于早期预防。主要的预防措施包括:

①术前严格禁烟,对于长期吸烟的患者可于术前给予抗感染和化痰治疗;

②术中注意维持循环容量,大量输血时候应注意减少库存血的用量,术中操作应轻柔减少肺挫伤;

③术中及术后,特别是麻醉尚未完全清醒时要防止胃液的反流误吸;

④术后要鼓励患者多咳嗽、咳痰,减少肺不张肺炎的发生。

5. 心律失常

心律失常是肺癌外科手术后常见的并发症之一,若不及时处理,严重的心律失常可能会影响患者的生命。心律失常发生后必须及时、正确诊断其类型，仔细寻找导致心律失常的诱因和基础病因，并进行针对性的处理。

(1)原因

①低氧血症和CO_2潴留：肺癌外科手术后患者由于手术切口造成的胸廓呼吸活动受限、肺切除或胸腔胃压迫使肺通气功能不良，手术造成的急性肺损伤以及痰液潴留等因素的作用，可引起患者的低氧血症和CO_2潴留，刺激儿茶酚胺的释放，从而增加心脏的自律性和应激性，造成各种心律失常的发生。

②电解质和酸碱平衡紊乱：肺癌患者术前营养不良、手术中失血以及术后感染、电解质补充不足等因素均可造成患者体内电解质的紊乱，尤其是K^+浓度的失衡更是引起手术后心律失常的常见原因。此外，术后低镁血症和酸中毒也是引起心律失常不容忽视的原因。

③手术刺激：肺癌外科手术操作可能在不同程度上影响心前神经丛，使迷走神经兴奋性发生改变。根据手术损伤范围的不同，心律失常的发生率也明显不同，一般全肺切除较肺叶切除高。此外，手术创伤本身可引起术后患者交感神经兴奋，血儿茶酚胺的浓度增高，诱发心律失常。

④血压波动：血压过低将使冠状动脉的灌注减少，影响心肌的血供，使心肌缺氧而发生心律失常。血压过高将显著升高心脏的后负荷，使心肌纤维被拉伸，也可导致心律失常的发生。

此外，洋地黄类药物使用不当引起的洋地黄中毒，以及麻醉过程中低温和麻醉药物等的影响均可引起心律失常的发生。高龄、术前心电图检查异常、既往有心律失常史、肺活量低于正常、术前低血钾、手术时间过长以及全肺切除术等，都是手术后发生心律失常的高危因素，对于具有这些高危因素的患者更应提高警惕，及早发现和处理可能出现的心律失常。

(2)临床表现

肺癌外科手术后可发生各种心律失常，常见的为窦性心动过速、心房颤动、室上性心动过速、房性期前收缩、室性期前收缩、房室传导阻滞以及心房扑动，少数患者可发生室性心动过速、心室颤动等危及生命的心律失常。患者发生心律失常后常主诉心悸、心慌，有时可出现胸闷、气急等不适。少数严重的心律失常还可以影响患者血流动力学的稳定。除进行心脏听诊外，心电图检查常是有效的诊断措施。同时应进行患者呼吸情况和水、电解质、酸碱平衡等方面的检查。

(3)治疗

①窦性心动过速：处理窦性心动过速大多数不需要应用抗心律失常药物。治疗的关键在于纠正引起窦性心律失常的病因。大多数患者在纠正低氧血症和CO_2潴留，调整水、电解质、酸碱平衡以及有效的止痛和心理治疗后可自行缓解。极个别患者可能需要用β受体阻滞剂或钙通道阻滞剂来控制心率，但在使用这些抗心律失常药物之前必须确定心动过速不是由于心功能不全所致。

②期前收缩：各种类型的期前收缩均可发生于正常人群，并随年龄的增加而增加。对于胸外科手术后患者出现期前收缩的处理主要根据患者有无器质性心脏病，是否影响心排血量以及发展成严重心律失常的可能性而决定治疗方案。大多数期前收缩患者只要纠正其病因及诱因后即可好转，不需要特殊治疗。对于症状明显或有潜在演变为致命性室性快速心律失常的频发和复杂性室性前期收缩(多源性期前收缩、R-on-T的期前收缩)，在病因治疗的同时可选用抗心律失常的药物。房性和房室交界性的期前收缩，常可选用Ⅰa、Ⅰc、Ⅱ、Ⅲ类抗心律失常药，临床常用普罗帕酮(心律平)100～200mg每8小时口服，或1～1.5mg/kg静脉注射5分钟，必要时15分钟后重复1次，以后可按0.5～1mg/min维持。对于室性期前收缩，临床常用利多卡因1～1.5mg/kg作为首次负荷静脉注射2～3分钟，必要时5分钟后再重复注射1～2次。注意1小时总量不能超过300mg，以后可继续以每分钟1～4mg维持。>70岁的患者剂量应酌情减量。

③异位快速心律失常：主要包括室上性心动过速和室性心动过速，临床上以室上性心动过速为常见。治疗在针对病因治疗的基础上可酌情采取刺激迷走神经的方法，包括Valsalva动作、颈动脉窦按摩(严禁同时按摩两侧颈动脉窦，有脑血管患者禁用)或新斯的明0.5～1mg皮下或肌内注射。临床上在排除洋地黄中毒的可能后，常用快速洋地黄制剂，毛花甙C(西地兰)0.4mg缓慢静

脉注射，以后酌情每2～4小时再静脉注射0.2～0.4mg，注意总量不可超过1～1.6mg/d。对于无心功能不全等禁忌证的患者，必要时也可选用维拉帕米5～10mg静脉注射，常可取得良好的效果。对于各种药物不能控制的室上性心律失常，可考虑行同步直流电复律，但考虑洋地黄中毒者不宜。室性心动过速属于严重的心律失常，需要紧急处理。常用利多卡因50～100mg静脉注射1～2分钟，必要时每5～10分钟再用50mg重复2～3次。有效者复律后以1～4mg/min维持。其他也可选用卡因胺、丙吡胺、苯妥因等治疗。在病情危急时宜行同步直流电复律，但考虑洋地黄中毒者不宜。

④心房扑动和心房颤动：胸外科术后发生心房扑动或心房颤动的患者，治疗的重点除病因治疗外，主要在于控制心室率维持循环稳定。对于心室率不快、无症状的患者，可仅进行针对病因的治疗。目前，临床对于心室率增快的患者常用毛花甙C控制心室率。在无心功能不全等禁忌的患者也可选用β受体阻滞剂或钙通道阻滞剂。心房扑动的治疗中应注意洋地黄中毒的可能，必要时选用同步直流电复律成功率较高。

⑤心室颤动：心室颤动是最严重的心律失常，常导致患者猝死。应立即进行电复律以及同时进行心肺复苏的治疗，一直到除颤患者心律恢复后，可用利多卡因等继续治疗。

6. 肺泡持续漏气

多数患者术后肺泡漏气在2～5天后停止，一般漏气时间超过1周可诊断为肺泡持续漏气。预防术后持续漏气的关键是术中应仔细检查肺创面有无漏气，除采用小针细线补充缝合创面外，还可使用生物蛋白胶等材料覆盖创面。同时游离剩余的肺叶，使之充分膨胀，减小肺切除后产生的残腔，国外有向残腔内加入填充物的报道。术后引流管可适当负压吸引，以消灭残腔，促使肺与胸壁尽早粘连。

7. 大出血

肺部手术后都有少量渗血，一般第一天引流量＜800mL。若手术后每小时引流量超过150mL，持续3小时以上，且引流液颜色接近血的颜色，应警惕有活动性出血的可能。常见的出血部位有：肺动脉或静脉结扎线结脱落导致出血；术后肺膨胀后肺创面结扎线脱落出血；与肺粘连的胸壁分离后创面渗血；肋间动脉或静脉损伤出血。而对于术后渗血较多的患者，可给予止血药物、增加补液和输血等保守治疗，大多数患者可自愈。若保守治疗无效，应在积极抗休克治疗的同时，及时开胸探查止血。如有下列情况时需立即行开胸止血：

①术后胸腔引流量每小时＞200mL，持续3小时且无减少趋势；

②胸腔引流出的血液可见有凝血块；

③连续血常规提示患者的血红蛋白明显下降或呈持续性下降；

④患者呼吸急促，术侧胸叩诊呈实音，床旁胸片发现术侧有较大的凝血块影，纵隔向健侧移位；

⑤患者有神志淡漠、脉搏细速、四肢厥冷、尿量减少等失血性休克表现；

⑥患者中心静脉压下降，血压下降，心率增快。抢救过程中应注意监测患者凝血功能的变化，防止DIC的发生。

五、专家点评

目前对于肺癌手术，主要采用传统开胸手术，以肺叶切除术最为常用，其次为一侧全肺切除术、袖式肺叶切除术。偶尔术中遇见肿瘤侵犯其他肺叶，加做肺段或肺楔形切除。对于老年、肺功能较差不能耐受肺叶切除术的外周型肺癌以及转移性肺癌，可采用肺段或肺楔形切除，但其复发率较肺叶切除术高。因此，局部切除术在原发性肺癌手术中只能是在特殊情况下的有限运用。

袖式肺叶切除术曾经被认为是肺功能差无法耐受一侧全肺切除的患者的一种妥协性手术，但后来不少作者认为袖式肺叶切除术的预后不差于全肺切除手术（表6-1）。Deslauriers等对比了1976—2005年间300例袖式肺叶切除术和1046例一侧全肺切除术，发现在患者年龄并无统计学差异的情况下在手术死亡率（$P<0.05$）、5年生存率（$P<0.0001$）、局部复发率（$P<0.01$）方面，袖式肺叶切除术均明显优于一侧全肺切除术（表6-2）。因此无论从保留患者肺功能还是术后生存率的角度，今后袖式肺叶切除术可能会取代一侧全肺切除术成为更加合理的选择。

表 6-1 袖式肺叶切除术和一侧全肺切除术的 5 年生存率的比较

作者	病例数	5 年生存率(%)	
		袖式肺叶切除术	一侧全肺切除术
Gaissert(1996)	128	42	44
Yoshino(1996)	58	66	59
Suen(1996)	200	38	36
Ludwig(1996)	310	39	27
Takeda(1996)	172	54	33

表 6-2 袖式肺叶切除术和一侧全肺切除术的比较(Deslauriers)

	袖式肺叶切除术	一侧全肺切除术
病例数	300(1976—2005)	1046(1980—2000)
平均年龄	61.2	60.7
手术死亡率(%)	2.7	5.3
5 年生存率(%)	54	31
局部复发率(%)	16	35

肺叶切下后应常规送支气管切缘快速病理检查，特别是中央型肺癌疑切端阳性者。若快速切片提示切缘阳性，应考虑行袖式肺叶切除或改做一侧全肺切除。

纵隔淋巴结评估是肺癌外科治疗的重要组成部分。我们通常所说的根治性切除包括对原发肿瘤的完整切除（显微镜下切缘阴性）以及对容易受肿瘤影响的纵隔淋巴结淋巴引流的系统性切除。评价淋巴结受侵犯程度对肿瘤精确分期及预后指导非常重要。对淋巴结的精确评估也决定了患者在术后是否需要使用辅助治疗。

在肺癌治疗方面，有多种方法用于评价纵隔淋巴结的侵犯程度。颈部纵隔镜和胸骨旁纵隔镜检查常常用于确定纵隔淋巴结是否存在转移以及患者是否应该进行手术切除。在纵隔（淋巴结）没有肿瘤转移时，该技术表现出很高的特异性。在开胸手术中，可以进行系统性的淋巴结取样（SS），其包括对同侧纵隔每一站淋巴结的活检，它被认为是最低限度可被接受的一种术中分期方法。相对而言，完全的纵隔淋巴结清扫（MLND），包括切除所有同侧胸腔的纵隔淋巴结（气管旁和/或弓下、隆突下和下肺韧带旁淋巴结），是一种对纵隔淋巴结侵犯的更为完整的评估方法。而扩大的淋巴结清扫是指对同侧胸腔以外的淋巴结的切除。作为肺癌根治手术的一部分，MLND 是我们常规采用的方法，也是国际上最多推荐的纵隔淋巴结清扫方法。

MLND 技术最初由 Cahan 描述，并且由 Martini 改进。淋巴结清扫一般情况下是安全的，也比较容易完成，手术时间增加大约 20～30 分钟，而手术并发症不增加。在超过 38%的患者，发现有通过侧支或是"跳跃"肺内淋巴结(N_1)的纵隔淋巴结转移。这就使得纵隔淋巴结分期成为肺癌术中评价的必须组成部分。和系统性采样相比较，MLND 可以鉴别更多级别的纵隔淋巴结转移(N_2)。定义转移的多级别程度可以对预后产生重要作用。纵隔淋巴结转移的患者中大约 1/3 仅一个淋巴结累及。在进行 MLND，并且证明仅一个淋巴结转移的手术切除的患者中，5 年生存率可以达到 43%。和多级别转移相比较，这类患者具有较高的生存率。对于纵隔淋巴结区域性转移的患者，纵隔淋巴结清扫可以提高生存率。因此，完全的 MLND 至少可以精确地评价疾病的发展程度，并且可以提高某些患者的生存率。相对于系统性采样而言，最近北美多中心随机前瞻性试验肯定了 MLND 的安全性。对该试验的长期随访将决定 MLND 是否对Ⅰ期和Ⅱ期非小细胞肺癌的生存率存在益处。

MLND 的潜在并发症包括：失血较多，从而需要提供更多的血液；支气管的血液供应阻断，从而增加支气管残端漏的发生率；喉返神经损伤；淋巴管破裂导致乳糜胸。但是，据报道，MLND 的手术时间、失血、输血需求、支气管残端漏的发生率与常规的系统性淋巴结取样相比较没有差异。曾有报道在进行 MLND 后发生喉返神经损伤和乳糜胸。当左侧肺门的转移性淋巴结侵犯喉返神经时，我们牺牲该神经以达到病灶的完整切除。对于这些患者，在术后 48～72 小时行间接喉镜检查以评价声带情况。在喉返神经的位置，大量使用外科钳以及细致的锐性分离可以减少神经损伤和淋巴漏的发生。正如之前所说的那样，MLND 延长整个手术时间不到 30 分钟。

一些胸外科医生主张更为积极的淋巴结清扫方法。一种更为扩大淋巴结清扫包括游离主动脉弓以获得左侧气管旁淋巴结。另一些人则主张使用胸骨正中劈开的方法对肿瘤所在部位同侧及对侧的气管旁淋巴结清扫。目前多数医生对扩大的淋巴结清扫治疗的优点表示怀疑，并且顾虑它所带来的潜在并发症的增加。这些均需要进一步的临床研究以确定疗效。

对于所有进行根治手术的非小细胞肺癌的患者，MLND 可以提供完整的分期信息，并且提高局限性区域淋巴结转移的患者的生存率。即使在进行胸腔镜肺叶切除时，也应实行 MLND 原则。如果操作仔细，MLND 实际上并不增加并发症发生率。对于进行手术切除以寻求肺癌根治的患者来说，MLND 是一种更为精确的治疗。一般认为完整肺癌切除必须包括一侧支气管旁、肺门淋巴结清扫以及右侧第 4、第 7 组淋巴结清扫，左侧第 5、第 6、第 7 组淋巴结清扫。对于左下肺叶的肿瘤，最好选择性地进行颈部纵隔镜检查，从而评估右侧第 4 组淋巴结，因为已经证明这些肿瘤有转移到右侧气管旁淋巴结的倾向。

随着胸腔镜手术越来越广泛地开展，对于Ⅰ、Ⅱ期外周型肺癌患者，胸腔镜下肺切除术所占比例明显增加。虽然胸腔镜手术在肺癌根治性切除是否可行的问题上曾备受争议，但多篇大样本病例报道相同病理分期其疗效与传统开胸手术相比并无显著性差异。实践证明，随着外科医生腔镜手术技术娴熟度的提高，腔镜手术器械的不断完善，腔镜下超声刀、Ligasure 的广泛运用，胸腔镜下系统的淋巴结清扫是完全可行的，特别是在Ⅰa 期肺癌。潜在的优点包括较短的住院时间、较轻的术后疼痛、全部活动能力的更快恢复、较低的费用等。由于腔镜具有放大作用，因此它与传统手术相比也有其优势，如暴露胸顶部、显露小血管等特别清晰。毫无疑问，腔镜手术是一种微创手术，患者所受创伤小，恢复快，必然会被更多患者家属接受。

肺癌手术虽然术式繁多，难易相差非常大，但总的原则、步骤相似，无外乎要处理相关的肺（叶）动脉、静脉和支气管，并进行淋巴结清扫。常规步骤一般按照先处理动脉，然后处理静脉，最后处理支气管的方法进行肺叶或全肺切除术。但有时要根据术中情况，灵活运用。如可以先处理静脉，然后断支气管，最后处理动脉，这在肿瘤部分侵犯肺动脉或淋巴结卡压肺动脉，血管周围间隙不清的情况下运用可减少手术难度和风险。

肺癌手术术中变数较多，有时风险也比较大，术中出现大出血等突发事件也较其他普胸手术多，这需要外科医生既要非常熟悉胸部特别是肺的解剖，又要有扎实的手术功底，还必须做到胆大心细，才有可能做好肺癌手术。目前各种手术器械，如直线切割器、血管支气管钳闭器等在肺癌手术中广泛运用，使得手术难度、风险有所降低，但作为胸外科医生的培养，决不能依赖手术器械而忽视基本功的训练，否则真正碰到危险时会不知所措。

必须清楚地认识到，肺癌与其他恶性肿瘤一样，是全身性疾病，而不能仅认为是局部的问题，外科只是治疗肺癌的环节之一，肺癌治疗应该是综合性治疗。应根据术前不同分期采用不同的治疗策略。比如，Ⅰ、Ⅱ期患者应首选手术治疗，Ⅲa 患者可采用新辅助化疗后再手术治疗。Ⅲb 期除个别 T_4 患者可行扩大的肺癌根治术，或诱导化、放疗后手术根治，其他患者一般应采用化学治疗和/或放射治疗。对这类手术争议较大，手术难度、风险也较大，有时需要多个学科参与。如侵犯

脊柱的 T_4 患者，如果骨科会诊认为侵犯的椎体仍能完整切除，仍能采用手术治疗。部分侵犯隆突的肺癌可行一侧全肺切除加气管成型术。侵犯心脏、大血管的部分肺癌患者在确保肿瘤可切除的情况下，可行心房部分切除、人造血管置换等手术，手术有时须在体外循环的情况下进行。Ⅳ期患者绝大多数不能手术根治。肾上腺或脑部孤立性转移灶的Ⅳ期患者，如果肺部病灶可根治性切除，仍可考虑手术切除，当然其前提是肾上腺或脑部转移灶可被完整切除或脑部转移灶能用伽马刀有效控制。

第二节　肺上沟瘤（Pancoast 瘤）的外科治疗

一、疾病概述

肺上沟瘤是原发性肺癌中较特殊的类型，其临床表现和手术方式有自身的特点。肿瘤早期侵犯狭窄拥挤的胸腔入口处重要解剖结构，局部可累及臂丛下干（包括胸 1 和颈 8 神经根）和颈交感干（包括星状神经节）。局部侵犯累及临近的上部肋骨和胸椎，如肿瘤侵犯胸腔入口，则锁骨下血管可被累及，肿瘤也可通过临近的椎间孔压迫脊髓。因为肿瘤位置深及胸腔入口处解剖复杂，肺上沟瘤以前被认为是不可手术和不可治愈的。部分切除局部病变的患者可最大程度的减轻患者疼痛和延长生存期。1932 年，Pancoast 描述了侵犯胸顶部肺癌的临床特征，因此肺上沟瘤又被称为 Pancoast 瘤。Pancoast 瘤引起的临床综合征包括放射到手臂的疼痛，Horner 综合征，影像学显示肋骨破坏，手部肌肉的萎缩。Chardack 和 MacCallum 于 1956 年和 Shaw 等于 1961 年报道了手术切除 Pancoast 瘤。

二、手术特征

Chardack 和 MacCallum 于 1956 年报道 1 例低分化鳞癌肺上沟瘤完全切除的病例，行右上肺叶、肿瘤累及的胸壁及神经根整块切除，术后予辅助放疗，患者术后无瘤存活超过 5 年。1956 年，Shaw 对 1 例具有典型 Pancoast 综合征表现的患者先予 30Gy 放疗，发现疼痛明显缓解，肿块缩小，行根治切除，手术方式与前例相似，患者长期存活。这促使 Shaw 和 Paulson 将该模式进行下去。于 1961 年报道了 18 例，均术前放疗 2 周，30～35Gy，1 个月后经后路切口行根治手术，取得了极好的局部控制和比预想要好的生存率。该治疗模式延续了 30 年。但局部复发仍是复发的主要原因。

20 世纪 80 年代晚期至 90 年代，Dartevelle 及其同事开发了前路经颈“L”形切口对肺上沟瘤侵犯锁骨下血管的病例行根治术，5 年生存率达到 31%。这使得经颈前路手术及同期的锁骨下动脉置换手术得到广泛的接受。

手术禁忌证：胸外转移，病理证实的纵隔或锁骨上淋巴结转移，肿瘤累及臂丛下干以上，肿瘤累及气管及食管较广泛，肿瘤累及脊髓或累及椎体范围较广时。而肿瘤累及锁骨下或颈部血管不是手术绝对禁忌证。

三、手术时机

目前推荐术前先行中等剂量的放疗或同步放化疗，2～4 周后行根治性切除术。

四、手术方法

（一）应用解剖

前中后斜角肌和第 1、第 2 肋骨的交界将胸腔入口分为 3 部分，参见图 6-38。前部，即锁骨前部：内部包括颈阔肌、胸锁乳突肌、颈外和颈前静脉、肩胛舌骨肌的下腹、锁骨下和颈内静脉、肩部脂肪垫。中部，即斜角肌间隙：内部包括前斜角肌及附着于其前部的膈神经、锁骨下动脉及其分支（肩胛后动脉除外）、臂丛主干和中斜角肌。后部，位于中斜角肌后方：内部包括胸长及脊副神经的外支、肩胛后动脉、颈交感干和星状神经节、椎体、椎孔。

（二）术式介绍

1. 后路手术

当确定手术可完全切除肿瘤时，整块完全切除是治疗肺上沟瘤的最好方式。Shaw 和 Paulsion 描述的后外侧切口最适合位于尖部的后半部，没有明显累及前面的结构，如锁骨下动脉。

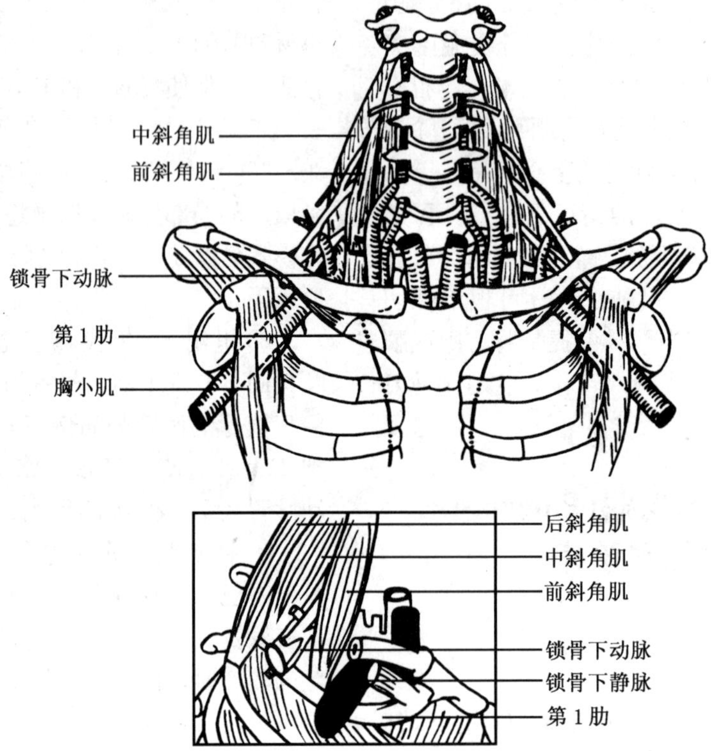

图 6-38

当肿瘤累及这些前面的结构，可采用其他手术方式，如经腋下钩式向前延伸切口以显露第 1 肋骨前面和前路手术。

手术切除范围包括：

①胸壁；

②完全的第 1 肋和其他累及肋骨的后部，最常见的是第 2 肋和第 3 肋骨；

③上胸部部分椎体（至少 1/4 椎体可被切除而不会引起脊柱的不稳定），包括横突；

④相对应的胸神经根到椎间孔；

⑤部分颈神经根下干，常常切除胸 1 神经根而保留颈 8 神经根；

⑥部分胸交感干和星状神经节；

⑦肺切除，通常是肺叶切除，偶尔也有解剖性肺段切除和楔形切除，而后者的长期生存率较低；

⑧清扫纵隔淋巴结或采样。

(1)后路切口

患者取侧卧位，手臂向前倾斜，皮肤消毒范围包括颅骨的底部（颈 7 以上）至髂骨的顶部，切口选择后外侧切口，起始于第 7 颈椎以上，沿脊柱和肩胛骨内侧缘的中点向下延伸至肩胛骨下角下方 2cm 并向前延伸。向前切开前锯肌及其筋膜、背阔肌，后方切开斜方肌和大、小菱形肌，需要注意不要损伤肩胛背神经和肩胛冈动脉。这样，肩胛骨内侧缘完全从胸壁上游离，用肩胛骨拉钩将肩胛骨拉向前上方。

(2)评估切除的可能性

进胸切口根据术前的平片、CT 或 MRI 结果，在需要切除的最下肋骨的下缘进入（通常是第 3 肋间），为完整切除，肋骨及其下缘的肋间肌一并切除。此时，切开选择的肋间后，仅供检查胸膜腔和评估肿瘤切除的可能性，准确评估肿瘤侵犯胸壁、胸腔入口、肺及纵隔的情况。首先切除胸壁，既便于解剖胸腔入口处的血管神经，又有利于安全切除肺叶。

(3)胸壁切除

评估完毕后，向后延长肋间切口至肋骨角处，注意保持距肋骨脊柱角外侧约 2～3cm，沿骶脊肌（第 1～第 5 椎体）前缘切开向侧后方牵引，这样显露出受累肋骨的肋骨角和椎体横突，用纱布填塞于骶脊肌及椎体之间以压迫止血。用胸腔撑开器撑开胸腔，探查胸腔内肿瘤，向前切除距肿瘤 4cm

的肋骨，向下切除至肿瘤累及的下一肋骨及其肋间肌。分离从前方肋骨开始，先从肿瘤未累及最下肋骨开始，肋间神经及血管束缝扎后分离，切断肋骨至第 1 前肋，电刀分离附着于第 1 肋骨上的前和中斜角肌，于第 1 后肋上方水平切断后斜角肌，这样，完全游离出肿瘤未累及的第 1 肋骨上缘，用手指保护锁骨下血管和臂丛，此时，探查肿瘤和胸腔入口的关系。取出填塞于脊柱骨结构及骶脊肌之间的纱布，置入骶脊肌拉钩，将肋骨角向胸膜腔牵拉增加显露，分离出肋骨至横突水平，沿此水平解脱或切断肋骨及横突。如果仅累及部分胸膜，需要从横突处解脱出肋骨头，如果累及肋骨头远端，则需要用骨凿横断横突和椎体侧面的部分骨皮质。完整的肋间神经血管肌肉束应该用 3-0 Prolene 线缝扎并分离，可防止出血和脑脊液漏。这样，向上分离至第 1 后肋。

(4)臂丛的解剖

颈 8 和胸 1 神经构成了臂丛的下干，此时，于第 1 后肋上方可见臂丛的下干及其与肿瘤之间的相互关系。大部分的肿瘤仅累及胸 1 神经根下方，遇到此种情况，需要从颈 8 神经根椎间孔发出处解剖，保证颈 8 神经的完整。如果颈 8 神经根受累，则应解剖分离臂丛下干，神经根应该在椎间孔水平结扎后切断，防止脑脊液漏。如果发生脑脊液漏，应该将骶脊肌缝合至脊柱旁填塞椎间孔处的漏口。

(5)锁骨下血管的分离

常常在锁骨下动脉外膜层解剖分离，如需要，则可分离出该动脉的分支并予切断(胸廓内动脉和甲状颈干)，如果肿瘤累及锁骨下动静脉，累及的静脉部分只需缝扎后切断，不需要重建；如果累及动脉，则需在肿瘤累及的两端阻断后切除，阻断前需全身肝素化(0.5mg/kg)，重建采用直接端端吻合或间置人工血管(直径 6～8mm)，但后路方式处理锁骨下血管是比较危险的，因为大部分肿瘤超过血管累及其上方的前斜角肌和膈神经。最好选择下述的向前延长切口或加用前路切口继续手术。

(6)椎体切除

最后可切除部分上胸部椎体的部分椎体，根据肿瘤累及部位和骨膜冰冻切片结果来决定，切除少于 1/4 椎体不会引起脊柱不稳定，在肿瘤的上、下方分离并切除交感干和星状神经节。这样，完全游离胸壁部分，包括第 1、第 2、第 3 肋，部分椎体，置入胸腔。

(7)肺切除

尽管肿瘤可能很小或位于肺的边缘，也应该行标准的肺叶切除术，推荐用切割吻合器分离肺裂减少肺漏气。同时上纵隔和隆突下淋巴结清扫采样。放置两根胸管分别排气和排液，无需重建胸壁。

Tatsamura 等建议肿瘤累及胸腔入口时，可将切口向前上延伸，沿肩胛下角向前上方，经腋下直至胸骨锁骨交界(参见图 6-39)。

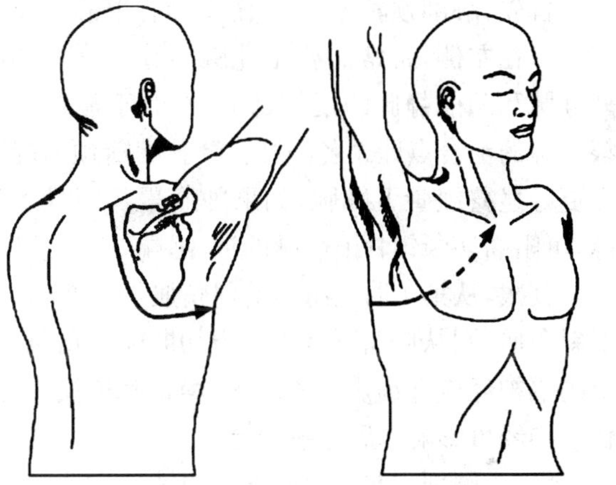

图 6-39 Tatsamura 式切口示意图

2. 前路手术(经颈“L”形切口)

取仰卧位，颈后仰，头转向健侧，患侧肩下垫高以抬高手术区域，消毒区域上至乳突下至剑突，两侧分别从腋中线至锁骨中线。取颈部“L”形切口，包括胸锁乳突肌前方的直切口和位于锁骨下方并平行于锁骨的横切口(参见图 6-40)。根据肿瘤的大小，横切口可选择位于第 2 肋或第 3 肋间水平。从胸骨头游离切断胸锁乳突肌胸骨头，自锁骨游离出胸锁乳突肌及胸大肌，将肌皮瓣向后翻转，充分显露颈部、胸腔入口和前外侧胸壁。切除同侧的肩部脂肪垫送病检，排除锁骨上淋巴结的微转移灶。

同时检查肿瘤累及到胸腔入口的范围应仔细评估。如果肿瘤可以肯定切除，建议切除锁骨的

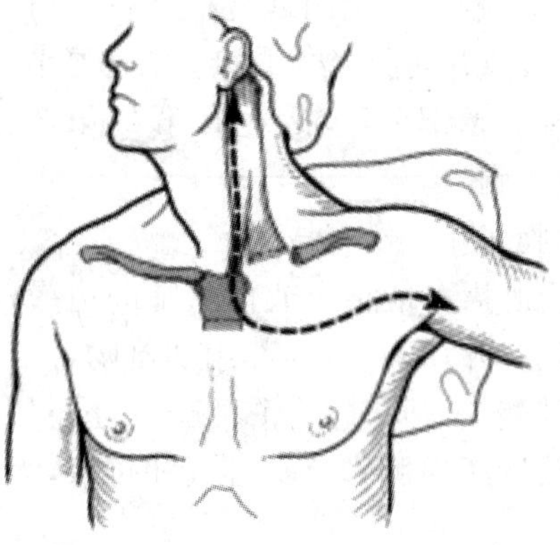

图 6-40 经颈“L”形切口示意图

内侧一半。

首先，解剖颈静脉，然后游离锁骨下静脉及其属支。在左侧，常常需要结扎胸导管。分离颈内外静脉和颈前静脉的远端部分，有利于显露这几根静脉的汇合点即无名静脉。缝扎切断颈内静脉可更好显露锁骨下静脉，如果肿瘤累及锁骨下静脉，可阻断切断锁骨下静脉的近、远端。

其次，从第 1 肋上游离前斜角肌，如肿瘤累及前斜角肌，则从肿瘤累及处上方切断前斜角肌，其上的膈神经应仔细辨认并保护，尽量避免损伤，损伤该神经可影响术后呼吸功能。

第三，解剖出前斜角肌下方的锁骨下动脉，为增加活动度，应该游离出该动脉的分支。尽量避免切断椎动脉，只有当直接累及该动脉，且术前 Dopple 超声检查未发现颅外阻塞性血管病变，才可切断椎动脉。如果肿瘤仅累及锁骨下动脉的侧壁，可从锁骨下动脉的外膜层下剥离肿瘤。如果肿瘤累及动脉壁，则必须切除部分锁骨下动脉。阻断肿瘤累及的锁骨下动脉的近、远端，切除部分受累血管，通常直接行端端吻合，直接吻合前需充分游离颈动脉和锁骨下动脉，如肿瘤侵犯动脉范围过大，需要间置 PTFE 人工血管(直径 6mm 或 8mm)。

通过游离 Sibson 筋膜进入胸膜腔，中斜角肌从第 1 肋附着缘切断或从肿瘤累及的上方切断，当肿瘤累及胸腔入口的中部时，需要游离插入胸 2～颈 7 横突后结节内的肋骨。这样，C_8 和 T_1 神经根很容易辨认和分离，一直分离至臂丛下干。同侧椎前肌、C_7 和 T_1 椎体前方的交感干和星状神经节一并切除。完全清扫胸腔入口部位肿瘤主要的淋巴管引流，同时显露出椎间孔。T_1 神经根通常在肿瘤远方分离，就在 T_1 椎间孔的侧面。术中应避免损伤胸背及胸长神经，这可导致肩胛骨外翻。应在第 1 肋骨的肋软骨交界处切断前外侧弓，在第 2 肋骨的中部切断，在第 3 前肋的上缘向肋骨椎体交界处分离，逐渐游离胸壁及肿瘤，随后从第 1、第 2 椎体或第 3 椎体横突上解脱出肋骨。通过该间隙可行上叶肺切除术。有经验的医师不需要另外的后外侧切口，可通过该切口切除上肺叶及第 1～第 4 肋骨。常规放置两根胸管引流，将胸锁乳突肌缝至胸骨头上后，颈部切口分两层关闭。

如术中发现肿瘤位于后部，累及椎间孔而未累及脊髓，需加做后路切口。患者再取侧卧位，做后路切口，于 C_7～T_4，先切除 3 个水平的椎板，在椎孔内自脊髓外壳分离神经根，在椎体中央切断椎体，参见图 6-41。这样自后路切口整块切除肿瘤、肺、肋骨和血管。椎体切除侧部位的脊柱需要固定。

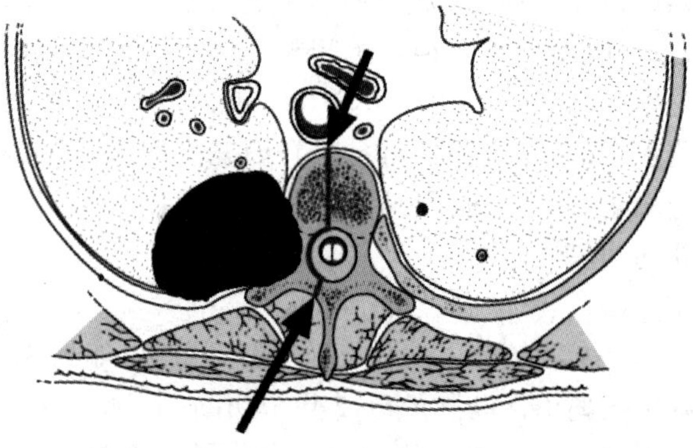

图 6-41 椎体部分切除

五、手术方法评估

肺上沟瘤的手术方式根据手术入路的不同，可分为经背部径路的肺上沟瘤切除术，以及经颈部“L”形切口的前方径路肺上沟瘤切除术。两种手术方式有各自的适用范围，其中前一种术式更为常用，通过肩胛骨旁长切口，术野显露更加充分，切除范围也更广泛，尤其适用于肿瘤偏后方且需扩大切除整块胸壁的病例，但对锁骨下血管受侵处理稍显困难。经颈部切口前方入路行肺上沟瘤切除，其最大的优点在于胸廓出口显露满意，可以安全地解剖、彻底切除受累的锁骨下血管，便于锁骨下动脉的重建。但由于其对后胸壁显露欠佳，只适用于肺上沟瘤侵犯范围小，尚未累及第3肋骨及椎体的病例，如术中探查发现肿瘤侵犯范围较大，需要切除受累的椎体时，则需要另行一后路切口。

大部分的肺上沟瘤可经过后路切口切除，该术式可对胸壁后方、神经和椎体提供极好的显露。随着外科医师对该术式的熟悉，通过后路切口，可切除除锁骨下静脉以外的任何结构。

前路切口主要用于累及胸腔入口的肺上沟瘤，随着经验的增加，除非需要行半椎体切除，其余该类肿瘤都可通过前路手术来切除，但该类手术术后容易发生肺部并发症，部分学者认为可能与胸壁广泛切除而未能重建有关，建议用 Gore-Tex 或 Marlex 重建胸壁。前路切口，一般需切除内侧锁骨，便于显露锁骨下血管，一般无需重建。只有当前锯肌和胸长神经一并被切断时，才考虑保护或重建锁骨。因为此时肩胛骨会旋转并被向前牵拉，形成翼状肩胛骨畸形，当锁骨内侧部分被切除后，肩部会向前及身体中央移位，引起严重畸形及功能障碍。如果需要重建，则术中切断锁骨时采用斜形切断锁骨骨干，重建时用钢丝从侧面固定锁骨骨干。许多学者改进了前路切口，采用 Hemi-clamshell 和 Transmanubrial osteomuscular-sparring 等切口切开胸骨的边缘而保留胸锁关节的完整，参见图 6-42、图 6-43。

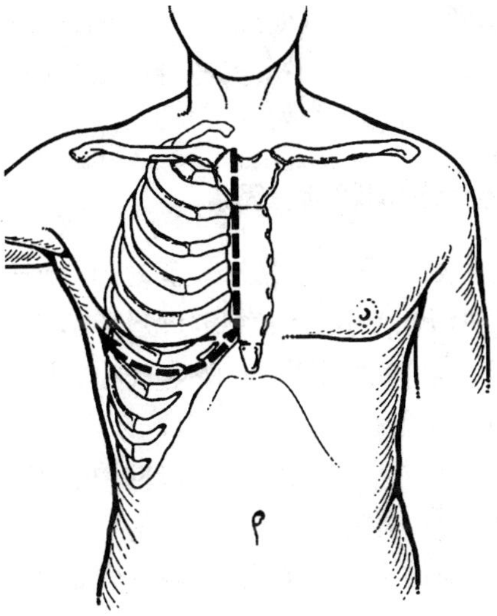

图 6-42　Hemi-clamshell 切口

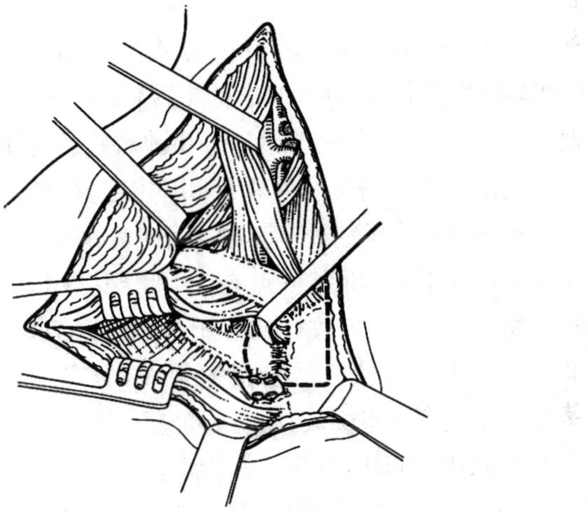

图 6-43　Transmanubrial osteomuscular-sparring 切口

六、术后观察及并发症的处理

肺上沟瘤术后的并发症与常规肺切除术相似，特别的并发症如下：

1. 脑脊液漏

当胸管引流出清凉液体时就应考虑是否有脑脊液漏，因为胸膜腔和蛛网膜下腔相通，气栓容易进入蛛网膜下腔、脑室和脑与脊髓之间的中央导水管。必需再次手术，另需行脑室引流。

2. Horner 综合征和神经损伤

这应在术前就和患者讨论，游离 T_1 神经根通常不会引起明显的肌肉瘫痪，但切除臂丛的下干可引起前臂和手部分肌群的萎缩及瘫痪。但是，手术可明显减轻术前的疼痛，这比手术引起的神经损伤更为重要。

3. 血胸

最容易发生于胸壁切除部位及椎间孔水平的小静脉。

4. 乳糜胸

可通过结扎胸导管预防；如果术后出现，可通过持续胸腔引流来观察，必要时需要再次手术。

5. 胸壁

胸壁广泛切除，术中膈神经的损伤，术后可引起肺不张。术后应尽量保证肺充分膨胀，具体治疗措施如下：如需要呼吸支持，潮气量应足够大；保持胸管引流通畅；清除呼吸道分泌物，如鼓励咳嗽、体位引流、鼻导管或支气管镜下吸痰，必要时气管切开；足够的镇痛；增加肺与肺内腔之间的压差，如持续气道正压面罩给氧等。

6. 补液

尽管术后补液是必需的，但应注意体液过载，适量用少许利尿剂可避免急性呼吸窘迫综合征（ARDS）。

切除锁骨下静脉的患者，术后 2 个月内应抬高手术侧前臂，增加静脉血液回流，促进侧支循环产生，避免水肿产生。行人工血管置换的患者，应密切观察挠动脉搏动情况，保持血管的通畅性，术后 6 个月内需口服抗凝药。

七、疗效判断及处理

自从 Shaw 用联合治疗的方式治疗肺上沟瘤以来，即术前中等剂量的放疗加手术，5 年生存率大约是 30%。有研究报道，N_2 和肿瘤残留是影响生存率的不利因素，术后放疗和术中近距离放疗不能提高完全切除或不完全切除患者的生存率。20 世纪 90 年代，研究重点在于预后因素和肿瘤的分期、术中近距离放疗的作用、探索新的利于完全切除的手术方式。尽管报道很多，但完全切除率和 5 年生存率仍比较低，局部复发是疾病复发的主要原因。Dartevelle 等发展了前路经颈“L”形切口对肺上沟瘤侵犯胸廓入口的病例行根治术，明显提高了根治手术完成率，但长期生存率未有明显提高。这样的结果要求改进肺上沟瘤的治疗模式，近年来，普遍应用综合治疗治疗肺上沟瘤。

2003 年，Rusch 等报道了西南肿瘤组多中心前瞻性Ⅱ期临床试验结果，入选病例先予同步放化疗（两疗程的 EP 方案＋45Gy 的放疗），再予根治性手术，术后再予两疗程的化疗，所有患者的 5 年生存率达到 41%，完全切除的患者的 5 年生存率达到了 53%。先前治疗模式的局部复发得到很好的控制，而远处转移成为复发的主要原因。脑转移是肿瘤复发的最常见形式之一，完全切除的病例是否需要行预防性的头颅放射？另外，紫衫醇类药物及靶向治疗药物是否可减少复发和延长生存率，还需要进一步的临床试验来验证。

第三节　小细胞肺癌的外科治疗

一、疾病概述

小细胞肺癌（small cell lung cancer，SCLC）约占肺癌总数的 15%。与非小细胞肺癌相比，小细胞肺癌有倍增时间短、高分裂指数和容易早期发生远处转移的特点。约 67%有明显的胸外转移，而只有 33%的病例表现为局限期的病变，即病变局限于单个放射照射野的胸腔。小细胞肺癌对初始的放疗和化疗高度敏感，但是，大部分病例最终死于复发。化疗联合放疗的联合方案可治愈部分局限期患者；对于广泛期患者，单独的化疗可减轻症状和延长生存期。手术仅适合于很少的病灶可切除的病例，约占 2%～5%。

二、临床分期和预后因素

小细胞肺癌的典型临床表现为肺门肿块和纵隔淋巴结增大，可引起咳嗽和呼吸困难，患者经常表现为广泛转移的症状，如体重减轻、骨痛、中枢神经系统症状等。

美国退伍军人肺癌研究组根据肿瘤累及的范围将 SCLC 分为两期：

（1）肿瘤局限于一侧胸腔，病灶包括在放疗可耐受的范围。

（2）肿瘤超过同侧胸腔，包括恶性胸腔或心包积液或血性转移。对侧和同侧锁骨上淋巴结转移被认为是局限期病变，而对侧肺门和锁骨上淋巴结转移则被认为是广泛期病变。大约有 2/3 的病例表现为明显的血性转移，这通常累及对侧肺、肝、肾上腺、脑、骨和骨髓。

标准分期前需要作下述检查，体检、胸部 X 线、CT 扫描（胸部和上腹部）、头部的核磁共振（MRI）或 CT、同位素骨扫描，对有血球减少而没有其他部位转移的患者需行骨穿抽取同侧或双侧骨髓来活检。另外，PET 扫描也常用作初始评估。分期不直接与有症状或实验室检查提示的部位有关，在没有骨痛和具有正常的碱性磷酸酶水平的患者中，约有 30%的患者骨扫描为阳性。头颅MRI或CT检查可发现10%～15%的患者有脑转移，其中约30%的患者没有症状。对脑转移的早期治疗可减少慢性神经系统并发症，因此，应早期诊断出无症状病例。由于小细胞肺癌高侵袭性的特点，应尽早完成分期，而治疗应在1～2周内实施。许多患者在此期间病情加重，一般情况恶化(PS评分下降)。

PS评分低、广泛期病变、体重下降和与巨大肿块有关的肿瘤标志物增高，是最重要的不良预后因素。而局限期病变、高PS评分、女性、年龄<70岁、正常LDH和Ⅰ期病变提示预后良好。

三、小细胞肺癌的手术治疗

所有小细胞肺癌患者，包括那些可以手术和放疗的局限期病例，都需要全身化疗。因此，小细胞肺癌治疗是以化疗为主的综合治疗。具体方案是根据分期和患者一般情况来决定，即局限期病例接受放疗和化疗，其中Ⅰ期且可耐受手术者需手术切除，而广泛期病例则仅适合化疗。

1. 手术适应证

手术仅适用于临床分期为Ⅰ期者($T_{1\sim2}$，N_0)。手术前所有患者需要行纵隔镜检查来排除可能的淋巴结转移。

2. 手术方式

手术方式为肺叶切除及淋巴结清扫(参见肺叶切除及淋巴结清扫章节)。

如术前未能明确诊断而术中肺结节切除活检诊断为小细胞肺癌患者，如果病变可以通过肺叶切除及淋巴结清扫来完成，即使有淋巴结转移，只要患者可耐受手术，就应该完成手术切除。但当病灶需要行一侧全肺切除时，不主张手术，因为全肺切除和肺叶切除术相比，手术死亡率较大。患者对术后治疗的耐受性、肺功能及患者的一般情况均会降低。

3. 手术后治疗

完全手术切除的患者，均需术后辅助化疗。无淋巴结转移者仅需行化疗；术后发现有淋巴结转移者，则还需做放化疗。日本Osaka大学Inoue等报告，术前或术后化疗患者的5年生存率为54.9%，而单纯手术者5年生存率仅为22.2%。

因为脑部预防性放疗(prophylactic cranial irradiation，PCI)可提高完全缓解患者的无瘤生存期和生存率，完全切除病例在完成辅助化疗后还需行PCI。

第四节　肺转移瘤的外科治疗

肺转移瘤是指任何部位的恶性肿瘤经各种转移方式转移至肺部的肿瘤。肺是恶性肿瘤转移的好发部位，由于不同肿瘤对组织的亲和性不同，其肺部转移的发生率也不相同，约为20%～90%。在恶性肿瘤转移病例中，约80%～90%为多发性转移，仅10%～20%为孤立性转移。尽管只有很小部分患者适合手术治疗，但手术治疗还是取得了一定的疗效。Pastorino及Mountain报告，肺转移瘤手术的5年生存率分别为36%和35%。复旦大学附属中山医院胸外科郑如恒等报道，59例该类手术患者的平均生存时间为(20.2±14.2)个月，1、3、5年生存率分别为70%、39%、34%，而同期36例非手术患者的平均生存时间为(10.0±9.5)个月，1、3、5年生存率分别为28%、8%、0%。

一、临床表现

1. 症状

肺转移瘤多发生在肺实质的周边部，故早期多无症状。部分病例肿瘤累及支气管或胸膜时，可出现与原发支气管肺癌相同的症状，如咳嗽、痰中带血、胸痛、胸闷等。

2. 查体

在肺转移瘤的诊断中，除明确肺内病灶外，更重要的尚需做详细全身检查，注意肝、肾、肾上腺、胰、脑、骨、纵隔及腹膜后淋巴结有无多发性转移。

3. 胸片检查

肺转移瘤常见于中下肺野，一般<2cm，多为圆形或类圆形，无分叶或毛刺征，密度较淡。可为多发性病灶，肺内病灶可大小不等。肺转移瘤多无钙化，如有钙化则常为骨肉瘤或软骨肉瘤。

4. CT检查

CT扫描是肺转移瘤最敏感的检查方法，肺内结节直径>3mm者，CT扫描发现率为78%。若既往有恶性肿瘤病史，肺内多为转移性病变，但应该认识到CT检查所发现肺内病变，也可能被手术证实为良性病变，肺内孤立性结节亦可能是发生于肺的第2原发癌，尤其是有吸烟史的老年患者及患头颈部癌、黑色素瘤病史者，第2原发癌和良性肿瘤的发病率较高。

5. 痰脱落细胞检查

肺转移瘤的痰脱落细胞检查阳性率低，约为5%～21%，常不能分辨是原发灶或转移性脱落细胞。

6. 支气管镜检查

肺转移支气管镜检查阳性率约10%～38%，因此，手术者术前纤维支气管镜检非常必要和重要。

7. 经皮肺穿刺活检

如有必要和可能，对单发结节型病灶行细针经皮肺穿刺活检对诊断有一定帮助。

8. 肿瘤标志物测定

某些肿瘤标志物可监测恶性肿瘤的复发和转移，如甲胎球蛋白、癌胚抗原、降钙素、绒毛膜促性腺激素、神经元特异性烯醇化酶、CA199等。原发肿瘤治疗后，至少随诊3～5年，对转移肿瘤诊断有一定意义。

二、治疗

1. 手术治疗

(1)手术适应证

①患者必须能耐受手术；

②原发肿瘤已经或能够获得控制；

③非手术治疗无效；

④肺转移灶估计能有计划的切除；

⑤转移灶必须局限于肺内。

(2)肺转移癌的手术原则

手术原则是最大限度的切除肿瘤组织，同时最大限度的保留健康的肺组织。Shirakusa等认为切除肿块的正常组织边缘应至少有0.5～1.0cm。对于单发于一叶的病灶，可采取肺叶切除术。位于肺周边的转移瘤，可行楔形切除术、肿块局部切除术等。术中应探查肺门和纵隔淋巴结，如发现肿大淋巴结，应行淋巴结清扫术。

(3)手术方式

①VATS下肿瘤楔形切除术：随着VATS技术日趋成熟，VATS越来越多地运用于临床，具有手术创伤小、恢复快等优点，值得进一步推广。对于肿块位于肺部外周1/3、肿块直径＜3cm、没有肺外或散发转移灶、原发灶已控制、心肺功能能够承受手术的转移性肺瘤患者，可以采取胸腔镜手术予以切除；

②肺叶切除术：肺叶切除适合于局限于一个肺叶且位于肺实质深处的转移瘤。因肺转移瘤不容易达到根治目的，应避免行全肺切除。如转移灶位于双侧肺部，可分期手术；

③胸骨正中劈开，同期切除双侧肺部转移灶：该切口显露好，术后恢复快，患者容易接受。

(4)手术治疗效果

肺转移瘤的手术效果除与手术彻底程度、术后治疗等因素有关外，还与下列因素有关。

①原发肿瘤的病理类型：一般学者认为，绒癌、肾癌、骨肉瘤、睾丸癌、子宫癌、结肠癌等肺转移的手术效果为佳，另外，绒癌可以通过化疗达到治愈的目的，乳癌的肺转移癌手术效果较差；

②无病生存期(DFI)即从原发灶控制后到出现转移的时间。一般认为，DFI＜1年者疗效较差；

③肿瘤的倍增时间(TDT)：TDT＞40天者疗效较佳，TDT＜20天者疗效较差；

④转移瘤的大小及数目：大部分学者认为，转移灶的大小及数目对预后并无重要影响。

2. 化疗

化疗是肺转移瘤的主要治疗方法之一。其化疗用药原则，基本上与各种原发肿瘤相同。

3. 放射治疗

放射治疗是局部治疗，肺组织对放射线很敏感，容易产生放射性反应，因此，应选用对放疗敏感的肿瘤，如Ewing肉瘤、Wilms肿瘤、睾丸精原细胞瘤、乳腺癌等，头颈部的癌对放射治疗亦有一定敏感性。其放射量仍以根治剂量为宜，以求获得最佳效果。

(郑如恒　葛　棣)

参考文献

1 Ginsberg RJ. Resection of non-small cell lung cancer: how

much and by what route. Chest,1997. 112:203～205

2 Janssen-Heijnen ML,Coebergh JW. The changing epidemiology of lung cancer in Europe. Lung Cancer, 2003. 41(3)245～58

3 Okawara G,Ung YC,Markman BR,et al. Postoperative radiotherapy in stage Ⅱ or ⅢA completely resected non-small cell lung cancer a systematic review and practice guideline. Lung Cancer,2004. 44(1)1～11

4 Eberhardt W,Korfee S. New approaches for small-cell lung cancer local treatments. Cancer Control, 2003. 10 (4)289～296

5 Rami-Porta R,Wittekind C,Goldstraw P,et al. Complete resection in lung cancer surgery proposed definition. Lung Cancer,2005. 49(1)25～33

6 Shepherd FA,Johnston MR,Payne D,et al. Randomized study of chemotherapy and surgery versus radiotherapy for stage ⅢA non-small-cell lung cancer:a National Cancer Institute of Canada Clinical Trials Group Study. Br J Cancer,1998. 78(5):683～685

7 Sihoe AD,Yim AP. Lung cancer staging. J Surg Res, 2004. 117(1)92～106

8 Bilfinger TV. Surgical viewpoints for the definitive treatment of lung cancer. Respir Care Clin N Am, 2003. 9(2)141～162

9 Meko J,Rusch VW. Neoadjuvant therapy and surgical resection for locally advanced non-small cell lung cancer. Semin Radiat Oncol,2000. 10(4):324～132

10 Jaklitsch MT,Mery CM,Audisio RA. The use of surgery to treat lung cancer in elderly patients. Lancet Oncol,2003. 4(8)463～471

11 LeBlanc JK,Espada R,Ergun G. Non-small cell lung cancer staging techniques and endoscopic ultrasound tissue is still the issue. Chest, 2003. 123(5)1718～1725

12 Sculier JP,Lafitte JJ,Berghmans T,et al. A phase Ⅲ randomised study comparing two different dose-intensity regimens as induction chemotherapy followed by thoracic irradiation in patients with advanced locoregional non-small-cell lung cancer. Ann Oncol,2004. 15 (3)399～409

13 Bogart JA,Scalzetti E,Dexter E. Early stage medically inoperable non-small cell lung cancer. Curr Treat Options Oncol,2003. 4(1)81～88

14 Van Schil P. Cost analysis of video-assisted thoracic surgery versus thoracotomy critical review. Eur Respir J,2003. 22(5)735～738

15 Motta G. Complete resection in non-small cell lung cancer surgery. Ann Thorac Cardiovasc Surg,2003. 9 (1)1～5

16 Datta D,Lahiri B. Preoperative evaluation of patients undergoing lung resection surgery. Chest, 2003. 123 (6)2096～2103

17 British Thoracic Society; Society of Cardiothoracic Surgeons of Great Britain and Ireland Working Party. BTS guidelines:guidelines on the selection of patients with lung cancer for surgery. Thorax, 2001. 56(2): 89～108

18 Waddell TK,Shepherd FA. Should aggressive surgery ever be part of the management of small cell lung Cancer. Thorac Surg Clin,2004. 14(2)271～281

19 Szczesny TJ,Szczesna A,Shepherd FA,et al. Surgical treatment of small cell lung cancer. Semin Oncol, 2003. 30(1)47～56

20 Sugi K,Kaneda Y,Esato K. Video-assisted thoracoscopic lobectomy achieves a satisfactory long-term prognosis in patients with clinical stage IA lung cancer. World J Surg,2000. 24(1):27～30

21 Trodella L,Granone P,Valente S,et al. Neoadjuvant concurrent radiochemotherapy in locally advanced(ⅢA-ⅢB) non-small-cell lung cancer long-term results according to downstaging. Ann Oncol, 2004. 15(3) 389～398

22 Weinmann M,Jeremic B,Toomes H,et al. Treatment of lung cancer in the elderly. Part I non-small cell lung cancer. Lung Cancer,2003. 39(3)233～253

23 Socinski MA. Adjuvant therapy of resected non-small-cell lung cancer. Clin Lung Cancer, 2004. 6(3)162～169

24 Tada H,Tsuchiya R,Ichinose Y,et al. A randomized trial comparing adjuvant chemotherapy versus surgery alone for completely resected pN2 non-small cell lung cancer(JCOG9304). Lung Cancer, 2004. 43(2)167～173

25 Nagai K,Tsuchiya R,Mori T,et al. A randomized trial comparing induction chemotherapy followed by surgery with surgery alone for patients with stage ⅢA N2 non-small cell lung cancer (JCOG 9209). J Thorac Cardiovasc Surg,2003. 125(2)254～260

26 Weinmann M,Jeremic B,Bamberg M,et al. Treatment of lung cancer in elderly. Part Ⅱ small cell lung canc-

er. Lung Cancer,2003. 40(1)1～16

27 Hotta K,Matsuo K,Ueoka H,et al. Role of adjuvant chemotherapy in patients with resected non-small-cell lung cancer reappraisal with a meta-analysis of randomized controlled trials. J Clin Oncol,2004. 22(19) 3860～3867

28 Ginsberg RJ. Lung cancer surgery acceptable morbidity and mortality, expected results and quality control. Surg Oncol,2002. 11(4)263～266

29 Nakamura H,Kawasaki N,Taguchi M,et al. Survival following lobectomy vs limited resection for stage I lung cancer a meta-analysis. Br J Cancer,2005. 28;92 (6)1033～1037

30 Rice D,Kim HW,Sabichi A,et al. The risk of second primary tumors after resection of stage I nonsmall cell lung cancer. Ann Thorac Surg, 2003. 76(4) 1001～1007

31 Semik M, Netz B, Schmidt C, et al. Surgical exploration of the mediastinum mediastinoscopy and intraoperative staging. Lung Cancer, 2004. 45 Suppl 2S55～61

32 Riedel RF,Crawford J. Small-cell lung cancer a review of clinical trials. Semin Thorac Cardiovasc Surg, 2003. 15(4)448～456

33 van Tinteren H, Hoekstra OS, Smit EF, v et al. Effectiveness of positron emission tomography in the preoperative assessment of patients with suspected non-small-cell lung cancer the PLUS multicentre randomised trial. Lancet,2002. 359(9315)1388～1393

34 Betticher DC,Rosell R. Neoadjuvant treatment of early-stage resectable non-small-cell lung cancer. Lung Cancer,2004. 46 Suppl 2S23～32

35 Scagliotti GV, Novello S. Adjuvant therapy in completely resected non-small-cell lung cancer. Curr Oncol Rep,2003. 5(4)318～325

36 Ferguson MK. Optimal management when unsuspected N2 nodal disease is identified during thoracotomy for lung cancer cost-effectiveness analysis. J Thorac Cardiovasc Surg,2003. 126(6)1935～1942

37 Ranson MR, White S, Thatcher N. Management of elderly patients with lung cancer. Curr Oncol Rep, 2000. 2(1):90～95

38 Sakuragi T, Sakao Y, Furukawa K, et al. Successful management of acute pulmonary embolism after surgery for lung cancer. Eur J Cardiothorac Surg, 2003. 24(4)580～587

39 Van Schil PE. Surgery for non-small cell lung cancer. Lung Cancer,2001. 34 Suppl 2S127～132

40 Ratto GB,Costa R,Vassallo G,et al. Twelve-year experience with left atrial resection in the treatment of non-small cell lung cancer. Ann Thorac Surg,2004. 78 (1)234～237

41 Reed MF, Mathisen DJ. Tracheoesophageal fistula. Chest Surg Clin N Am,2003. 13(2)271～289

42 Scagliotti GV,Novello S. Current development of adjuvant treatment of non-small-cell lung cancer. Clin Lung Cancer,2004. 6 Suppl 2S63～70

43 Grunenwald DH. Surgery for advanced stage lung cancer. Semin Surg Oncol,2000. 18(2):137～142

44 Nakata M, Sawada S, Yamashita M, et al. Surgical treatments for multiple primary adenocarcinoma of the lung. Ann Thorac Surg,2004. 78(4)1194～1199

45 Endo C,Sagawa M,Sakurada A,et al. Surgical treatment of stage I non-small cell lung carcinoma. Ann Thorac Cardiovasc Surg,2003. 9(5)283～289

46 anoue LT,Ponn RB. Therapy for stage I and stage Ⅱ non-small cell lung cancer. Clin Chest Med, 2002. 23 (1)173～190

47 Grunenwald DH. Surgery for locally advanced non-small cell lung cancer. Semin Surg Oncol,2003. 21(2) 85～90

48 Downey RJ. Surgical management of lung cancer. J Thorac Imaging,1999. 14(4):266～9

49 Chang MY, Sugarbaker DJ. Surgery for early stage non-small cell lung cancer. Semin Surg Oncol, 2003. 21(2)74～84

50 Depierre A,Milleron B,Moro-Sibilot D,et al. Preoperative chemotherapy followed by surgery compared with primary surgery in resectable stage I(except T_1N_0), Ⅱ, and Ⅲa non-small-cell lung cancer. J Clin Oncol,2002. 1;20(1)247～253

51 Minamiya Y,Ogawa J. The current status of sentinel lymph node mapping in non-small cell lung cancer. Ann Thorac Cardiovasc Surg,2005. 11(2)67～72

52 Swanson SJ,Batirel HF. Video-assisted thoracic surgery(VATS) resection for lung cancer. Surg Clin North Am,2002. 82(3)541～559

53 Spaggiari L D, Aiuto M,Veronesi G,et al. Extended pneumonectomy with partial resection of the left atrium, without cardiopulmonary bypass, for lung canc-

er. Ann Thorac Surg,2005. 79(1):234～240
54 Pisters KM,Le Chevalier T. Adjuvant chemotherapy in completely resected non-small-cell lung cancer. J Clin Oncol,2005. 10;23(14)3270～3278
55 Niell HB. Extensive stage small cell lung cancer. Curr Treat Options Oncol,2001. 2(1)71～76
56 Park JH,Lee CT,Lee HW,et al. Postoperative adjuvant chemotherapy for stage I non-small cell lung cancer. Eur J Cardiothorac Surg,2005. 27(6)1086～1091
57 Gorgoglione M,Iacobone E,Cardone A,et al. Preoperative evaluation and risk factors in patients undergoing lung resection for cancer. Rays,2004. 29(4)401～405
58 Felip E,Rosell R. New strategies in the treatment of resectable non-small cell lung cancer. Expert Rev Anticancer Ther,2001. 1(2)224～228
59 Gaballo A,Corbo GM,Valente S,et al. Preoperative evaluation and risk factors of lung cancer. Rays,2004. 29(4)391～400
60 Seo SK. Infectious complications of lung cancer. Oncology,2005. 19(2)185～194
61 Rice TW,Blackstone EH. Radical resections for T_4 lung cancer,2002. 82(3)573～587
62 Bolliger CT,Koegelenberg CF,Kendal R. Preoperative assessment for lung cancer surgery. Curr Opin Pulm Med,2005. 11(4)301～306
63 McKenna RJ Jr,Houck WV. New approaches to the minimally invasive treatment of lung cancer. Curr Opin Pulm Med,2005. 11(4)282～286
64 Edelman MJ,Khanwani SL. Advanced non-small cell lung cancer. Curr Treat Options Oncol,2001. 2(1)51～62
65 Farray D,Mirkovic N,Albain KS. Multimodality therapy for stage Ⅲ non-small-cell lung cancer. J Clin Oncol,2005. 10;23(14)3257～3269
66 Solan MJ,Werner-Wasik M. Prognostic factors in non-small cell lung cancer. Semin Surg Oncol,2003. 21(2)64～73
67 Berghmans T,Paesmans M,Meert AP,et al. Survival improvement in resectable non-small cell lung cancer with (neo) adjuvant chemotherapy results of a meta-analysis of the literature. Lung Cancer,2005. 49(1)13～23
68 Juergens RA,Brahmer JR. Adjuvant therapy for resected non-small-cell lung cancer past,present,and future. Curr Oncol Rep,2005. 7(4)248～254
69 Martin J,Rusch V. Surgery for non-small cell lung cancer. Cancer Treat Res,2001. 105:95～120
70 Stephens RJ,Girling DJ,Hopwood P,et al. A randomised controlled trial of pre-operative chemotherapy followed,if feasible,by resection versus radiotherapy in patients with inoperable stage T_3,N_1,M_0 or $T_{1\sim3}$,N_2,M_0 non-small cell lung cancer. Lung Cancer,2005. 49(3)395～400
71 Movsas B. Role of adjuvant therapy in resected stage IIIIIA non-small-cell lung cancer. Oncology,2002 Jan. 16(1)90～5,100
72 Roviaro G,Varoli F,Vergani C,et al. Video-assisted thoracoscopic major pulmonary resections technical aspects,personal series of 259 patients,and review of the literature. Surg Endosc,2004. 18(11):1551～1558
73 Lin J,Iannettoni MD. The role of thoracoscopy in the management of lung cancer. Surg Oncol,2003. 12(3)195～200
74 Mac Manus MP,Hicks RJ. PET scanning in lung cancer current status and future directions. Semin Surg Oncol,2003. 21(3)149～155
75 Rajdev L,Keller SM. Neoadjuvant and adjuvant therapy of non-small cell lung cancer. Surg Oncol,2002. 11(4)243～253
76 Bacuzzi A,Cantone G,Cecchin A,et al. Intraoperative aspects and complications for the anesthesiologist in the management of patients undergoing thoracic surgery for lung cancer. Rays,2004. 29(4)461～463
77 Ferraldeschi R,D'Auria G,Ceratti Ade P,et al. Induction therapy before surgery for non-small cell lung cancer. Rays,2004. 29(4)445～452
78 Moffatt SD,Mitchell JD,Whyte RI. Role of video-assisted thoracoscopic surgery and classic thoracotomy in lung cancer management. Curr Opin Pulm Med,2002. 8(4)281～286
79 Carleo F. Intraoperative complications in lung cancer surgery. Rays,2004. 29(4)457～460
80 Logan DM,Lochrin CA,Darling G,et al. Adjuvant radiotherapy and chemotherapy for stage Ⅱ or Ⅲ A non-small-cell lung cancer after complete resection. Provincial Lung Cancer Disease Site Group. Cancer Prev Control,1997. 1(5):366～378
81 Li WW,Lee TW,Yim AP. Quality of life after lung cancer resection. Thorac Surg Clin,2004. 14(3)353～365
82 Jemal A,Murray T,Ward E,et al. Cancer statistics,2005. CA Cancer J Clin,2005. 55:10～30

83 Simon M, Argiris A, Murren JR. Progress in the therapy of small cell lung cancer. Crit Rev Oncol Hematol, 2004. 49:119～133
84 Johnson BE, J nne PA. Basic treatment considerations using chemotherapy for patients with small cell lung cancer. Hematol Oncol Clin North Am, 2004. 18(2): 309～322
85 Yip D, Harper DG. Predictive and prognostic factors in small cell lung cancer: current status. Lung Cancer, 2000. 28:173～185
86 Tsuchiya R, Suzuki K, Ichinose Y, et al. Phase Ⅱ trial of postoperative adjuvant cisplatin and etoposide in patients with completely resected stage Ⅰ ～ Ⅲ A small cell lung cancer: The Japan Clinical Oncology Lung Cancer Study Group Trial(JCOG9101). J Thorac Cardiovasc Surg, 2005. 129:977～983
87 Brock MV, Hooker CM, Syphard JE, et al. Surgical resection of limited disease small cell lung cancer in the new era of platinum chemotherapy: Its time has come. J Thorac Cardiovasc Surg, 2005. 129:64～72
88 Takada M, Fukuoka M, Kawahara M, et al. Phase Ⅲ study of concurrent versus sequential thoracic radiotherapy in combination with cisplatin and etoposide for limited-stage small-cell lung cancer: results of the Japan Clinical Oncology Group Study 9104. J Clin Oncol, 2002. 20:3054～3060
89 Pastorino U, Buyse M, Friedel G, et al1. Long term results of lung metastasectomy: prognostic analyses based on 5206 cases. The International Registry of Lung Metastases1 J Thorac Cardiovasc Surg, 1997. 113:37～49
90 郑如恒，葛棣，石美鑫．转移性肺癌的外科治疗及预后影响因素．中华结核和呼吸杂志，2002. 25: 214～216
91 Deslauriers. Pneumonectomy versus sleeve resection for the management of respectable lung cancer. Journal of Thoracic Oncology, 2007. 2(8) Supplement4: S169～170
92 Grunenwald D, Spaggiari L. Transmanubrial osteomuscular sparing approach for apical chest tumors. Ann Thorac Surg, 1997. 63:563～566
93 Rusch VW, Giroux D, Kraut MJ, et al. Induction chemoradiotherapy and surgical resection for non-small cell lung carcinomas of the superior sulcus: prediction and impact of pathologic complete response. Lung Cancer, 2003. 41(suppl 2):S78(abstr 0～268)

第7章

气管疾病及手术

第一节　概　　述

相对于胸外科其他领域而言，气管外科起步较晚，发展历程仅近40年，主要原因是当切除气管一定长度后，重建气管存在解剖学上的困难，同时气管疾病发病率相对较低，胸外科医师能见到的病例太少，因此气管外科的进展相对缓慢。当时一般认为最多只能切除气管2cm，才能进行气管对端吻合。

Barclay等在1957年报告2例证明行胸内气管环切对端吻合的可能性。Michelson等在1961年报告通过解剖学的研究，说明可以切除更长的气管，经过上下端的游离而达到一期愈合。在1964—1968年间，Grillo等在尸体上进行系统的探索切除气管的最大长度，而仍能无过大的张力达到端对端的吻合，使两端气管的主要血液供应不被破坏达到愈合，他们的结沦是：一般而言，成人的气管可以切除一半而能再吻合。精确的长度则因解剖学、年龄、体位和其他因素而异。

Grillo等通过尸解发现：经颈、纵隔途径，仔细分离气管并保留双侧软组织以保证气管血供，用1000～1200g牵引拉力，颈前屈15°～35°角，可切除4.5cm长度气管（约7个软骨环），如进胸游离右侧肺门，则可增加切除长度1.4cm。经右胸游离下半段气管，游离右肺门及松解下肺韧带，可切除3cm长度气管。切断左主支气管、移植于右中间支气管，可增加2.7cm长度气管被切除。辅以心包内游离肺门血管心包附着处，又可增加0.9cm。Dedo和Fishman（1969年）发现应用喉松解术，使喉部下降，又可增加2cm长度气管切除。

上海市胸科医院胸外科于1962年进行国内首例气管环形切除对端吻合术（切除气管长度5cm）。1994年，黄偶麟报道71例气管环切对端吻合术，其中1例1次切除两处气管共6.5cm；1例短期2次切除气管共6.8cm；1例经颈、纵隔途径，未进胸行肺门松解而一次性切除6.1cm长度气管，顺利对端吻合。至2000年底外科手术原发性气管肿瘤282例，开展各种类型的气管术式10余种，多数为国内首创包括成功地完成气管次全长切除，牺牲右肺用右主支气管倒置代替气管行颈部造口术的方法获得成功，此手术方法引起国际同道高度关注，在气管外科史上留下可贵的一页。另外，同种异体气管移植术；一期全喉切除＋次全长气管切除＋食管拔脱切除结肠代食管＋纵隔气管造口术等都获好评。但是气管外科还存在不少有待解决的问题，需要进一步探索和实践去攻克。

第二节　气管的解剖学

气管由一系列软骨环，间以纤维平滑肌组织，构成其前壁及两侧壁（称之环部）；后壁则为膜样纤维平滑肌所组成（称之膜部）。气管起自喉部环状软骨的下缘，相当于第6～7颈椎水平，下界至气管隆突部顶点，相当于第4～5胸椎水平，全长约10～13cm，平均为11cm。气管全长有18～22个软骨环组成，大约每厘米2个软骨环。气管上下口径相仿，前壁呈弧形，后壁较平直，略成椭圆形。其横径大于前后径，前者为2.0～2.2cm，后者为1.8～2.0cm。女性的气管略小于男性。

气管由黏膜、黏膜下层、肌层和软骨及外膜构成，黏膜为柱状上皮有分泌功能，表面有密集纤毛覆盖，以推动气道内分泌物自下向上逐步排出。气管可随着颈部的伸曲上下移动，幅度可达3～5cm。低头时气管几乎大多进入纵隔内；仰头时气管几乎上提一半，在颈部清晰扪及。随着年龄增加尤其45岁以上者，常发生胸椎后突，同时气管纤维化增加，使气管上提的幅度受限，因此45岁以上年龄气管切除长度不宜过长。而儿童气管弹性好，其延伸幅度较大。

气管位于颈部正中皮下软组织中，进入胸部后逐渐向后倾斜下行，至隆突部已靠近椎体食管前方。甲状腺峡部约在第2～3气管环水平横过颈部气管前方，甲状腺左右两叶位于其双侧。进入胸部的气管前方有左无名静脉、无名动脉和胸腺，以及主动脉的弓部(如图7-1所示)。

气管后方始终与食管相邻，仅有疏松的纤维组织相间。气管食管沟有喉返神经平行通过，向上在甲状软骨和环状软骨间的侧后间隙进入喉部(如图7-2所示)。进行气管手术时特别应熟悉此神经的解剖位置，不能切除环状软骨的后方组织，否则难免损伤喉返神经。甲状软骨和环状软骨只能切除前方下段，切线应前上后下的斜行方向。

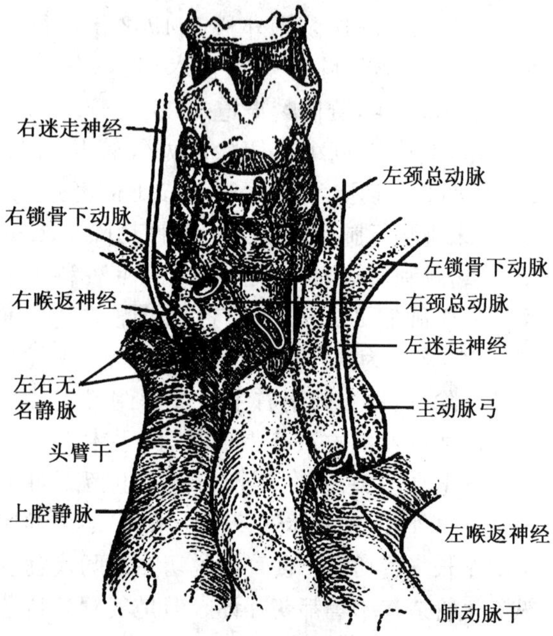

图7-1 颈部及上纵隔解剖图(后前位)

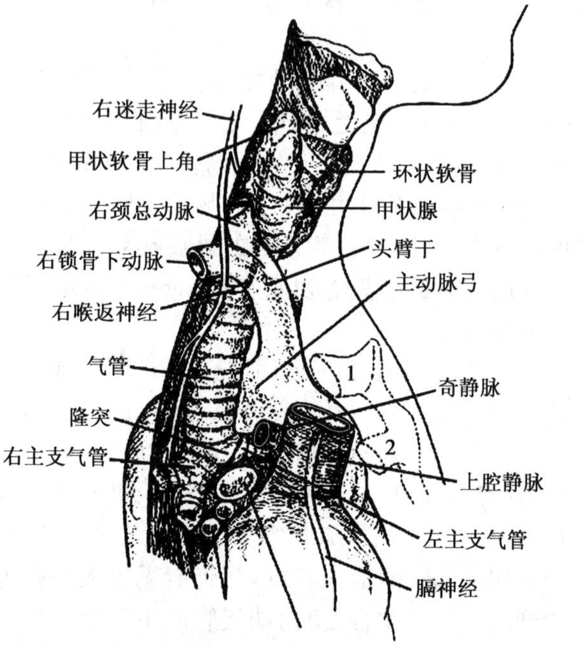

图7-2 颈部及上纵隔解剖图(右侧位)

气管的血运丰富，上段来自甲状腺下动脉的分支，下段主要来自支气管动脉，均为动脉分支的末端小血管，由气管侧面进入气管(如图7-3所示)。在施行气管手术时，以沿气管前面进行解剖和游离的径路为佳；可避免损伤过多的营养血供。在行气管吻合时，其远近气管残端的游离长度不宜超过1cm，可防止吻合口的血供不足而影响吻合口的愈合。由于气管的黏膜下层毛细血管丰富，愈合能力较强，其软骨部分也能保持较强的愈合力。气管的淋巴引流丰富，前方和两侧布以淋巴结群。

隆突部是气管和两侧主支气管的联结点，左主支气管细而长，长约5cm，男性长于女性，直径为1.0～1.5cm。其与气管垂直线所成之角为40°～50°。右主支气管粗短，长为2.0～2.5cm，内径为1.4～2.3cm。其与气管垂直线构成之夹角为20°～30°。隆突部在第5胸椎上缘水平，有气体射流作用，使气体吸入后能均匀地分布于两侧肺内。隆突能随呼吸上下移动。呼吸运动时气管壁的平滑肌会随之收缩或舒张，使管腔扩大或缩

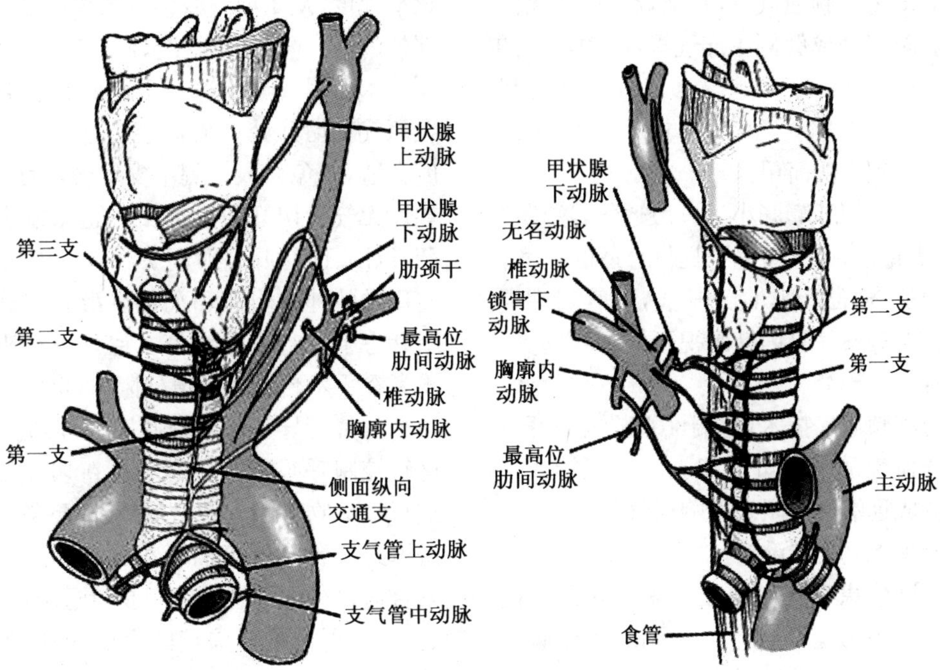

图 7-3　气管的血供

小，伸长或缩短。同时气管后壁膜部也会随着呼吸略有内收和外展，吸气时管腔扩大，呼气时管腔缩小，咳嗽时管腔也缩小，增加气流冲力，便于痰液咳出。因软骨的存在气管不容易压迫变形，但长期受实质性肿块压迫，可使管壁软化失去支架作用。气管黏膜下有散在分布的分泌腺体，不断分泌黏液，使黏膜表面保持湿润状态，不致干燥结痂影响气道通畅。

第三节　气管、支气管手术的麻醉

气管外科及术中的麻醉处理是近 20 年来胸外科领域探索的新课题，尤其是气管隆突部手术。1961 年，Woods 首先报道在体外循环下施行隆突手术。1976 年，国内上海市胸科医院首次报道在全麻呼吸管理下施行右全肺和隆突切除获得成功。气管外科手术的成败与麻醉处理密切相关，尤其是气管和双侧主支气管离断后呼吸管理及供氧状态。

一、气管手术麻醉常用的通气技术

见图 7-4 所示。

1. 高频正压通气

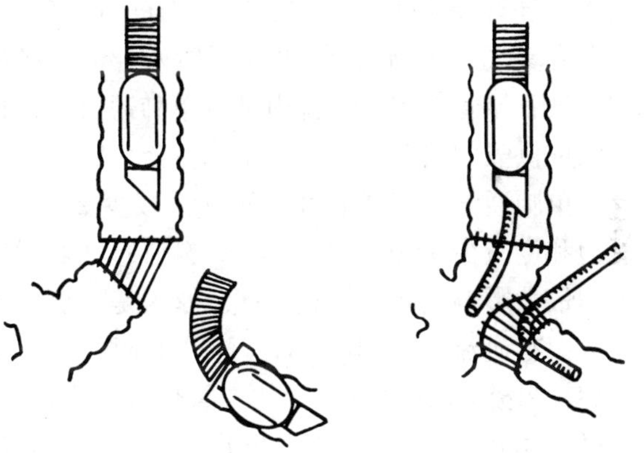

图 7-4　气管手术的麻醉处理

此通气方法适用于气管离断行端端吻合时，或施行隆突手术在左、右主气管离断后，行气管主支气管吻合时，进行左、右或双侧肺的通气。

高频正压通气的频率为 60～600bpm，潮气量 50～250mL。这种通气技术的特点是在气道漏气或气管离断时，仍能保证有效的通气，为气管吻合提供充裕的时间。同时在改善气体混合、通气/血流比率及对心血管功能影响等方面亦有好处。

具体方法是：在气管离断后，从气管导管内插入内径为3mm的高频通气管，其顶端定位于离断气管的远端、隆突部或健侧主支气管，高频通气的驱动压为1.5～2.5kg/cm^2。这种通气方法的优点为：

(1)呼吸管理方法简单。

(2)潮气量小使肺膨胀小于一般通气，这样能较好保持纵隔稳定，为气管缝合提供合适的环境。

(3)高频通气导管细，且无气囊，气管对端缝合时方便操作，观察气管内针距视野好。

缺点为：

(1)采用高频通气技术，远端气管腔内呈开放状态，术野的血液随时有可能流入远端气管或主支气管内，造成远端气道阻塞影响通气。

(2)可出现二氧化碳潴留。

(3)气管肿瘤患者在气道梗阻未解除前不能应用高频通气，因为这不但不能达到二氧化碳的良好排除，且有引起气道气压伤的危险。

2. 单肺通气

此通气方法为经口气管插管插入一小口径带气囊的气管导管到一侧主支气管内进行通气，亦可在主支气管离断后，经手术野插入合适口径的加长气管导管至主支气管内进行单肺通气。以便在保证供氧的情况下行气管端端吻合。

单肺通气较双肺通气时潮气量减少22%，血氧饱和度减少1.2%～3.6%，单侧肺通气对呼吸生理最大影响是导致低氧血症。原因是一侧肺无通气但有血流，造成肺内动静脉分流而产生低氧血症。另外，单肺通气可导致二氧化碳蓄积，其浓度可达4.8%～6%，由于二氧化碳在肺内的弥散率和血中溶解度均比氧大20～25倍，只要单侧肺以中等过度通气，$PaCO_2$仍可维持在4kPa。为预防单肺通气可能引起的低氧血症，在手术中应将单肺通气尽量缩短时间，潮气量控制在8～12mL/kg，调整呼吸频率使$PaCO_2$维持在5.3kPa水平，通气中尽可能提高吸入氧浓度，并连续或间断监测SaO_2、PaO_2、$PaCO_2$。

二、颈部气管手术的麻醉

气管狭窄瘢痕段切除或气管肿瘤行气管环切，端端吻合，为最常见的颈部气管外科手术方法。术前应通过气管正侧位片和CT片了解气管狭窄程度，从术前气管镜资料详细了解病变范围、部位、气道梗阻严重程度，制定麻醉计划。

术前因气道压迫严重已施行气管切开者，可在原气管切开处更换口径合适的短气管插管，深度合适，以免误入一侧主支气管，然后进行麻醉诱导。无气管切开而有严重气道阻塞者，免用镇静药，以防呼吸抑制，加重缺氧和二氧化碳潴留。可先用颈丛神经阻滞和局部麻醉，并确保在自主呼吸状态下进行手术游离。待气道梗阻解除后，由术者在手术台上从气道梗阻下部气管内插入合适口径的气管导管或高频通气管，再进行全身麻醉，施行控制呼吸或高频通气。在切除气管病变后，进行端端吻合时先缝合后壁，后壁缝合完成后，将经术野安置的气管插管拔除。然后，经口插管插入合适口径的气管插管至吻口远端的气管内维持通气后，再行吻口前壁的全层间断缝合。当气管端端吻合完成后，拔除细气管插管，保留原经口气管插管直至患者完全清醒后拔除（如图7-5所示）。

气管吻口完成后患者应保持颈部屈曲位以减少吻口张力。在气管离断后，要防止手术野血液反流入气管，术中随时吸出反流至远端气管内的血液及残留在气道内的分泌物，保持气道的通畅。

三、胸部气管、支气管手术的麻醉

对临床上有呼吸困难，但并不严重病例。气管分层片或胸部CT片示气管肿瘤不大，气管腔直径在1cm左右，可施行全身麻醉气管插管。气管导管应位于狭窄处上方为好。绝不能用力勉强通过狭窄处，以防止肿瘤脱落或损伤狭窄段气管出血。临床上有严重呼吸困难，气管狭窄处直径<0.5cm，估计气管内导管不能通过狭窄部的病例。一般宜选用在局麻下清醒插管，气管内导管前端位于肿瘤上方，维持患者自主呼吸，然后在局麻下开胸。气管插管后，必要时可辅以少量镇静、镇痛药物，但以不抑制呼吸为原则。

开胸游离病变处气管后，先离断病变远端气管，将一无菌有套囊的加长气管导管（管径5～6mm，长50cm）经手术野插入至远端气管，维持通气，再开始全麻。切除病变段气管后行气管端端缝合，麻醉处理同颈部气管吻合方法。若采用高

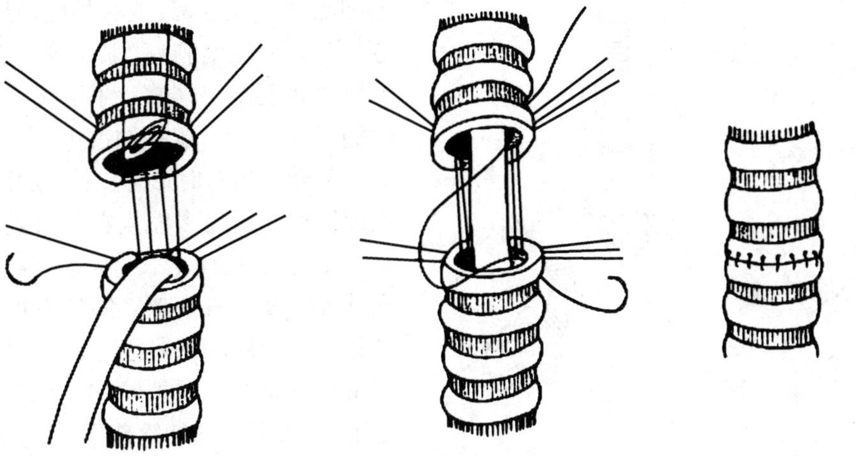

图 7-5　气管对端吻合法

频通气方法，可从经口气管导管内插入高频通气管至吻口远端气管，进行高频通气，吻合口缝合完成后撤离高频通气管。

已有严重气道阻塞、临床上有缺氧和二氧化碳潴留、血气分析示 PaO_2 下降，$PaCO_2$ 升高。则应先施行紧急气管切开或气管插管，通过其插入细长的导管通过气管狭窄处或肿瘤部位进行供氧，以挽救生命。但这样处理存在一定风险，很可能在导管强行通过病变部位时出现肿瘤脱落或出血，危及生命。

经胸行支气管袖状切除或支气管成形手术时，可采用双腔气管插管或延长经口气管插管，引入至健侧主支气管内，在支气管成形缝合完成后，把延长的导管退回到气管，通过气管导管加压通气检查吻合口有无漏气。另外，进行此类手术，也可从经口气管插管内插入高频通气管至健侧主支气管进行通气。

四、隆突切除重建术的麻醉

隆突切除的主要方法有一侧全肺切除并行隆突切除（全肺袖状切除），气管主支气管对端吻合术；另一种隆突及右上叶切除，气管和左主支气管端端吻合，中间支气管与气管或左主支气管行端侧吻合术即隆突重建术。

气管隆突手术较复杂，术中要做 2 个吻合口，且影响双侧肺通气。因此，术中麻醉师与术者密切配合甚为关键，主要是在手术中一定要保证一侧肺的通气氧合功能。隆突部位肿瘤或主支气管肿瘤侵犯隆突部，常可突向气管腔内，引起气道阻塞、部分肺不张、远端气道分泌物积存。所以，对有明显气道梗阻病例，麻醉选用清醒插管，待进胸后能确保一侧肺供氧后，再改用全身麻醉。

1. 一侧全肺袖状切除（包括隆突切除）的麻醉处理

在断离气管及主支气管后，手术台上从主支气管残端置入气管导管后维持供氧。以后的呼吸管理同气管环形切除对端吻合术。

2. 隆突切除重建术的麻醉方法

先全麻气管插管，在隆突部游离后离断左主支气管，手术台上左主支气管插管维持通气后，再离断气管下段和右主支气管。在左主支气管供氧良好情况下，行气管右主支气管对端吻合。反之亦可通过右主支气管插管供氧，行气管左主支气管对端吻合。吻合口完成后，从经口气管插管内置入通气导管到吻合口远端的主支气管内供氧，拔除手术台上另一侧主支气管内气管导管。或者在保留手术台上供氧的情况下，行一侧主气管与气管或者另一侧主支气管端侧吻合术。如双侧主支气管离断后，一侧主支气管手术台上供氧不能维持，也可在另一侧主支气管内手术台上插管，保持左右双侧肺的通气（如图 7-6 所示）。

气管外科在麻醉过程中必须防止气道进一步阻塞，有效的措施是：

（1）防止麻醉前用药过量，以免呼吸抑制。

（2）在诱导期、安排手术体位及游离气管肿瘤时应防止或警惕肿瘤脱落造成气道阻塞。

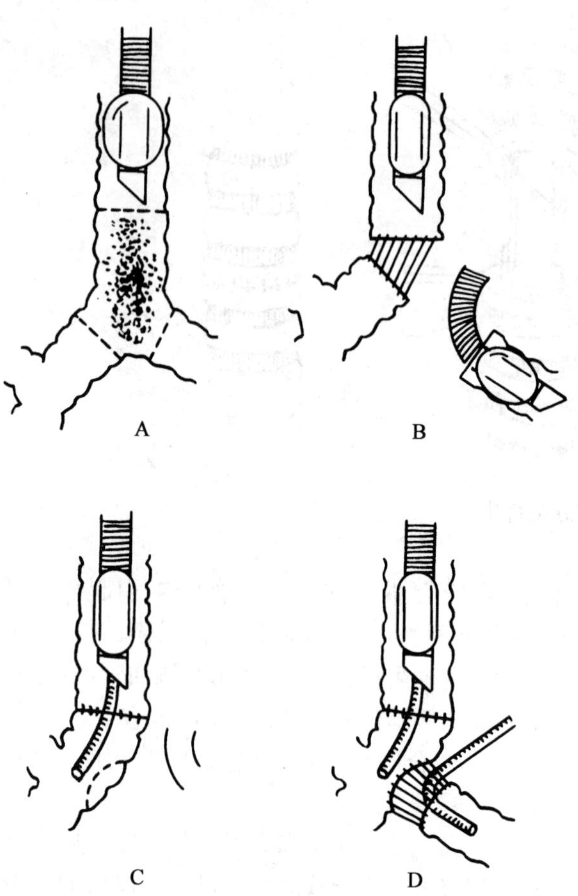

图 7-6 隆突切除重建的麻醉管理

(3)在气道梗阻解除之前,须保持自主呼吸,禁用肌松药。

(4)一旦发生气道完全梗阻,应立即开胸切开肿瘤远端的气管,从术野置气管导管供氧。

另外,应提醒手术者要保证术野气管插管的固定,防止滑脱及扭曲。麻醉人员在呼吸管理时,严密注意气道阻力,通气肺的膨胀及纵隔抬高的幅度等。手术结束拔除气管插管前,要尽量吸尽吻合口远端的分泌物、术中倒流的血液及血凝块,以利术后的通气和肺扩张。

第四节　气管肿瘤

一、疾病概述

相对其他器官肿瘤,原发性气管肿瘤的发病较为少见。发生率大致为每年 2.7/10 万,大多数为恶性肿瘤。最常见的气管原发性恶性肿瘤是鳞癌和腺样囊性癌,其他有类癌、黏液表皮样癌、腺癌、肉瘤、燕麦细胞癌、腺瘤等。文献报道恶性肿瘤以鳞状上皮癌居多,约占 45%;其次是腺样囊性癌,约占 30%;腺癌约占 10%,其他类型发病率低。气管腺瘤有时形态良性,实质属恶性,容易复发或转移。鳞癌多发生在气管膜部,常见气管下 1/3 段,呈菜花样生长,容易阻塞管腔影响通气,向外可侵及食管前壁。鳞癌发展较快,会较早地转移至气管周围的淋巴结,预后较差。腺样囊性癌常在黏膜下潜在扩展,肉眼难以辨别病变确切范围,因难以估计切除范围,切缘容易出现肿瘤残留,较少淋巴及血道远处器官转移,以局部侵犯为主,手术切除多年后仍会复发,预后较鳞癌好。腺癌发生于腺体组织,瘤体大,血供丰富,坏死少,预后较鳞癌差。其他肉瘤的预后最差。良性肿瘤有乳头状瘤、脂肪瘤、纤维瘤、软骨瘤、错构瘤、平滑肌瘤、血管瘤等。气管良性肿瘤好发于气管膜部,儿童多见于气管上 1/3 段,成人多位于气管下 1/3 段。气管继发性肿瘤可发生于喉部肿瘤、甲状腺癌、上中段食管癌、肺癌的纵隔转移淋巴结等。一般继发性气管肿瘤无手术切除指征,以保守治疗为主。若气管病变能与其原发性肿瘤一起行根治性切除,如中央型肺癌侵及隆突或气管下段,可行隆突切除重建或气管成形术。

气管肿瘤在发病的早期除咳嗽外,多无其他自觉症状,咳嗽为刺激性干咳。随着肿瘤逐渐增大,表面溃破可出现少量痰血。可有活动时气急,逐步加重。此时胸片呈正常,常被误诊为气管炎或哮喘,延误诊断和治疗。当气管腔直径<1cm,患者活动受限,气急加重,当气管口径<0.5cm,患者呼吸困难出现严重的三凹征时,才明确诊断。对 45 岁以后出现的哮喘,经抗哮喘药物治疗无效病例,应高度警惕气管肿瘤发病的可能性。气管肿瘤的晚期症状,常见的有声音嘶哑、饮水呛咳,提示肿瘤外侵,累及喉返神经。肿瘤侵犯食管可有进食梗阻,严重可伴有贫血、进行性消瘦和恶病质。有的患者耐受低氧能力较强,常处于窒息状态时,才急诊就医。

气管肿瘤的诊断除病史、症状、体征外,还要进行 X 线、CT、支气管镜、细胞学检查等,才能综合分析,明确诊断。胸部 X 线检查必不可少,胸部平片因气管与纵隔和脊椎重叠，显示不能满意。但对于术前了解整个胸部情况是必需的。气管分层片、颈伸位颈部侧位平片、气管隆突倾斜分层片，能显示颈段、胸段气管的全貌，还能了解双侧主支气管及隆突部情况。通过这些X线片，可反映气管增厚情况和光滑度，明确肿瘤的部位、大小和外侵程度。胸部CT在诊断中起着重要的作用，气管的直径、肿瘤的形态和大小、外侵程度和范围、与邻近器官的关系，有无区域淋巴结和肺部的转移病灶，都能清晰显示。尤其高分辨CT薄层扫描，能精确测量病变范围和长度，同时初步辨别病变的良恶性。CT的三维结构重建，可更精确地提供病变范围。对气道梗阻严重病例，气管镜不能通过病例，三维重建能清晰显示狭窄气管远端的情况，为治疗方案的确定提供可靠的依据。支气管镜检查是诊断气管肿瘤的重要方法，它不但能直接观察肿瘤的范围、形态、质地，还能取得标本做病理组织学检查，获得病理依据。但对气道梗阻严重病例，气管镜检查有一定的危险性，应慎重。必要时可安排在手术当天术前在手术室进行。由于气管与食管关系密切，对诊断为气管后壁部肿瘤的病例，有必要在术前行食管钡剂造影或食管镜检查。有条件最好行食管腔内超声检查，明确肿瘤外侵程度，还可鉴别原发肿瘤来自气管还是食管，为手术方案的制订提供确切的依据。

二、手术特征

气管肿瘤手术的要求是彻底切除病变，重建畅通的气道。气管环形切除对端吻合是气管肿瘤手术最合理的术式。一般要求切端边缘距肿瘤约0.5cm，气管切除的长度不要超过6cm，气管吻合口张力过大会影响术后的愈合。吻合口两端的游离最好不超过1cm，否则容易影响残端血供，不利于吻合口的愈合。

手术适应证：气管肿瘤一旦明确诊断，首先考虑手术治疗。对于良性肿瘤，肿瘤及其蒂部＜1cm，可在内镜下摘除后，蒂部电灼或激光治疗，肿瘤＞1cm，而蒂部＜1cm的良性病变，可在手术中切开气管壁直接摘除，蒂部烧灼处理，也可切除蒂部的部分气管壁直接缝合关闭气管缺损；对恶性肿瘤或蒂部＞1cm的良性肿瘤，首选的手术方法是气管环形切除对端吻合。理想的手术是根治性切除病变，但对严重气道梗阻病例，即使不能彻底，为了挽救生命，先行姑息性切除，解除气道梗阻为进一步治疗赢得时间。对病程长，外侵明显的恶性肿瘤可先行术前剂量的放射治疗，休息3～4周后再行手术治疗。对已行根治性放疗肿瘤复发的病例，一般不考虑手术。因气管已呈纤维化很少有血供，对端吻合后无愈合能力而裂开，教训甚多。对继发性气管肿瘤，如甲状腺肿瘤或食管肿瘤侵犯气管，在原发病灶和气管病变都能同时完整切除时，可考虑手术治疗。

三、手术时机

气管肿瘤无论是良性或恶性，皆以手术切除为治疗首选。手术时机的把握在于对疾病本身进展程度的掌握：估计气管切除长度在3cm以内者，直接游离切除病变段气管行端端吻合效果佳；估计切除长度在4～5cm者，往往需要纵隔气管游离和/或肺门松解方能行直接吻合；由于气管切除后其替代品（如人工气管、移植气管等）的应用还存在很多问题尚未解决，目前对于长段气管肿瘤，估计气管切除长度超过其全长50%者，仍视为相对手术禁忌证；当气管肿瘤已发生喉返神经麻痹造成声音嘶哑、食管气管瘘、上腔静脉压迫综合征或其他脏器的远处转移，则应视为手术禁忌，其气道梗阻可采用激光、安置支架或气管切开等保守治疗的方法，缓解症状，延长生存；对于临床上气道梗阻严重，呼吸困难明显伴或不伴有紫绀的患者，紧急解除气道梗阻应为首要治疗的目的，切除肿瘤应在气道梗阻解除以后或同时进行。

四、手术方法

1. 手术切口的选择（如图7-7所示）

位于胸锁关节以上的气管肿瘤，可采用颈部横切口。体位平仰卧，肩背部垫高，头部充分后仰。这样可使更多的气管暴露于手术野中，方便操作。对主动脉弓以上的气管肿瘤，可采用颈部＋上纵隔部分胸骨劈开的T形切口，胸骨自上而下劈至胸骨角水平，再横断胸骨。体位同颈部切口，保持头部充分后抑。术中再游离左无名静脉，并用纱带牵开，可使大部分气管暴露于手术野中。

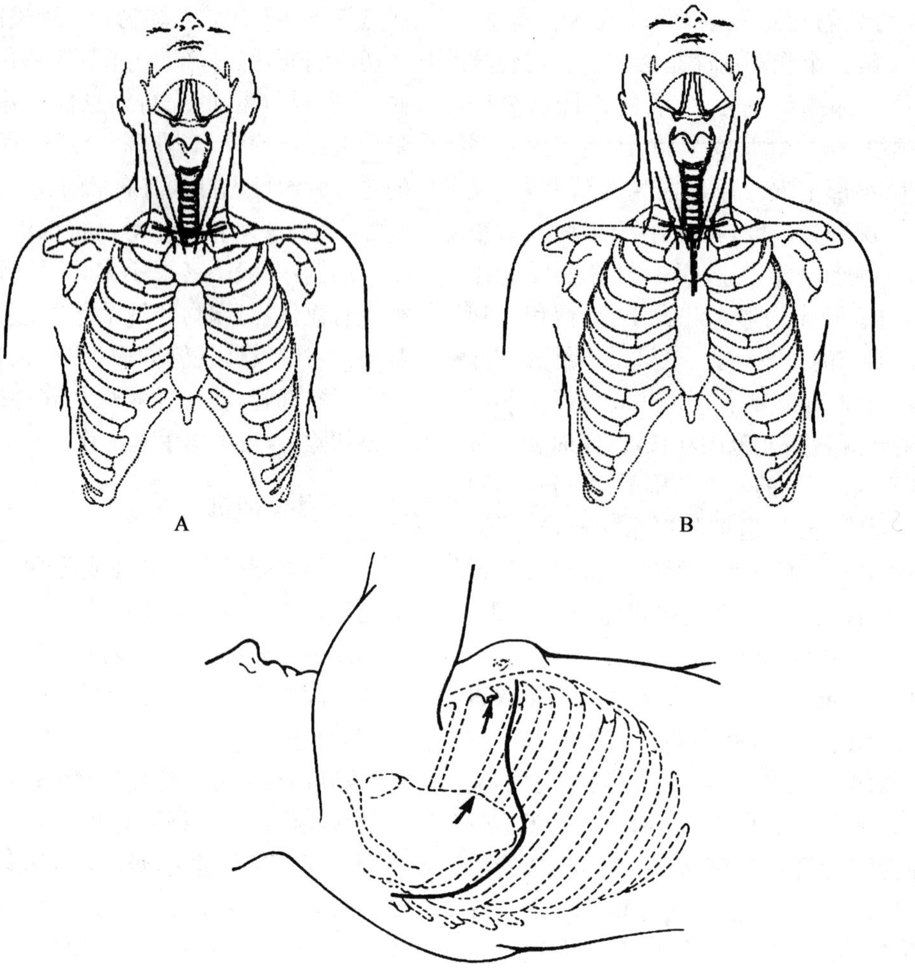

A　　B　　C

图 7-7　气管手术的切口

该切口下最好不行气管造口，否则容易并发纵隔感染，影响愈合。对主动脉弓水平以下的气管肿瘤，隆突部肿瘤，拟行隆突切除、隆突成形或重建术者，宜采用右后外侧切口。患者取左侧卧位，第4肋间进胸，根据病变部位再决定断第4肋或第5后肋，以充分暴露病变范围，便于手术操作。该切口能在术中游离肺门部，松解肺下韧带，减小吻口张力。一般下胸段或隆突部肿瘤，不采用左后外侧切口。左侧有主动脉弓及其分支的存在，不能使气管下段和隆突部充分显露，不方便操作。若需行左全肺袖形切除，则只能取左后外侧切口。在左肺血管都处理完后，分离结扎 2～3 支肋间动脉，把主动脉弓降部向前翻起暴露隆突部。

2. 术式介绍

(1)气管环形切除对端吻合术

术前充分了解病变部位、肿瘤长度、外侵程度、拟行何种手术方法，选择合理的体位和手术切口。术中先分离暴露肿瘤部位的气管，有外侵者能较明确肿瘤的部位。若肉眼不能确定肿瘤的部位和范围，则可用双指轻轻对合触摸气管腔内的病变，切忌用力过度，造成肿瘤脱落，阻塞远端气管。若仅能触摸到肿瘤的部位，不能明确气管切除的范围，可在肿瘤处的气管上做两针牵引线缝针，缝针处应避开肿瘤蒂部，在牵引线之间纵行切开一小口，就能直接看到气管腔内的肿瘤。然后，先向远端延伸纵行切口，直至拟行气管切除的远端，横行离断气管。手术台上从气管下切端内置入气管导管，在导管气囊内充气，建立麻醉供氧，然后在气管壁上缝线固定气管导管。再沿纵行切口，向上延伸直至肿瘤上缘约 0.5cm 处横断气管。

游离切除部气管后，标本送病理科冰冻切片或常规病理切片。术中离断气管时总是先离断气管远端，建立通气，这样可减少手术中缺氧的时间。在离断气管前术野要严密止血，术中随时吸尽手术野渗血，防止气管离断后有血流倒灌入远端气管，影响术中供氧及术后气道并发症的发生。气管离断前，先检查手术台上准备的气管导管，口径是否合适，套囊有无漏气，延长导管与气管导管的接口是否匹配。还要与麻醉师联系，台上供氧准备是否完善。

气管对端吻合前，在远、近端气管的左右两侧各用 4 号线缝牵引线。吻合口采用全层间断缝合，缝线最好应用 3-0 无损伤可吸收缝线，可减少吻口肉芽组织和瘢痕的形成。缝针的进针距切缘 0.2cm，针距约 0.3cm。先从外壁缝入，内壁出针，再从另一残端的内壁进针，外壁出针。打结在气管外壁，避免线结在气管内刺激引起术后呛咳。术中吻合时一般先缝合视野内气管的后壁，约4～5 针，每针缝合时先不打结。缝一针用短钳夹住，不相互缠绕。后壁缝合毕，助手拉住气管远近两端的牵引线向中间靠拢，使术者按次序结扎吻口后壁时不会因张力过大而撕裂(如图 7-8 所示)。

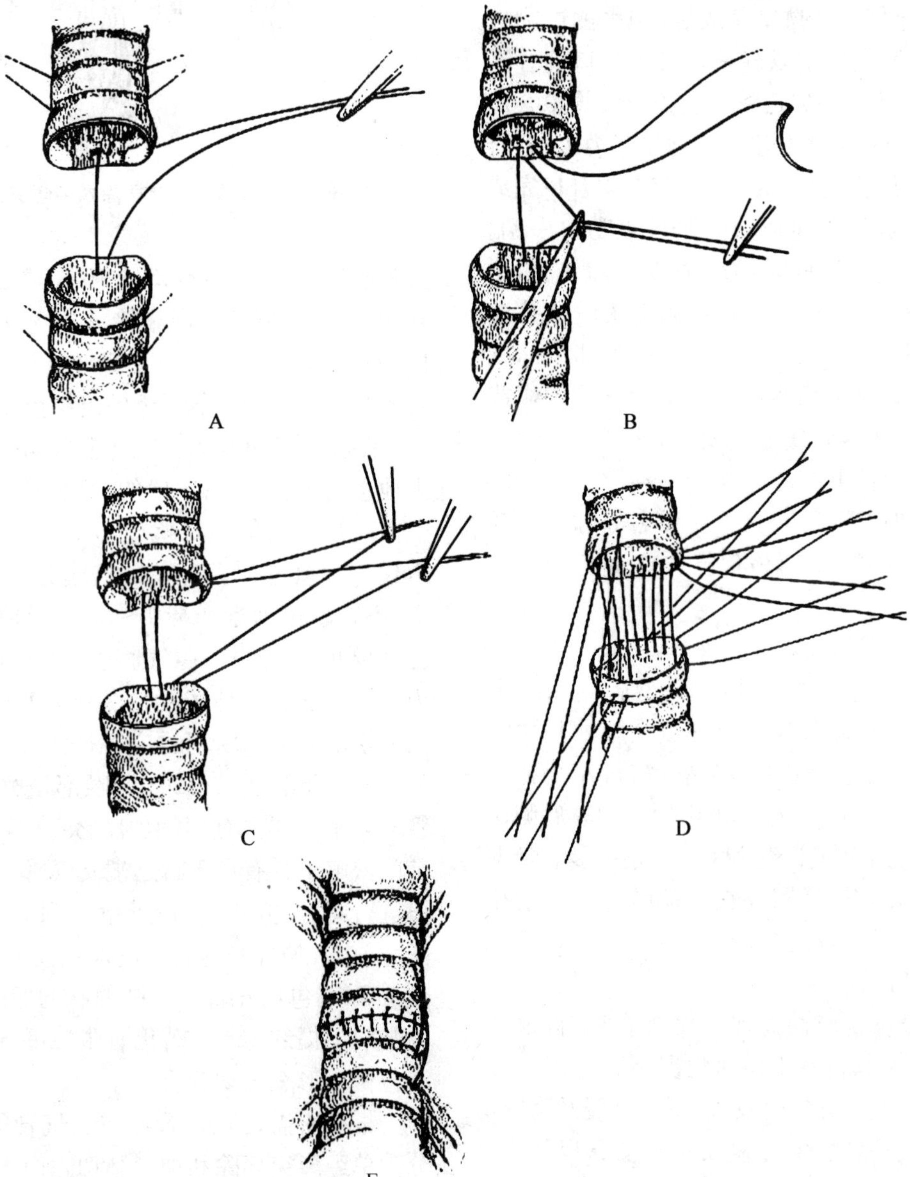

图 7-8 气管对端吻合示意图

在两端气管口径有差异情况下，如袖形切除或隆突重建术气管口径大于主支气管口径，此时缝合气管时针距要密一些，缝主支气管时针距要适当宽一些，这样缝合后打结时可保持吻口对合满意。另外，在缝合吻口时先缝环部，后缝膜部，因膜部为肌性组织有弹性，通过膜部的伸缩使吻口能平整对合。缝吻口前壁时，先拔除手术野中安置于远端气管内的气管导管。从经口腔的气管插管内放入细气管导管，并通过吻合口到远端气管内进行通气。缝吻口前壁时，为了缝合满意而且不缝到气管腔内气管导管，待前壁在直视下都缝好后再一起打结。吻口完成后，倒水测试吻口有无漏气，有漏气应予以缝补。若吻合口缝合满意，且无张力，不必用邻近组织包盖。气管愈合能力很强，吻合口很少并发瘘。若吻口张力大，缝合不满意，或已做术前放射治疗者，应在吻合口完成后用邻近的胸膜、心包或肋间肌包盖吻口一圈。这样以利吻口愈合。同时，为了减少吻口张力，手术完成时用粗线缝吊下颌和前胸皮肤后结扎缝线，使颈部固定于前屈 15°～30°角，头部垫高枕头，保持该体位 2 周后拆线。对下段气管肿瘤或一侧肺癌全肺切除后残端复发者，亦可经正中切口胸骨劈开，游离上腔静脉和升主动脉向左右两侧牵开，必要时打开心包。于左无名静脉和肺动脉间显露隆突，视野良好，但操作中谨防损伤大血管。

(2)隆突切除重建术

近隆突部气管肿瘤包括中央型肺癌侵隆突部，需要行隆突切除重建术或一侧全肺袖状切除术。手术切口除左侧中央型肺癌，需行左全肺切除，采用左后切口外，一般都采用标准的右后侧切口。左侧进胸因为有主动脉弓及其分支影响隆突部的显露，必须左侧径路要在主动脉弓降部结扎离断 3 对肋间动脉，把主动脉向前推开暴露隆突部(如图 7-9 所示)。

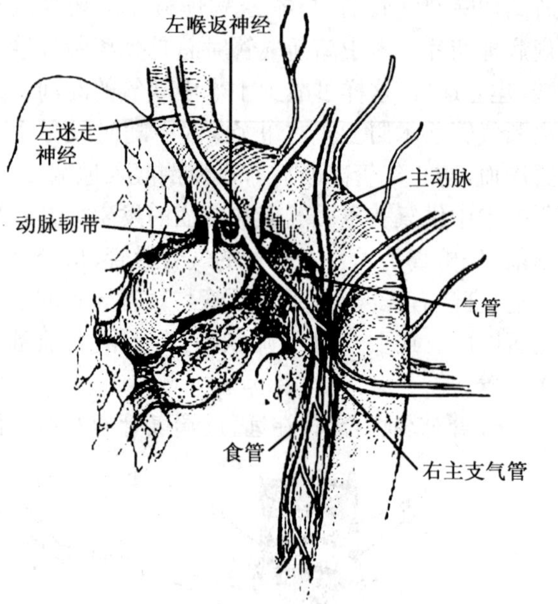

图 7-9　袖形左全肺切除术中隆突的暴露

在分离隆突部时注意勿损伤奇静脉，否则处理较为困难，尤其在发生出血情况下。左侧中央型肺癌由于左侧主支气管较长，不容易侵及隆突，即使侵及隆突往往肿瘤亦侵及左肺动脉根部，无法行左全肺切除而放弃手术。上海市胸科医院行隆突重建术 86 例中，左侧径路仅 5 例(占 5.8%)。文献报道中一般亦不超过 10%。右侧径路在后外切口下，分离结扎奇静脉后，能充分显露气管下段、左右主支气管及隆突部，便于手术分离及缝合。此切口也便于找邻近的组织包盖吻口。

隆突切除重建术要求能彻底切除病变和无张力地重建气道，气管下段的切除不容易超过 2cm。主支气管的切除不要超过 1.5cm，否则无法进行重建。对预定吻合部位的气道进行全周性的游离，不宜超过远近残端 1～2cm，保护气管血供来源，以利吻口愈合。除气道切除长度限制外，无张力吻合是隆突重建成功的关键，对适当部位吻合前的松解有助于断端的拉拢对合。颈部屈曲位可使气管向下移动 1～2cm。喉部松解术在上段气管环切术中非常有用，但对隆突成形术意义不大。肺门松解十分有利于将远端支气管上提与气管下段进行吻合，方法包括先游离下肺韧带，再于下肺静脉前方、膈神经的后方进入心包内，绕下肺静脉做 U 形心包切开直至下肺静脉的后上方，这样可使肺门上提约 2cm。若仍有张力可将包绕肺门的心包做环形全部切开。

根据所需切除气管和主支气管的范围，大致分为单纯隆突切除和袖形肺切除两类。单纯隆突切除适合于气管分叉或主支气管开口处的病变，肿瘤局限于隆突处，无需大范围切除气道。重建的方法是将左右主气管的内侧壁做半月形缝合后与气管对接。由于该手术取右后外切口，左主支气管无法游离活动余地小，双侧主支气管对合隆突重建主要靠气管下拉以完成吻合。手术方法先离断左主支气管，台上左主支气管内气管插管维持供氧，把左、右主气管的内侧缘做间断全层缝合。待其联合口径与气管相仿时，再把其与气管残端做端端吻合（如图 7-10 所示）。

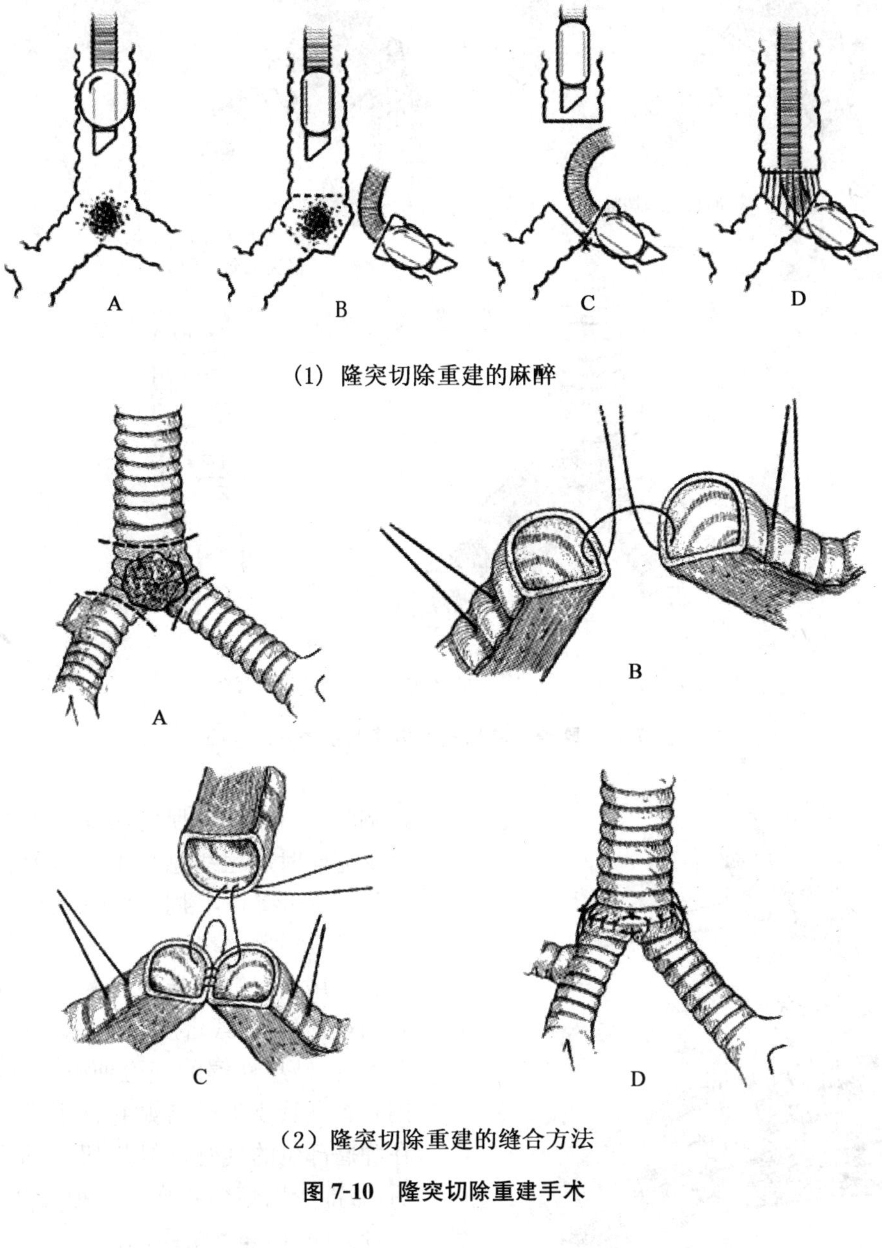

图 7-10　隆突切除重建手术

袖形肺切除术式有两种（如图 7-11 所示），一种袖形全肺切除，行气管与一侧主支气管对端吻合术。具体操作及麻醉同气管环行切除对端缝合术；一种为右肺上叶袖形切除、隆突切除、隆突重建术。其隆突重建方法有多种，包括气管与左主支气管对端吻合右中间支气管与气管或与左主支气管行端侧吻合术；亦可气管与中间支气管行对端吻合术，左主支气管与气管或右中间支气管行端侧吻合术。

特别强调在行端侧吻合前侧壁的气管一定要用尖头刀做半圆形的切除部分气管，其大小应该和与之吻合的气管口径相仿（如图 7-12 所示）。这样才能保持双侧气道通畅。切忌做气管侧壁纵行切开后直接做缝合，这样会产生吻合口狭窄，影

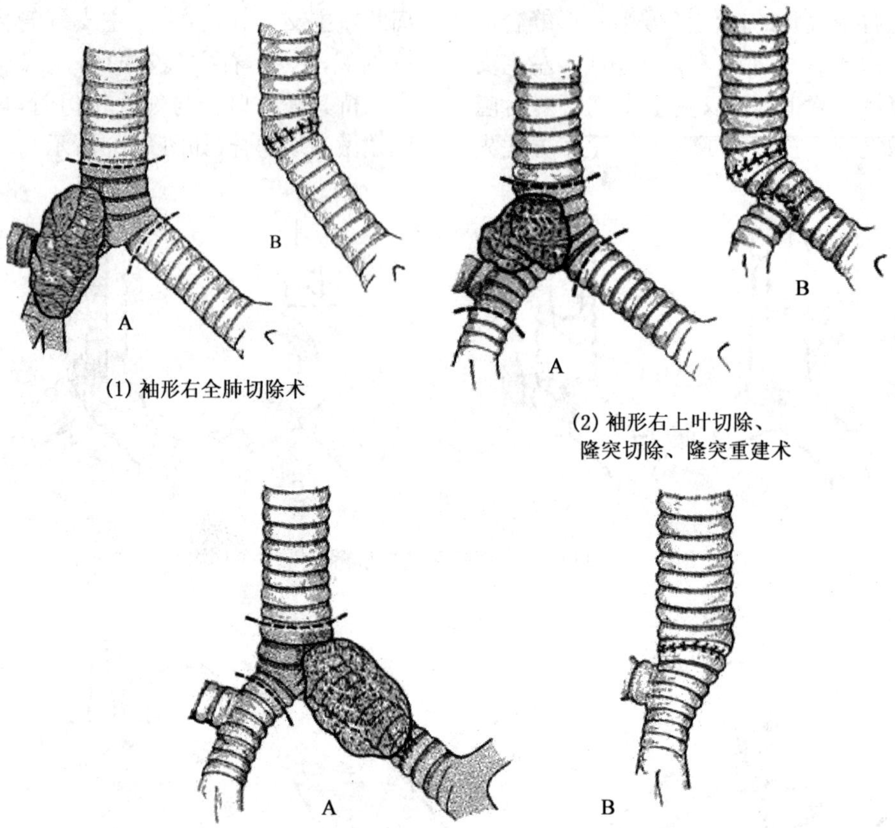

(1) 袖形右全肺切除术

(2) 袖形右上叶切除、隆突切除、隆突重建术

(3) 袖形左全肺切除术

图 7-11　隆突切除后气道重建的手术方法选择

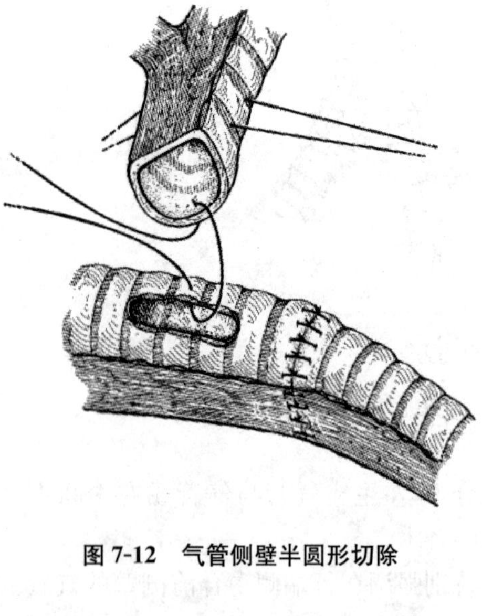

图 7-12　气管侧壁半圆形切除

响吻合口远端肺的扩张及远端气管内分泌物的排出，发生感染。

重建吻合口均应取带血供的活体组织覆盖，促进吻口愈合，保护纵隔内大血管。常用的有邻近胸膜、心包、肋间肌等组织。为减少吻口张力，手术完毕时用粗线悬吊下颌至前胸皮肤，保持颈曲位 15°～30°角，2 周后拆除。

(3)气管开窗取瘤术

多用于气管内带蒂良性肿瘤，在内镜下切除有困难的病例；或者肿瘤病变较长，无法行根治性手术时，姑息性解除气道梗阻。后者目前大多采用安置气管支架代替姑息性手术。手术方法是：在肿瘤部位的气管做纵形切开，把肿瘤组织切除后，蒂部予以烧灼止血。再把切开的气管壁间断缝合关闭，用邻近组织包盖。

(4)气管楔形切除术

对蒂部不超过 2cm 的气管肿瘤可行气管侧壁楔形切除术，气管缺损部位直接用 3-0 或 4-0 可吸收缝线直接缝合。气管侧壁 2cm 的楔形切除直接缝合，不会因部分管腔侧弯影响通气。对楔形切除较大无法直接缝合时可改行气管环切对端吻合，或取一段肋软骨，用手术刀修饰成骨片，最好呈拱形。把其缝合在气管楔切处关闭缺损，用胸膜、心包、大网膜或肋间肌包盖。

(5)喉松解术

作为辅助方法可使气管增加 2cm 的长度切除。其手术方法是：在颈部横切口下，暴露舌骨及甲状软骨前部，切断舌骨与甲状软骨间的甲状舌骨肌、甲状舌骨膜和甲状软骨上角。此时，应注意勿损伤喉上神经和其伴行血管，肌层切断后即可暴露出咽前壁黏膜下层，其表面布满血管网，较容易辨认，这样可使喉下移 2cm 左右。喉松解术后部分患者会出现术后短暂吞咽困难、喉部水肿或呼吸困难。

(6)特殊部位的气管手术

肿瘤靠近环状软骨，上切端距其<0.5cm 时，可将甲状软骨前部做部分切除，其气管下切端亦相应前长后短，便于对端吻合。环状软骨只能切除前半部，后半部必须保留，否则将损伤喉返神经。

Pearson 强调保留环状软骨与甲状软骨在后侧的连接处，以防止喉返神经被切断。若肿瘤侵犯至该部位，则应做喉切除和相应的上段气管部分切除，气管永久性造口。气管永久性造口术应将造口处的皮肤做圆形切除，在距气管断端0.5～1cm 的气管外缘与皮肤缝合一周。这样可减少造口倒灌机会，也不致发生皮肤瘢痕挛缩造成气管造口狭窄。侵犯喉部的气管肿瘤，并行喉切除为首选。

位于隆突部以上 2cm 的气管肿瘤，气管环形切除后做对端吻合时，因远端气管邻近左、右主支气管分叉，不容易上提可发生吻口张力过大。这样必要时可行隆突重建术，把一侧主支气管下移，缝合于另一侧主支气管的侧壁，并做相应气管肺门的游离，减小吻合口张力。

对病变较长的上段气管肿瘤，无法在颈部行气管造口术时，可切除部分锁骨头和胸骨上半部。必要时包括第 2 部分及第 3 部分肋软骨切除，行纵隔气管造口术。为防止气管造口下陷，可适当松解和游离远端气管。有气管下陷者应插入气管套管，以利术后管理。

五、手术方法评估

发生于气管、隆突、主支气管的肿瘤临床上较少见，手术方法的选择主要取决于肿瘤发生的部位，其次取决于肿瘤的良恶性程度及病变气管的长度，各种术式的特点和所针对的病变已在术式介绍中予以阐述，不再赘述。各术式的针对性均较强。能够不开胸行气管肿瘤切除并行气管对端吻合当然是最理想的术式，患者所受手术创伤小，术后并发症少，恢复快，但对气管下段及隆突部的肿瘤，由于解剖位置所限，开胸手术仍然是必须。

六、专家点评

气管手术中气管环形切除对端吻合是最合理的术式，但有限于安全切除长度，切缘阳性发生率可达 50%。在肿瘤较长时应考虑重建安全通畅的呼吸道，而不能为达到根治目的切除超出气管切除的极限长度。在吻合时应注意在低张力下打结，避免撕裂气管壁，尤其膜部。尽量用 3-0 或4-0 可吸收 Vicryl 线缝合，减小吻合口反应。术后放疗并发狭窄一般置支架缓解症状，置支架后肉芽形成阻塞管腔，只能烧灼或激光治疗。气管部分切除隆突成形术、气管隆突切除重建术、气管袖状全肺切除术等开展，扩大了肺癌手术指征，对局部进展型肺癌，提高了治愈率。对气管上段肿瘤，手术切除时尽量不要探查声带部位，以免损伤后粘连闭锁。在气管肿瘤的手术治疗中，应准确地掌握手术指征、慎密的麻醉计划及配合、熟练的外科技术和术后完善的监护，是降低手术并发症和死亡率的关键。

七、术后观察及并发症的处理

和气管手术有关的并发症有感染、出血、吻合口瘘、吻口狭窄和肉芽形成等。术前有呼吸道感染者应抗炎、雾化治疗，术前可练习颈屈位咳嗽排痰。对于气管环形切除对端吻合术患者，为减少术后吻口张力，防止吻口崩裂，术后患者应严格保持颈前屈位，3 个月内颈部避免剧烈活动及后仰。作者多采用下额与前胸皮肤缝合 2 针的固定方法。手术前后应用敏感抗生素，术中尽可能减少污染，保持手术野的引流通畅是预防术后感染的关键。拔管前应吸尽气道内分泌物，术后应协助患者排痰，给予超声雾化，必要时纤维支气管镜吸痰，术中在气管吻口缝合完成后，用带蒂心包、胸膜、肋间肌、大网膜或邻近胸腺组织包盖吻合口，既有利于吻口愈合，又可防止吻口处缝线结扎头磨破邻近大血管或吻口瘘并发感染溃破血管壁，引发致命的大出血。如果患者确实发生了伤口感染或怀疑有深部感染，则应广泛敞开伤口以保证迅速引流，未经引流的脓肿可以腐蚀破坏气管吻合口而形成内引流。应用无损伤可吸收缝线缝合吻合口，可使吻口狭窄和吻口肉芽肿的发生率大大下降，如有发生可在气管镜下激光切除或电灼清除，必要时安置支架或再次手术治疗。对行喉松解术病例，开始进食时要慎重，开始先饮水，然后再逐步进流质。虽然术后可能存在吞咽协调功能不全，饮水较容易进入气道导致误吸，但毕竟比固体食物进入气道更容易处理。气管软化是气管手术后一种不常见的并发症，大多为气管局部供血不足导致软骨坏死所致，术中尽量保留气管两侧软组织(其内有气管的营养血管)，气管两残端的游离不超过1～1.5cm均是预防其发生的方法，但一旦发生只能气管切开置管或支架治疗，再次手术应根据具体情况而定。吻合口水肿，术后当天即可发生，见于儿童时，因气管内径小容易发生气道阻塞，术后短期应用大剂量激素有利水肿消退，经口气管插管，气管切开可助患者度过急性水肿期。

八、疗效判断及处理

气管肿瘤临床上少见，国内从1958—1993年共报道原发性气管肿瘤201例，约占同期恶性肿瘤的0.05%。1995年，Pearson报道在肿瘤中气管肿瘤引起死亡的发生率<0.1%。腺样囊性癌、鳞状细胞癌及其他一些罕见的气管肉瘤，只要能完整地根治性切除肿物，即可获得满意的生存。多数腺样囊性癌患者，即使不完全切除，也可以无症状长期生存。多数腺样囊性癌对放疗敏感，因此所有手术可以切除者都应附加放疗。对于不能切除的腺样囊性癌，放疗也是较好的手段，常会使肿瘤明显缓解或消退，并持续许多年。腺样囊性癌患者约1/3存在肺转移，发现转移时通常无症状，进展缓慢，而且可能许多年不出现症状。所以，对于选择性病例，无症状、同步发生的肺转移并不一定是阻塞气道的原发性腺样囊性癌的手术禁忌证。上海市胸科医院自1962—2000年，共收治原发性气管肿瘤282例，其中男性220例，女性62例，男女之比3∶1。年龄范围5～69岁，平均44.2岁。继发性气管肿瘤83例。肿瘤病理学诊断为腺样囊性癌102例；鳞癌81例；腺癌18例；腺鳞混合癌17例；黏液表皮样癌14例；平滑肌瘤6例；平滑肌肉瘤4例；及其他少见的良性肿瘤，如腺瘤、类癌、错构瘤、乳头状瘤等。肿瘤位于颈段气管92例，胸段气管75例，侵及隆突部115例。病变长度1.5～8.5cm，>4cm有89例。因气管阻塞严重急诊手术35例。手术方法有气管环行切除对端吻合术137例次；气管部分切除隆突成形术83例次；气管开窗取瘤术67例次；气管隆突切除重建术54例次；气管腔内置管术36例次；喉切除气管造口术28例次；气管袖式全肺切除术23例次；气管侧壁切除术17例次；气管支架安置术7例；人工气管间置术3例；支气管倒置术2例；同种异体气管移植术1例。术后并发症有气管肉芽肿形成21例、气管狭窄17例；呼衰6例；出血4例；吻合口裂开3例；感染3例；心搏骤停2例；声门闭锁1例，手术并发症率19.1%。术后住院死亡19例，手术死亡率5.2%，术后5年生存率33.6%。

第五节　气管狭窄

一、疾病概述

气管狭窄是由多种原因引起的气管瘢痕组织形成，使气管内径变窄。一般情况下当气管内径小于正常口径的50%～70%，才会出现气急、呼吸困难等症状。当患者并发呼吸道感染，症状会出现明显加重。

引起气管狭窄的原因很多，常见的有：

(1)感染性疾病：主要有结核、真菌病、白喉、梅毒等。气管黏膜在这些病原体感染下，出现炎症、溃疡、纤维化，最终形成瘢痕狭窄。

(2)气管外伤：可分为直接锐器伤和间接钝性伤。若锐器直接创伤部分气管壁，损伤的气管壁在愈合过程中，瘢痕或肉芽肿的形成，造成气管狭窄。如自刎、其他锐器伤后，发生的气管狭窄。在钝性外伤下，如车祸或胸部挤压伤，造成气道内的压力骤然升高，使气管壁发生破裂。若气管完全断裂发生气道梗死，伤者可当场毙命。若仅部分撕裂伤，在愈合过程中可出现瘢痕或肉芽肿的形成，形成气管狭窄。

(3)吸入性烧伤：是由呼吸道烧伤或吸入腐蚀性气体后引起的灼伤。如吸入烈焰、强酸、强碱等，使气管黏膜及软骨腐蚀及坏死。近年来，提出胃食管反流后，反流物误吸入气道是导致气管狭窄的另一重要病理原因。

(4)先天性气管狭窄：气管闭锁在出生时即死亡；先天性狭窄常表现为环状膈膜，部分呈漏斗状狭窄，整段气管变窄较少见；先天性迷走血管压迫气管也可产生气管狭窄。

(5)长期气管插管后或气管切开后插管，因其气囊长期压迫局部气管壁，造成气管黏膜缺血、坏死、感染、瘢痕形成，也可以导致气管狭窄。

(6)气管手术后吻合口的狭窄：常与吻口张力过大、气管游离广泛造成残端缺血坏死、应用不可吸收缝线导致吻口肉芽肿形成等因素有关。

(7)气管术后放射治疗，或因纵隔病变做放射治疗累及气管造成气管局部纤维化而导致狭窄。

(8)特发性气管狭窄：没有明确病因，是根据典型的临床特征并排除其他任何病因所做出的诊断。病变表现为环形纤维性狭窄，通常在声门下喉部发生，扩展到上段气管(偶尔仅累及上段气管)，狭窄段的长度通常为2～3cm，少数可达5cm。

气管狭窄的起病过程比较缓慢，当气管口径<1cm时才会出现症状。在气道感染情况下，病程会加速。临床表现为胸闷、呼吸不畅、活动时气急加重及喘鸣音出现等。诊断上对有胸部外伤史，气管切开辅助呼吸病史者，应考虑本病可能。进一步确诊及明确具体部位、长度、狭窄程度等情况，依赖于气管分层片、胸部CT或MRI、气管支气管造影检查、气管镜、胸部X线等检查。

二、手术特征及手术时机

一些威胁生命的重度狭窄患者需要急诊处理：应立即吸入湿化氧气，或氧氦混合气，使用可减轻炎症及水肿的药物，包括肾上腺素雾化吸入，静脉应用类固醇类药物(甲泼尼龙500mg冲击)或类固醇药物吸入，如二丙酸倍氯米松等。这些措施可在手术室准备行急诊支气管镜检查的同时进行。急诊支气管镜最好在全麻下进行。插管后狭窄的患者，基本上都可利用支气管镜保证提供充分通畅的气道。应采取一切可能措施避免做气管切开，因为气管切开只会使病程复杂化，并使随后的手术更加困难。在极少情况下，如果必须行气管切开，应在病变部位插管，这样以后的气管切除范围不至于增加。对于大多数气管狭窄患者没有必要一定要做急诊手术切除。气管狭窄的择期处理，包括定期扩张，激光切除，内置扩张支架，分期成形气管重建，环形切除一期吻合术或永久性气管造口术。扩张术在开始治疗时可保证安全通畅的气道，此后，当原发损伤的急性炎症吸收，瘢痕渐渐形成之后，定期扩张可能对维持气道通畅有一定作用，但除了长度极短的狭窄(<0.5cm)以外，即使有成功者，也很少能仅用扩张就能恢复足够通畅的气道。近年来，利用激光治疗多种气道病变逐渐增多。然而对于良性狭窄来说，激光切除的疗效几乎总是暂时性的。只有极短的狭窄才适用激光治疗。这种病灶通常呈斑片状，用激光十字切开即可成功治疗。声门下狭窄是激光切除的禁忌证，因为可能损伤下方的环状软骨。目前，对气管狭窄首选的治疗方法仍然是狭窄段气管切除和气道重建。由于气管切除受长度的限制，狭窄段气管切除<4cm，行端端吻合，容易手术成功和疗效满意。否则气管切除过长，吻口张力过大，术后容易发生吻口狭窄。

对于小儿气管狭窄，外科手术的主要目的是消除气道狭窄，但不损害气管支气管的生长发育。所以需要仔细判断手术的利弊才能获得满意的结果。是否行手术治疗取决于气道梗阻的严重性及医生的实践经验和技术能力。一定要了解手术预期达到什么结果，以及可能的死亡率和并发症。例如，对于中度气道梗阻，气管狭窄较短者，一般建议手术治疗，切除狭窄。然而，如果气管狭窄很长，并有典型症状，则首选非手术治疗，因为气管成形术的危险性和手术并发症太高。在儿童长大一些之后，延迟一段时间再行手术结果会更好。对于婴儿，气管直径相当于2～2.5mm，如果气道直径明显>50%正常值，就不容易很快死亡，推迟修复气管可以很安全。对新生儿或早产儿来说，球囊扩张术是惟一可采用的治疗方法。

长段气管狭窄一般采用保守治疗，方法有支气管镜下反复扩张、T字形管气管腔内置管、气管内支架植入等。保持气道通畅仍是保守治疗的宗旨。气管支架植入是治疗气管软化和狭窄的有效方法。其优点是风险小，使用安全可靠。近期效果良好，可起到姑息治疗作用。长期安置超过6个月，支架处气管壁有肉芽肿形成，再次阻塞管腔。以前的支架不能取出，除非手术。对良性病变不宜把支架植入作为首选。目前，有可取出的支架供临床使用，对患者是福音，因病例积累不多，难以评论。对于长段先天性气管狭窄的患者，国内外也有数量不多的报道行气管成形术治疗，成形所用的移植片包括心包、软骨、骨膜及人工补片等，但术后气管塌陷、反复肉芽组织生成、气管再狭窄等诸多问题还没有得到最终解决，因此气管成形术治疗长段气管狭窄的疗效还不好评价。

三、手术方法

1. 气管环形切除对端吻合术

气管环行切除对端吻合仍是治疗气管狭窄的主要方法，可以通过前面经颈部、胸骨劈开或右后外侧开胸暴露气管。气管的前面和后面可以沿其全长充分暴露，但一定要注意保护气管侧方的血液供应。气管环周的游离应当限制在气管狭窄处上、下方各1～2cm范围内，目的是保护气管的血液供应。后外侧的游离一定要紧贴气管壁以避免损伤喉返神经。具体手术方法、操作及注意点，可参阅气管肿瘤节。有条件的情况下，切缘为正常组织有利于吻口愈合，减少吻口瘢痕组织的形成，也降低术后再狭窄的发生率。但狭窄是良性病变，在气管可切除长度不够的情况下，只要能保证吻口的通畅，又使吻口张力不过大，气管切缘有少量瘢痕组织残留是允许的。

2. 高位气管狭窄的手术

气管切开后安置气管导管，导管套囊压迫环状软骨常可并发声门下高位气管狭窄，另外环状软骨处气管切开或气管插管损伤从下方向上累及环状软骨也可形成高位气管狭窄。大多数特发性气管狭窄亦为高位气管狭窄。当狭窄尚未向上延伸至声门，在声门下尚有一个空间存在，就可能切除前部声门下喉，保留后方环状软骨板。这样可保留喉返神经和其功能。当瘢痕呈环状、累及黏膜和位于环状软骨板之前，都可以切除，但必须保留其后方软骨板。气管远端的修整掌握为通过一个气管软骨环的坡度，从前向后下斜行。吻合开始前，在吻合口远端和近端侧壁中点分别用2-0 Vicryl线缝合作为牵引线，然后用4-0 Vicryl线间断缝合吻合口。保证甲状软骨的中线和气管的前缘正中对齐。先结扎2-0 Vicryl缝线，再结扎4-0 Vicryl缝线，线结位于气管外壁。如果软骨板必须裸露，则保留气管后壁膜部一宽片，缝合后遮盖其后壁缺损(如图7-13所示)。

缝合时先缝吻合口后部，用4-0 Vicryl线间断缝合。缝合喉的后壁全层包括黏膜和黏膜下组织以及气管膜部瓣全层，方法是预置4针缝线缝合环状软骨下切缘和气管膜部瓣紧邻边缘的组织，使膜部固定在环状软骨的下缘。打结位于气管腔外。按以上方法操作缝合，气管的对拢应妥贴精确。由于术后吻合口的水肿，少数患者可能需要短时间的气管造口插管，大多数是不需要的。

3. 气管成形术

气管成形术用于不能用手术切除、端端吻合来治疗的长段气管狭窄。主要术式有两种：补片式气管成形术和滑动式气管成形术。

(1)补片式气管成形术(如图7-14所示)

在狭窄段气管前正中线上纵行切开(如果是后外侧开胸切口，则在后正中线切开狭窄)，要超过狭窄段一个软骨环，这常常意味着要切开至主支气管根部。在气管壁切口中间缝上一块移植片以扩大气管腔。

临床上使用过各种各样的移植片，包括钽、食管、硬脑膜、软骨、心包和骨膜等。文献报道，心包和肋软骨最常用。但遗憾的是没有一种是理想的。心包移植片一般取自心包前面，大小约可使气管扩大1.5倍。用5-0或6-0可吸收线连续缝合，将其缝至气管壁切缘上。还应将心包片缝合至主动脉外膜或其他纵隔结构上，其目的是在移植片通过纤维化变硬之前，防止气管塌陷。另外，术后应保留经鼻气管插管10～14天。有的学者建议应该用肌松药和镇静剂，一直到心包粘连在

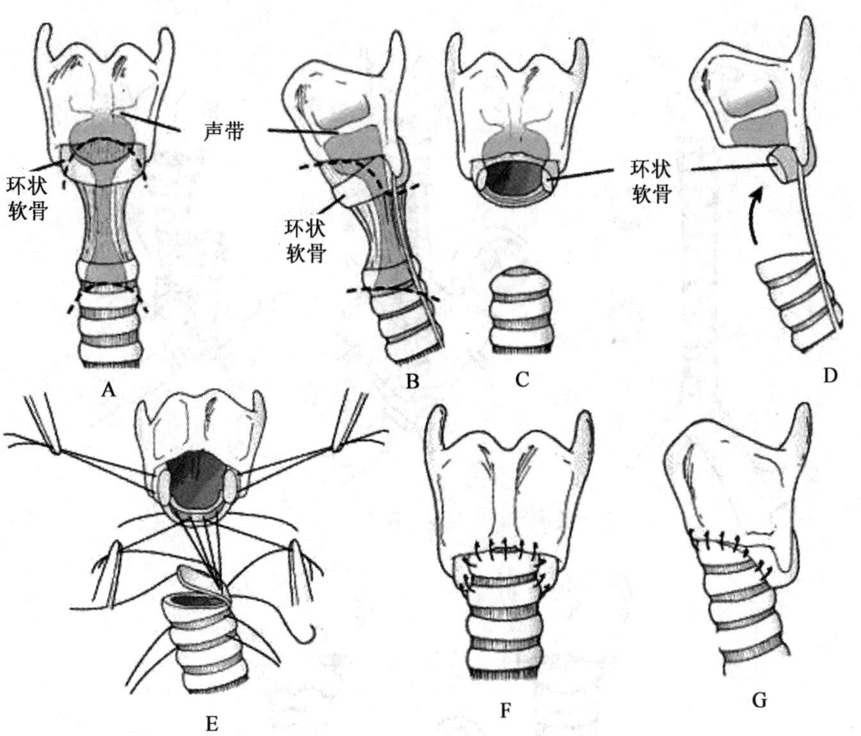

图 7-13　高位气管狭窄的手术方法

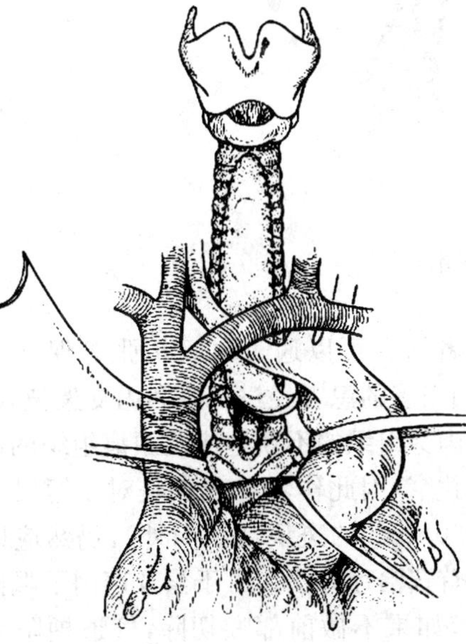

图 7-14　补片式气管成形术

纵隔组织上为止。如果用软骨作为移植物时，由于硬度足够而不需要与纵隔组织固定在一起，且术后插管和肌松剂的应用也不必超过 1 天或 2 天。但后期并发症可能需要长时间的气管内插管。可以从肋缘经骨膜下切除得到足够长度的软骨。用手术刀把软骨切薄，使它面向管腔的一面轻度凹陷。用 5-0 或 6-0 可吸收缝线连续或间断缝合，因为儿童的软骨很容易穿过，所以手术不成问题。使用软骨的目的是为了保证最大的气管腔。用于气管成形的骨膜移植片可以通过胫骨前的纵切口来切取。从胫骨结节的下方到踝关节上方切取的骨膜移植物足够覆盖最长的气管缺损，移植片可以切成宽 7～10mm。婴儿的胫骨膜非常厚，质地同皮革相似，这使得切取和缝合都很容易。骨膜的外面朝向气管腔。最好在开胸前和体外循环之前取骨膜，因为这时还未肝素化。由于体外循环时用肝素，所以止血必须彻底。骨膜移植物的动物实验和临床经验表明 2 周内骨膜移植物即会有骨生长，使其变硬。如果用食管覆盖气管缺陷，气管应从后正中线上切开。完整的食管前壁被缝到缺损的气管边缘，可以防止气管漏气。

(2)滑动式气管成形术(如图 7-15 所示)

1989 年，Tsang 和他的同事描述了一种治疗气管狭窄的气管成形术，被称为滑动式气管成形术。这种手术不需要移植物，气管从狭窄中点处横断，然后，将两断端沿纵轴切开，上段在后方切开，下段在前方切开，使呈铲样。然后把切开的气管相互交错缝合到一起，这种手术使气管缩短达

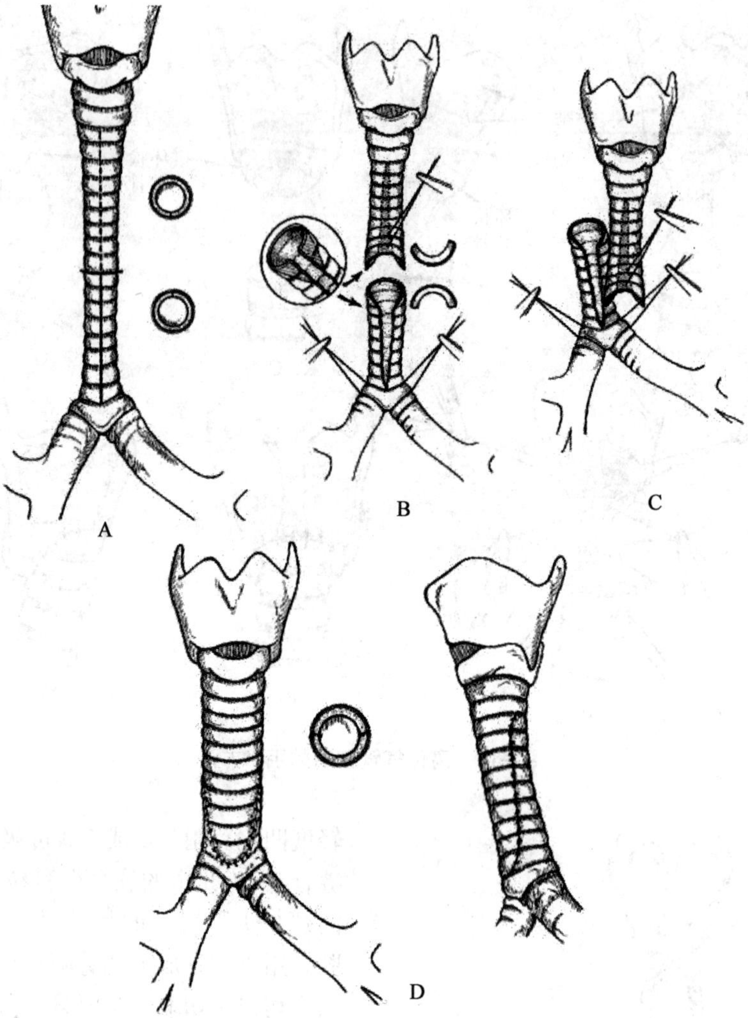

图 7-15　滑动式气管成形术

50%。Tsang 等将其用于 2 例患儿，均是没有累及隆凸的漏斗形气管狭窄，1 例 10 个月，另 1 例 3 个月，其中 1 例患儿生存 12 个月效果良好。1994 年，Grillo 将其略做改良用于 4 例狭窄长度占气管总长 36%～83%的患者，其中 2 例年龄 19 岁，效果均较满意。

四、手术方法评估及专家点评

成人气管狭窄的主要原因是炎症、外伤、气管插管及气管手术后气管肉芽组织增生和瘢痕形成所致。多数狭窄仅累及较短一段气管（1～4cm），不需借助特殊技术即可比较容易地行环形切除端端吻合术，从而很好地解决气管狭窄问题。若涉及范围太长，切除长度可达成人气管的一半，则需做喉松解和隆突下松解术。对于短段气管狭窄，一些学者认为可以通过气管扩张等保守方法解决，但相当多的患者经过扩张和内支架植入后，仍难避免肉芽组织的不断生成及瘢痕组织的形成而导致再狭窄，因此作者的观点是对于短段气管狭窄（除＜0.5cm 的斑块状狭窄外），仍然应以气管切除为首选治疗方法。对于累及声门下喉部的气管狭窄，如果不做前部喉切除，气道梗阻无法解决，以保留喉后部骨架及两侧喉返神经的入喉点为特点的部分喉及狭窄段气管切除喉气管吻合术，既解决了气道梗阻的问题，又保证了正常功能不受损（包括呼吸功能和发音功能），虽然严格地说此为一种姑息性的狭窄切除术，临床疗效却甚为满意。

小儿气管外科主要是以处理气管狭窄为主。应该重视婴儿和儿童的气管特点，他们的气管对吻口张力的耐受远远低于成年人。而且气管内径细耐受水肿差，儿童气管的切除应严格控制在其气管长度的30%以内。少数临床经验和大量动物实验结果提示，吻合后儿童气管在其长大成人后，气管吻口的内径只能达到正常的85%。另外，儿童术后很难始终保持颈曲位体位，难以自主配合，一旦出现骚动挣扎，患儿突呈颈伸位，就发生吻口崩裂，出现窒息危及生命。因此，在尽可能的情况下，推迟手术时间，待长大后再行手术。当病情必须手术时，除遵循气管外科的治疗原则，手术操作更应仔细谨慎，加强术后处理。

气管成形术中最重要的是保持通气。体外循环是最可靠和最安全的保证足够氧合的方法，并可以很好地显露全部气管和上段支气管。通过胸骨劈开，可以经右心房和主动脉插管建立体外循环，把导管固定在一定位置后，即使是最小的婴儿也不影响外科医生操作。体外循环下也容易矫正异常左肺动脉和修补其他可能存在的心脏缺陷。术中可根据肺扩张所需的压力和呼气时肺萎陷的速度来判断气管成形术效果是否充分。体外循环停止后，动静脉导管应当保留，直到通过气管内插管在适当的气道压力下，确信能达到足够的通气后再拔除。滑动气管成形术自1989年首次报道以后，虽然至今报道的数量不多，仅20余篇，单篇报道的病例数也仅数例至数十例，但大多数的手术死亡率、术后再狭窄发生率、中远期生存率均远高于补片式成形术，多数研究者对其前景持乐观态度，但还需更多的临床研究结果给予支持。

五、术后观察及并发症处理

气管狭窄手术特别是环形切除端端吻合术后的一般观察和处理，可参见气管肿瘤的术后处理。少数行喉气管吻合的患者，吻合后声门下气道也达不到正常水平。这些患者术后必须严密观察有无气道梗阻迹象。如果术后出现进展性声门或声门下水肿，应立即插入小口径无套囊气管插管。数天后可尝试拔管，如气道仍不够通畅，应考虑气管切开。

气管成形术后主要的问题是要保持气道通畅，在术后最初2周内主要问题是气道分泌物较多。这些通过吸引容易处理，在气管导管未拔除之前，使用吸痰管必须小心，因为婴儿娇嫩狭窄的气道容易被这些导管损伤，尤其是气管成形的远端常常在气管导管末端以远。在术后几周或几个月内，还会出现3个更难解决的问题。它们是肉芽组织形成、气道塌陷和气道狭窄。尽管采用各种预防减少肉芽组织形成的方法，气管愈合常常伴有缝线部位和移植组织表面肉芽组织形成。与成人相比，婴幼儿气道腔内即使是1～2mm厚的环状肉芽组织也能导致严重梗阻。气道梗阻通常是肉芽形成的信号，好发于隆突和支气管开口。肉芽组织可以经支气管镜检查证实，并且可以通过吸引和(或)异物钳清除。极少数情况下可以用激光切除。因为，无论用何种方法清除肉芽组织，都会产生外伤，结果常常有更多的肉芽组织形成。这个并发症极难处理，有可能需要重复内窥镜清除。只有在移植组织和(或)缝线完全上皮化以后，肉芽组织的形成才会停止。由于气管成形术愈合过程中任何处理都会进一步产生肉芽组织，所以，只有在引起气道明显梗阻时，才清除肉芽组织，不建议做预防性肉芽组织切除。胸内气道塌陷导致气道梗阻多发生于移植物尚未变硬时的移植部位。心包是一种柔韧的组织，至少在纤维化变硬之前，气道仍可能塌陷。因此如前所述，手术时应当把心包缝到其他纵隔结构上，而且应当保留气管导管支撑移植部位大约2周。用呼吸机给予较高的呼气末正压通气，能维持气道通畅直至移植物变硬。应用食管壁行气管成形，亦可发生明显的气管塌陷。正常情况下，肌肉构成的食管壁术后不会变硬，可以预期用食管壁行气管成形，术后需要长期气管内插管。游离的骨膜移植在1～2周内容易于变硬，放射影像可见钙化。无论使用什么样的组织，气管成形术后常常在移植部位发生狭窄，通常狭窄发生在末端气管和隆突附近，刚好在气管导管顶端的下方。这个并发症常常被归咎于血供不良和(或)缺少支撑物，但吸痰管引起的损伤很可能是原因的一部分。处理这种术后狭窄的首选方法是气囊扩张，一般需要重复扩张。随着移植物的上皮化，扩张术的间隔时间变长，然而扩张通常需要持续数周。一些学者也采用外科手段切除狭窄行端端吻合，或在体外循环下重新更换移植物，若不能手术，只能放置支架。总的来说，无论是扩张、再手术还是支架植入，效果均不满意，仅有极少数患者可长期获益。

六、疗效判断及处理

一般来说，良性狭窄切除后一期吻合重建气管效果极好。上海市胸科医院胸外科共治疗气管良性狭窄 42 例，其中男性 26 例，女性 16 例。年龄范围 5～75 岁，平均 48.3 岁。气管造口或插管后狭窄 22 例、结核性狭窄 8 例、炎性狭窄 5 例、放疗后狭窄 5 例和先天性狭窄 2 例。形成狭窄最短时间 10 天，最狭口径 0.2cm，病变最长 8cm，最高位在环状软骨下一个软骨环，最低位距隆突 2cm。主要术式为气管环状切除对端吻合术，手术效果良好。1995 年，Grillo 报道因术后气管插管损伤造成气管狭窄 503 例行手术治疗，颈部横切口气管切除重建术 350 例，颈纵隔切口 145 例。切除气管最长 7.5cm。471 例(占 94%)获得了良好结果，死亡 12 例(2.4%)，失败 20 例(3.9%)。

1992 年，Grillo 等报道了 80 例声门下狭窄患者，采用 Grillo 本人改进的声门下切除重建技术，节段性气管切除一期甲状软骨气管吻合。其中 50 例为插管后狭窄，1 例手术死亡，49 例存活者均有改善，多数效果良好和极好，没有患者需长期气管造口。

因为先天性气管狭窄相当少见，报道最多的例数也仅 10 余例。在这些报告中患儿气管狭窄长度不同，狭窄的程度也不同。另外，随访的时间也不足以判断长期结果。而实验室和临床经验提示，气管成形术可能减缓气管的发育。因为病例数很少而且彼此病情相差很大，很难明确地说哪种治疗方法最好。无论如何可以有一些共识，如果狭窄段可以切除并端端吻合，现在多数中心采用的手术方法就是使患儿活下来。没有一种方法能纠正所有各种先天性气管狭窄，当严重的气管狭窄累及一侧或双侧支气管时，各种类型的气管成形术结果都很差。

第六节　气管创伤

一、疾病概述

气管的创伤可分为开放性和闭合性损伤两类，开放性损伤多发生于颈部，大多为锐器直接损伤颈部气管。闭合性损伤主要累及胸段气管和两侧主支气管，继发于胸部挤压伤及撞击伤等。气管损伤的诊断主要依赖于患者的外伤史，以及有无皮下气肿、纵隔气肿、气胸等症状。确诊主要依靠气管镜检查，明确气管破裂的存在、部位及裂口大小。若发生外伤性主支气管断裂，主要出现痰血、纵隔广泛气肿或气胸。胸部 X 线片可出现肺门下垂症。急性气管损伤若没有及时发现，患者可因气道梗阻危及生命。若能自行度过急性期，以后则根据气管损伤的不同程度而出现气管瘢痕狭窄及相应的症状和体征。一侧主支气管完全性断裂的病例，胸部 X 线则表现为患侧全肺不张，气管及纵隔明显向患侧移位。对有胸部严重外伤史患者，在随后的复查中出现一侧全肺不张，应警惕有主支气管断裂。气管镜检查可明确诊断。

胸部闭合伤引起胸内气管损伤的发生率较低，Bertelsen 和 Howitz 报道 1178 例因胸部闭合伤死亡的患者中，只有 33 例合并气管损伤。其发生机制可能与以下因素有关：

(1)胸廓富有弹性，前胸受到撞击压迫后发生回弹，气管因惯性向前运动，反弹力使气管撕裂。

(2)暴力将气管向脊椎冲撞而发生断裂。

(3)暴力发生时声门反射性闭合，气管受挤压其内压骤升，使气管撕裂。胸内气管裂伤多发生在隆突上 2.5cm 之内的部位。

有 3 种不同类型，气管软骨环间的横形裂开，约占 74%；气管膜部的纵行撕裂，约占 18%；8%为复合性气管损伤。大部分创伤性气管损伤在外伤后能及时诊断者，多可通过右后外侧切口经第 4 肋间开胸，修补损伤的胸部气管裂口。对延误诊断病例，则按气管狭窄治疗。胸部气管纵行撕裂伤病例，常可伴发该部位的食管纵行撕裂伤，导致创伤性食管气管瘘。

胸部闭合伤引起的主支气管断裂，其发生的机制，可能与以下因素有关：

(1)当胸廓受到强大的外力作用挤压时，其横径明显增加，把双肺挤向外侧，造成气管隆突部位向外的牵拉力。

(2)外伤时声门紧闭，气管内压明显增高，张力骤然增大而引发。

(3)外伤时在强大的外力作用下，主支气管的固定点出现较大的剪力。

基于以上机制，右侧主支气管的断裂多数发生在距隆突 0.5cm 内，而左主支气管的断裂多发生于距左主支气管开口 2.5cm 处，因左主支气管近端有主动脉弓的保护较少受剪力的影响。主支气管损伤后的症状和体征与裂口是否与胸膜腔相通有关，与胸膜腔相通主要表现为气胸和血胸，与胸膜腔不相通者主要出现纵隔气肿。胸部 X 线可助诊，确诊则依赖气管镜检查。主支气管断裂又可分为部分性断裂和完全性断裂两类，部分性断裂病例因气道仍有部分通气，但排痰受阻，容易发生感染，不及时处理，宜并发肺脓肿或脓气胸。主支气管完全断裂，因断裂远端收缩后与外界隔绝，远端呼吸道内无通气，被黏液充满，一般不发生感染。当明确诊断后行断裂气管对端吻合时，吸除远端气管内黏液后，肺脏都能复张，即使手术距外伤已数年或数十年。

二、手术特征及手术时机

气管、主支气管创伤，除经气管镜检查明确裂伤范围小于气管周径 1/3，并经胸腔闭式引流后肺能完全复张时，可以随访观察外，一旦确诊，均应立即行手术修补。早期诊断，早期手术修补，预后较佳。若诊断延误，并发胸膜腔或肺部感染，则应在感染完全控制后，再考虑手术。一侧主支气管断裂，除少数患者远端肺组织发生严重感染不可恢复，或已并发支气管扩张及/或肺脓肿，应行病肺切除外，其余病例无论手术距外伤多久，应尽可能行气道重建术。外伤性食管气管瘘在发生 24 小时内可立即手术，超过 24 小时，局部可出现水肿、炎症反应或感染，急诊修补成功率低。应先采取积极保守治疗，如禁食、胃肠减压、静脉高营养或空肠造瘘、应用抗生素和补液等措施。如有感染，发生脓胸或局部脓肿形成，应予引流控制感染。等感染控制，全身状态改善，再择机做手术修补。

三、手术方法

1. 颈段气管损伤

如患者无气道梗阻，手术取平卧位，肩部垫高，头部后仰。局麻下行颈部横切口，分离颈前肌群，暴露气管，仔细探查有无气肿，如有则沿气肿部位及气管向下或向上游离暴露裂口。此时可改全麻，若裂口不大可直接缝合修补，可选择经口气管插管，维持通气后，用 3-0 或 4-0 可吸收缝线修补裂口。修补后检查无漏气，用周围组织包盖修补处，术野置橡皮片引流后缝合切口。若裂伤较大且不规则，不能直接修补，则应在全麻后，在手术台上经气管裂口向远端插入气管导管，维持供氧，再修剪创伤的气管后行对端吻合术。如果气管完全断裂，远端气管已完全回缩至纵隔内，可用组织钳夹住远端气管边缘，轻轻提出，避免过多损伤气管。术中彻底清除远端气管内分泌物和血凝块，保持远端气道通畅后，再行对端吻合（如图 7-16 所示）。麻醉处理及缝合可参照气管环切对端吻合术。对延误诊断病例，并发气管狭窄，则按气管狭窄的处理方法予以治疗。

2. 胸段气管损伤

胸段气管的损伤手术宜采用右后外侧切口，第 4 肋间进胸的方法。麻醉方法应根据术前气管镜所见其损伤程度决定。若气管为部分损伤，无气胸，轻度纵隔气肿。可采用常规全麻气管插管。若患者有气胸，气管裂口较大或有完全性断裂，宜在清醒下气管插管，插管必须通过裂口或在气管镜引导下过裂口。气管插管定位正确后，能维持正常通气，再开始全麻，翻身安置手术体位。若不采用清醒插管，一开始就全麻，而气管插管不能迅速到位，有可能造成缺氧，危及生命。胸段气管的修补方法同颈段气管损伤的修补方法，裂口小且整齐或裂口为纵行，可直接用 3-0 或 4-0 可吸收缝线缝合修补，若裂口有破碎，则修整成形后缝合。若气管已完全性断裂，修整气管两断端后，行对端吻合术。对部分气管损伤，未及时诊断，以后在愈合中出现气道瘢痕狭窄，按气管狭窄治疗原则处理。

3. 主支气管外伤性断裂

对有外伤性一侧主支气管断裂急诊病例，一旦明确诊断，应立即开胸做手术修补。麻醉宜采用清醒气管双腔插管，最好选用在气管镜引导下进行，能使插管正确定位于健侧主支气管内。然后改全麻，安置手术体位。切口取患侧的后外切口，第 4 肋间进胸，断第 5 后肋，能使手术野充分

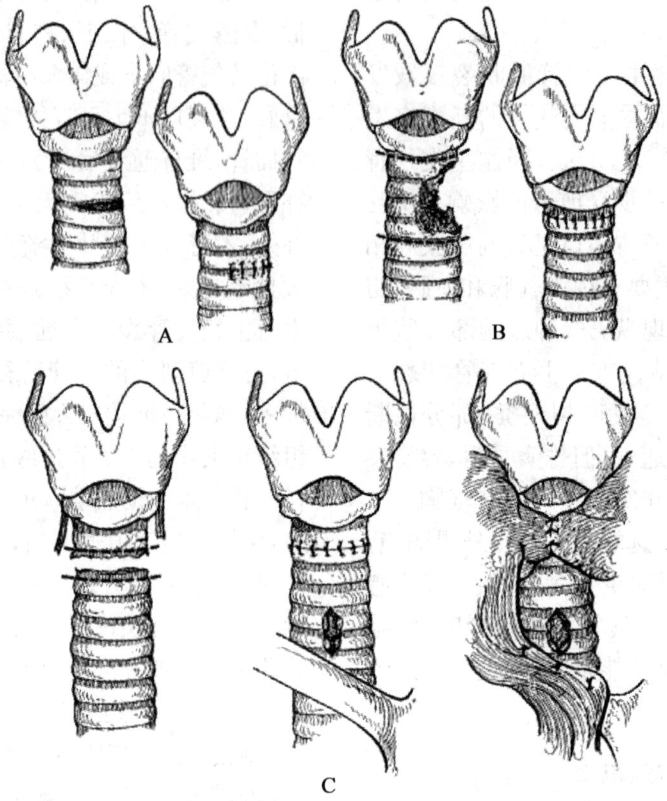

图 7-16　不同气管外伤的手术方法

显露。对急诊病例，根据解剖位置较容易找到破裂口，外伤性主支气管断裂，一般裂口都比较平整，容易修补或行对端吻合术。术毕用吻口邻近胸膜、心包或肋间肌包盖。

对延误诊断病例，将会出现一侧主支气管部分或完全阻塞。患者可出现一侧肺部反复炎症或全肺不张。气管分层片和气管镜检查可明确诊断。一旦确诊应考虑手术治疗。手术采用全麻双腔气管插管，切口为患侧后外切口。第 4 肋间进胸，断第 5 后肋。除患侧肺组织因反复感染已毁损外，一般均行主支气管重建术。术中首先分离胸膜粘连至肺门区，根据解剖主支气管位于肺门后方。右侧把右肺向前牵开后，在奇静脉的下方可找到右主支气管。分离结扎邻近支气管动脉，探查在右主支气管开口处即有瘢痕组织。在瘢痕的远端分离出主支气管，在正常的远端主支气管缝两针牵引线，横行离断远端主支气管。修整残端至正常气管壁，用吸引器吸尽主支气管内胶冻样分泌物，再在手术台上插入气管导管后充气，直至患肺能充分扩张。在离断主支气管时要紧贴管壁，避免损伤其前方的右肺动脉干及尖前支肺动脉。再沿瘢痕的远端向右主支气管近端游离，至正常近端右主支气管时，切除瘢痕段至正常支气管组织。近端右主支气管亦缝两针牵引线。麻醉改健肺通气。游离下肺韧带，减少主支气管对端吻合时张力。左侧在分离粘连后，把左肺向前下方牵开。在主动脉弓下方分离出左肺动脉干，在其后下方可找到左主支气管及瘢痕段。按右侧手术方法处理原则，先分离远端主支气管，这样一旦不能建立良好的单肺通气，可减少术中缺氧时间。同样在左主支气管游离时，紧靠管壁，勿损伤左肺动脉干。在行左主支气管对端吻合术时，可把左肺动脉干穿纱带后牵开，便于支气管的缝合。若在游离肺门寻找主支气管有困难时，凡瘢痕严重处，往往是气管损伤处。也可以先找到正常主支气管再向损伤瘢痕处游离。吻合口完成后用邻近组织包盖，患肺通气，查吻口有无漏气，肺扩张是否良好。必要时请麻醉科加强患侧吸痰。

4. 外伤性食管气管瘘

在严重胸部外伤情况下，可同时发生食管和气管裂伤，自愈后可出现食管气管瘘。患者可出现进食后呛咳，并有食物残渣从呼吸道咳出。有症状病例可通过食管碘油造影或内腔镜检查明确诊断。食管造影不使用钡剂，钡剂进入呼吸道不容易咳出。内腔镜无论食管镜或气管镜都能协助诊断。气管瘘口大多发生在气管膜部或环膜交界处，即气管后壁。一旦明确诊断，应采用手术治疗。

对颈部食管气管瘘，可取颈部斜切口。一般取左颈，因颈部食管偏向左侧。若瘘口偏向气管右后壁，则取右颈部斜切口。术前食管腔内置胃管，以便术中辨认食管后，沿食管分离寻找瘘口。再沿食管瘘口找寻气管瘘口，为防止气管瘘口修补时造成气管狭窄，可在气管瘘口处保留部分瘘管壁，予以修补关闭气管瘘口。这样可加大气管内径，避免狭窄。食管裂口的修补，可采用黏膜和肌层分层间断缝合。有时为防止修补后食管狭窄，食管黏膜可采用横缝的方法，以扩大内径。食管肌层仍须纵行间断缝合，因为食管外层肌层为纵行肌，若横行缝合，进食时食管腔内压力升高食管扩张，管壁不能抵御食管腔内的压力而易致撕裂。瘘口修补后，一定要用邻近组织把修补处分隔开，以免再通。

胸部食管气管瘘的修补，患者体位取左侧卧位，切口为右后外侧切口，第 4 肋间进胸，断第 5 后肋。进胸后分离粘连，暴露上纵隔。沿食管气管沟纵行切开纵隔至奇静脉，若瘘管邻近奇静脉，应分离奇静脉予以结扎切断，便于瘘管分离、切除。食管和气管瘘口分别缝合关闭。一般的食管气管瘘，可参照颈部食管气管瘘的手术方法进行。但巨大的外伤性食管气管瘘，已无瘘管存在，气管和食管呈巨大侧壁缺损交通。此时，若直接缝合缺损，可能造成气管或食管狭窄。在万不得已情况下，只能牺牲食管，用部分食管壁修补气管缺损。切除部分食管，胃代食管，保持上消化道的连贯性。若食管气管瘘伴气管瘢痕狭窄，手术应采取气管狭窄段切除，对端吻合术，食管瘘口直接缝合关闭(如图 7-17 所示)。

四、手术方法评估及专家点评

气管外伤的手术方法选择主要依据损伤的部位、范围、严重程度而定。喉部损伤属耳鼻喉科范畴，在此未予阐述。原则上手术治疗离外伤发生时间越短越好。需要强调的一点是，气管支气管损伤往往合并心脏、脑、腹部、骨骼等全身其他部位或脏器的损伤，这些部位或脏器的损伤而非气管支气管损伤本身，往往是致死的主要原因，在合并气管支气管损伤的全身复合性外伤的急救过程中应对此予以高度重视。胸段气管损伤，尤其位置偏高的胸段气管，亦可采用颈部横切口＋部分正中切口和部分胸骨上段正中劈开至第 2 前肋水平。用撑开器撑开后，能充分显露大部分胸段气管。若用拉钩推开上腔静脉和主动脉，还可充分显露隆突部。此手术径路既可使气管暴露充分，又可避免进胸。若主支气管部分断裂造成气管不全性梗阻，远端肺组织反复炎症、感染、导致毁损，应做患肺切除，消除隐患，否则即使气道重建，患肺仍可发生反复感染，严重影响生活质量。外伤性食管气管瘘若能在伤后 24 小时内明确诊断，可急诊手术行食管和气管的裂口直接全层缝合修补，修补处用邻近胸膜、心包或肋间肌隔开，以免再通。修补胸部食管气管瘘应采用全麻气管插管，为防止麻醉诱导中面罩加压供氧时，氧气通过瘘管进入食管和胃，术前应置胃管，并持续减压，气管插管应选用双腔管，这样通气可在气管瘘口下进行。

五、术后观察及并发症处理

气管创伤的术后处理可参见气管肿瘤节。需要强调的是对于气管创伤更应加强术后排痰、手术区域引流及抗感染治疗，以降低术后感染的发生率。合并食管裂伤或创伤性气管食管瘘的患者，术前应留置胃管，修补手术后仍须保留胃管、胃肠减压，禁食 3～5 天，待瘘口修补愈合后再恢复进食。气管创伤手术后同样要面临气管狭窄的问题，处理可参见气管狭窄及气管肿瘤节。长段气管食管瘘行修补术后，还要正确处理可能存在的食管狭窄，术中食管黏膜层横行缝合是预防其发生的有效办法，发生狭窄后，反复多次食管扩张多能解决狭窄问题。

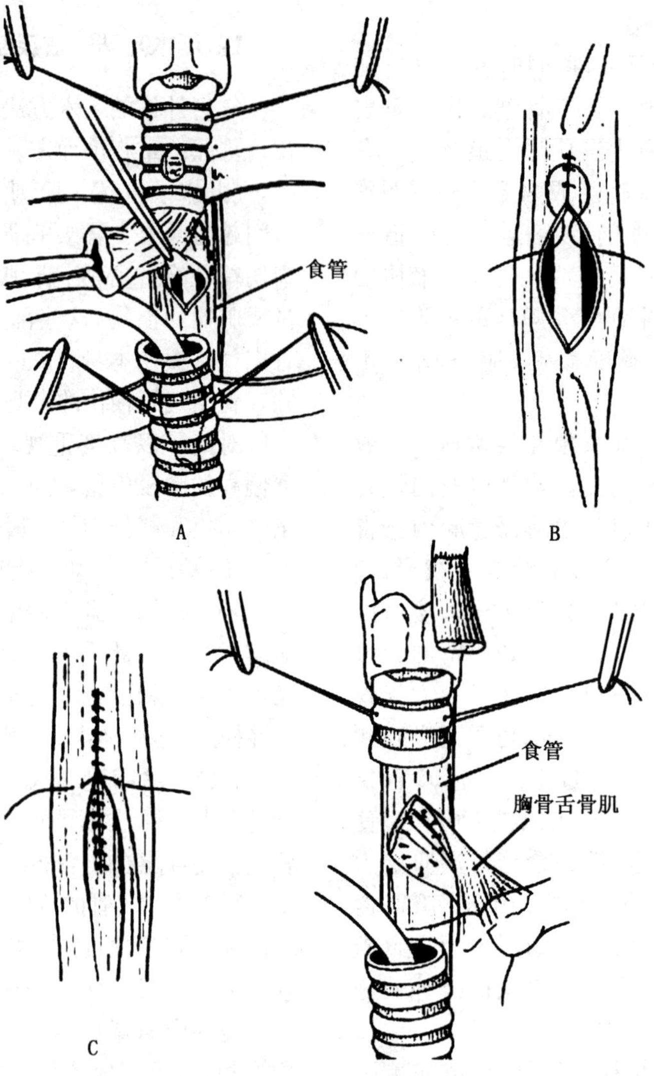

图 7-17　外伤性食管气管瘘的手术修补方法

六、疗效判定及处理

气管外伤往往病情危急、凶险，而许多医师又缺乏这方面的临床经验，导致诊断延误，处理不及时。在胸部外伤中与其他胸内器官损伤相比，气管破裂的发病率较低。因此，外伤性气管、主支气管损伤的实际发病率很难正确估计，许多患者在到达医院或做出诊断前已死亡。Bertelsem 总结 1178 例外伤死亡患者的尸解结果，有气管、支气管破裂者 33 例(2.8%)，而其中 27 例几乎在外伤后立即死亡。另外，有小部分患者症状的出现不在外伤后即刻发生，而在相当一段时间后才出现，使诊断延误。

上海市胸科医院从 1972—1994 年收治陈旧性一侧外伤性主支气管破裂 16 例，其中男性 11 例，女性 5 例。年龄范围 3～42 岁。损伤部位右侧 10 例，左侧 6 例，合并有血气胸 11 例，其中双侧血气胸 1 例。15 例合并有肋骨、锁骨或肱骨骨折，仅1 例无合并伤。14 例手术方法采用主支气管断端或狭窄段瘢痕切除对端吻合术，1 例因支气管损伤位于右上叶开口处，解剖分离后无法保留右上叶，故行右上叶袖状切除、右中间支气管与右主支气管对端吻合术。另 1 例为右主支气管外伤性破裂 5 个月，手术中先解剖出远端气管，充气后患肺能扩张，但肺的色泽苍白，认为肺的微小血管不能充盈，而行右全肺切除术。该例手术于

1972年，按目前的认识和观点，我们会保留患肺行主支气管对端吻合术。本组无手术死亡和并发症，术后随访生活良好。对于气管食管瘘患者，一期修复即可获得满意的经口进食功能，并且复发率很低。

（陈文虎）

参 考 文 献

1 黄偶麟，曹克坚．气管疾病．见：顾恺时主编．顾恺时胸心外科手术学．上海：上海科学技术出版社，2003

2 高天华，周允中，马毓芬，等．气管、支气管重建中的呼吸管理．中国肿瘤临床，1995

3 高天华．气管、支气管手术的麻醉处理．见：陈文虎主编．胸外科特色治疗技术．北京：科学技术文献出版社，2004

4 方文涛，黄偶麟．隆突切除重建术．见：陈文虎主编．胸外科特色治疗技术．北京：科学技术文献出版社，2004

5 陈文虎，周允中，黄偶麟．外伤性一侧主支气管破裂17例的手术治疗．上海：上海医科大学学报，1996.23(6)

6 Simon K，Ashiku，Douglas J，et al. Techniques of Tracheal Resection and Reconstruction. Advanced Therapy in Thoracic Surgery(Second Edition)，2005. p. 215

7 Grillo HC，Bendixon HH，Gephart T，et al. Resection of carina and lower trachea. Ann Surg，1963. 158

8 Felson B，Wiott JF，The trachea. editors. Semin Roentgenol，1983. 18

9 Gaisser HA，Lofgren RH，Grillo HC，et al. Upper sirway compromise after inhalation injury. Complex strictures of larynx and trachea and their management. Ann Surg，1993. 218

10 Grillo HC，Mathisen DJ，et al. Primary tracheal tumors：treatment and results. Ann Thorac Surg，1990. 49：69～77

11 Regnard JF，Fourquier P，Levasseur P，et al. Results and prognostic factors in resections of primary tracheal tumors：a multicenter retrospective study. J Thorac Cardiovasc Surg，1996. 111：808～814

12 Mathisen DJ. Surgery of the trachea. Curr Probl Surg，1998. 35：45～542

13 Tsang V，Murday A，Gilbe C，et al. Slide tracheoplasty for congenital funnel-shaped tracheal stenosis. Ann Thorac Surg，1989. 48：632～635

14 Grillo HC. Slide tracheoplasty for long segment congenital stenosis. Ann Thorac Surg，1994. 58：613～621

15 Grillo HC，Mathisen DJ，Wain JC，et al. Laryngotracheal resection and reconstruction for subglottic stenosis. Ann Thorac Surg，1992. 53：54～63

16 Muehrcke DD，Grillo HH，Mathisen DJ，et al. Reconstructive airway operation after irradiation. Ann Thorac Surg，1995. 59：14～18

17 Mathisen DJ，Grillo HC，Wain JC，et al. Management of acquired nonmalignant tracheoesophageal fistula. Ann Thorac Surg，1991. 52：759～765

18 Grillo HC，Donahue DM，Mathisen DJ. Postintubation tracheal stenosis：treatment and results. J Thorac Cardiovasc Surg，1995. 109：486～493

19 Mitchell JD，Mathisen DJ，Wright CW，et al. Clinical experience with carinal resection. J Thorac Cardiovasc Surg，1999. 117：39～53

20 Mitchell JD，Mathisen DJ，Wright CW，et al. Resection of bronchogenic carcinoma involving the carina：long-term results and the effect of nodal status on outcome. J Thorac Cardiovasc Surg，2001. 121：465～471

第8章 胸壁疾病及手术

第一节 漏 斗 胸

一、疾病概述

前胸壁胸骨中下部与其两侧肋骨异常向后弯曲凹陷呈漏斗样畸形，称之漏斗胸（funnelchest，pectus excavatum，trichteburst）。该畸形在出生后1年内发现的占86%，仅有5%的患者到青春期后才被发现（Shamberger 和 Welch 1988 年）。胸骨板和第1、第2肋骨及肋软骨通常是正常的。随着年龄的增长，漏斗样畸形日益明显，并影响心肺功能与精神情绪。

1. 发病率

胸壁畸形发生占出生婴儿0.4%～0.5%，男与女之比为(3～4)∶1；成人患者较少，不足5%。有些婴幼儿由于呼吸和哭泣而导致的暂时性畸形是很常见的。在2～3岁之际，自行消失，称之假性漏斗胸。故手术治疗不宜过早进行。

2. 发病因素

早在1594年，德国 Brauhinus 首先报道7岁男孩患漏斗胸并具家属史之病例。迄今，已发现父子和兄弟姐妹均有发生本病者占20%～37%。在解剖病理学上发现的因素：

(1)前胸下部肋软骨过度向后方错位生长，形成胸骨体及其邻接肋软骨极度凹陷。

(2)起因于膈肌中央腱过短，胸骨剑突后方与心包腹直肌韧带挛缩，使下胸骨体与剑突极度下陷。故手术矫形时，应将剑突下后方肌群或韧带切断，方能取得手术成功与美观。

(3)骨及软骨生成不良所致。患者合并其他先天性畸形者占10%。所有先天性心脏病伴前胸壁畸形者占0.17%，在胸壁畸形手术患者中伴先天性心脏病者占1.5%。

3. 病理生理学

漏斗胸的胸骨中下部与相邻的肋软骨向后下方凹陷，使胸骨与脊椎之间隙大为减少，胸腔与纵隔脏器受到压迫，不仅使患者发生畸形，从美观上的损害亦是难予承受的，而其心肺功能亦由此发生紊乱与减退。患者双侧隔肌明显下降，影响肺内气体交换，为容易引起呼吸道感染的原因之一。肺功能检查中肺活量减低25%～30%，最大通气量下降50%。肺容积虽无改变，但残气量增加，运动耐量试验亦有所提高。Blickman（1985 年）曾对17例患者用同位素扫描测定肺功能进行手术前后测定，发现术前通气与弥散比例异常者占59%，手术矫治后恢复正常者占60%。通气功能改进的占58%，换气改善的占60%。（Shamberger 和 Welch，1988 年）通过研究证实漏斗胸患者术后症状改善证实术前肺功能确有损害；1984年，Cahill 等对14例漏斗胸的患者进行了研究，发现在修复术后，他们的最大通气量（MVV）均有显著提高。通过对运动时间及最大氧摄取量的测定还发现，运动耐受力也有显著提高；凹陷的胸骨直接压迫心肺和大血管，临床上可闻及Ⅱ～Ⅸ级收缩期喷射样杂音的占57%～92%；此由于肺动脉贴近胸骨后面的血流杂音。心脏被凹陷胸骨挤压而向左偏，心轴旋转，心电图异常者不常见，可出现心律不齐或传导阻滞；一般在术后消失。心血管造影下显示右心室前壁压迹，经手术后可解除。右室压力曲线升高，可与缩窄性心包炎相似。1972 年，Beiser 等对 6 例青年漏斗胸患者进行的导管检查证实术前心脏指数正常，或正常低限，但术后监测心脏指数提高 38%，3 例中有 2 例运动耐受力有明显提高，增高的原因是术后心脏每搏输出量增加所致，从而提高了机体的活动耐受力。1985 年，Peterson 等应用心血管放射性核素扫描，对 13 例漏斗胸患者术前术后分别在直立位对静息，以及自行车运动负荷状态进行了对比监测。他们发现，尽管患者术后在休息及运动状态下，左心室射血分数及心输出量与术前相比无显著变化，但是左右心室的容积有明显的增加，说明胸骨前置确实减轻了心脏的压力。

4. 临床症状

漏斗胸发生在学龄前儿童大多为对称性凹陷，心肺等脏器受压易于耐受，无明显症状，但容易经常发生上呼吸道感染，反复发生肺炎者达 80%，多见左下叶或右中叶，严重者有咳嗽，短暂性缺氧和反常呼吸，但伴哮喘者少见。12～15 岁患者，因年龄增长使前胸壁凹陷日益明显，多为不对称畸形，右胸凹陷时，胸椎右突和腰椎左突的脊椎侧突占 26%以上。患者除前胸壁凹陷畸形外还可伴有凸肚，颈肩部前冲，背突体形。年轻人常因此而致精神消沉孤僻，因此，手术矫治应在入学年龄尚未与外界社会完全接触之先，较为适宜。

5. X 线胸片检查

后前位片示心脏左移与主动脉、肺动脉圆锥一起同脊椎形成狭长三角形。心脏右缘与脊椎相齐、两下肺清晰度增强。侧位片示肋骨呈前下方向倾斜与体轴成锐角，胸骨体凹陷，胸骨后与脊椎前间隙距离明显缩短，严重者几乎接触。膈肌下降活动减少，胸廓纵轴增加。

6. 漏斗胸评定方法

前胸壁凹陷畸形的大小，严重程度以及容积的测定方法较多，但没有一种方法被广泛接受。其中不需要特殊器械，对患者又无损伤，能取得较好客观数据，既可作为手术指征参考，又可作为术后比较，临床上可采用下列 3 种方法：

（1）漏斗胸指数：根据前胸壁与凹陷畸形大小的比例测定所得数据。

$$\text{漏斗胸指数}=\frac{a\times b\times c}{A\times B\times C}>0.2$$

具有手术指征

①漏斗胸凹陷外口纵径长度；

②漏斗胸凹陷外口横径长度；

③漏斗胸凹陷外口水平线至凹陷最深处长度；

④X 线胸片（后前位）胸骨长度（胸骨柄上缘至剑突间长度）；

⑤X 线胸片（后前位）胸部横径（两侧腋前线间长度）；

⑥X 线胸片（侧位片）胸骨鲁氏角后缘至脊椎前缘间长度。（图 8-1、图 8-2）。

（2）胸脊间距：根据 X 线胸部侧位片测算，胸骨凹陷深处后缘与脊椎前缘间距表示漏斗胸畸形的程度（图 8-3）。>7cm 为轻度，5～7cm 为中度，<5cm 为重度。较为实用。

（3）盛水量：患者仰卧位，用水置满凹陷外口水平的盛水量，用毫升表示容积大小，适用于对称型漏斗胸，不对称型漏斗胸难予测准。

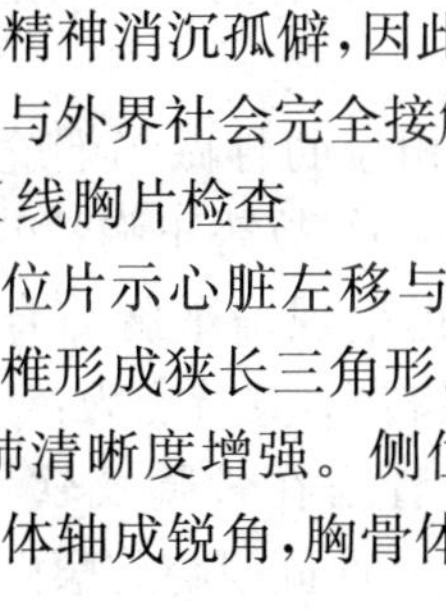

图 8-1

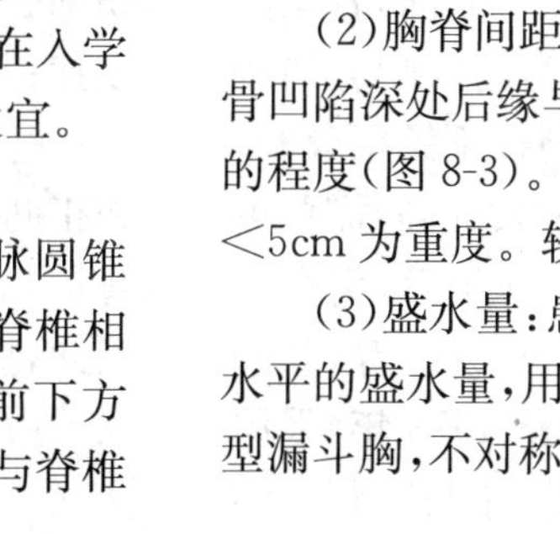

图 8-2

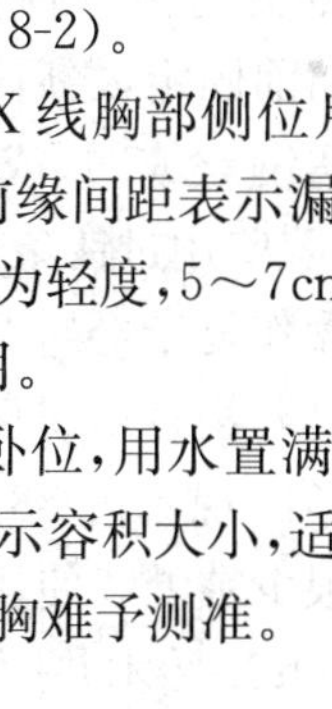

图 8-3

二、手术特征

年龄：由于部分1岁幼儿的深吸气致前胸壁凹陷，在3岁以前自行好转，故认为3岁后前胸壁凹陷畸形日益明显者，考虑手术矫治，然而Haller（1996年）指出，漏斗胸手术对4岁以下的幼儿做5根肋软骨以上切除的胸壁整形术后阻碍胸壁的生长发育，产生呼吸功能减退，难于忍受跑步等运动，为此，手术最佳时期选择6～8岁以后进行，以免婴幼儿早期广泛前胸壁手术而阻碍胸壁发育，影响心肺功能。

临床上，经常发生上呼吸道感染或者劳累发生疲乏倦怠者，根据畸形程度、胸脊间距和漏斗胸指数作为分级依据、手术特征之参考。

漏斗胸分级和手术特征见下表。

级别	胸骨凹陷	心肺受压	胸脊间距(cm)	漏斗胸指数	手术特征
Ⅰ轻度	稍为明显	－	＞7	＜0.2	－
Ⅱ中度	显著	＋	5～7	0.3或＞0.2	＋
Ⅲ高度	更为显著	显著	5～7	0.2～0.3	＋＋
Ⅳ重度	严重	更显著	＜5	＞0.3	＋＋＋

三、手术方法

手术矫治漏斗胸，最早为Meyer（1911年）及Sauesbruch（1920年）报道。Ravitch（1949年）在系统性研究漏斗胸发生因素与各种类型的基础上，介绍手术操作为切除所有畸形肋软骨及骨膜，分离胸骨剑突与横断胸骨，早期用Kinschnen钢丝将胸骨向前固定，之后改用丝线。其间，各家采用金属不锈钢丝或网，或支架作为固定胸骨的矫形手术，我院曾用过钛条、异体植骨、不锈钢丝等，均因手术操作复杂，异物移植后并发症高，需要再次手术取出异物，经长期随访3～9年后，仍有胸骨下陷畸形出现者占88%（Kowolewski等，1999年），目前很少被继续使用。Haller（1978年）采用改良Ravitch矫治术并用3点固定胸骨法，得以使手术不用支架或修补物，避免胸内异物的并发症与再次取出异物的痛苦。该手术对胸骨上举的固定，确有改进。另一种胸骨翻转术，由Nissen（1944年）首先取得成功，不仅适用于儿童，亦能应用于成人，能达到纠正畸形和稳定胸壁之效果。Jfran（1954年）、Coop（1956年）将胸骨及肋软骨整块切下，翻转后仍在原位将肋骨块横向缝合固定。Judet（1954年）、Sheer（1957年）考虑胸骨与肋软骨整块游离骨瓣的血供，在剑突下腹直肌不切断，保留胸廓内动脉对胸骨的血供，称作带血管的胸骨翻转术。Wada（1974年）总结一大组胸骨翻转术病例，认为该手术适应儿童及成人，如处理得当，即使发生感染，亦不影响翻转骨瓣之存活，经15年以上观察，亦未发现翻转骨瓣有晚期收缩畸形。10年后，Hino等（1984年）与Wada在一起，在过去1000例翻转术的基础上，总结过去胸骨翻转术缺点为：

①胸骨和肋软骨的骨膜、肋间肌与血管整块切除，术后骨瓣血运受阻，容易于产生感染等并发症；

②翻转骨瓣后与相应肋骨做端端缝合，未能纠正肋骨前下方倾斜畸形，故矫正胸骨畸形后，胸骨前后径增宽不多，仍呈现扁平胸与脊椎侧突。因此，提出改良胸骨翻转术，其特点为：

(1)胸骨、肋软骨骨瓣在骨膜及软骨膜下游离，保留肋骨膜、软骨膜、肋间肌与胸廓内动静脉。

(2)不论漏斗胸畸形程度如何，均在第2前肋软骨上方横断胸骨。

(3)与畸形有关的肋骨骨膜应剥离至腋前线，确保肋骨的可动性，并保持肋骨、肋软骨的骨膜和肋间肌的连续性。

(4)骨与肋软骨骨瓣均应上移1肋做重叠缝合，以增宽胸脊间距，纠正胸廓前后径差与左右径畸形，减少纵隔和心肺的压迫。翻转胸骨、肋软骨骨瓣作为固定胸壁矫正畸形的自身支架，将原先凹陷胸骨及肋软骨变成向前膨出的正长胸骨外形。

(5)再将剥下的所属软骨膜、肋间肌悬吊缝合在骨瓣上，提供血运，以促进新骨架形成为完整正常外型的胸壁。

四、手术前检查与准备

(1)详细病史记录：包括家属畸形情况、临床症状和精神情绪等。

(2)体检：着重在漏斗胸指数，胸脊之距离及容积外，对于凹胸、凸肚、耸肩和背突等典型征象的描述。

(3)对行动后有气喘、心悸，心前区疼痛感以及心脏杂音者，应做详尽的心电图、超声心动图检查，必要时行心导管检查，以排除先天性心脏病。此外，行肺功能及血气测定等。

(4)术前有呼吸道感染或肺炎症状者，应积极控制。

(5)对于具哮喘症状者，手术前后 1 天，可给予解痉剂(或激素)，以免麻醉诱导时发生支气管痉挛。

五、手术操作及术式介绍

仰卧位。皮肤消毒范围包括整个前胸部，上起于颈项及两肩前面，下至脐孔以上的腹部，两侧至腋前线。根据切口铺巾。

切口：正中切口为主。对女青年亦可用乳房下横切口，但附着两侧肋弓的肌腱暴露欠佳。故不论何种切口，原则上应充分暴露胸骨下方与其邻近肋软骨畸形位置以偏下方为佳。

正中切口，起于胸骨柄上缘 1cm 至剑突与脐孔之间中点。分离皮下组织、胸大肌及腹肌的肋弓附着部分。充分暴露 2～4 肋骨(两侧至腋前线)与胸骨中下部与肋骨畸形所在。按不同操作方法分述如下：

1. 胸肋上举术(Sternal-costal evevation)

(1)Ravitch 手术

为胸肋上举术基本术式，该术是由 Ravitch 于 1949 年提出，即切除肋软骨和软骨膜游离抬高胸骨。1958 年，Welch 提出保留肋软骨膜及肋间肌束，并游离抬高胸骨，效果满意。该术式适应于年龄 5～11 岁，且畸形为对称性，胸廓下陷范围小者，手术步骤包括：

①手术切口可以是正中切口，亦可以是双乳下切口(女孩)；

②用电凝或电刀将胸大肌附着于肋骨及肋软骨处离断，将胸大肌皮瓣翻开，充分暴露双侧第 3～7 肋软骨及肋软骨弓和剑突；

③自上而下剥离第 3～7 肋软骨膜全长及肋软骨弓，骨膜下游离剑突并切断其弓侧与后方的腹肌肌囊，切除全部异常肋软骨。保留软骨膜及肋间肌束；

④将剑突向上提拉，用示指伸入胸骨后间隙，紧贴胸骨后分离纵隔粘连与两侧胸膜，并自下而上切断附着于胸肋关节下方的肋间肌和骨膜，直至第 2 肋间(注意保护双侧乳内动脉)。此时胸骨体可完全上举；

⑤在鲁氏角水平胸骨柄与体交界前面横断或楔形切除 1 小块胸骨，上抬和固定胸骨：褥式缝合胸骨之楔形切口，将双侧第 3～6 肋软骨膜、肋间肌束对向缝合以抬高胸骨，并缩小胸骨后残腔；

⑥胸骨后间隙置入皮条管引流；

⑦胸大肌及皮下组织缝合于胸骨前面，腹直肌缝合于剑突。

(2)改良 Ravitch 术

①自体肋软骨支撑：

Haller's 方法：由 Haller 于 1976 年创造，手术操作中，游离肋软骨及胸骨同 Ravitch 术，关键有两点：

a. 在胸骨前面相当鲁氏角水平做楔形切除后用褥式缝合(同 Ravitch)或者在胸骨后做楔形切除后植入骨片角缝合固定；

b. 在最下面一根正常肋软骨做切除，切口由内上到外下，然后再叠加并缝合。

此方法适应证同 Ravitch 术，对于年龄＞12 岁，畸形范围大者，效果相对较差。Welch 和 Shamberge 运用较多。

②近 2 年运用胸腔镜辅助技术在第 5 肋骨或第 6 肋骨水平植入镍钛合金支撑条以抬高胸骨(Nuss 手术)，达到治疗目的。

最早由 Nuss 于 1998 年报道。

操作步骤：

①术前准备：测量胸廓横径及漏斗指数，评估凹陷程度。据此选用合适的支撑架(特制钢板)并

弯曲成"弓"状。弧度与预设抬举高度一致。在钢板拟行通过的胸骨凹最低点和起始点以及切口处用美蓝作标记；

②在胸骨凹陷最低点的同一水平处，两侧胸壁腋前线和后线之间各行1.5～2.0cm的横切口；

③在胸腔镜直视下，将扩展钳沿着预选定的肋间隙缓慢向前通过胸骨下陷处，在胸骨后越过纵隔，至对侧切口穿出；

④把支架连到扩展器上，引导支架凸面朝后拖过胸骨后方，支架到位后，将其翻转180°，使胸骨和前胸壁突起成期望形态；

⑤单侧或双侧支架套入固定器，将固定器缝在肋骨骨膜上，再把固定器与胸壁及支架缝在一起；

⑥胸腔引流，关闭缝合切口；

⑦术后治疗 抗炎、止痛、氧雾吸痰、支持治疗。术后清醒后即可拔除气管插管。保持平卧2天。术后3天可下地活动，但禁止剧烈活动，以防支架移位，术后6～9天出院。术后2～3年患儿胸壁足以支撑胸骨时再去除植入物。

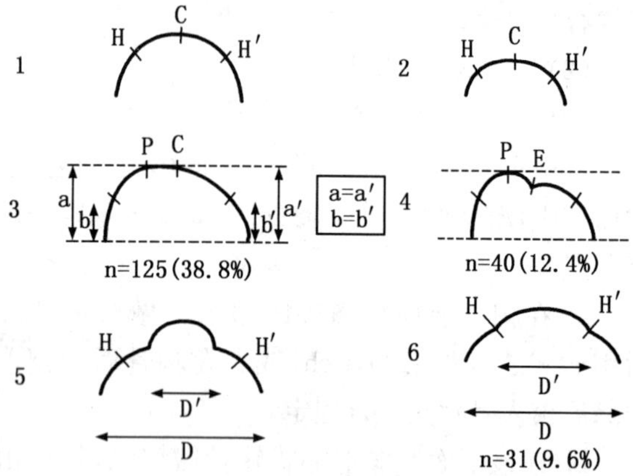

植入支撑物的形状类型

该手术的并发症为气胸和胸痛。气胸的主要原因为：

(1)小儿胸壁薄，哭闹易导致伤口漏气。

(2)术后搬动过程中，伤口封闭不当，容易漏气引起气胸；切口上放置油纱布，可减少气胸的发生。

患者手术修复的最佳时机和技术方法的改进成为关注的焦点。大多数的研究者认为3～12岁为Nuss手术矫正漏斗胸的最佳时机。对称的漏斗胸尤其合并扁平胸是Nuss手术的最佳选择。该手术具有切口小而隐蔽、手术时间短、出血少、活动早、不需游离胸壁肌肉皮瓣、不需切除肋软骨和胸骨，长期保持胸壁伸展性、扩张性、柔韧性和弹性等优点。

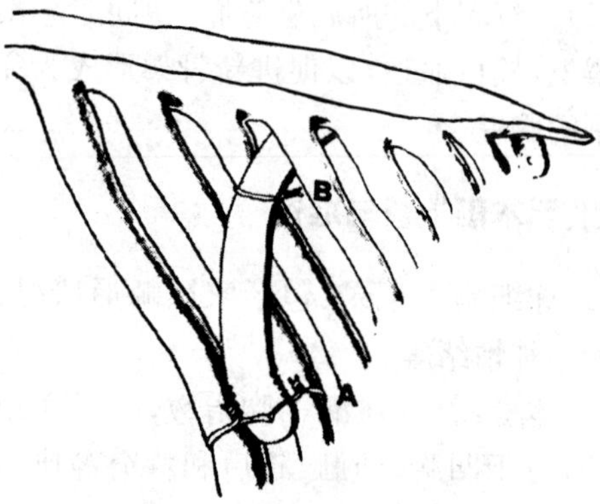

支撑物的固定方法

Nuss手术需要注意的是：

(1)胸腔镜辅助下行Nuss手术更安全可靠。非胸腔镜监视下的Nuss手术，有损伤心脏及心包的报道。

(2)支撑架必须足够坚固以能维持胸廓矫正和放置2年或更长时间。

(3)在切口的部位必须绝对固定支撑架，以保证手术后不移位、滑脱。

(4)支撑点尽量选择在胸骨凹陷最低点或其上的胸骨后平坦部位。

(5)重视术后镇痛。

2. 新胸骨翻转术(Wada's)(new sternal turn over)

此技术1956年由Tudet及Tung于1964年设计，Wada广泛应用；该技术使胸骨及其邻近肋软骨作为骨瓣游，即360°翻转后固定于相应的肋骨肋软骨交界处。

①手术切口可以是正中切口，亦可以是双乳下切口(女孩)；

②用电凝或电刀将胸大肌附着于肋骨和肋软骨处离断，将胸大肌皮瓣翻开，充分暴露双侧第3～7肋软骨及肋软骨弓和剑突；

③自上而下剥离第3～7肋软骨骨膜全长及肋软骨弓，切断肋软骨肋骨连接处，骨膜下游离剑突向上牵引，并切断其两侧与后方的腹直肌肌束，

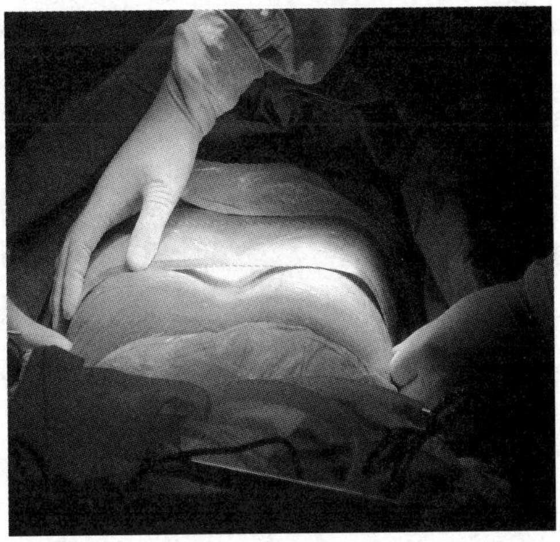

测量

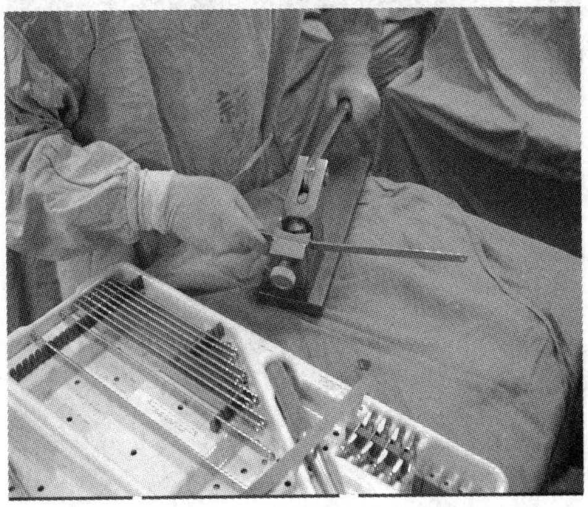

塑型

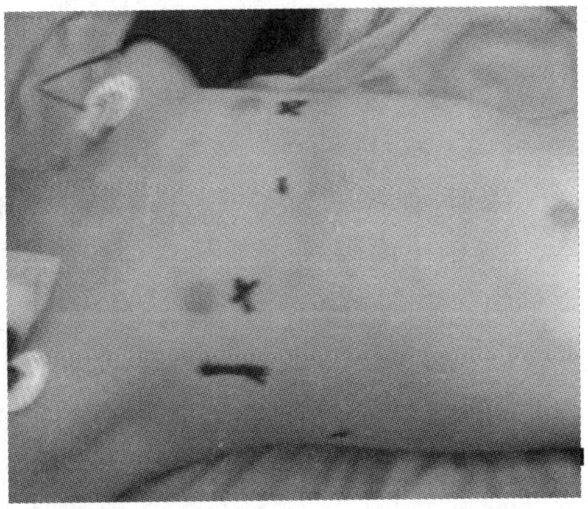

标记

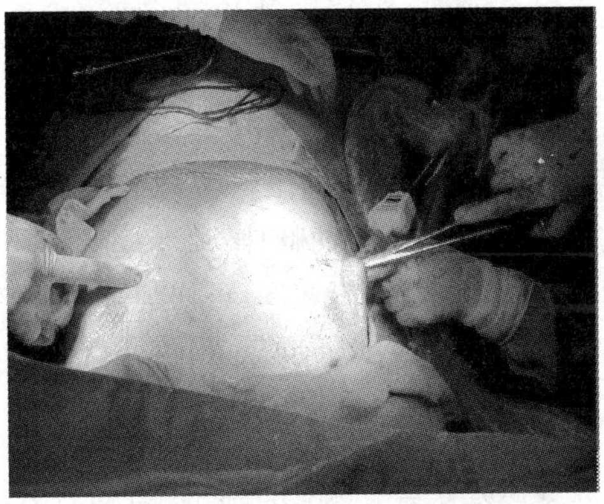

切口

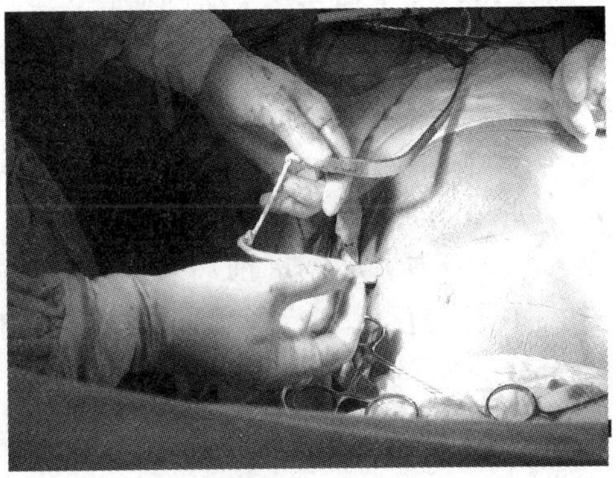

牵引支架

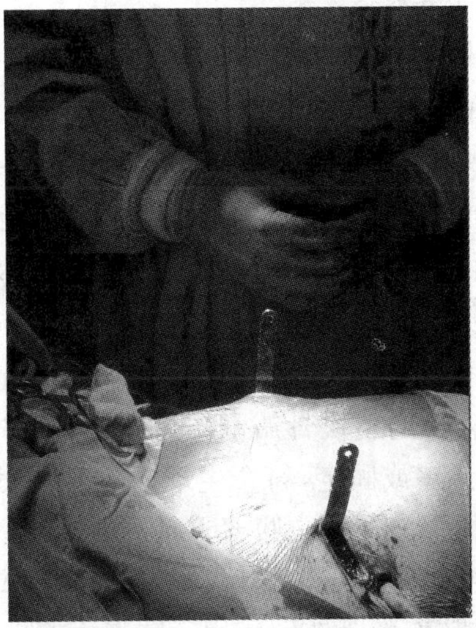

支架已通过

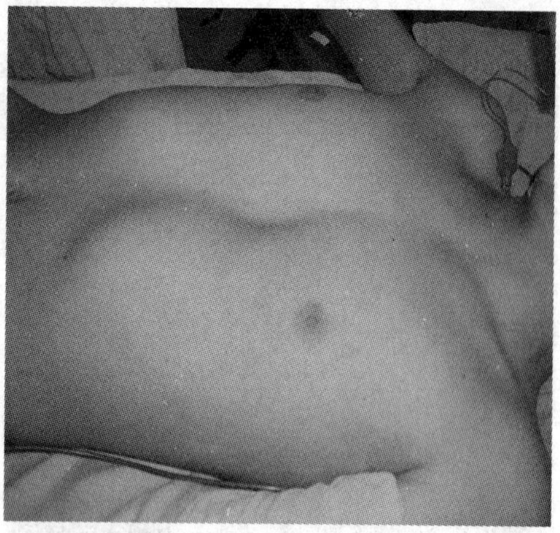

手术前

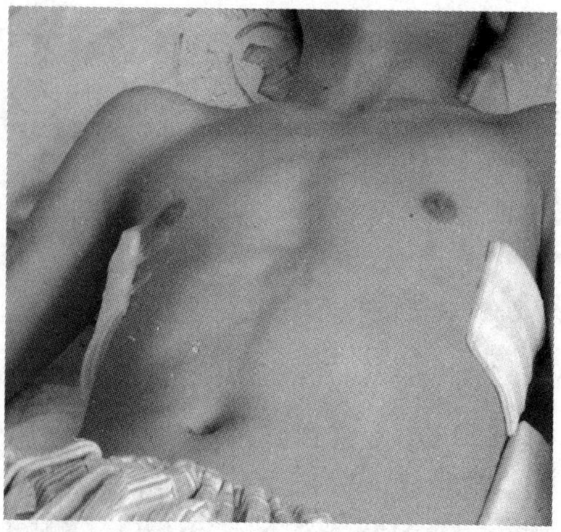

手术后

手指伸入胸骨后分离纵隔粘连及两侧胸膜，在第2肋骨水平横断胸骨，形成游离而无骨膜的胸骨体中下方与其邻近的肋软骨骨瓣，做360°翻转；

④胸骨断端用不锈钢丝或粗线对端缝合固定，骨瓣两侧的肋软骨逐根向上错位与上1根的肋骨端缝合，尽量保持正常的胸骨外形；

⑤翻转后的胸骨背面隆起部，可切削平整，两侧隆起的肋弓，做骨膜下修正肋软骨，借以增加下部肋骨活动；

⑥将所有剥离的完整肋软骨膜、肋间肌重新缝回到翻转骨瓣的胸骨两缘和肋软骨、肋骨连接部可提供骨瓣血供，并固定整个翻转后的骨瓣，减少胸骨后间隙积液。胸骨后间隙置皮管引流，并接负压吸引或闭式引流；

⑦逐层缝合胸大肌、皮下组织及皮肤。

新胸骨翻转术适于已骨化的青少年(12～15岁)，成人或者严重漏斗胸畸形，并行肋骨整形术；该方法最严重的并发症是胸骨缺血坏死和伤口感染。因此，将肋软骨膜、肋间肌重新缝回到翻转新骨上，显得极其重要，胸骨后间隙的引流对于预防感染亦必不可少。翻转术的优点：将自生胸骨体及其邻近肋软骨的整块骨瓣翻转后在原位固定，不需要异物支撑或固定，符合生理；不切断血运-肋间动脉及胸廓内动脉或腹壁上动脉等；骨瓣相连的肋软骨可作为固定胸骨外，还可作为支撑前胸壁，符合正常前胸壁外形作用。缺点：创伤大，胸骨可能缺血坏死，需要细致操作。

六、手术中注意点

(1)切口偏下些，有利于剑突与肋弓的矫治操作。

(2)肋骨骨膜剥离到腋前线，有利于肋骨上举，向头侧方向固定，增加胸廓前后径。防止术后扁平胸。

(3)肋软骨膜剥离至关重要，为防止损伤胸膜与肋间血管的主要关键，选用牙科的骨膜剥离器(钝性)，先在肋软骨骨膜上做切开，用剥离器钝性剥开肋软骨的上缘与下缘骨膜，才可沿软骨与软骨膜间隙伸入，挑起肋软骨向两侧剥离软骨膜各0.5cm，切断肋骨，用手指提起软骨断端向内侧剥至肋胸关节；另一端提起剥至肋骨与肋软骨连接外侧(相当腋前线)。

(4)术中操作应保持完整软骨膜与肋骨膜和肋间肌，尽量避免损伤肋间血管。

(5)防止损伤胸廓内动静脉的关键是，在提起剑突和胸骨下端分离腹直肌肌索及胸肋交界时，在直视下自下而上紧贴着胸骨及肋软骨的背面做骨膜下分离附着在胸骨肋软骨的软组织。

(6)为增加胸廓前后径，减少心肺受压，提高翻转骨瓣存活力，避免胸骨后间隙积液感染，必须将剥离后的软骨膜与肋间肌，重新包裹缝合在骨瓣两侧的肋软骨或肋骨前端，过长的软骨可予以剪去。

(7)采用电刀及电灼除可减少出血外，并可缩短手术时间。

(8)对漏斗胸凹陷畸形较深，胸骨瓣翻转后出现的隆起部，可切削平整，或者胸骨瓣翻转复位时，在前胸壁保持正常形态下，胸骨瓣相连的肋软骨断端与相应的肋软骨断端缝合。

七、手术方法评估

上述治疗漏斗胸的方法，对任何年龄和不同程度的畸形，均安全有效，几乎无手术死亡，术后处理简单，一般 2 周均可出院。即使手术矫治漏斗胸并行心肺手术，亦是顺利平稳。

术后并发症：一般在 5%～7%，以血胸和感染较多，均容易于处理，如在术中细致操作，均可避免并发症的发生。胸骨翻转术中胸骨坏死的发生率，Wada 显示的 10 年以上的随诊结果，从未发现因胸骨血运破坏而致使胸骨板被机体排斥或物理性破坏，上海市胸科医院使用胸骨翻转术 50 余例，早期发生胸骨坏死并感染 3 例之后，采用剥下的肋间肌与软骨膜加以缝合包裹相应的肋骨和肋软骨后，未再发生。

漏斗胸的复发一直是临床医师努力攻克的方向，导致复发的因素：

(1)上举的胸骨缺乏足够有效的固定。

(2)年龄因素：年龄愈轻，复发率愈高，同以下原因有关：

①随着胸廓的生长发育，肌肉纤维组织对胸骨的牵拉、回缩导致胸骨再度凹陷；

②肋软骨切除范围广，胸骨、肋软骨未能重建，导致胸骨、软骨吸收或因感染致骨体破坏吸收致胸壁凹陷。

(3)支撑物的断裂，或者支撑物被取出的时间太早，胸骨未同周围组织有效固定，均可导致漏斗胸复发或者手术失败。

鉴于以上原因，漏斗胸术后患者均应长期随访(>10 年)，每年应随访 1 次。

漏斗胸手术后效果分为 3 类：很好、好和差。

(1)很好(excellent)：胸廓外观正常，无不适应症状。

(2)好(good)：有轻度下陷和不对称，但胸骨的位置较术前有明显改进。

(3)差(poor)：胸骨仍明显下陷，或者考虑再手术。

八、专家点评

漏斗胸外科治疗的目的有两个，一是纠正畸形，减轻胸骨对心脏和肺组织的压迫，改善心功能；二是胸壁美容，减少患者青春发育期的心理发育障碍。外科方法有 3 种：

①胸肋上举术适合于患者的任何年龄，而且操作简便，并发症少，值得推广；

②胸骨反转术适合于 15 岁以上的患者，但有胸骨坏死的严重并发症，手术中须注意对胸廓内动脉的保护；

③异物植入如 Nuss 手术，对年龄的要求高，应选择 11 岁以下的患者，可以通过胸腔镜微创手术完成，但存在再次手术的缺点，加重患者经济负担，部分患者还有术后剧烈胸痛的并发症。

总之，手术治疗漏斗胸的目的，在于矫正胸骨凹陷畸形，解除对心肺压迫，解除脊椎侧突、背突与肋弓突出的肚突畸形，消除忧虑和孤僻的情绪，增强美观和健康的信心。当今，对脊椎侧突不显著，或者不对称漏斗胸、骨质尚未完全骨化前的幼儿均采用以 Ravitch 手术为主的胸肋骨上举矫治术。不对称漏斗胸，施行肋骨整形术，对已骨化的青少年(12～15 岁)、成人或重症漏斗胸，可采用胸骨翻转术为主的改良手术，并行肋骨整形术。

近年来，在手术矫治漏斗胸的同期并行胸内心、肺手术的报告，日益增多，如 Wada 报道 1000 余例漏斗胸手术同期做心内直视手术 7 例，肺切除 2 例及起搏器植入术 2 例。1985 年，上海胸科医院在胸骨翻转术同期行右肺上叶囊肿切除和室间隔缺损修补术各 1 例，均取得成功。但 Shamderger 等(1988 年)认为小儿应先矫治漏斗胸 6 周以上，再手术治疗先天性心脏畸形，不仅可减少术后严重并发症，并可减少纵隔脏器之压迫。

下面是胸肋抬高术的手术过程，见图 8-4～图 8-11 所示。

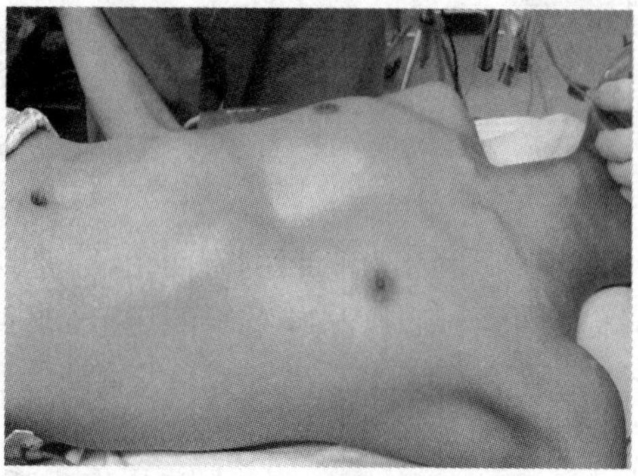

图 8-4　平卧位

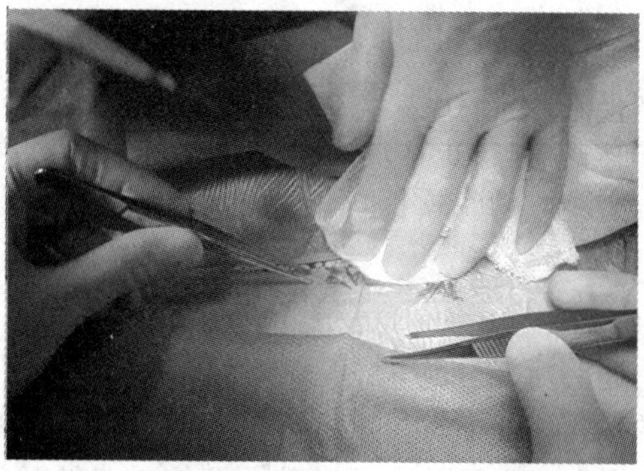

图 8-5　正中切口

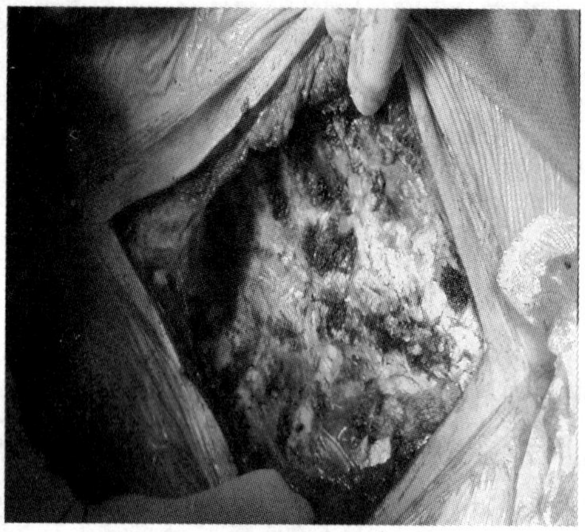

图 8-6　暴露出 3～7 肋软骨

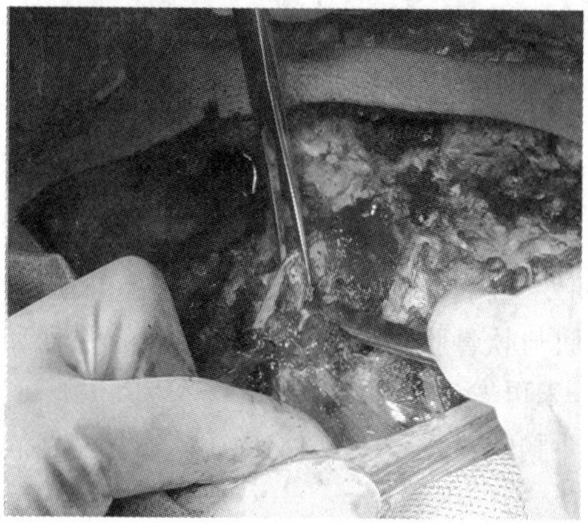

图 8-7　游离双侧每根肋软骨

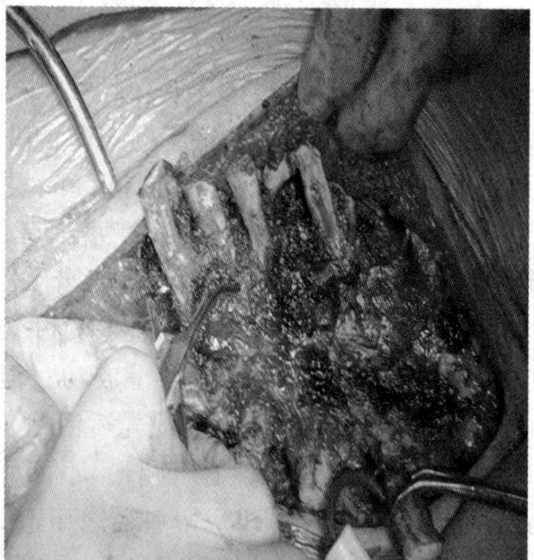

图 8-8　切断软骨与骨交界处

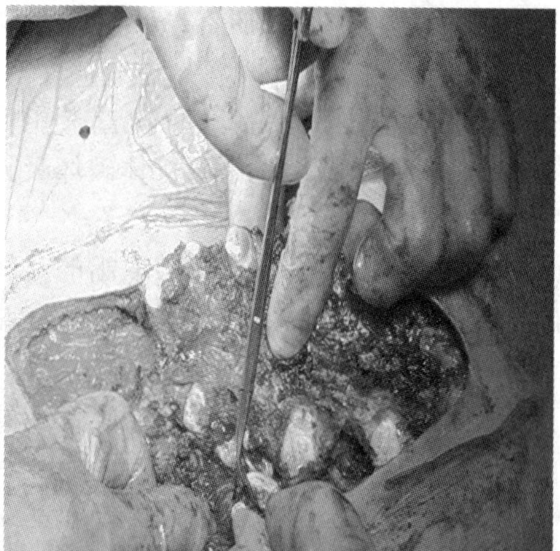

图 8-9　切除肋软骨

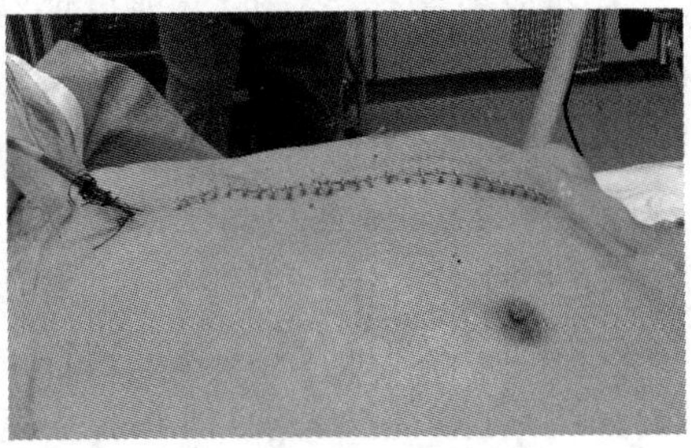

图 8-10　手术后

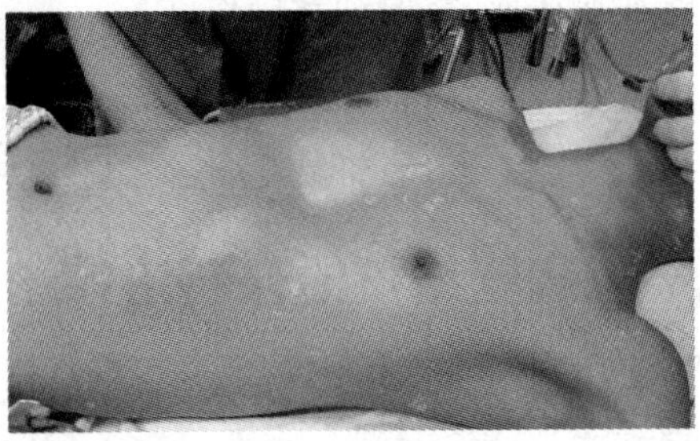

图 8-11　手术前

（罗清泉）

第二节　鸡　　胸

一、疾病概述

鸡胸的发病率稍低于漏斗胸，对患者心肺功能和发育影响较小，手术特征较严，更多的从美容角度考虑。如图 8-12。

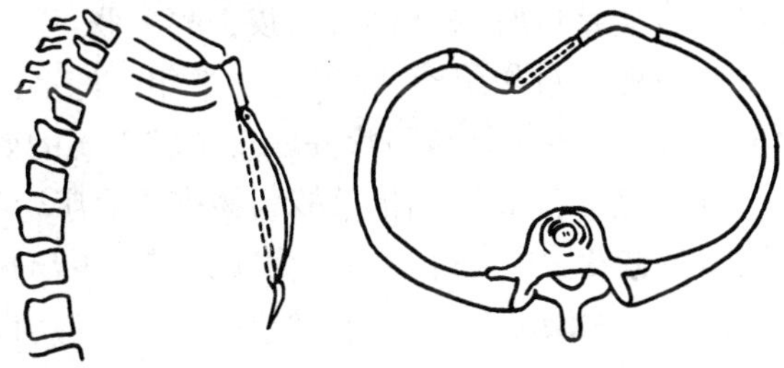

图 8-12

二、手术适应证

鸡胸的手术适应证主要为美容手术，纠正前凸畸形。

三、手术方法

以胸骨翻转为主要手段，具体步骤如下：

(1)手术切口可以是正中切口，亦可以是双乳下切口(女孩)。

(2)用电凝或电刀将胸大肌附着于肋骨和肋软骨处离断，将胸大肌皮瓣翻开，充分暴露双侧第 3～7 肋软骨及肋软骨弓和剑突。

(3)自上而下剥离第 3～7 肋软骨骨膜全长及肋软骨弓，切断肋软骨肋骨连接处，骨膜下游离剑突向上牵引，并切断其两侧与后方的腹直肌肌束，手指伸入胸骨后分离纵隔粘连及两侧胸膜，在第 1～2 肋骨水平横断胸骨，形成游离而无骨膜的胸骨体中下方与其邻近的肋软骨骨瓣，做 360°翻转。

(4)胸骨断端用不锈钢丝或粗线对端缝合固定，骨瓣两侧的肋软骨逐根向上错位与上 1 根的肋骨端缝合，尽量保持正常的胸骨。

(5)将所有剥离的完整肋软骨膜、肋间肌重新缝回到翻转骨瓣的胸骨两缘和肋软骨、肋骨连接部可提供骨瓣血供，并固定整个翻转后的骨瓣，减少胸骨后间隙积液。胸骨后间隙置皮管引流，并接负压吸引或闭式引流。

(6)逐层缝合胸大肌、皮下组织及皮肤。

四、专家点评

鸡胸的外科治疗方法比较单一，效果较为肯定，主要是防止胸骨坏死和消灭残腔。

五、疗效判断及并发症处理

胸骨翻转术适于已骨化的青少年(12～15 岁)，成人或者严重鸡胸畸形，并行肋骨整形术；该方法最严重的并发症是胸骨缺血坏死和伤口感染。因此，将肋软骨膜、肋间肌重新缝回到翻转新骨上，显得极其重要，胸骨后间隙的引流对于预防感染亦必不可少。翻转术的优点：将自生胸骨体及其邻近肋软骨的整块骨瓣翻转后在原位固定，不需要异物支撑或固定，合乎生理；不切断血运-肋间动脉及胸廓内动脉或腹壁上动脉等；骨瓣相连的肋软骨除可作为固定胸骨外，还可作为支撑前胸壁，符合正常前胸壁外形作用。缺点：创伤大，胸骨可能缺血坏死，需要细致操作。

（罗清泉）

第三节　胸壁结核的外科治疗

一、疾病概述

胸壁结核是一种少见的胸壁感染性疾病，目前将包括肋骨及肋骨周围软组织等所有胸壁组织的组成部分的结核性感染统称为胸壁结核，胸骨结核和椎体结核不在本文讨论范围之内。

胸壁结核通常继发于其他部位的结核感染，如肺结核、胸膜结核、纵隔结核等。较常见的感染途径有：

（1）淋巴道感染，是主要的感染途径。肺结核等原发感染灶经淋巴管及交通网感染附近区域淋巴结，造成淋巴结炎，继而感染周围胸壁软组织，形成干酪性坏死。

（2）血行感染，结核菌经血行感染肋骨，引起结核性骨髓炎，再感染周围软组织。

（3）直接感染，结核性脓胸直接穿透肋间隙，向胸壁溃破，形成慢性窦道。在所有累及骨骼系统的结核中，胸壁结核发生率<10%，好发年龄为15～35岁，男性较女性多见，约为2.5∶1。在西方国家的移民人群，免疫力低下的老年人群，HIV感染的人群中，胸壁成为肺外结核感染的最常见部位。

临床表现缺乏特异性，未发生溃破的患者通常由体检摄片或自行扪及胸壁肿块而发现。合并化脓菌混合感染时有红，肿，热，痛及波动感等炎性表现。详细询问病史，尤其是否曾经有过结核感染史或现阶段伴随结核感染史，对于诊断有极大帮助。Daghfous等报道23例胸壁结核的患者中19人（83%）有结核感染既往史。Sakuraba等报道为69.2%。Faure E等报道18例患者中15人（83%）有结核既往史，6人伴有活动性肺结核。

胸壁结核通常在胸片和胸部CT上表现为单发冷脓肿，但也有少部分患者表现为2个病灶或以上。Burke等报道14例中有12例为单发病灶。Faure E等报道18例患者中有16例为单发病灶，其在放射影像学上的表现也如结核侵犯软组织一样呈现多样化。通常表现为界限清楚的溶骨性骨质破坏区，有时伴有囊性扩张，有时亦表现为多囊性病变，还可见到钙化的边缘。常见的侵犯部位是肋骨干，多位于第3～7肋骨干的锁骨中线到腋后线之间的部位，其次是胸骨旁和肋椎连接处。尽管有溶骨性表现，但和肿瘤完全不同的是病理性骨折极为罕见。另有25%的患者有窦道形成。

许多同行建议对于胸壁冷脓肿进行针吸活检，通过直接涂片找结核杆菌，痰找或培养结核菌，期望获取结核病理学证据而确诊，并能排除其他疾病，但结果非常令人失望。Faure等对11例患者行针吸活检，只获取了4例阳性结果，占（36.3%）。Kyu等针吸活检7例患者，仅有2例呈阳性结果。阳性率如此之低，愈发使得在手术前确诊胸壁结核显得异常困难。

给予患者最恰当的治疗，在策略选择上仍然存在争论。在内科药物抗结核治疗中，大部分医生使用的是异烟肼、利福平、乙胺丁醇三联，以及联用吡嗪酰胺四联用药，疗程至少半年。许多同行单纯选择内科抗结核治疗并取得了较理想的效果。Chen等甚至仅因用抗结核药物成功治疗3例胸壁结核患者后提出外科治疗为非必需。得出这些结论的一大误区在于接受抗结核药物治疗病例太少，随访期太短，且冷脓肿本身并不会随着结核菌被杀灭而消失。基于这一点，单纯应用药物抗结核治疗胸壁结核不能取得满意疗效，因此，联合外科手术的干预显得相当有必要。

二、手术特征、术前术后处理

外科手术的最恰当时机在于患者情况稳定，无急性感染，肺部和其他部位没有活动性结核病变。否则，应当予以正规抗感染治疗2～4周和（或）抗痨治疗3～6个月，直到体征血象恢复正常，满足手术要求。若合并化脓菌混合感染，应及时做脓腔充分引流。

由于患者存在长期感染和消耗，因此必须在术前做充分的准备。目前推荐术前给予三联或四联药物抗结核治疗2～4周，能有效控制结核病灶，减少术后复发。适当补充营养，纠正患者低蛋白血症和贫血，也是术后顺利恢复减少并发症的重要保证。

胸壁结核手术的原则为彻底清除病灶，消灭残腔。

三、手术方法及技术

1. 单纯胸壁部分切除

手术应在气管内插管静脉复合全身麻醉下进行。切开皮肤后，将肌皮瓣向两侧充分游离，并注意覆盖皮肤巾加以保护。探明肿块位置后，确定切除范围，至少完整包括病灶在内上、下各加一个肋间，切除肋骨断端前后距离肿块至少3cm。尽量保证脓腔不破，一旦破裂，应及时尽快吸除干酪性坏死物，注意严格无菌操作，减少手术野的污染。在脓肿基底面剥离时，应注意沿胸膜外行走，保护胸膜不破，维持胸膜腔的完整性和密闭性。一般来说，由于受到感染性病变的影响，贴近脓肿面的胸膜都有增厚表现，不容易破损，而离脓肿较远处胸膜较薄弱。一旦破损，尽量保证胸腔内不受污染，小破口可以4-0 Prolene线缝合修补(使用编织线则容易招致感染)，较大破口或已经不慎污染胸腔，则应充分冲洗后另外置胸管引流。切除主要病灶后，应仔细探查有无细小窦道残留，必要时可用细探针严密;残端都要仔细判断是否新鲜，有无活力，以保证术后顺利愈合。创面止血要彻底，由于血块是细菌良好的天然培养基，在感染性手术中，任何细小的止血不充分，都有可能导致术后伤口感染和疾病复发。

2. 带蒂活力肌瓣填填塞残腔术

在部分切除范围较广泛，胸壁缺损较大的病例，应当游离转移附近带蒂活力肌瓣填塞残腔。结核外科的经验告诉我们，有腔必有液，有液必招致感染。消灭残腔是手术成败的关键之一。可供转移填塞的带蒂肌瓣有背阔肌、胸大肌、前锯肌、腹直肌等。也有报道使用大网膜填覆的，大网膜具有丰富的血供，旋转角度大，变形能力大，填塞后和周围组织贴和良好，并能局限感染，但缺点是需要增加开腹手术才能制备。

填塞完成前后，都要用大量生理盐水充分冲洗术野，加5%碳酸氢钠溶液浸泡创面。5%碳酸氢钠溶液可使抗酸杆菌蛋白变性，起到杀灭残留结核菌的目的。

创面最深处摆放引流后，一期缝合切口，并予以加压包扎固定，保持胸壁稳定性，防止术后出现反常呼吸。

术后应正规全身应用抗生素1～2周，正规抗痨6～12个月。根据伤口生长情况拔除引流，加压包扎维持2～3周。

四、手术方法评估

胸壁结合的外科治疗是既简单，又复杂的手术，采取何种手术取决于病变范围的大小，胸壁结核手术的原则为彻底清除病灶，消灭残腔，坚持这一原则，就可达到预期的治疗结果。

五、专家点评

总体而言，胸壁结核最适当的治疗是以手术为中心的内外科综合治疗。彻底切除病灶和消灭残腔是外科治疗的原则，也是手术成败的关键。术前给予合适的抗结核药物治疗，术后加以全程维持抗痨能极大提高手术成功率，减少并发症，并对于病灶的复发起到一定的控制作用。

六、常见并发症

1. 伤口裂开

多为切除不够彻底造成。对端缝合的组织不够新鲜，或有结核菌残留，术前抗结核治疗控制不充分，营养缺乏低蛋白血症等原因都会造成伤口难愈而裂开。一旦发生，应充分打开伤口，清创换药引流，全身支持，输注白蛋白，同时进行正规抗感染和抗痨治疗。待全身情况稳定，局部组织新鲜后做二期缝合。

2. 伤口液化，感染

多为缝合不紧密，皮下留有空腔造成。肥胖患者，营养不良患者，合并糖尿病患者均容易发生。加强缝合技术，不留死腔，同时全身抗感染，控制血糖等措施均可有效控制其发生。发生后处理也以局部换药加全身控制为主。

3. 肌瓣坏死

最主要是肌瓣的血供有问题。肌瓣游离不够，局部张力过大，供血管扭曲，受压等原因严重影响到转移肌瓣的存活。手术时要充分考虑到这些可能，及时做出调整避免发生。

4. 复发

发生率为6.3%～7.8%。术前结核控制不充分，病灶切除不彻底，残腔未彻底消灭，术后未继续维持抗痨等都是造成复发的重要原因。因此，对胸壁结核的治疗全过程给予全面的重视，不忽视任何一个细节，是保证疗效应有的态度。

（罗清泉）

第四节　肋骨及胸骨肿瘤的外科治疗

一、疾病概述

胸壁骨肿瘤占全身骨肿瘤的7%～8%，多数胸壁骨肿瘤为恶性，85%～90%发生在肋骨，10%～15%发生在胸骨，男女比例2∶1。可发生在任何年龄，年龄越大，恶性胸壁骨肿瘤的可能性越高。常见的恶性肿瘤为软骨肉瘤、Ewing肉瘤、骨肉瘤及浆细胞瘤。常见的良性肿瘤为软骨瘤，纤维性发育不良，骨软骨瘤，嗜酸性肉芽肿及硬纤维瘤。胸壁骨肿瘤临床表现为缓慢增大的胸壁包块，最终引起胸部疼痛，胸痛症状在恶性骨肿瘤更为常见，但20%～25%无症状。

如果考虑为胸壁骨肿瘤，应尽力切除，而避免切开活检。应整块切除受累的肋骨，不要顾忌胸壁缺损。肿瘤巨大、不能切除者，应尽力活检以得到病理诊断。穿刺活检仅适用于诊断转移病灶和骨髓瘤。

二、手术特征

成功治疗原发性胸壁肿瘤的关键取决于早期诊断及广泛切除。诊断和手术可在一次手术完成，从而减少对呼吸功能的影响并降低手术的死亡率。目前，胸壁重建的材料及方法很多，因此多数原发性胸壁肿瘤患者都有治愈的可能。

三、手术时机

只要患者条件许可，无论胸壁的良恶性肿瘤，排除恶性胸壁肿瘤远处转移时，均应及时手术切除。胸壁转移性肿瘤，当原发病灶已切除时亦应考虑手术治疗。如果预计切除肿瘤后胸壁缺损需修补，则应设计好重建方案。

四、手术方法

1. 肿瘤的切除

在进行切除或活检之前，应完整的询问病史并进行彻底的体格检查，注意鉴别是否有胸壁外伤及尚未发现的可引起胸壁转移的恶性肿瘤，因为后两者远比原发性胸壁骨肿瘤更常见。检查项目应包括胸片、CT、MRI。

正确地切除良性肿瘤的方法为切除肿瘤的同时保存瘤体上方的皮肤和周围的肌肉，但对于软骨瘤，骨软骨瘤，硬纤维瘤则需要行广泛局部切除。对于原发性恶性肿瘤广泛切除是治疗成功的关键，切除范围对于患者的长期生存率的影响很大。King等报道胸壁恶性肿瘤切除范围超过肿瘤边界4cm以上的患者无复发，5年生存率达56%，而切缘距肿瘤仅2cm的患者5年生存率只有29%。目前，关于广泛切除的范围意见未统一，一般认为2cm的肿瘤切缘对于胸壁转移瘤，良性肿瘤及某些低度恶性的肿瘤，如软骨肉瘤是足够的，对于多数恶性肿瘤均应行范围更大的切除，各个方向的切除应包括至少4cm的正常组织。高度恶性的肿瘤应切除整根受累骨骼，如果肿瘤源于肋骨，切除范围应包括整根患肋及上、下各1根正常肋骨的部分切除，如果肿瘤位于前胸壁，还应包括受影响的肋弓。如果肿瘤位于胸骨或胸骨柄，则应切除整个或部分胸骨及两侧相应的肋弓。所有紧贴在肿瘤上的邻近器官组织，如肺、胸腺、心包及胸壁肌肉也应切除。

2. 胸壁的重建

胸壁恶性骨肿瘤的广泛切除常常造成胸壁深层组织甚至全层组织大块缺损，进而破坏胸廓的稳定性和密闭性，导致胸壁软化，反常呼吸，严重影响患者呼吸循环功能。因此胸壁的修复，胸壁稳定性的重建是十分重要的。胸壁重建包括骨性重建和软组织修复两部分，前者主要是借助生物或人工材料恢复胸壁的稳定性，后者则利用移位组织瓣增加胸壁的密闭性，促进创面渗液吸收并且降低伤口感染。

(1)骨性胸廓的重建

对于胸壁骨性结构的重建，一般认为：缺损最大径<5cm 时，无论在任何部位都不需要重建，后胸壁高位缺损<10cm 时，因为有肩胛骨覆盖支撑也不需要重建。但位于肩胛骨尖端的缺损，即使<5cm，为了避免上肢运动时肩胛骨尖进入胸腔，也应修补缺损，或者切除肩胛骨下半部；胸骨肿瘤切除后的缺损往往较大，且胸骨后为重要的纵隔器官，故大多需要重建。切除 3 根以上肋骨或肋骨切除虽然在 2 根以内，却因胸壁全层缺损而难闭合胸膜腔的也在需重建之列。

用于修复的材料分为两大类：

①生物性材料，如自体肋骨、髂骨、筋膜等；

②人工替代材料，如 Prolene 网，Core-Tex 补片，Marlex 网，涤纶布，有机玻璃。

目前，国内经常使用的修补材料为涤纶布和 Prolene 网，具有经济和使用方便的优点，而且拉紧时所有方向都很结实稳固。

使用任何人工材料修复胸壁缺损时，都要很好的剪裁，以便牢固的缝合到胸壁上。缝合时应仔细检查切除区域的边缘，确定最稳定的部位，通常是肋骨或残留的胸骨。将修补材料的边缘与骨膜用不可吸收线行水平褥式缝合并系紧。第二针应缝在第一针的对侧，第三、第四针则在前两针连线的垂直轴上，然后呈放射状继续缝合固定，使修补材料紧紧的固定于缺损上，形成一个具有相当张力的平面，从而为软组织瓣移植提供一个稳固的平面。

(2)软组织的重建

骨性重建后缺乏肌肉覆盖及残留肌肉薄弱覆盖不满意的患者需施行软组织修复，另一种需要用到软组织重建的情况是伤口有放射性坏死或被坏死的肿瘤污染，这种情况下使用人工或生物材料修补常因受感染而失败，因此只用肌皮瓣进行重建，Seyfer 等认为胸壁全层切除后应用肌瓣或肌皮瓣修复，亦可保证胸壁有足够的稳定性。

肌肉和大网膜均可以用于修补胸壁的软组织缺损。大网膜在过去曾用于修复全层胸壁缺损，现在则主要用于部分缺损及作为肌瓣修补失败的补救措施。临床上常用于胸壁软组织修复的肌瓣有背阔肌，腹直肌，斜方肌，前锯肌等。覆盖前或前外侧胸壁可选择的肌瓣最多，在此区域可成功地应用许多带蒂组织瓣，包括胸大肌，腹直肌及背阔肌肌瓣或肌皮瓣以及大网膜，可供侧胸壁进行重建的带蒂组织要少的多，在此区域重建的第一选择是背阔肌，其次是腹直肌及大网膜。背部胸壁的重建可选择的肌瓣有限，背阔肌是修补头侧缺损的最佳选择，在后上胸部，斜方肌可用来覆盖脊柱及其周围的缺损。有时非常巨大的缺损需要多个肌瓣才能提供足够的软组织覆盖。

五、手术方法选择

胸壁肿瘤手术的关键是减少胸壁的反常呼吸运动并保持胸壁外形。因此胸壁重建十分重要，许多材料可用于重建胸壁，这些材料都有各自的特点。生物性移植物如自身肋骨的优点是不存在排异。但缺点很多，如对感染缺乏抵抗力，增加手术时间，增加患者的不适感以及不够坚实。因此，自人工替代品问世以后，这些材料的应用在逐步减少。

人工替代材料的种类很多，Prolene 网、Core-Tex 补片、Marlex 网、涤纶布、有机玻璃、钛板等都可用与胸壁重建。理想的人工替代材料一般需具有足够的坚韧度，裁剪方便，便于灭菌并且能透过 X 线。目前，国内经常使用的人工替代材料为涤纶布和 Prolene 网，具有经济和使用方便的优点，而且拉紧时所有方向都很结实稳固。Core-Tex 补片的修补效果更好，因为气体和液体都透不过这种材料。Marlex 通常较少使用，因为这种材料只有沿一个方向拉紧才比较结实稳固。采用硬性材料曾经较为流行。但也有其缺点，由于胸壁是不断随着呼吸运动的活动性结构，硬性材料有移位和折断的可能，向内可破坏肺和大血管，向外可导致皮肤压迫坏死，故使用时牢固的固定十分重要。McCormack 等报道根据缺损的大小和形状现场制备两层 Marlex 网中间夹有机玻璃的三明治式的修复材料，这种材料有一个绝对坚固的核心，可与胸壁保持相似的弧度，并有柔软的可供缝合的边缘。

对于切除区域有放射性坏死或被坏死的肿瘤污染的情况则不可使用人工材料进行重建，最好只使用肌皮瓣进行重建，而目前多数学者认为在胸壁全层切除后，单独使用肌皮瓣即可保证胸壁有足够的稳定性。

六、术后观察及并发症的处理

胸壁肿瘤手术的术后并发症及死亡率均不高，主要的并发症为感染，移植物部分坏死以及暂时的反常呼吸活动。没有肺部疾患的患者很少需要长时间机械通气。对于有伤口感染可能的患者，可根据伤口的细菌培养及药敏应用抗生素。

七、疗效判断及处理

原发于胸壁的恶性骨肿瘤的治疗效果取决于病理类型及胸壁的切除范围。

1. 软骨肉瘤

本病对放化疗极不敏感，外科手术广切为主要的治疗手段，决定患者预后的主要因素是肿瘤的分化程度，大小及生长位置。直径＜6cm 以及位于胸骨上的肿瘤预后较好。广泛切除后患者的10 年生存率达 96%，局部切除后为 65%。姑息切除仅为 14%，局部切除后原位复发率高于广泛切除，前者为 50%，后者为 17%（McAfee 等，1985 年）。软骨肉瘤可以晚期复发，所以需要对患者进行长期随访。

2. Ewing 肉瘤

这种疾病患处肋骨的整个骨髓腔均应看作已经恶性变，所以手术时整根肋骨均应切除，同时部分切除上、下各 1 根肋骨，彻底的外科手术并行放疗可使 93% 患者局部不复发，术后需联合放化疗，5 年生存率可达 52%（Hayes 等，1983 年）。

3. 骨肉瘤

需行术前化疗，影响预后的因素包括对术前化疗的反应性，是否伴有 Paget 病（预后差）。手术加上联合化疗可使其 5 年生存率提高到 50%以上（Lane 等，1986 年）。

4. 浆细胞瘤

外科的作用在于通过切除活检明确诊断。大剂量放疗对单发性浆细胞瘤的局部治疗效果良好，35%～55%的患者 10～12 年后会发生多发性骨髓瘤，因此对这些患者长期随访，定期检查血清或尿蛋白电泳是非常必要的。

（相加庆）

参 考 文 献

1 顾恺时主编：胸心外科手术学．北京：人民卫生出版社，第 1 版．1985. 415. 第 2 版．1993. 241
2 Ravitch，M. M. Congenital Deformities of the Chest wall and their operative correction. Phildephia W. B. Saunders Co，1977
3 Ravitch，M. M. Disorders of the sternum and the thoracic wall. Gibbon s surgery of the chest. 3rd Ed. p. 324 Philadelphia W. B. Saunders Co，1976
4 Wada，J.：Sternal turnover. Ann. Thorac. Surg，17(3)：296. 1974
5 Ravitch 著．李泽坚，徐乐天译．胸骨畸形的外科治疗. 国际心胸外科实践．吴英恺编著．上海：上海科学技术出版社，1986 年 9 月．第 1 版 197
6 Hiroshi Kitahara. Sternal elvation method modified Ravitch Technique fir fnnel chest and its Result. chest wall deformities and their? Operativ treatment. Tokyo，1990. 276
7 Humphreys. G. H. and Jaretzki A：Pectus exca vaturn：late Results and without operation J Thorac Cardior Surg，1980
8 和田寿朗著．张志庸，张成浮译．1300 例漏斗胸手术治疗——25 年经验．国际心胸外科实践．吴英恺编著．上海：上海科学技术出版社，1986 年 9 月．第 1 版 197
9 胡廷译．胸骨翻转术治疗漏斗胸．中华外科杂志，15：62. 1977
10 Wada. J：Sternal turnover. Ann. Thorac. Surg，17 (3)：296. 1974
11 Haller J A. etal：Use of CT scans in selection of patients for pectus excavatum surgery：a preliminary report. J Pediatr Surg 22：904，1987
12 Haller J A. et al. Pectus excavatum：a 20 years surgical experience. J Thorac Cardiovasc Surg 60：375. 1970
13 Haller J A. severe chest wall constriction from growth retardation after too extensiveand too early(under 4 years) pectus excavatum repair：an alert. AnnThorac Surgg60：1857，1995
14 Meyer L：Zur chirurgischen behandlung derangeborenen trichtebrust. Verh Berliner Med Gesellschaft 42：364，1911
15 Blickman J G. et al. Pectus excavatum in children：pulmonary scintigraphy before and after corrective surgery. Radiology 156. 781，1985
16 Shamberger RC，Welch KJ：Cardiopulmonary function in

pectus excavatum. Surg Gynecol Obster 166:383, 1988a
17 Shamberger RC, Welch KJ: Surgical repair of pectus excavatum. J Pectus Surg 23:615,1988b
18 Shamberger RC. et al. Anterior chest wallgeformities and congenital heart disease. J Thorac Cardiovasc surg 96:427,1988c
19 Shamberger RC, Welch KJ. Saunders S: Mitralva, ve prolapse associated with pectusexcavatum. J Pediatr Surg 111:404,1987
20 Welch KJ, VosA: Surgical correction of pectus carinatum(pigeon breast). J pectus Surg 8:659,1973
21 Castile RG. Staats BA. Westbrook PR: Symptomatic pectus deformities of the chest. Am Rev Respir Dis 126:564,1982
22 Beiser GD. et al. Impairment of cardiac function in patients with pectus excavatum. with improvement after operative correction. N Engl J Med. 287:267,1972
23 Peterson RJ, et al. Noinvasive assessment of exercise cardiac function before and after pectus excavatum repair. J Thorac Cardiovasc surg 90:251,1985
24 Willital GH: Operationsindikation-Operationstechnik bei adolescents with pectus excavatum. J Thorac Cardiovasc Surg 99:41,1990
25 Rathakrishnan V, Mohd TH. Osteo-articular tuberculosis. Skeletal Radiol, 1989. 18:267～272
26 Goldblatt M, Cremin BJ. Osteo-articular tuberculosis: its presentation in coloured races. Radiology, 1978. 29:669～677
27 Newton P, Sharp J, Barnes KL. Bone and joint tuberculosis in greater Manchester. Ann Rheum Dis, 1982. 41:1～6
28 Davies PDO, Humphries MJ, Byfield SP, et al. Bone and joint tuberculosis: a survey of notifications in England and Wales. J Bone Joint Surg (Br), 1984. 66B:326～330
29 Tatelman M, Drouillard EJP. Tuberculosis of the ribs. AJR Am J Roentgenol, 1953. 70:923～935
30 Lafond EM. An analysis of adult skeletal tuberculosis. J Bone Joint Surg, 1958. 40A:346～364
31 Lee G, Im JG, Kim JS, Kang HS, Han MC. Tuberculosis of the ribs: CT appearance. J Comput Assist Tomogr, 1993. 17:363～366
32 Brown RB, Trenton J. Chronic abscesses and sinuses of the chest wall: the treatment of costal chondritis and sternal osteomyelitis. Ann Surg, 1952. 135:44～51
33 Enarson DA, Ashley MJ, Grzybowski S, Ostapkowicz E, Dorken E. Non-respiratory tuberculosis in Canada: epidemiologic and bacteriologic features. Am J Epidemiol, 1980. 112:341～351
34 Daghfous J. Vingt-trois cas d'abce's froids tuberculeux endothoraciques sous-costaux. These Me, decine, no. 47. Paris(Necker), 1971
35 Sakuraba M, Sagara Y, Komatsu H. Surgical treatment of tuberculous abscess in the chest wall. Ann Thorac Surg, 2005. 79:964～967
36 Faure E, Redha Souilamas, Marc Requet, et al. Cold abscess of the chest wall: A surgical entity? Ann Thorac Surg, 1998. 66:1174～1177
37 Burke HE. The pathogenesis of certain forms of extrapulmonary tuberculosis: spontaneous cold abscesses of the chest wall and Pott's disease. Am Rev Tuberc, 1950. 62:48～67
38 Shaefer PS, Burton BS. Radiograghic evaluation of chest-wall lesions. Surg North Am, 1989. 69:911
39 Feigin DS, Madwell JE. Disorders of the chest wall. P. 1323. In Teplick JG, Haskin ME(eds). Surgical radiology. WB Saunders, Philadelphia, 1981
40 Sinof CL, segal I. Tuberculous osteomyelitis of the rib. S Afr Med J 49:685,1975
41 Kyu Do Cho, Deog Gon Cho, Min Seop Jo, Myeong Im Ahn, et al. Current Surgical Therapy for Patients with Tuberculous Abscess of the Chest Wall. Ann Thorac Surg, 2006. 81:1220～1226
42 Hsu HS, Wang LS, Wu YC, Fahn HJ, Huang MH. Management of primary chest wall tuberculosis. Scand J Thorac Cardiovasc Surg, 1995. 29:119～123
43 Chen CH, Shih JF, Wang LS, Perng RP. Tuberculous subcutaneous abscess: an analysis of seven cases. Tubercle Lung Dis, 1996. 77:184～187
44 Blunt SB, Harries MG. Discrete pleural masses without effusion in a young man: an unusual presentation of tuberculosis. Thorax, 1989. 44:436～437
45 Paik HC, Chung KY, Kang JH, Maeng DH. Surgical treatment of cold abscess of the chest wall. Yonsei Med J, 2002. 43:309～314
46 Sando W, Jurkiewicz MJ. An approach to repairs of radiation necrosis of chest wall and mammary gland. Wold J Surg, 1986. 10:206
47 King RM, Pairolero PC, Trastek VF et al: Primary chest wall tumor: factors affecting survival. Ann Tho-

rac Surg 41:597,1986
48 Seyfer AE, Graeber GM, Wind GG: Planning the reconstruction
49 McCormack PM: Use of prosthetic materials in chest-wall reconstruction: assets and liabilities. Surg Clin North Am 69:965,1989
50 Seyfer AE: Radiation-associated lesions of the chest wall. Surg Gynecol Obstet 167:129,1988
51 McAfee MK, Pairolero PC, Bergstralh EJ et al: Chondrosarcoma of the chest wall: factors affecting survival. Ann Thorac Surg 40:535,1985
52 Hayes FA, Thompson EI, Hustu HO et al: The response of Ewing's sarcoma to sequential cyclophosphamide and Adriamycin induction therapy. J Clin Oncol 1:45,1983
53 Lane JM, Hurson B, Boland PJ, Glasser DB: Osteogenic sarcoma. Clin Orthop 204:93,1986

第9章 胸膜疾病及手术

第一节 气　　胸

一、疾病概述

气胸是指胸膜腔内气体的积聚。气胸的形成多由于肺组织、支气管破裂，空气进入胸膜腔，或因胸壁创口穿破胸膜，胸膜腔与外界空气相通所致。

按病因，气胸大致可分为自发性、外伤性和医源性（见表9-1）。根据脏壁层胸膜破裂情况和其发生后对胸腔内压力的影响，气胸的临床分型可分为：闭合性气胸，开放性气胸和张力性气胸。各型的治疗原则和方法不尽相同。

表9-1　气胸的病因

自发性气胸
特发性气胸
胸膜下肺大疱破裂
继发性气胸
慢性阻塞性肺气肿
肺囊性纤维化
食管破裂
马方综合征
嗜酸性肉芽肿
肺脓肿
月经性气胸
肺癌
转移癌
哮喘
淋巴管平滑肌瘤

续表

外伤性气胸
钝行伤
锐性伤
气压伤
医源性气胸
经皮锁骨下静脉置管
胸腔穿刺
胸腔引流管引流不畅
胸腔穿刺活检
腹腔镜术后

一旦发生气胸后，机体的呼吸和循环功能将受到影响，其影响程度与患者的肺部基础疾病和肺功能状态、气胸发生的速度、胸膜腔内积气量及其压力有关。如果患者的肺功能减退，气胸发生快、积气量多、胸膜腔内压高，则对呼吸与循环功能的影响较大，临床症状也较严重。尤其是张力性气胸时，患侧肺逐渐萎缩，纵隔推向健侧，挤压健侧肺，产生呼吸和循环功能的严重障碍。当合并血胸时，如失血量过多，可使血压下降，甚至发生失血性休克。

气胸的诊断较容易。X线胸片检查是诊断气胸的重要方法，可显示不同程度的肺萎缩和胸膜腔积气，可伴有少量积液。胸部CT检查对于确定气胸治疗方法有重要价值，特别是高分辨率CT（HRCT）薄层扫描时可发现常规胸片不容易发现的肺内病灶。

二、手术特征

以往采用胸腔穿刺抽气或胸腔闭式引流为主，辅以必要时开胸治疗。因开胸手术的创伤较大，故较多气胸患者首选放置胸腔闭式引流管，当置管时间较长，万不得已才选择考虑手术治疗。长时间置管和保守治疗是不可取的，不但可导致较多的并发症，增加了经济负担，更使患者生活质量降低，活动能力和肺功能受到影响；如患侧肺长时间不能复张，肺逐渐硬化、纤维化，延误了手术治疗的时间。

外科治疗的目的是要找到漏气点修补，如果存在肺大疱应一并切除。对年纪大的患者应同时行胸膜粘连术，但对年轻患者一般不主张用硬化剂行胸膜粘连术，以避免胸膜粘连引起的不适和预防之后出现肺部疾病需外科治疗时难以施行，但使用机械性的胸膜摩擦术所导致的粘连创伤较小。

三、手术时机

目前，外科治疗气胸的时机仍存在很大的分歧。一般认为肺存在持续性漏气、复发性气胸、并发血胸、全肺切除术后第一次发作、职业需要如飞行或潜水需早期手术干预。在胸腔镜的广泛应用后，胸腔镜治疗气胸的手术时机明显提前，如果胸腔置管引流 5 天后效果不佳，则应尽早行胸腔镜下探查和处理。

四、手术方法

1. 运用解剖

胸膜分为互相移行的内、外两层，即脏层胸膜和壁层胸膜。脏层胸膜从肺门开始，完整地包被在包括肺叶间裂在内的肺实质表面。壁层胸膜依其所贴附的部位不同可分为 4 个部分：包被在肺尖上方的部分叫胸膜顶，呈穹隆状突入颈部，高出锁骨内侧 1/3 上方 2～3cm；贴附在胸壁内面的为肋胸膜，与胸壁容易于剥离；纵隔胸膜呈矢状位、贴附于纵隔两侧，其中部包绕肺根后移行于脏胸膜，而在肺根的下方，系于纵隔外侧面与肺内侧面之间的脏、壁胸膜移行部形成双层的胸膜皱襞，称之为肺韧带；与膈上面紧密结合的部分叫膈胸膜。由于胸膜脏、壁两层在肺根和肺韧带处互相移行，在左、右两肺周围各形成了完全封闭的胸膜腔。胸膜腔的内压低于大气压，呈负压状态。

2. 术式介绍

(1)胸腔穿刺抽气(图 9-1)

患者多取坐位，面向椅背，两手交叉抱臂，置于椅背，头枕臂上，使肋间隙增宽；不能坐起者，可采取半卧位，举起患侧上臂。穿刺点局部常规消毒，术者戴消毒手套，铺洞巾，用 1%～2%普鲁卡因逐层麻醉至胸膜。检查穿刺针是否通畅，与穿刺针连结的乳胶管先用血管钳夹住，准备穿刺。术者左手固定穿刺点皮肤，右手持穿刺针沿肋骨上缘缓慢刺入至阻力突然消失，将注射器接上，松开血管钳，抽吸气体，助手协助用血管钳固定穿刺针，并配合松开或夹紧乳胶管。穿刺完毕，拔出穿刺针，盖以无菌棉球及纱布并固定。

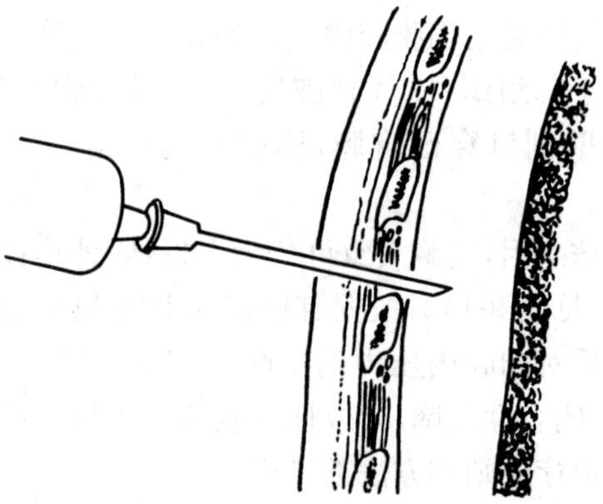

图 9-1

胸腔穿刺抽气可起到排气排液或减压的作用。以往对于肺压缩＞15%的气胸，首选的治疗方法是胸腔穿刺抽气，优点是：方法简便、创伤较小。穿刺前应根据 X 线胸片或胸部 CT 定位穿刺点，穿刺针突破胸膜腔后不容易进入太深，以免损伤肺组织。如患者在穿刺过程中出现头晕、出冷汗或突然咳嗽或胸闷，则应立即停止操作。大量气胸时，一次抽出气体总量不容易超过 1500mL。

根据目前的临床经验，对于特发性自发性气胸和继发性自发性气胸，采取单纯胸穿抽气治疗的成功率均不令人满意。胸腔穿刺抽气治疗后复查胸片，如发现肺仍未复张，胸腔内气体难以抽尽或胸腔内压力较高时，则提示单纯抽气治疗失败，应考虑予胸腔闭式引流术。

(2)胸腔闭式引流术

患者平卧位或半卧位，消毒铺巾后，用2%利多卡因局部浸润麻醉。在定位处横向切开皮肤和皮下组织1.5～2.0cm，用血管钳钝性分离胸壁肌肉和肋间肌，至突破壁层胸膜后，撑大胸膜裂口。用血管钳夹闭蕈状引流管末端，用另一血管钳夹持引流管的前端沿着切口插入胸膜腔。退出血管钳后，将引流管接水封瓶，观察引流情况，必要时适当调整引流管的深度，全层缝合皮肤及固定引流管。如采用套管针方式行胸腔闭式引流者，在切开皮肤后将套管针插入胸膜腔，拔出针芯后植入引流管；退出套管，缝合皮肤及固定引流管。

当胸腔穿刺抽出大量气体后，仍然难以抽尽或胸腔内压力仍较高者；张力性气胸患者；合并中等量血胸者常需行胸腔闭式引流术。如果患者在机械通气治疗中出现气胸，但仍须机械辅助呼吸者也需行胸腔闭式引流。文献报道采用随机对照的方法，比较胸腔闭式引流与多次胸腔穿刺抽气治疗自发性气胸的成功率，前者为93%，后者为67%；但两者在3个月内的气胸复发率无显著差异。

根据X线胸片或胸部CT定位置管部位，亦可先行穿刺抽出气体来定位后再切皮。气胸合并感染者，须早期充分引流，必要时行上、下引流管引流。置管后应注意引流情况，观察漏气程度；如置管后长期大量气泡逸出，则需进一步的手术干预。

目前，对于胸腔闭式引流的引流管口径大小存在争议。常用的胸腔引流管的型号为14～36F，其导管的内径为2.2～9mm。导管大小的选择受多种因素的影响，其关键因素包括胸膜破口的大小、持续时间以及患者是否接受机械辅助通气等，特别是对于机械通气患者的胸膜破口较大，进展迅速；而影响导管流量的决定因素是导管的内径。在多数情况下，20～24F的导管可以达到满意的引流效果，但对于并发于ARDS和机械通气患者的气胸，其胸膜破口较大，容易形成张力性气胸，应选用较大内径的引流管，以24～28F为宜；对于无明显并发症而需要胸腔引流的气胸患者，可首先考虑细管引流(<14F)，其创伤小、痛苦小、患者易于接受。

为了减少胸腔闭式引流术后气胸的复发率，常常经过胸腔引流管注入胸膜硬化剂。滑石粉是一种常用的胸膜硬化剂，已有的文献报告其预防气胸复发的有效率在90%以上。但是滑石粉的副作用也不容忽视，发热是最常见的反应，发生率为69%，其次是中至重度胸痛。故目前推荐滑石粉的剂量以<5g为宜。虽然已有滑石粉引起胸膜间皮瘤的远期毒性报告，使用纯化的滑石粉可明显减低此危险性。另外，临床上四环素已较少应用，但是四环素的衍生物强力霉素和二甲胺四环素作为胸膜硬化剂，其有效性和安全性无论是在动物模型还是在临床上均得到了证实。对于青少年的自发性气胸，应禁用或慎用胸膜硬化剂进行胸膜固定。

(3)胸腔镜下肺大疱切除术及胸膜固定术

双腔管气管插管全身麻醉，健侧卧位。双侧同期手术时，常用侧卧位，一侧术毕，变换对侧卧位；也可用仰卧位。定三孔：第一孔位于腋中线第7肋或第8肋间置胸腔镜；第二孔位于腋前线和乳头中线之间，约第4肋或第5肋间；第三切口位于肩胛线下一肋间，约第5肋或第6肋间，置操作器械。探查胸腔及肺脏，尤其是肺尖、下叶背段和叶间裂处，明确有无肺大疱。根据肺大泡的类型及分布，选择适当的处理方法。钳夹肺大疱，于其底部健康肺组织处用内镜切割器切除肺大疱(图9-2)，或做肺楔型切除，或经小切口结扎肺大疱。冲洗胸腔，检测有无漏气、出血。行胸膜固定术，即用干纱布擦拭第5肋骨以上壁层胸膜至点状出血，以利于术后胸膜粘连。在第一切口即胸腔镜孔置胸腔引流管后，关胸。双侧气胸者，先处理病变重的一侧，更换体位后再处理对侧病变，切口选择及操作同前。

电视胸腔镜手术(VATS)是近几年来在胸外科领域逐渐发展起来的一门微创新技术，而且日趋成熟，已成为胸部疾病诊断和治疗的重要手段，并成为手术治疗自发性气胸的首选方法。采用胸腔镜治疗气胸的适应证为：首次发作但持续漏气3天以上、肺复张不良；2次以上发作；并发血胸；自发性张力性气胸；双侧自发性气胸；特殊职业者，如飞行员、潜水员、运动员及野外工作者等继发性自发性气胸患者。肺部基础基病、肺功能差而不能耐受单肺通气，肺大疱为多发性，胸膜粘连明显，胸腔镜难度较大，中转开胸率较高，应行开胸手术。既往有胸膜炎病史者或有开胸手术史者均不适合胸腔镜手术。

在进胸时如有胸膜粘连，可用手指放入置镜口和操作口钝性分离切口周围粘连并汇合，尽量扩大胸腔内间隙，再于镜视下电灼分离粘连。对于胸膜粘连严重、多发或巨大肺大疱，尤其是合并结核的患者，可附加腋下小切口开胸，在胸腔镜辅助下完成操作。胸壁渗血可用电灼或钛夹止血。术中保持患肺萎陷，自上而下仔细检查肺表面及肺裂，寻找肺大疱及破口，重点检查上肺尖段、叶间裂及下叶背段。有时进胸时已经找不到漏气处，主要是由于肺萎陷漏气口已经关闭，但肺表面却能发现覆盖的乳白色纤维膜。直径<2cm 的肺大泡，用钛夹夹闭其基部；>2cm 者，予切割缝合器切除。肺尖部大疱基部上钳后，也可经适当延长的腋前线操作口将肺大疱及其基部肺组织牵出胸腔外，切除并缝扎肺大疱基部后送回胸腔。若仔细寻找却未发现肺大疱及破口，可仅进行胸膜融合术。肺复张不全者应充分分离胸膜粘连，尽量剥除肺表面纤维膜，直至肺完全复张。

胸膜固定术是治疗弥漫性肺大疱的可靠方法，也是有效地防止自发性气胸复发的重要手段。在胸腔镜下最常用的是干纱布摩擦壁层胸膜固定术不仅能有效地防止复发，而且在脏壁层胸膜之间形成纤维素性膜状粘连，再次手术时易于分离，术后也不会明显限制胸廓活动。

(4)剖胸探查术

采用单腔管气管插管，取前外侧或后外侧切口(比标准切口小)，经第 4 肋或第 5 肋间进胸。分离粘连，探察胸腔及肺脏。切除并缝扎肺大泡，剥除肺表面纤维膜，使肺充分复张。冲洗、鼓肺后，检查有无漏气、出血。行胸膜固定术：胸顶部局限性壁层胸膜切除术或机械性摩擦壁层胸膜固定术。

常规剖胸探查、大疱切除和胸膜粘连一直被认为是金标准，但是该方法可能引起与开胸手术有关的并发症，且创伤较大，难以为患者所接受。在胸腔镜的广泛运用后，目前剖胸探查术已不是手术治疗自发性气胸的首选方法。但是以下情况仍需考虑应用开胸手术：气胸明确来自肺内病变，须同时进行复杂的手术处理；多次引流、复发，胸内已有紧密粘连；以前曾有剖胸手术史；肺功能较差，术中不能耐受单肺通气而不宜行胸腔镜手术者；术中胸腔镜处理困难者。

直视下所见肺大疱(图 9-2)。

直视下所见肺大疱(图 9-3)。

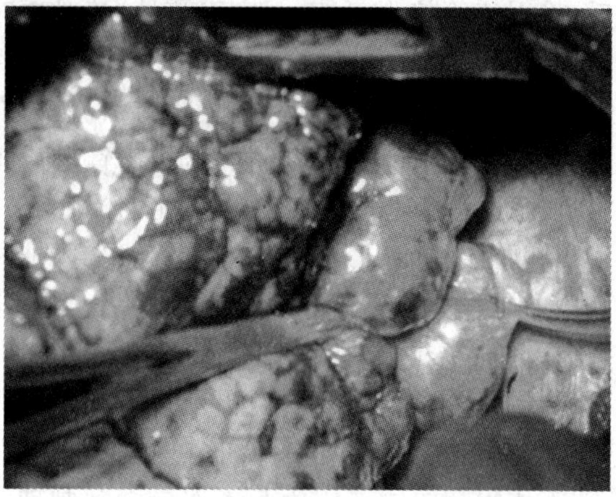

图 9-2

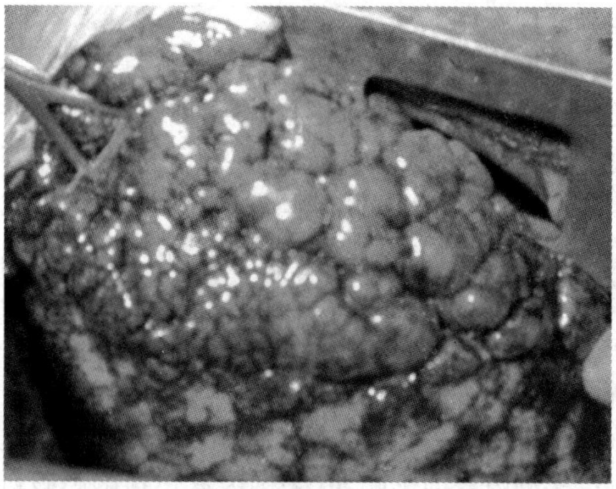

图 9-3

五、手术方法评估

单纯胸腔穿刺抽气治疗气胸的效果不令人满意。胸腔闭式引流术后仍存在较高的气胸复发率，经过胸腔引流管注入胸膜硬化剂是预防气胸复发的一种简便而有效的方法。但是胸腔穿刺和胸腔引流不能根治气胸的复发，往往需借助于胸腔镜下手术来干预。

胸腔镜下手术治疗气胸的住院时间为1.0～4.2天，术后疼痛均比开胸手术减少，复发率与常规开胸相近，但对肺功能的损害较小，减少手术后的并发症。与胸腔穿刺抽气和胸管引流相比，胸腔镜组的复发率要明显降低。目前，98.0%的气胸患者可通过胸腔镜下手术来完成治疗。

六、治疗方法选择

自发性气胸是一种常见的胸部疾病，治疗的目的是排除胸膜腔内的气体，修补破口及阻止复发。治疗方法的选择与决策见图9-4。

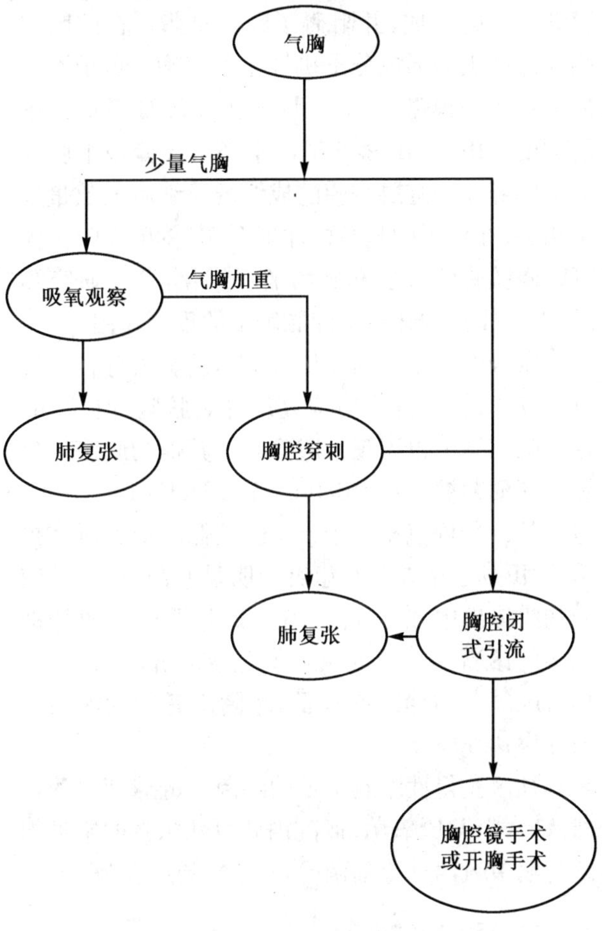

图9-4　气胸治疗方法的选择

目前，多数学者认为，对于少量气胸（肺压缩<15%）而临床稳定的患者可采取临床密切观察的方法，12～48小时后复查胸片，如气胸无明显加重，则绝大部分患者无需胸腔穿刺抽气或胸腔引流，胸腔内游离气体可自然吸收；如给予氧疗，可加快气胸的吸收。该处理方法虽然简单，但有较高的复发率。胸管引流是气胸治疗最常用的方法，75%～95%的患者在胸腔引流后能够复张，如经过胸腔引流管注入胸膜硬化剂，可预防气胸复发。

应用胸腔镜治疗自发性气胸是一种安全、有效、微创的方法，能明显减轻患者术后疼痛、缩短住院时间。肺大疱切除加胸膜腔粘连术已为胸腔镜治疗自发性气胸的首选术式。双侧同时气胸患者因为有较高复发率，可在胸腔引流后同时行双侧胸腔镜治疗。气胸治疗中防止复发的关键是人工造成胸膜的广泛粘连，只有脏层与壁层胸膜的广泛粘连，才能弥补其缺陷，从而避免复发。纱布球擦拭胸膜所产生的粘连效果优于激光、电灼及四环素等，而且应用较为广泛。

七、术后观察及并发症的处理

1. 术后肺漏气

最常见的并发症。自发性气胸有较高的复发率，因此预防气胸的复发，是临床医师经常面临的问题。病变肺组织切除不完全是导致复发的常见原因。选择适当的肺大疱切除方法、关胸前认真检查有无漏气存在是预防复发的关键，肺尖大疱切除加胸膜腔闭锁术能有效降低术后复发率。治疗以胸腔闭式引流为主，若长时间漏气，应考虑再行胸腔镜手术处理或开胸手术。

2. 肺部感染

术后下呼吸道感染也是常见的并发症，这与术前患者状态、手术麻醉、手术操作、术后局部疼痛等有关。术前改善患者的一般状况、术中操作轻柔、术后加强护理及选择有效的抗生素，能有效的预防和控制肺部感染。

3. 套管放置并发症

在运用胸腔镜手术时，套管放置并发症亦常见。多见于肺与胸壁密切粘连或放置套管时用力过猛导致的肺刺伤；不正确的放置套管操作损伤肋间神经、血管；套管位置过低刺入膈下，造成腹腔脏器破裂；套管位置不合适或用力过猛可造成主动脉和心脏损伤等并发症。正确地选择套管放置位置，放置套管前用手指探察切口处胸腔内情况可减少此类并发症的发生。

4. 复张性肺水肿

复张性肺水肿偶见于胸腔镜术后，症状有呼吸急促、顽固性咳嗽、粉红色泡沫痰、低血压等，严重者可导致死亡。术中间断、缓慢地给患侧肺通气，可避免复张性肺水肿的发生。

5. 术后出血、呼吸衰竭等其他并发症也并不少见。

八、疗效判断及处理

胸腔镜与开胸手术相比，由于不需要撑开肋骨，对胸壁损伤小，省去了开胸、关胸步骤，麻醉、手术时间明显缩短，术中、术后出血明显减少，手术创伤明显减轻；术后胸管留置时间及住院时间亦明显缩短，术后疼痛也明显减轻，患者早期即可下床活动，康复加快，并可尽早地恢复工作。胸腔镜手术对患者的肺功能影响小，而开胸手术组患者的肺功能指标下降较为严重。

预防气胸术后复发的关键在于术中仔细寻找、彻底处理肺大疱，并需做胸膜固定术。国外文献报道，开胸手术后自发性气胸的复发率<1%，而胸腔镜术后0.0%～4.1%。与开胸手术相似，胸腔镜的主要并发症为肺断面持续漏气、出血、肺复张不全等。术中严密止血、处理所有肺大泡、胸顶放置引流管，可避免此类并发症的发生。

第二节　脓　　胸

一、疾病概述

脓胸是胸膜腔中脓液的积聚。脓胸可发生于肺炎、胸科手术和外伤，约66%的脓胸病例为肺炎引起，外伤和手术引起的脓胸约20%。尽管抗生素的使用降低了脓胸的发生率，但是脓胸的死亡率仍在1%～19%，而在免疫障碍的患者中死亡率高达40%。

美国胸科医师协会按病程的发展将脓胸可分成3个阶段：急性渗出期、亚急性纤维脓性期、慢性机化性。

1. 急性渗出期

原因为血管通透性的增加和中型粒细胞移行至胸膜腔。渗出液为较清澈的无菌性液体，pH>7.3，葡萄糖含量>400mg/L，LDH<1000U/L。

2. 脓胸的进一步发展则为亚急性纤维脓性期

葡萄糖代谢的增加导致了胸液的特点，即pH<7.2，葡萄糖含量<350mg/L，LDH>1000U/L。该期的主要特点为胸液中凝固系统和纤溶系统平衡的紊乱：纤溶系统的抑制和凝固系统的加强导致胸液中纤维素的形成。最近的体外实验证明肿瘤坏死因子(TNF-α)能刺激胸膜间皮细胞产生纤溶酶原活化因子抑制物。

3. 慢性机化性脓胸期

成纤维细胞的生长和增值，导致无弹性的胸膜纤维板的形成，并阻碍了肺的复张。在脓胸中胸膜纤维板的形成分子机理还不明确。兔子脓胸的动物实验模型揭示了TGF-β_1在纤维板形成中的重要作用：TGF-β_1的提高水平与显微镜下胸膜的增厚程度和脏层胸膜的成纤维原细胞的数量呈正相关；在兔子的胸腔内注射TGF-β_1单克隆抗体可阻碍脓胸的进展和胸膜的纤维化，这一研究预示TGF-β_1抑制物在治疗脓胸中的重要作用。

脓胸的早期诊断需依赖适当的胸液分析。当pH<7.2，合并肺炎时应高度怀疑脓胸，但是pH在脓胸感染中也可正常或升高。其他的胸膜生化标志如葡萄糖含量<350mg/L，LDH>1000U/L，但是其诊断价值相对于pH值较低。最近研究提示TNF-α水平在脓胸患者中明显升高，而在单纯的胸膜渗出中并不升高，因此测定TNF-α可协助脓胸的诊断。胸液的革兰染色或培养非常重要，尽管厌氧菌的诊断率较低，脓胸患者的胸液培养阳性率达60%。

社区获得性脓胸常见的细菌为链球菌和葡萄球菌，常合并厌氧菌；而院内获得性脓胸的常见细菌为耐甲氧西林金葡菌(MRSA)、肠道细菌。

二、手术特征

脓胸的治疗是复杂的，早期诊断和治疗是减少相关并发症的关键。约40%的脓胸患者需要外科治疗。文献提示脓胸患者接受外科治疗后，术后住院时间相对于非外科治疗组明显缩短。延迟手术治疗，反而可能延长住院时间，死亡率和并发症也相对增加。因此，非外科治疗手段不能达到治愈的目的时，外科处理应迅速进行。脓胸后期往往对胸穿或胸腔闭式引流无反应，最终需要外科处理。

治疗脓胸的关键是抗生素的使用和胸液的彻底引流。抗生素的使用应建立在血培养和胸液培养及药敏的基础上。由于厌氧菌可并存在有氧环境，且难以分离，所以应同时给予抗厌氧菌治疗。当培养结果未报，抗生素的经验治疗是：对于社区获得性脓胸患者，给予第二代先锋类药物或氨基青霉素及抗厌氧菌治疗，如青霉素或先锋类药物过敏，联合环丙沙星和克林霉素有效；院内获得性脓胸患者应予联合抗革兰染色阴性和阳性药物及抗厌氧菌药物，但是需要考虑高耐药性细菌可能，必要时可用碳青霉烯类或第三代先锋类药物。因为氨基糖苷类不容易通过胸膜，且在酸性环境中效果较差，应尽量避免使用。

三、手术时机

关于脓胸治疗争议较多的是外科治疗的时机。尽管对脓胸的认识已经有30多年，但是对于脓胸及时处理重要性的认识尚不够。早期脓胸可通过非手术方法来治疗，但是较多患者已经明确为脓胸后期，却没有及时给予外科治疗。最近一份关于93例脓胸患者治疗的回顾性研究提示早期外科处理患者的住院时间比非手术治疗后较长一段时间后才给予外科治疗短，两者死亡率无差异。在另外一个回顾性分析中，儿童的脓胸在诊断4天后行胸腔镜手术具有较短的手术时间和术后住院时间，及较少的并发症。

总之，持续性的发热和白细胞增多合并胸液的引流不畅强烈提示需要外科手术干预。从脓胸的诊断到采取外科引流为治疗耽误的主要时间，因此在治疗过程的早期需有经验的临床医生对脓胸患者进行早期评价。

四、手术方法

1. 急性脓胸

急性脓胸的治疗原则是：应用抗生素，控制感染；及时排净脓液；促使肺早期复张，消灭脓腔。急性脓胸的治疗，需尽早排除胸腔内积脓，使肺组织膨胀。因此，除采用全身抗感染和支持疗法外，局部可行胸腔穿刺、胸腔闭式引流，效果不佳时可在胸膜腔内注射纤溶酶治疗或肋骨切除引流术。胸腔镜手术在急性脓胸的治疗中有其独特效果。

术式介绍如下：

(1)胸腔穿刺术或胸腔闭式引流术

胸腔穿刺术(图9-5)：皮肤消毒和铺巾后，用1%～2%的利多卡因在穿刺处做一皮丘，并向胸壁深层浸润至壁层胸膜，回抽有液体后，换为胸腔穿刺针沿着肋间隙下部，下一肋的上缘进入胸腔。穿刺针接50mL的注射针管抽液，待针管抽满后，由助手用另一把血管钳夹闭乳胶管，取下注射针管排除液体，然后连接乳胶管继续抽吸。

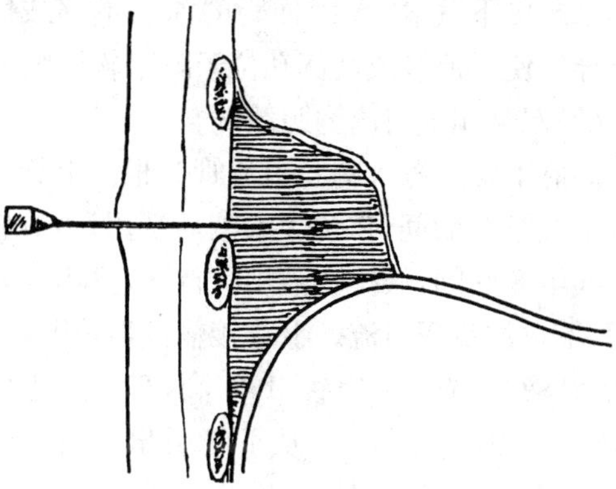

图9-5

胸腔闭式引流术(图9-6)：取半卧位，1%～2%利多卡因局部浸润麻醉后，沿肋间做2～3cm的切口，用两把弯血管钳交替钝性分离胸壁肌层，于肋骨上缘穿破壁层胸膜进入胸腔。扩大创口后，用另一把血管钳夹住引流管前端，将引流管送入胸腔。引流管远端接水封瓶，观察水柱波动情

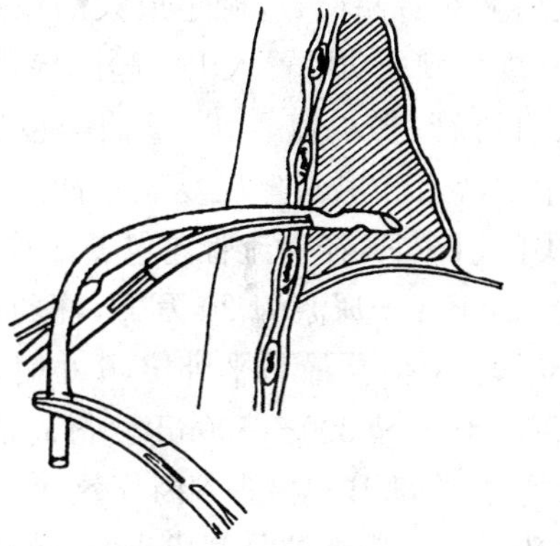

图9-6

况，必要时调整引流管位置，固定引流管。也有经套管针穿刺置管。

对于胸腔积液者，为明确其积液的性质，并缓解症状，可行胸腔穿刺术或胸腔闭式引流术。具体定位：胸腔穿刺术者一般选择肩胛后线、腋后线或腋中线第7、第8肋间，若为包裹性积液，根据超声结果定位；胸腔闭式引流术者引流液体一般选在第7～8肋间腋中线附近，若为局限性积液应根据B超和影像学资料定位。进胸的位置应位于肋骨上缘，否则容易损伤肋间血管。在术中应观察患者的呼吸脉搏情况，避免肺组织的损伤，穿刺或引流速度不容易过快，以免发生肺水肿。引流位置不畅或皮下气肿，多因插管的深度不够或固定不牢导致使引流管或其侧孔位于胸壁软组织中。

(2)双管闭式引流胸腔灌洗

局麻下常规置入胸腔引流管2根。上管置于锁骨中线第2肋间，作抗生素液灌洗用；下管置于腋后线第8肋间，做排脓液用。首次，排出大量脓液后，不再加负压引流。上管接输液器，用含抗生素盐水液冲洗，每分钟100滴，24小时总量2000mL。以冲洗液全部从下管引出为宜。结合全身应用抗生素及支持疗法，持续1周左右，至水封瓶内引流液由混浊变清亮，患者全身中毒情况好转后可先拔除上胸管，待引流液体减少后拔出下胸管。

此方法安全、有效，可防止慢性脓胸的形成。亦适用于全肺切除后脓胸的治疗，但是对患有严重支气管胸膜瘘或包裹性脓胸的患者不宜采用本法。

(3)纤溶酶治疗

根据胸部B超检查，确定最大的包裹腔和穿刺点，常规穿刺成功后置入中心静脉导管(也可用蘑菇头引流管)做引流管，尽量抽净包裹腔内积脓；用生理盐水和甲硝唑反复充分冲洗至冲洗液清亮；夹闭引流管，经引流管向包裹性脓腔内注入生理盐水20mL＋尿激酶20万U，注药后嘱患者每半小时转动体位，最后平卧位，6小时后开放引流管，每次引流量300～600mL。每周治疗2～3次，3周后行胸部B超检查判断疗效。

感染性胸液常常被分割成小腔而影响单根胸管的引流。胸腔内使用纤溶剂溶解纤维粘连而容易引流。尿激酶(UK)是一种酶类溶血栓药，能直接激活体内纤溶酶原转为纤溶酶，水解纤维蛋白使纤维隔膜溶解、消除包裹腔。已有关于尿激酶和链激酶成功使用的报道，认为此法可缩短疗程、减少医疗费用，且操作简单、安全、创伤小，有较好的临床应用价值。但是只有少数几个研究阐述了这个问题，尚缺乏足够的证据评估纤溶剂的临床效果，包括死亡率和之后的手术条件，故胸膜腔内使用纤溶剂在脓胸中的治疗角色仍不明确。

(4)肋骨切除引流术

全身麻醉和气管插管后，行后外侧切口。沿所需切除肋骨做10cm切口，切除7～10cm长肋骨后，经肋床进胸。进入脓腔后，抽吸脓液，小心剥离去除脏层和壁层胸膜表面的纤维板，使肺逐渐膨起。用双氧水及生理盐水冲洗胸腔后，膨肺使肺复张满意，留置胸腔引流管，关胸。

当脓液稠厚时，胸腔穿刺或引流不能及时将脓液排净，肺组织不能很快复张消灭脓腔，从而转为慢性脓胸。因此对于经胸腔穿刺或引流仍留有脓腔或经内科保守治疗1周以上无明显好转者，应早期手术治疗。

在术中当抽吸脓液后，仔细清除脓性块状物，尤其要注意把肋隔角的脓性物清除。分离脏层胸膜表面的纤维板时，注意不要过深伤及肺组织，用钝头剪刀从切口边缘钝性分开纤维板，用胸科钳提起纤维板边缘，用镊子柄钝性向前逐渐分离纤维板，并将之逐块切除。在切除纤维板后，便可见肺组织逐渐复张。对于壁层胸膜表面的纤维板，不易剥离，而只用纱布擦拭至渗血即可，此既可减少出血，又可保持粗糙的创面，对于肺复张后促进脏壁层胸膜粘连，进而消灭脓腔有很大的好处。对于肺组织严重坏死之病肺，术中要一并切除。

(5)胸腔镜下胸膜纤维板剥脱术

取健侧卧位，双腔管全身麻醉，健侧单肺通气；术中胸腔试穿确定胸腔镜入口位置，尽可能做在积液包裹腔的最低位；在胸腔镜引导下吸净胸腔积液、积脓，清除纤维分隔、脓苔、坏死组织，用大量生理盐水冲洗残腔后膨肺；如胸膜纤维板形成，则进行纤维板剥脱术；除经胸镜孔放置闭式引流管，再放置1根冲洗胸管，用于术后持续胸腔冲洗。

由于胸腔镜的使用,脓胸的分期及治疗方式较传统模式应有所转变。传统的治疗规范建立在标准开胸的死亡率基础上,但是由于VATS的低死亡率,这套旧的理论应该重新评估。胸腔镜的使用,进路创伤小,而且随着技术的提高,开胸手术可通过胸腔镜来完成。对于纤维脓性期小房形成,胸腔镜的作用尤其突出,可以轻松地打通小房而容易引流。在治疗纤维脓性期脓胸时,胸腔镜和开胸手术在成功率上相似,但是前者在治疗疾病、住院时间和美观上有较多的实质性优点。有作者建议对于脓胸患者放置引流管2天后影像学表现无完全引流干净后应予胸腔镜手术。

选好手术第1个切口位置非常关键,术前根据CT片定位较好。术中再做胸腔试穿定位,用长针头多点胸穿,可避免损伤粘连的肺实质。术中充分利用普通吸引器头行捣、刮、吸,效果极佳。彻底清除纤维分隔、坏死组织,并尽可能完全地剥脱脏层胸膜纤维板,促使肺复张,消灭死腔。纤维板剥脱时应耐心、仔细,避免暴力,以防撕裂肺组织造成支气胸膜管瘘。术中做纤维板剥脱时,需拔除1个套管,用大弯血管钳经此孔直接进入胸腔,先撕破一点纤维板至正常肺表面,再由此点向四周做条状、片状撕脱,直至肺能基本复张。术后每日灌入生理盐水1～2L,0.5%灭滴灵200mL,连续冲洗3～7天。

2. 慢性脓胸

尽管渗出期可以通过置管引流和抗生素治疗,但是转变成纤维脓性期时往往合并黏稠的脓液及多个小房腔形成,致使简单的引流和抗生素显得不够。当脓胸进入慢性机化期,需要复杂的外科治疗来控制和根治感染。慢性脓胸的胸膜高度增厚形成纤维板、机化固定、胸廓塌陷、肋间隙变窄、肺活动受限,严重影响肺功能。治疗的关键在于控制感染闭合脓腔。外科手段可采用胸膜纤维板剥离术,胸大肌瓣或背阔肌、前锯肌瓣填充脓腔术,带蒂大网膜移植术,但手术创伤大,死亡率较高。

术式介绍如下:

(1)胸膜纤维板剥离术

全身麻醉和气管插管后,行后外侧切口,根据脓腔范围大小,断肋或经肋间进胸。脓腔小者先剥离壁层纤维板转向脏层,完整剥除脓腔。脓腔范围大者先部分剥离壁层,干纱布压迫止血后打开脓腔吸净脓汁,刮除干酪肉芽肿或坏死物质,冲洗,碘伏消毒,先易后难,逐渐剥除脏壁层纤维板。清除肺内病灶或空洞,修补支气管胸膜瘘。关胸前给予正压通气,使肺膨胀,检查并缝扎细支气管漏气部位,电凝止血。冲洗胸腔后,置引流管2根,1根置于胸上部,另1根置于胸腔后肋膈角。

胸膜纤维板剥离术是治疗慢性脓胸较理想的根治性手术。过去对纤维板剥脱术要求无肺内病灶,对合并肺内病变多采取胸膜肺切除或胸廓成形术。随着胸外科技术的不断提高,手术适应证有不断放宽的趋势,只要肺内存在可逆性病变,即便有较小的支气管胸膜瘘,甚至结核性或化脓性空洞亦可采用改进纤维板剥脱术。但是,手术成功的关键需要患者脏层胸膜尚属正常,增厚的纤维板尚未明显侵入脏层胸膜。

凡有较大干酪灶或空洞,先切开外侧壁刮除干酪肉芽肿或坏死物,用石碳酸涂抹,杀灭残存结核菌。再用碘酒、酒精消毒。缝合引流支气管和洞壁怒张的血管,将支气管胸膜瘘的瘢痕组织切割松解,彻底清洁局部,用带蒂肋间肌瓣、网膜或胸膜片充填覆盖。胸膜纤维板剥离术后咳血肺漏气较重,故术中要求操作仔细,先易后难,剥离困难多为肺内病变或脓腔返折处,应先孤立之,后锐性分离。如术后仍残留空腔,可以行胸壁肌层瓣或网膜移植填充,效果满意。

(2)肌瓣填塞术

经肋床进胸,也可经原切口进胸;将脓腔彻底清创、冲洗、止血,剥除膈面纤维板和部分脏层纤维板,使膈肌升高、肺膨胀、脓腔缩小。对较小的支气管瘘可直接缝闭;对较大者则先游离出瘘管,缝合,再用带血管蒂的肋间肌包盖。游离肌瓣,根据需要选择不同的肌瓣。肌瓣游离完毕后,于脓腔上中部切去一段5～7cm长的肋骨作为肌瓣入胸的路径。将肌瓣直接或翻转铺在脓腔内,并用细丝线固定在肺表面纤维板上,蒂部周围肌肉与肌瓣入胸处肋间肌也固定在一起,以保证血管蒂绝对无张力、无扭曲和不受挤压(图9-7)。常规放

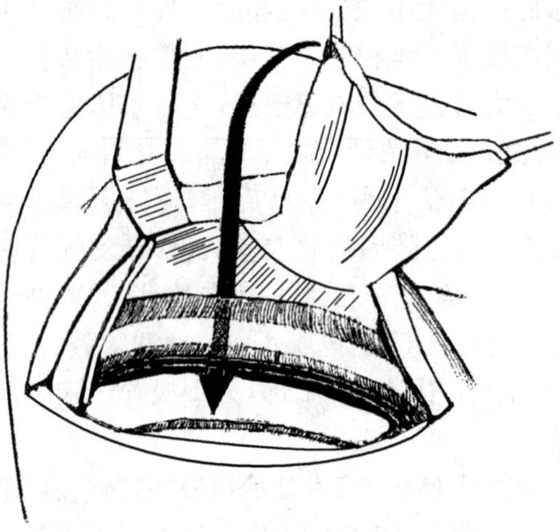

图 9-7

置闭式引流，关胸后局部加压包扎。

肌瓣填塞脓腔术是目前外科治疗慢性脓胸的常用方法之一，不仅能达到消灭脓腔，又能保持胸廓形状基本不变，且手术无需分期进行，疗程短。适用于慢性结核性脓胸，肺内有活动性结核病灶者；慢性脓胸经胸膜纤维层剥脱术后 2 个月肺仍不能复张满意，胸管不能拔除者；胸膜纤维层剥脱术后脓胸复发者。对于手术后伴有支气管胸膜瘘和全肺切除术后的慢性脓胸患者，运用肌瓣填塞脓腔术治疗效果尤佳。

常用的填塞脓腔的肌瓣包括背阔肌、前锯肌、胸大肌。填塞脓腔所需肌瓣应根据术前 CT 扫描确定的脓腔部位和大小而定。背阔肌为全身最大阔肌，长达 45cm 以上，肌腹最宽处超过 20cm，血管蒂平均长(7.43±0.22)cm，可填充全肺切除术后残腔的 30%～40%，且脓腔大多位于外下胸部，故为最常用肌瓣之一。游离背阔肌时，于胸背动脉内外侧支分支处附近结扎切断前锯肌肌支，顺此向近端将血管神经束自肌外膜下分出，至血管神经交叉点后切断肌肉止点。对背阔肌填塞不满的脓腔可直接将前锯肌一并游离置入胸腔，游离时不切断胸背动脉前锯肌肌支，可借同一血管蒂将前锯肌一并游离。由于前锯肌有 2 根走行较长、外径较大的带蒂血管，故利用其填塞脓腔时，既可保留胸外侧动脉供血，也可保留胸背动脉前锯肌肌支供血。胸大肌能够填充全肺切除术后残腔的 20%～30%，尤适用于上叶切除术后脓腔。如填塞肌瓣为胸大肌，则分出胸肩峰动脉和胸前外侧神经后再切断肌肉止点。

文献报道肌瓣填塞术治疗慢性脓胸的成功率在 95%以上，手术失败的主要原因为肌瓣未能完全填满整个脓腔。虽然此手术可避免胸廓严重畸形，但由于肌瓣与萎缩肺及脏层胸膜的贴合不及胸廓成形术紧密，故对伴有较大支气管瘘口的慢性脓胸病例应慎用。

(3)带蒂大网膜移植术

后外侧切口，切口位于脓腔中部，经肋床进胸。暴露脓腔，彻底清除脓汁和坏死组织，尽可能剥脱纤维板。生理盐水冲洗后，用 2%碘酊涂擦脓腔四壁，用大纱布垫保护创面。改变体位为患侧抬高 45°仰卧位。左侧脓胸时，经膈肌进腹；右侧脓胸时，做上腹部正中切口进腹。制作网膜瓣，并将网膜瓣上提至胸腔内。在无张力下将大网膜上提至胸腔，封堵瘘口并覆盖固定于残腔四壁与胸顶，填塞脓腔(图 9-8)。关闭膈肌，并将网膜瓣与膈肌切口边缘固定数针。反复冲洗胸腔后，置胸管关胸。

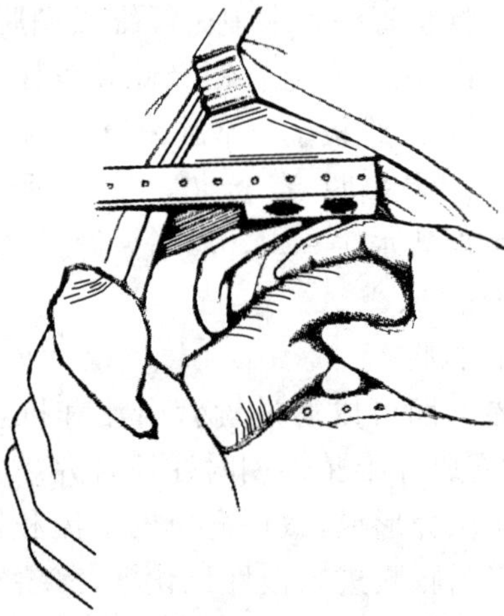

图 9-8

带蒂大网膜胸腔内移植术是慢性脓胸和支气管胸膜瘘较为理想的治疗方法。因为大网膜具有粘连包裹、堵塞瘘孔、吸收渗液和建立侧支循环等生理功能，并且具有容易取材，能达到胸腔任何部位，既能部分充填胸腔，又能控制和抵抗感染。具有创伤小、出血少、无严重胸廓和脊柱畸形、操作简便易行、安全可靠和治愈率高等优点。其主要适应证为合并或不合并支气管胸膜瘘的慢性脓胸,尤其是胸膜剥脱术失败者、年老、体弱和免疫功能低下者及因心肺功能不全不能耐受其他手术者。

移植带蒂大网膜必须了解大网膜的特点。右侧脓胸时,上腹正中切口进腹,自胃与结肠游离大网膜,保留胃网膜右血管弓。左侧脓胸时,经膈肌进腹,保留左胃网膜血管,离断右胃网膜动脉分支。提入胸腔时,必须保护好血管蒂,避免扭转。

五、手术方法评估

早期脓胸如果胸液较少,一些病例可以通过仅用抗生素治愈;大量胸液时需运用胸腔穿刺或胸腔闭式引流得到充分引流。胸腔穿刺的成功在于充分的排除胸液,反复出现胸液时反复穿刺。放置胸管在治疗脓胸时最为常用,而且成功率达到 30%～90%,但是对于纤维脓性期的治疗存在着争议。Huang 等在一个回顾性研究中指出当小房分割形成及渗出胸液中白细胞达到 6400/μL 时,行胸腔闭式引流往往失败,建议进行早期外科干预。纤溶剂作为辅助方法,在胸腔内滴入链激酶或尿激酶促进引流。但临床上对于纤溶剂使用的评价主要是回顾性研究,而且许多局限予早期及肺炎相关性的脓胸。胸腔镜的运用不仅可以足够引流,而且可以减少手术时间和术后并发症,但目前的资料显示胸腔镜在治疗慢性机化性脓胸时效果并不佳。

胸膜纤维板剥脱术和肌瓣或带蒂大网膜移植胸腔内是治疗慢性脓胸的常用方法,且效果较好,其优点是既消灭了脓腔,又最大限度解放保存了肺功能,避免了肺切除,也减少了胸廓成形术带来的畸形,特别适用于小儿或低肺功能患者。对于合并有支气管胸膜瘘患者,肌瓣或带蒂大网膜移植填塞胸腔的成功率较高。

六、治疗方法选择

渗出期、纤维脓性期到慢性机化期是连续的阶段,这 3 个期的界限往往不是很清楚,因而在外科干预的时机上也存在着较多争议。治疗脓胸的关键是胸液的有效引流和合适的抗生素使用。早期诊断和快速引流胸液在阻碍病程进展尤为重要。纤维脓性期的临床处理非常关键,内科治疗和微创手术,如胸腔镜手术如果不能成功,则需要胸廓切开术和纤维板剥脱术。此期若治疗不及时或不恰当可转为慢性机化性脓胸。链激酶在胸膜腔内的使用有利于积液的引流,尤其是对于胸膜腔内小房形成,减少总住院时间。如果部分患者具有全麻的危险因素时,可在 B 超或 CT 定位下行置管引流。

在行保守治疗包括抗生素使用和简单引流时应注意可能延长住院时间或病程时间较长。较多病例在行保守治疗失败后在才给予外科治疗,因此有作者提出运用外科手段对脓胸进行早期干预,如胸腔镜治疗。如果患者持续脓毒血症及持续的胸腔积脓,尽管有胸管引流和抗生素的应用,患者也应考虑手术治疗。机化性脓胸需要正规的开胸和胸膜纤维板剥脱术,在合并有支气管胸膜瘘患者的慢性脓胸应考虑予肌瓣或带蒂大网膜移植填塞胸腔。

第三节　乳　糜　胸

一、疾病概述

乳糜胸是指胸膜腔内有过量的淋巴液积存,由胸导管及其属支破裂漏夜所致,亦可因右淋巴导管及属支损伤引起。病因见表 9-2,最常见的原因是外科手术损伤,尤其是胸部手术。

由于胸导管收纳肠干及其他淋巴干的淋巴液,来自肠干的乳糜为其主要成分,此外还有来自胸腹及下肢的淋巴。乳糜为乳白色、无异味的碱性液,乳糜的成分见表 9-3。乳糜积聚在胸膜腔内,对同侧肺和纵隔产生机械性压迫,产生气急、乏力、呼吸困难的等临床症状。由于乳糜富含高脂肪酸而具有抑菌能力,并发感染少见,但乳糜液的大量丢失,可迅速引起患者脱水、营养障碍、水电解质失衡、免疫力下降(T 细胞的减少)和全身衰竭。

表 9-2　乳糜胸的病因

分 类		病 因
先天性		先天性的淋巴管畸形产伤(平产或难产)
创伤性	医源性	胸部手术
		根治性颈部淋巴结清扫术
		腹部淋巴结清扫术
		颈内静脉或锁骨下静脉置管
	非医源性	刀刺伤
		钝性伤
非创伤性	恶性肿瘤	淋巴瘤
		转移瘤
		卡波西肉瘤
	感染	结核
		丝虫病
	其他	非特异性纵隔炎
		锁骨下静脉血栓
		纵隔放射治疗后
		胰腺炎或胰腺假性囊肿
		甲状腺功能低下
		肾病综合征
		类风湿关节炎

表 9-3　乳糜的成分

成分	含量
pH	7.4～7.8
比重	1.012～1.025
淋巴细胞	400～7000/mm³
红细胞	50～600/mm³
总脂肪	0.4～5.0g/dl
总胆固醇	65～220mg/dl
甘油三酯	＞110mg/dl
胆固醇/甘油三酯比值	＜1
总蛋白	2～6g/dl
白蛋白	1～4g/dl
葡萄糖	50～100g/dl
电解质	与血浆类似

乳糜胸的诊断并不困难，如胸腔穿刺或胸管引流出牛奶样胸液，再结合病史与检验检查可明确诊断。分析乳糜液中胆固醇/甘油三酯比值有助于鉴别诊断，真性乳糜胸的胆固醇/甘油三酯的比值皆＜1，而假性乳糜胸则＞1；每 100mL 胸液中甘油三酯的含量＞110mg，则 99%是真性乳糜胸，如果甘油三酯的含量＜50mg，则仅有 5%是真性乳糜胸。在获得乳糜胸的诊断时，必须对其病因做进一步的分析。虽然胸部及腹部 CT 不能明确胸导管的破口位置，但能排除该部位的占位性病变。对原因不明的乳糜胸可行经足背淋巴管造影术，跟踪拍摄 X 线片，或行放射性核素淋巴管显像检查，可了解胸导管的行径及破损部位，亦可了解淋巴管和淋巴结有无病变。

二、手术特征

经过临床实践观察认为，乳糜胸在保守治疗的基础上积极地再手术治疗值得提倡，尤其是胸腔镜的应用，镜下结扎胸导管损伤小更易为患者接受。

三、手术时机

乳糜胸的手术时机因无明确的标准而存在争议。通常认为：成人乳糜胸每天丢失乳糜＞1000mL，儿童每天多于 100mL/岁，经非手术治疗 5～7 天仍无减少趋势应施行手术；创伤性和手术后乳糜胸者应尽早手术，尤其为食管手术者；对于肺萎缩后不能完全复张，亦应行手术使肺复张。

乳糜胸确诊后，应立即采取禁食、输血、静脉补白蛋白、补液以纠正体液丢失、静脉营养等措施维持营养和水、电解质平衡。胸腔穿刺和胸腔闭式引流促使肺完全膨胀，消灭胸膜腔间隙。通过上述有效的保守治疗，约 1/2 的乳糜胸患者可以治愈，而另外 1/2 则往往需要手术治疗。但保守治疗时间不宜超过 2 周，否则会引起因大量丢失乳糜液而导致相关并发症。

恶性肿瘤包括淋巴瘤、转移瘤等引起的乳糜胸应给予放疗、化疗，可促进胸导管和淋巴管瘘口的闭合；结核性乳糜胸经过充分的抗结核治疗，亦能得到较好的控制。

根据作者的经验，对部分因恶性肿瘤手术后

发生的乳糜胸，在前述保守治疗无效的同时，可胸内注入顺铂 30～60mg，夹闭胸管 12～24 小时（若患者感到胸闷难以忍受，随时开放胸管），有部分患者可收到奇效，在胸内用药后 1～3 天引流量突然减少，如无效可于 1 周后再重复 1 次。当然试用此法无效者或引流量＞1500～2000mL/d 则应考虑手术治疗。

四、手术方法

1. 运用解剖

胸导管是全身最大的淋巴导管（图 9-9），通常由第一腰椎前面的左、右腰干汇合而成，或起源乳糜池的上缘。胸导管起始后沿脊柱前方经膈肌主动脉裂孔进入胸腔，于脊柱右前方上升至第 5 胸椎处，斜经主动脉弓和食管后方偏向脊柱左侧，沿食管左侧缘上升，经胸廓上口达左颈根部，然后呈弓形弯曲注入左静脉角。此为一般型，变异型有：

①双干型：自腹段形成双干，于主动脉两侧上行，两干多在上胸段汇合成单干并上行至静脉角，占 5%～20%；

②分叉型：单干起始后于主动脉右侧上行，至中上段处分为两支，分别注入左、右静脉角，占 3%；

③右位型；

④左位型；

⑤岛型。

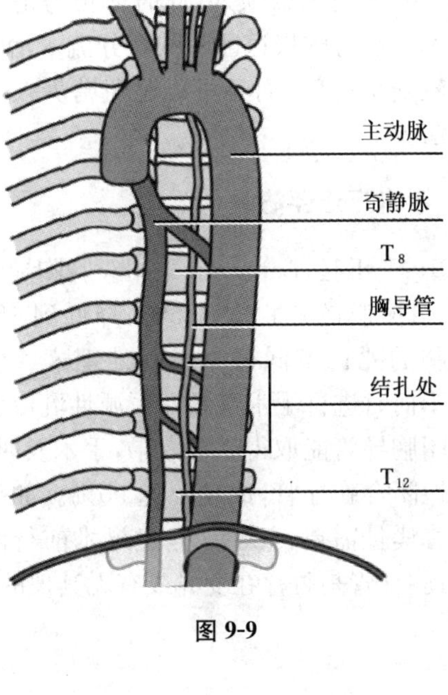

图 9-9

一般第 5、第 6 胸椎水平以下的损伤引起右侧乳糜胸，而在此水平以上的损伤容易引起左侧乳糜胸。

由于产生乳糜胸的原因较多，手术治疗的方法也各有不同，包括在胸腔镜下或开胸结扎胸导管、胸导管和奇静脉吻合术、胸膜闭锁术、胸膜腔腹腔转流术。但在治疗乳糜胸的同时，也应重视并处理其病因。

2. 术式介绍

(1)胸导管结扎术（胸腔镜下或开胸）

全麻诱导成功后，置入双腔气管插管，健侧单肺通气，按病变部位取侧卧位，并于铺巾前十二指肠营养管注入脂肪乳剂；采取胸腔镜的三切口（图 9-10）：分别在腋中线第 8 肋及第 10 肋间，及后外侧第 9 肋间；或原切口重新开胸；吸净所有的渗液，将下肺叶向上牵开后，分离下肺韧带，识别奇静脉后，在奇静脉与锥体之间从膈上至下肺静脉切开壁层胸膜；查找胸导管及其瘘口，瘘口一经确认，应用丝线缝合和结扎瘘口上下胸导管及周围组织；瘘口的上、下方处理：用带有垫片的不吸收缝线连续缝合瘘口上下端，效果佳（图 9-11）；机械性胸膜摩擦术行胸膜固定术，需遍及整个胸腔，尤

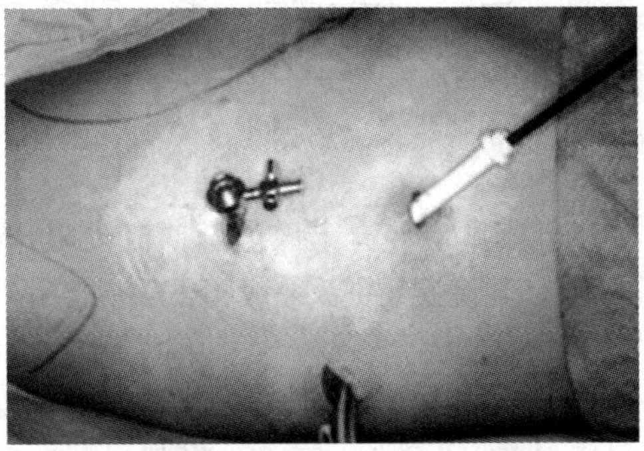

图 9-10

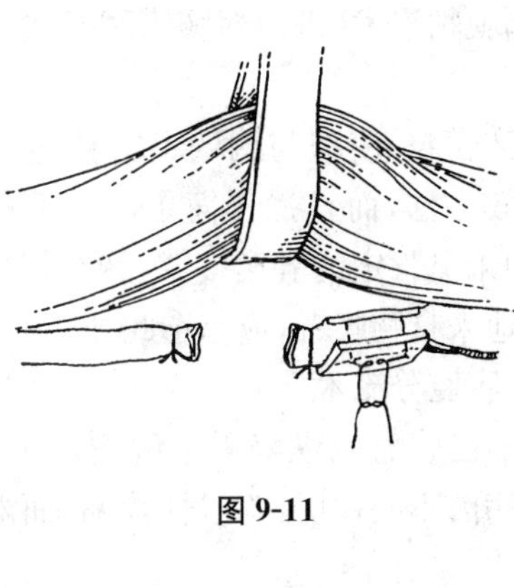

图 9-11

其是膈面；重新检查病灶范围，保持干燥，去除纱布后创面喷洒粘胶；放置胸管后关胸。

手术第一步要确定切口位置。对于创性性乳糜胸患者一般根据引流出乳糜液的胸管所在的那一侧入胸，但是 Lewis 食管手术术后乳糜液常常引流至左胸。通过左侧 VATS/开胸结扎胸导管的最大优点是手术时胸腔胃不一定要从椎旁牵开，也不会阻碍手术。再在左侧新开胸的缺点是：使患者承受双侧开胸的打击，而且无法完成机械胸膜固定术闭锁胸腔。最常用的右侧进胸，有利于解剖胸导管或大块盲扎。

为了定位破口，术前行同位素检查，或经淋巴管造影。有作者于术中在胃管内注入美蓝溶液以寻找破口，但是自发性乳糜胸多无明显破口，且极易沾染纵隔及周围组织，使手术探查难度增大。胸导管存在较大的变异，约 25％的胸导管并非单干，此类患者若仅处理一支胸导管，则不能根除乳糜胸。且胸导管管壁很薄，在解剖和分离过程中容易损伤，故比较合理的方法是采用胸导管大块结扎法，即紧靠膈肌的上方，食道、主动脉与奇静脉之间紧贴锥体，将胸导管周围的所有纤维脂肪组织大块结扎，保证处理的彻底性，但须避免食管、主动脉、奇静脉的损伤。手术结扎后辅助纤维蛋白胶粘堵。

(2)胸导管和奇静脉吻合术

全麻诱导成功后，置入双腔气管插管，取右侧卧位；经右胸，切开纵隔胸膜，在奇静脉与主动脉之间找出胸导管；将胸导管头侧断端结扎，在腹侧断端上缝 2 根无损伤血管缝线；胸导管插入奇静脉吻合(图 9-12)：暂时阻断奇静脉切口部位上下两端血流，在奇静脉壁的相应部位做一个小切口；将带有 2 根牵引线的胸导管尾侧断端植入奇静脉腔内后，固定胸导管于静脉壁及附近组织上；胸导管与奇静脉端端吻合(图 9-13)：奇静脉腹侧端结扎，头侧端暂时阻断后，与胸导管腹侧端无张力缝合。

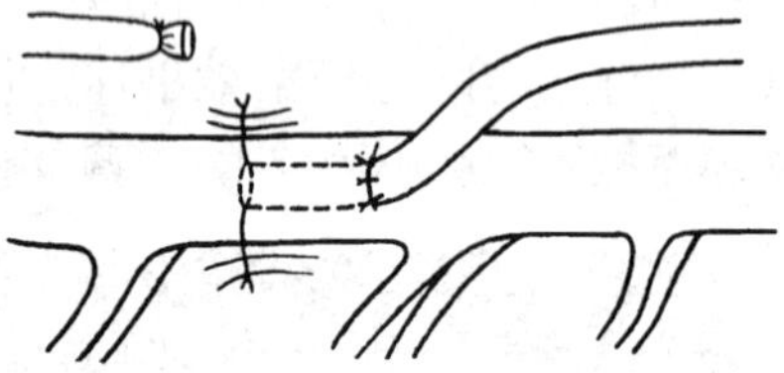

图 9-12

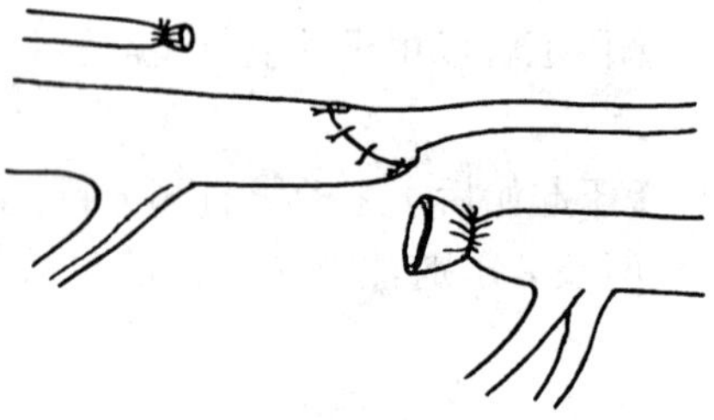

图 9-13

如果乳糜胸不伴有上腔静脉回流受阻，乳糜胸同时伴有乳糜腹，患者一般情况好，能耐受手术，可在手术显微镜下做胸导管和奇静脉吻合术。吻合成功的关键是防止血液逆流入淋巴管和保证吻合口通畅，而且手术需要有显微外科和胸科手术经验的医师完成。

(3)胸膜粘连术(机械性胸膜摩擦法或胸膜切除术)

闭锁胸膜腔，使肺与胸壁紧密粘连是治疗乳糜胸的有效方法，而且操作简单。对于自发性乳糜胸、术中未见肯定的乳糜瘘者、胸导管缺入者或乳糜弥漫地来自胸膜者，应首选此种手术。

(4)胸腹腔分流术

对于淋巴管瘤或纵隔手术解剖范围较大，或乳糜胸的病因不明，乳糜弥漫性渗漏，而淋巴管造影显示胸导管完整或缺入，此时亦可考虑行胸腹腔分流术。已有的报道证明胸腹分流术治疗乳糜胸是一较安全有效，而且可以避免营养及免疫障碍的方法。

五、手术方法评估

从 1948 年起，Lampson 采用经胸胸导管结扎术以来，乳糜胸的死亡率从 50％降低到 15％，目前乳糜胸的死亡率低于 10％。处理这些患者的关键在于何时进行手术干预。医源性乳糜胸早期手术关闭胸导管能取得满意效果，手术及时，且只需简单地闭合胸导管，成功率达 90％。如果修补术后仍有瘘且需要再次手术，建议术前行淋巴管造影，看胸导管是否存在变异或有无其他的渗漏。

六、治疗方法选择

对于非创伤性和非手术引起的复发性或持续性的乳糜胸患者，不管是发生在哪一侧，也不管是什么原因引起，经右侧胸腔镜在膈上胸导管结扎术治疗乳糜胸是较好的方法，手术时间、胸管放置时间、总住院时间短，几乎无术后死亡率。目前，胸腔镜下手术已成为治疗乳糜胸的首选和最主要的手术方法之一。

乳糜胸术后应继续禁食，依靠静脉营养维持。保持胸腔引流管通畅，引流量减少至停止后拔出。如果引流量仍无减少，可经胸管注入黏合剂，如可多次注入50%葡萄糖。

七、医源性乳糜胸的预防

任何类型的胸外科手术都可能导致乳糜胸的发生，术后平均发生率为0.2%，因而在手术中应做好以下预防措施：

(1)熟悉胸导管的解剖，了解其正常变异。在右侧胸导管的损伤发生于隆突下后纵隔处；在左侧则常继发于主动脉弓上的扩大切除。

(2)尽可能仔细解剖，在胸导管走行的刻意区域分离时，尽量避免钝行分离，锐性分离时应边分离边结扎。

(3)淋巴结清扫后应仔细检查有无乳糜液漏出。由于因食管手术引起的医源性乳糜胸发生率相对较高，有作者提出应对所有食管切除的患者行预防性的胸导管结扎，但是大多数作者认为仅以下情况应行预防性结扎胸导管：食管肿瘤外侵严重且可能侵及胸导管，手术切除可能导致胸导管破裂；食管中下段肿瘤较大，拟行胃食管弓上吻合；广泛的淋巴结清扫或后纵隔淋巴结切除，尤其是隆突下淋巴结较大时。

第四节　胸膜间皮瘤

一、疾病概述

恶性胸膜间皮瘤(malignant pleural mesothelioma，MPM)是一种来源于胸膜表面间皮细胞且恶性程度极高的胸部疾病。目前，该疾病的发病率呈上升趋势，病因主要与早期接触石棉有关，从石棉接触史到恶性胸膜间皮瘤的发病之间存在30～40年的潜伏期。美国每年新发病例约2500例，大多数患者发病年龄＞75岁，低于该年龄段者发病数未见明显增多，这主要与美国职业安全卫生管理局在1970年实行石棉的职业保护有关。而在我国于20年前才开始重视石棉相关工业从业者的控制和保护，故不久我国也将面临恶性胸膜间皮瘤的相对高发期。由于该疾病具有极高的恶性度和病死率，且目前的治疗模式包括手术、放疗及化疗等未能明显提高患者生活质量及延长生存时间，故值得我们进一步重视和研究。

按细胞类型胸膜间皮瘤可分为上皮型、肉瘤型以及混合型3种，其中上皮型约超过50%，且可进一步分为管型、乳头状型、大细胞型、小细胞型等，其形态类似与其他来源的癌性细胞；肉瘤型表现为梭状细胞，类似与纤维肉瘤。临床上上皮型预后较好，肉瘤型预后最差。按大体标本胸膜间皮瘤可分为局限性和弥漫性两类。局限性极为少见，主要侵犯局部胸膜，目前的研究证实该类肿瘤来源于胸膜间皮层下间隙的间叶细胞，而不是来源于胸膜间皮细胞，故应称为胸膜纤维瘤。文献中所指的胸膜间皮瘤多为弥漫型胸膜间皮瘤，且最为常

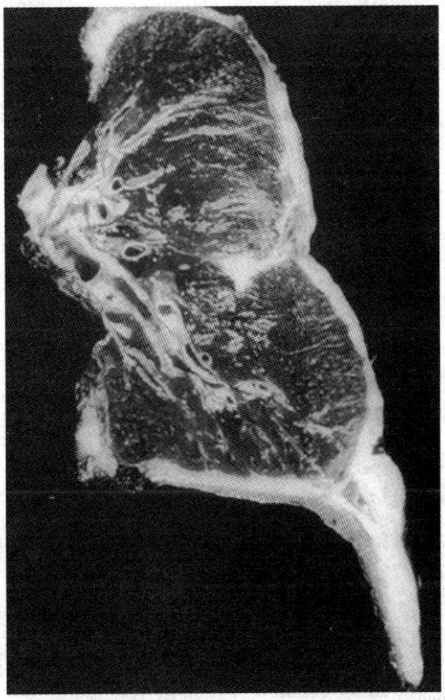

图9-14　弥漫性胸膜间皮瘤

见（图 9-14），其病变可发生于脏、壁层胸膜的任何部位，包括叶间裂以及膈肌和心包的表面，以肺脏下叶多见并倾向于向下（向腹膜腔）扩散侵袭。

呼吸困难和胸痛是弥漫性胸膜间皮瘤患者的常见症状，之后患者可出现体重减轻、食欲减退、盗汗等。胸壁及周围结构的局部侵犯可导致胸痛的加剧、胸廓畸形、Hornor 综合征、声带麻痹及膈肌麻痹，甚至出现腹部肿块。患者亦可无症状，而仅表现为胸腔积液。影像学上典型的 X 线表现为胸腔积液、胸膜增厚或胸膜团块，有时胸膜肿块因胸腔积液而无法识别；特征性的胸部 CT 表现为包裹局部或全部肺组织的弥漫性胸膜增厚。由于 CT 在分辨胸膜与肺实质病变（尤其是位于叶间裂部位的病变）时存在局限性，核磁共振（MRI）或正电子发射断层扫描（PET）已越来越多应用于恶性胸膜间皮瘤的诊断和鉴别诊断。

临床上出现顽固性单侧胸腔积液或胸膜增厚应考虑恶性胸膜间皮瘤的诊断可能，并需要进一步的病理学诊断及分期。胸腔穿刺进行胸水的细胞学诊断并不可靠，因胸膜间皮瘤细胞与反应性间皮细胞和其他肉瘤和腺癌的肿瘤细胞难以鉴别。因此，建议在 CT 引导下或胸腔镜下行组织活检。在 CT 引导下单次穿刺有 60%的检出率，反复穿刺可达到 85%的检出率；而胸腔镜下活检可达到 90%以上的检出率及较低的术后并发症（10%）。虽然 40%以上的活检患者可以发生种植转移，但是可通过穿刺部位的预防性放疗而阻止种植转移。

文献报道恶性胸膜间皮瘤的分期有多种，但没有一种为普遍采用。较为常用的 Butchart 分期系统因为没有建立分期与预后的对应关系，不能评价治疗效果而逐渐被淘汰。在 1994 年 6 月，国际间皮瘤组织在第七届国际肺癌研究会上提出 TNM 分期系统（表 9-4，表 9-5）。

表 9-4 国际间皮瘤组织对弥漫性恶性间皮瘤的 TNM 分期系统

		恶性胸膜间皮瘤的 TNM 分期
T_1	T_{1a}	肿瘤局限于同侧壁层胸膜，包括纵隔与膈肌胸膜，不累计脏层胸膜
	T_{1b}	肿瘤局限于同侧壁层胸膜，包括纵隔与膈肌胸膜，并散在分布于脏层胸膜
T_2		肿瘤侵及同侧包括壁层、纵隔、膈肌、脏层胸膜，并至少有以下特征之一：
		累计膈肌
		侵及脏层胸膜（包括叶间裂）的肿瘤局部融合成块或侵及肺实质
T_3		肿瘤侵及同侧包括壁层、纵隔、膈肌、脏层胸膜，局部侵犯较明显且具有切除可能，并至少包括以下特征之一：
		侵及胸内筋膜
		累计纵隔脂肪组织
		侵及胸壁软组织并可切除的单发肿瘤
		侵及心包（非全层）
T_4		肿瘤侵及同侧包括壁层、纵隔、膈肌、脏层胸膜，局部侵犯较明显且已无切除可能，并至少包括以下特征之一：
		胸壁广泛侵犯或呈多灶性肿块，可有或无合并肋骨破坏
		肿瘤经膈肌侵犯腹膜
		肿瘤侵犯对侧胸膜
		肿瘤侵及 1 个或多个纵隔脏器
		肿瘤侵及脊柱
		肿瘤侵犯心包全层，可有或无合并心包积液，或侵及心肌组织
N_X		不能确定区域性淋巴结转移情况
N_0		无区域性淋巴结转移
N_1		同侧支气管肺或肺门淋巴结转移
N_2		隆突下或同侧纵隔淋巴结转移，包括同侧乳内淋巴结

续表

恶性胸膜间皮瘤的TNM分期	
N_3	对侧纵隔、对侧乳内淋巴结，同侧或对侧锁骨上淋巴结转移
M_X	不能确定是否有远处转移
M_0	无远处转移
M_1	有远处转移

表9-5 国际间皮瘤组织对弥漫性恶性间皮瘤的临床分期

恶性胸膜间皮瘤的临床分期	
Ⅰ期	
Ⅰa	$T_{1a}N_0M_0$
Ⅰb	$T_{1b}N_0M_0$
Ⅱ期	$T_2N_0M_0$
Ⅲ期	$T_3N_0M_0$
	$T_1N_1M_0$，$T_2N_1M_0$，$T_3N_1M_0$
	$T_1N_2M_0$，$T_2N_2M_0$，$T_3N_2M_0$
Ⅳ期	T_4 任何N任何M
	任何T N_3 任何M
	任何T任何N M_1

T:肿瘤;N:淋巴结;M:转移

二、手术特征

已明确单一的外科手术治疗不能延长患者的生存时间，但能有效减瘤，并能控制局部渗出。目前，普遍认同的治疗方法为外科手术（壁/脏层胸膜切除术或胸膜全肺切除术）联合辅助化疗、放疗、免疫治疗或其他治疗的综合治疗模式。

三、手术时机

恶性胸膜间皮瘤的早期病例应以手术为治疗首选，即使是进展期的恶性胸膜间皮瘤也可以通过手术使生活质量改善，为放疗创造条件，延长生存时间。

术前应对患者进行评估，包括肿瘤能否切除、联合治疗的危险因素、患者的生理状态。部分作者认为下列情况肿瘤可以切除：

①肿瘤局限于单侧胸膜腔；

②没有经膈肌侵犯腹膜或腹内脏器；

③没有侵犯重要的纵隔结构（食管、上腔静脉、心脏）。

术前评估晚期患者，或局部侵犯严重而无法完整切除，则应考虑行姑息减症治疗。由于手术只是联合治疗的一部分，因此还需考虑患者能否耐受术后辅助性的放化疗，需系统全面的评估各脏器的功能状态。心肺生理状态是术前评估中最重要的，对于射血分数<45%、FEV_1<1L、通气功能障碍（PCO_2>45mmHg）、氧合能力差（PO_2<65mmHg）者手术应禁忌。

四、手术方法

对于弥漫性恶性胸膜间皮瘤的手术方法是壁/脏层胸膜切除术（pleurectomy/decortication，P/D）和胸膜全肺切除术（extraple-ural pneumo-nectomy，EPP）。而胸腔镜在治疗胸膜疾病中也显示了其独特优点。

术式介绍如下：

1. 壁/脏层胸膜切除术

全麻诱导成功后，置入双腔气管插管，按病变部位取侧卧位；取第 6 肋间后外侧切口；在胸廓内筋膜与壁层胸膜扩大解剖间隙，向肺尖部、椎旁沟、纵隔、膈肌方向游离壁层胸膜并切除（图 9-15）；从肺表面剥离脏层胸膜（图 9-16）；必要时膈肌重建；放置胸管引流气体与液体，关闭胸部切口。

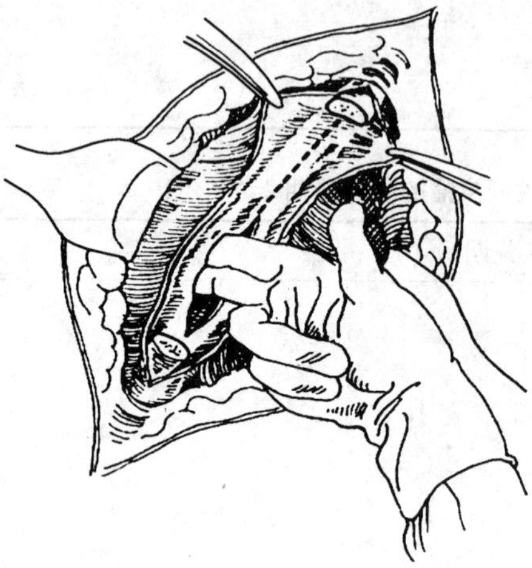

图 9-15

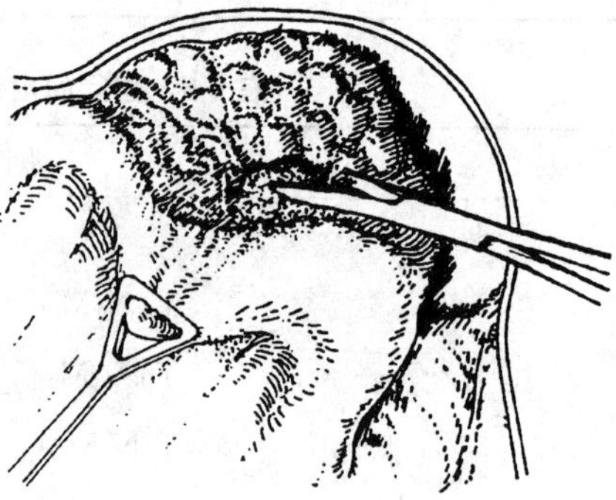

图 9-16

为了更好的显露壁层胸膜，建议行骨膜下切除第 6 肋进胸。当纵隔胸膜和心包之间间隙的游离困难，可以一并切除纵隔胸膜及心包。在剥离胸膜时，术者应避免损伤锁骨下血管、胸廓内动脉、上腔静脉，以及食管，（右侧）奇静脉。注意保护膈肌，如果肿瘤未侵犯膈肌，可将膈肌胸膜由膈肌表面剥离；如果膈肌受累，应行膈肌连同胸膜切除，腹膜完整者，可以只行加固缝合，否则应给予合成补片行膈肌重建。术后常规留置胸引管 2 根，以帮助肺组织复张，并实现数日后肺组织与胸壁的粘连。

壁/脏层胸膜切除术要求术中尽可能切除（剥脱）全部脏、壁层胸膜包括叶间裂、后肋膈沟，以及膈肌中心腱部位的胸膜而保留肺组织。由于手术创伤和手术难度相对较小，患者的适应证和耐受性较好，在临床获得了广泛应用，围手术期病死率为 1%～2%。但其存在一定局限性，包括：

（1）在肿瘤细胞减灭程度上有局限性，尤其当肿瘤侵犯叶间裂等部位时。

（2）约 10%的患者出现持续的肺部漏气。

（3）较高的局部复发率。

（4）由于肺脏的存在，在后续放疗时为避免放射性肺炎的出现而限制了放疗剂量的增加等。

壁/脏层胸膜切除术的优点为低手术死亡率，并能保存更多的肺组织，从而可使手术在心肺功能较差的患者进行。

2. 胸膜全肺切除术

全麻诱导成功后，置入双腔气管插管，按病变部位取侧卧位；取第 6 肋间后外侧切口，应先行小切口探查，如侵及腹膜或大血管，则活检后放弃进一步的手术；胸膜剥离：在胸廓内筋膜与壁层胸膜扩大解剖间隙，向肺尖部、椎旁沟、纵隔、膈肌方向游离壁层胸膜并切除；控制肺门血管及支气管，隆突下淋巴结清扫；切除肺及脏层胸膜、心包及膈肌；重建膈肌与心包（图 9-17）。

此术式通常在第 6 肋骨表面做延长的后外侧切口，掀起第 6 肋骨骨膜后于骨膜下行第 6 肋骨切除直至肋软骨水平。于胸膜外仔细将壁层胸膜由前、侧、后胸壁上钝性剥离，分离胸膜时注意保护壁层胸膜下结构。将膈肌从胸壁上切除，并仔细将腹膜从膈肌底面剥离，剥离过程中应尽可能保持腹膜腔的完整，避免损伤腹膜。心包的切除范围上方应超越大血管水平，下方应达到膈肌中心腱水平；切除由前侧开始，过程中仔细游离，切断膈神经和上下肺动、静脉，剥离后侧心包直至食管或主动脉层面。多在心包内处理肺动静脉，钉合并切断主支气管，完成一侧胸膜全肺切除术。术中支气管残端应送冰冻病理学检查以排除肿瘤侵犯可能。心包脂肪垫通常被游离制成带血管蒂的支持组织而用于加固支气管残端。膈肌缺损通常以人工材料(如聚四氟乙烯补片)加以修补;对于年轻或儿童患者,为避免因身体成长而导致补片破损或因此引起的胸壁畸形和限制性肺部疾病,可利用带血管蒂的背阔肌肌瓣或阔筋膜行膈肌的Ⅰ期或Ⅱ期修补。左侧心包切除后通常可不修补,而右侧心包切除后通常应以人工材料加以修补或以不可吸收缝线行心包编织修补,以避免可能发生的心脏疝。胸内创面应彻底止血。

胸膜全肺切除术,要求术中将整个一侧胸膜腔及其内的全部器官包括横膈和部分心包完整切除。胸腔镜或胸腔闭式引流的胸壁切口应同时切除并包括切口周围至少 1cm 范围的胸壁组织。术中尽量彻底减灭肿瘤细胞,可以显著减低局部复发率,但手术创伤大,且还需考虑患者对全肺切除的耐受性,围手术期病死率达 5%～9%。近年来,随着技术发展,以及手术适应证的筛选,围手术期病死率下降到 5%以下,并且接受胸膜全肺切除术者的无瘤生存期相对于接受胸膜切除(剥脱)术者显著延长。对有合适适应证者均应积极施行胸膜全肺切除术,以获得良好的局部控制及远期生存率。胸膜全肺切除术亦可在胸膜腔完全闭锁的患者中进行。因为已经切除了肺组织,术后可进行大剂量的放射治疗。

3. 胸腔镜下胸膜活检术或胸膜纤维板剥脱及胸膜固定术

全麻诱导成功后,置入双腔气管插管,健侧单肺通气,按病变部位取侧卧位;切口:通常选取第 6 肋间腋前线置胸腔镜,两个操作套管分别位于腋前线第 4 肋或第 5 肋间和腋后线第 6 肋间;探查整个胸膜腔,吸净胸内积液,明确病变部位、范围、数目、形态及其与周围器官的关系;用活检钳夹取部分病变标本;胸膜纤维板剥脱术及胸膜固定术:将卵圆钳经一侧套管提起肺或壁层胸膜表面的纤维素膜,从另一套管中用吸引器头或其他剥离子仔细将胸膜及纤维板剥除(图 9-18);根据术中情况决定放置 1～2 根胸腔引流管,关闭切口。

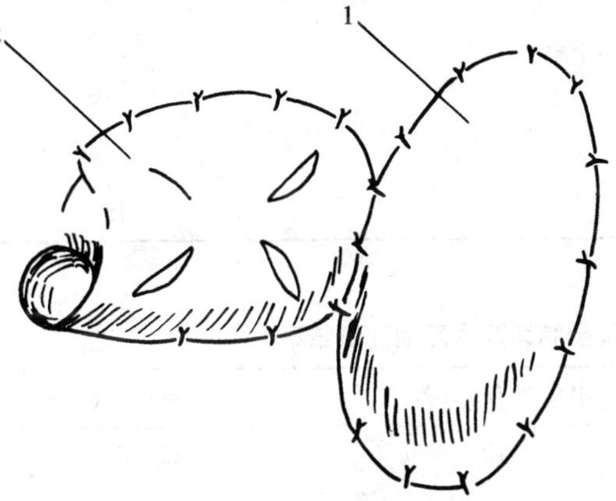

图 9-17　重建膈肌与心包

1. 膈肌　2. 心包

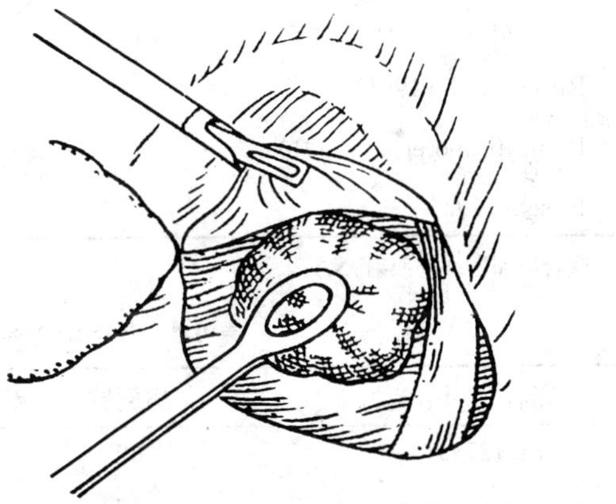

图 9-18

胸腔镜下胸膜活检应在典型病变部位进行,并多点取材;对于胸的孤立性或局限性壁层胸膜病灶,可在胸腔镜下用电刀自胸膜外切除。胸膜纤维板的剥脱应包括整个脏、壁层胸膜,尤其是肺的膨隆面的纤维膜,使压缩的肺能够完全复张。如果术中大量的活动性出血要及时止血,首选胸腔镜下止血,必要时开胸止血。

目前,胸腔镜下活检术可基本替代常规开胸活检术。胸腔镜胸膜肺活检术因对病变范围观察完整、对组织标本获取确切,以及微创的优势而成为恶性胸膜间皮瘤的最佳诊断和鉴别诊断方法之一。常规开胸的胸膜剥脱手术因创伤大,并发症多,患者多不愿接受,胸腔镜下胸膜剥脱术创伤小、痛苦轻、恢复快和效果可靠,已成为胸膜剥脱术的最佳手术径路之一。但是患者患侧有手术史或胸膜炎病史、胸膜腔弥漫致密粘连者不宜行胸腔镜下手术。

五、手术方法评估

壁/脏层胸膜切除术和胸膜全肺切除术是肿瘤多联治疗中的减瘤方法，表 9-6 及表 9-7 列举了几个著名的医疗中心对患者行壁/脏层胸膜切除术和胸膜肺全切术后的随访结果。已有的资料显示单纯的壁/脏层胸膜切除术和胸膜肺全切术后患者总的生存时间和 2 年存活率并无明显差异。壁/脏层胸膜切除术的手术难点为脏层胸膜的剥离，在行胸膜切除后约 78%的患者仍有肿瘤细胞残留，尤其是肺脏表面，从而导致了术后较高的复发率(52%)，术后患者中位生存期在 9～18 个月。胸膜全肺切除术患者创伤较大，手术死亡率高于壁/脏层胸膜切除术患者，如果严格筛选手术病例，围手术期病死率亦可下降至 5%以下。由于胸膜全肺切除术切除范围较大，术后复发率相对较低(10%)，其中位生存期为 9～19 个月。对于胸腔镜下胸膜活检术或胸膜纤维板剥脱及胸膜固定术，Villalat 等通过回顾性研究发现，17 例 MPM 采用胸膜固定术，1 个月内胸膜浸润的溶解率为 90%，其中 82%的患者在其生存期内症状得到有效缓解，因此认为该治疗方法有较高的减症作用。

表 9-6　几个中心对患者进行壁/脏层胸膜切除术后的随访结果

研究者	病例数	2 年生存率(%)	中位生存期(月)
McCorMack et al. (1992)①	95	35	12.6
Soysal et al. (1997)	100	NA	17
Faber(1988)	35	12	10
DaValle et al. (1986)	23	NA	11.2
Ceresoli et al. (2001)	38	NA	13
Allen et al. (1994)	56	9	9
Rusch et al. (1991)	26	20	10
Brancatisano et al. (1991)	45	21	16
Rusch(1993)	51	40	18.3

①联合内照射或外照射；NA：未统计

表 9-7　几个中心对患者进行胸膜全肺切除术后的随访结果

研究者	病例数	2 年生存率(%)	中位生存期(月)	手术死亡率(%)
Worn(1974)	62	37	19	20～25
Bamler and maassen(1974)	17	35	NA	23
DeLaria et al. (1978)	11	NA	15	0
Vogt-Moykopf et al. (1987)	55	NA	10.2	5.5
Faber(1988)	33	27	13.5	9
DaValle et al. (1986)	33	24	13.3	9.1
Probst et al. (1990)①	111	NA	9	6.3
Geroulanos et al. (1990)	18	NA	20	7
Rush and Venkatraman(1996)	50	20	9.9	6
Sugarbaker et al. (1996)②	120	45	21	5
Ruffie et al. (1989)	23	17	9.3	14

①包括壁/脏层胸膜切除术；②联合治疗；NA：未统计

六、治疗方法选择

手术、放疗或化疗单一治疗方案的疗效均欠佳。尤其是放、化疗，现多作为手术治疗的辅助或应用于Ⅲ、Ⅳ期不能完整手术切除或因全身情况无法耐受手术治疗者，以改善局部症状、提高生活质量。目前较为成熟的治疗模式为三联治疗方案：首先接受肿瘤细胞减灭手术，术后4～8个周开始联合化疗2个周期，化疗后接受总剂量为55Gy的单侧全胸腔放疗共计5～6个周，放疗期间每周接受单药化疗1次，放疗结束后再接受2个周期的联合化疗。三联方案结束后，每3～4个月对患者进行随访，及时发现复发，并准备再次治疗。

以胸膜全肺切除术为核心的三联疗法是目前已证实可以改善恶性胸膜间皮瘤患者的局部症状和远期预后的惟一治疗方案，但是可以接受胸膜全肺切除术的恶性胸膜间皮瘤患者仅占全部患者的10%。对于TNMⅠ～Ⅱ期的患者，胸膜全肺切除术可以完整切除肿瘤。伴有大量胸腔积液、心肺功能差的患者，则可经胸腔镜行胸膜活检术或胸膜纤维板剥脱及胸膜固定术。

恶性胸膜间皮瘤是一种弥漫性疾病，放射治疗必须包括整个胸膜腔，常用的方法为外放射加直线加速器，总能量可以达到4～10MV。作为单联治疗方案，>40Gy的放疗已经可以改善患者的局部症状，但是并不能改变疾病的自然进程。对于已接受胸膜全肺切除术者，在注意保护胸内重要脏器的基础上通常都可以耐受一侧全胸腔的大剂量放疗，总的放射剂量可增加到45～54Gy；而仅接受胸膜切除(剥脱)术者，为避免放射性肺炎等并发症，总的放疗剂量通常不应超过30Gy。

目前的基础研究发现恶性胸膜间皮瘤存在多药耐药酶，对化疗可能存在抵抗性，这也是单纯化疗效果欠佳的原因之一。早期使用阿霉素的化疗放案效果较差而淘汰，Alimta联合顺铂已成为恶性胸膜间皮瘤的一线化疗方案。在最近一个456名患者参加的国际多中心随机Ⅲ期临床研究中，采用了Alimta+PDD(PC)方案，其中Alimta：500mg/m^2；顺铂：75mg/m^2，21天为1个周期，有效率为41.3%，中位生存期为12.1个月。在PC方案中主要是血液毒性，白细胞减少为17.7%，非血液学毒性主要为PDD引起的胃肠道反应。

七、术后观察及并发症的处理

1. 术后观察

患者术后观察应包括以下4方面：镇痛、肺部管理、胸管、术后早期活动。

(1)术后镇痛：术后有效的镇痛有利于排痰及术后早期活动，尤其是术后3～5天。现多用患者自控镇痛或硬膜外镇痛。

(2)肺部管理：鼓励咳嗽，保证肺部通气，避免肺不张，减少肺实质创面的出血。当发生肺不张时，可在纤维支气管镜下观察及吸痰。

(3)胸管：术后3天内漏气及出血较明显，全肺切除时应行胸片检查确认纵隔在中线后才可拔除胸管。

(4)术后早期活动：在有效的镇痛后，早期活动有利于肺部护理及防止静脉瘀滞。

2. 并发症

止血不彻底和广泛渗血引起血胸；支气管胸膜漏，皮下气肿；声带麻痹；乳糜胸，脓胸；肺部感染，心肺功能不全；肿瘤切除不完整，肿瘤复发，伤口种植；相邻组织器官的损伤。

八、疗效判断及处理

MPM恶性度高，生存期短，自然生存期只有9个月，经过积极的综合治疗后中位生存期可以达到17～24个月，治疗后的1年、2年、3年、5年生存率分别达65%、38%～50%、27%和15%。影响预后因素很多，最主要的是分期。应提高恶性胸膜间皮瘤早期诊断率，使较多的患者可以早期接受积极的三联治疗。其他经过前瞻性研究证实的不良因素包括一般状况差，非上皮型组织学类型，男性，体重下降，血红蛋白减少及白细胞明显升高。此外，肿瘤伴有血管生成、肿瘤坏死、血管内皮生长因子(VEGF)、环氧化酶-2(COX-2)以及基质金属蛋白酶(MMPs)的表达也与预后较差有关。

患者较少死于恶性胸膜间皮瘤的远处转移，但常死于感染或呼吸衰竭等合并症。

(柴　瑆　张国飞)

参 考 文 献

1 Leigh-Smith S, Harris T. Tension pneumothorax-time for a re-think? Emerg Med J, 2005. 22(1): 8～16

2 Bense L. Spontaneous pneumothorax. Chest, 1992. 101 (4): 891～892

3 Sedrakyan A, van der Meulen J, Lewsey J, Treasure T. Video assisted thoracic surgery for treatment of pneumothorax and lung resections: systematic review of randomised clinical trials. BMJ, 2004. 329 (7473): 1008

4 Janssen JP. Thoracoscopy in the management of spontaneous pneumothorax. Int Surg, 1996. 81 (4): 339～342

5 Van Schil P. Cost analysis of video-assited thoracic surgery versus thoracotomy: critical review. Eur Respir J, 2003. 22(5): 735～738

6 Gilligan P, Hegarty D, Hassan TB. The point of the needle. Occult pneumothorax: a review. Emerg Med J, 2003. 20(3): 293～296

7 Berrisford RG, Page RD. Video assisted thoracic surgery for spontaneous pneumothorax. Thorax, 1996. 51 (Suppl 2): S23～28

8 Morimoto T, Fukui T, Koyama H, Noguchi Y, Shimbo T. Optimal strategy for the first episode of primary spontaneous pneumothorax in young men. A decision analysis. J Gen Intern Med, 2002. 17(3): 193～202

9 Baumann MH, Strange C, Heffner JE, Light R, Kirby TJ, Klein J, et al. Management of spontaneous pneumothorax: an American College of Chest Physicians Delphi consensus statement. Chest, 2001. 119 (2): 590～602

10 Rankine JJ, Thomas AN, Fluechter D. Diagnosis of pneumothorax in critically ill adults. Postgrad Med J, 2000. 76(897): 399～404

11 Baumann MH, Strange C. Treatment of spontaneous pneumothorax: a more aggressive approach? Chest, 1997. 112(3): 789～804

12 Van Schil PE, Hendriks JM, De Maeseneer MG, Lauwers PR. Current management of spontaneous pneumothorax. Monaldi Arch Chest Dis, 2005. 63 (4): 204～212

13 Idrees MM, Ingleby AM, Wali SO. Evaluation and management of pneumothorax. Saudi Med J, 2003. 24 (5): 447～452

14 Schroeder SA, Beneck D, Dozor AJ. Spontaneous pneumothorax in children with AIDS. Chest, 1995. 108(4): 1173～1176

15 Noppen M. Management of primary spontaneous pneumothorax. Curr Opin Pulm Med, 2003. 9 (4): 272～275

16 Cunnington J. Spontaneous pneumothorax. Clin Evid, 2002. 12(8): 1575～1582

17 Tschopp JM, Frey JG. Treatment of primary spontaneous by simple talcage under medical thoracoscopy. Manaldi Arch Chest Dis, 2002. 57(1): 88～92

18 Baumann MH. Management of spontaneous pneumothorax. Clin Chest Med, 2006. 27(2): 369～381

19 Schramel FM, Postmus PE, Vanderschueren RG. Current aspects of spontaneous pneumothorax. Eur Respir J, 1997. 6(3): 215～225

20 O'Connor AR, Morgan WE. Radiological review of pneumothorax. BMJ, 2005. 330(7506): 1493～1497

21 Chapman SJ, Davies RJ. Recent advances in parapheumonic effusion and empyema. Curr Opin Pulm Med, 2004. 10(4): 299～304

22 Cameron RJ. Management of complicated parapneumonic effusions and thoracic empyema. Intern Med J, 2002. 32(8): 408～414

23 English JC, Leslie KO. Pathology of the pleura. Clin Chest Med, 2006. 27(2): 157～180

24 Mueller CB. Treatment of empyema. J Am Coll Surg, 2005. 201(2): 158～159

25 Huang HC, Chang HY, Chen CW, Lee CH, Hsiue TR. Predicting factors for outcome of tube thoracostomy in complicated parapneumonic effusion for empyema. Chest, 1999. 115(3): 751～756

26 Yim AP. Paradigm shift in empyema management. Chest, 1999. 115(3): 611～612

27 Rahman NM, Chapman SJ, Davies RJ. The approach to the patient with a parapneumonic effusion. Clin Chest Med, 2006. 27(2): 253～266

28 Light RW, Rodriguez R. Management of parapneumonic effusions. Clin Chest Med, 1998. 19(2): 395～406

29 Schiza S, Siafakas NM. Clinical presentation and management of empyema, lung abscess and pleural effusion. Curr Opin Pulm Med, 2006. 12(3): 205～211

30 Ng CS, Wan S, Lee TW, Wan IY, Arifi AA, Yim AP. Post-pneumonectomy empyema: current manage-

ment strategies. ANZ J Surg,2005. 75(7):597～602

31 Jaffe A, Balfour-Lynn IM. Management of empyema in children. Pediatr Pulmonol,2005. 81(3):265～267

32 Gossot D,Stern JB,Galetta D,Debrosse D,Girard P, Caliandro R, et al. Thoracoscopic management of postpneumonectomy empyema. Ann Thorac Surg, 2004. 10(4),299～304

33 Hamm H, Light RW. Parapneumonic effusion and empyema. Eur Respir J,1997. 10(5):1150～1156

34 Gates RL, Caniano DA, Hayes JR, Arca MJ. Does VATS provide optimal treatment of empyema in children? A systematic review. J Pediatr Surg, 2004. 39 (3):381～386

35 de Hoyos A, Sundaresan S. Thoracic empyema. Surg Clin North Am,2002. 82(3):643～671

36 Abbas Ael-S, Deschamps C. Postpneumonetomy empyema. Curr Opin Pulm Med,2002. 8(4):327～333

37 Waller DA. Thoracoscopy in management of postpneumonic pleural infections. Curr Opin Pulm Med, 2002. 8(4):323～326

38 Christodoulou M, Ris HB, Pezzetta E. Video-assisted right supradiaphra-gmatic thoracic duct ligation for non-traumatic recurrent chylothorax. Eur J Cardiothorac Surg,2006. 29(5):810～814

39 de Beer HG,Mol MJ,Janssen JP. Chylothorax. Neth J Med,2000. 56(1):25～31

40 Doerr CH,Allen MS,Nichols FC 3rd,Ryu JH. Etiology of chylothorax in 203 patients. Mayo Clin Proc, 2005. 80(7):867～870

41 Williams KR,Burford TH. The management of chylothorax. Ann Surg,1964. 160(1):131～141

42 Lampson RS. Traumatic chylothorax: a review of the literature and report of a case treated by mediastinal ligation of the thoracic duct. J Thorac Surg,1948. 17: 778～791

43 Buttiker V,Fanconi S,Burger R. Chylothorax in children: guidelines for diagnosis and management. Chest,1999. 116(3):682～687

44 Doerr CH, Miller DL, Ryu JH. Chylothorax. Semin Respir Crit Care Med,2001. 22(6):617～626

45 Fahimi H, Casselman FP, Mariani MA, van Boven WJ,Knaepen PJ,van Swieten HA. Current management of postoperative chylothorax. Ann Thorac Surg,2001. 71(2):448～450

46 Buchan KG, Hosseinpour AR, Ritchie AJ. Thoracoscopic thoracic duct ligation for traumatic chylothorax. Ann Thorac Surg,2001. 72(4):1366～1367

47 Cannizzaro V,Frey B,Bernet-Buettiker V. The role of somatostatin in the treatment of persistent chylothorax in children. Eur J Cardiothorac Surg, 2006. 30 (1):49～53

48 Witte MH, Williams WH. Chylothorax and chyloperitoneum. N Engl J Med,2006. 354(8):879

49 Merrigan BA, Winter DC, O'Sullivan GC. Chylothorax. Br J Surg,1997. 84(1):15～20

50 Mitanchez D, Walter-Nicolet E, Salomon R, Bavoux F, Hubert P. Congenital chylothorax: what is the best strategy? Arch Dis Child Fetal Neonatal Ed,2006. 91 (2):153～154

51 Saumoy M, Miron M, Oltra C, Vidal F, Richart C. Tuberculous chylothorax: case report and review of the literature. An Med Interna,2005. 98(7):314～314

52 Falode O, Hunt I, Young CP. Chylothorax after coronary artery bypass surgery. J R Soc Med, 2005. 98 (7):341～345

53 Miller JI Jr. Diagnosis and management of chylothorax. Chest Surg Clin N Am,1996. 6(1):139～148

54 Kumar S, Kumar A, Pawar DK. Thoracoscopic management of thoracic duct injury: Is there a place for conservatism? J Postgrad Med,2004. 50(1):57～59

55 Hillerdal G. Chylothorax and pseudochylothorax. Eur Respir J,1997. 10(5):1157～1162

56 Robinson BW,Lake RA. Advances in malignant mesothelioma. N Engl J Med,2005. 353(15):1591～1603

57 Butchart EG,Ashcroft T,Barnsley WC,Holden MP. Pleuropneumonectomy in the management of diffuse malignant mesothelioma of the pleura. Experience with 29 patients. Thorax,1976. 31(1):15～24

58 Rusch VW. A proposed new international TNM staging system for malignant pleural mesothelioma. From the International Mesothelioma Interest Group. Chest,1995. 108(4):1122～1128

59 Jaklitsch MT,Grondin SC,Sugarbaker DJ. Treatment of malignant mesothelioma. World J Surg, 2001. 25 (2):210～217

60 顾凯时．胸心外科手术学．第2版．上海:上海科学技术出版社,2003. 592～ 613

61 Yajnik S, Rosenzweig KE, Mychalczak B, Krug L, Flores R,Hong L,et al. Hemithoracic radiation after

extrapleural pneumonectomy for malignant pleural mesothelioma. Int J Radiat Oncol Biol Phys, 2003. 56 (5): 1319~1326

62 Van Marck E. Pathology of malignant mesothelioma. Lung Cancer, 2004. 45 Suppl 1: S35~36

63 Pistolesi M, Rusthoven J. Malignant pleural mesothelioma: update, current management, and newer therapeutic strategies. Chest, 2004. 126(4): 1318~1329

64 Cagle PT, Churg A. Differential diagnosis of benign and malignant mesothelial proliferations on pleural biopsies. Arch Pathol Lab Med, 2005. 129 (11): 1421~1427

65 Steele JP, Klabatsa A. Chemotherapy options and new advances in malignant pleural mesothelioma. Ann Oncol, 2005. 16(3): 345~351

66 Cerny T, Giaccone G. Pleura mesothelioma: combined modality treatments. Ann Oncol, 2002. 13 Suppl 4: 217~225

67 Granville L, Laga AC, Allen TC, Dishop M, Roggli VL, Churg A, et al. Review and update of uncommon primary pleural tumors: a practical approach to diagnosis. Arch Pathol Lab Med, 2005. 129(11): 1428~1443

68 van Ruth S, Baas P, Zoetmulder FA. Surgical treatment of malignant pleural mesothelima: a review. Chest, 2003. 123(2): 551~561

69 Yim AP, Izzat MB. Thoracoscopic talc poudrage for malignant effusions: should it be the procedure of choice. Chest, 1997. 112(4): 1148

70 Sterman DH, Albelda SM. Advances in the diagnosis, evaluation, and management of malignant pleural mesothelioma. Respirology, 2005. 10(3): 266~283

71 Jaurand MC, Fleury-Feith J. Pathogenesis of malignant pleural mesothelioma. Respirology, 2005. 10(1): 2~8

72 Sterman DH, Kaiser LR, Albelda SM. Advances in the treatment of malignant pleural mesothelioma. Chest, 1999. 116(2): 504~520

73 Sugarbaker DJ, Norberto JJ. Multimodality management of malignant pleural mesothelioma. Chest, 1998. 113 Suppl 1: S61~65

74 Steele JP, Klabatsa A. Chemotherapy options and new advances in malignant pleural mesothelioma. Ann Oncol, 2005. 16(3): 345~351

75 Antony VB. Immunological mechanisms in pleural disease. Eur Respir J, 2003. 21(3): 539~544

76 Okten F, Koksal D, Onal M, Ozcan A, Sim? ek C, Ertürk H. Computed tomography findings in 66 patients with malignant pleural mesothelioma due to environmental exposure to asbestos. Clin Imaging, 2006. 30(3): 177~180

第10章 纵隔疾病及手术

第一节 纵隔疾病总论

一、纵隔的解剖结构

纵隔位于胸腔中间，两侧是相互隔离的胸膜腔。纵隔的范围上起自胸廓上口、左右侧胸膜融合处，下至膈肌。纵隔内的内容丰富，有固体（实质脏器）、液体（血液、淋巴液、吞咽的唾液和心包腔内液体）和气体（气管、支气管及食管）。纵隔的上平面呈斜形，后高前低，与第1肋的斜度一致。

纵隔的分区：

纵隔的分区对纵隔内疾病的诊断和治疗有着至关重要的意义。但对纵隔的分区向来是有争议的。传统的纵隔分区方法有三分法、四分法，其分区的依据很大程度上是根据影像学（主要是X线）上的标志。1972年，Shields提出了一种更加符合纵隔解剖关系的分区方法：Shield's三分法。

1. 传统的纵隔分区方法（四分法）

以往绝大多数的医学教科书都采纳纵隔的四分法。在侧位胸片上，根据相应的解剖标志将纵隔先划分为上、下纵隔，下纵隔再划分为前、中和后3部分。确切地讲，从胸骨柄体交界处（Louis角）到第4胸椎的下缘的连线可以将纵隔划分为上、下纵隔。该连线平面大致与主动脉弓和气管分叉水平一致。上纵隔内包含了3个颈胸相连的筋膜的层面：血管前平面、血管后气管前平面以及后方的咽食管周围平面。下纵隔按从前到后分为3个平面：前纵隔、中纵隔和后纵隔。前纵隔位于胸骨后、心包前，内有胸腺的主体部分以及主动脉弓旁的淋巴结（第5组和第6组）。中纵隔位于前后心包之间的部分，包括气管隆突、主支气管和气管支气管周围的淋巴结（第2R、第2L、第4R、第4L和第7组淋巴结）。后纵隔位于心包的背面和脊柱的前纵韧带之间，内有食管、主动脉、神经组织和胸导管。如图10-1所示。

2. Shield's三分法

1991年，Shields提出的一种纵隔分区方法，近年来广泛应用。按照Shields的原话来描述，就是纵隔由一个前纵隔、内脏纵隔和双侧的椎体旁区组成。在这个分区方法中，不再沿用过去常用的前中后纵隔的概念。每一个分区都是直接从胸廓入口一直延伸到膈肌。前纵隔的界限为胸骨后、大血管前，因此也可以被称之为血管前区。内脏纵隔亦称中纵隔，自胸廓向下，屈曲下延，包括上纵隔的后方至椎体的前方。椎旁沟是沿胸椎两侧，以及紧邻肋骨附近的区域。如图10-2所示。

了解纵隔区域的划分及其所含组织结构，是为了简化纵隔肿块的定位并提示其可能的来源。以传统的四分法为例，纵隔内肿瘤及其囊肿各有好发的部位，肿物肿大或异位亦可占据邻近区域或其他区域。详见表10-1。

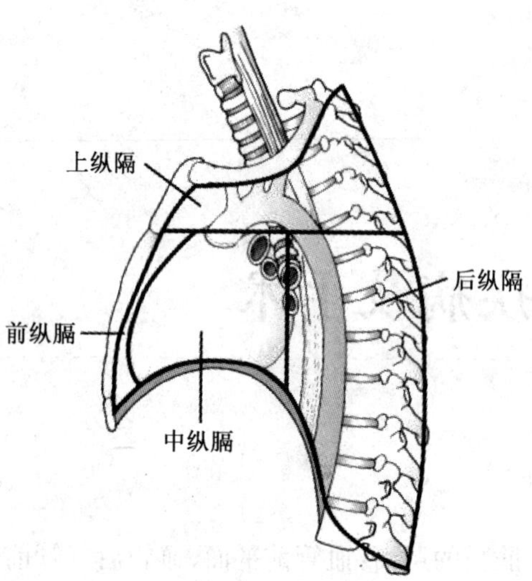

图 10-1

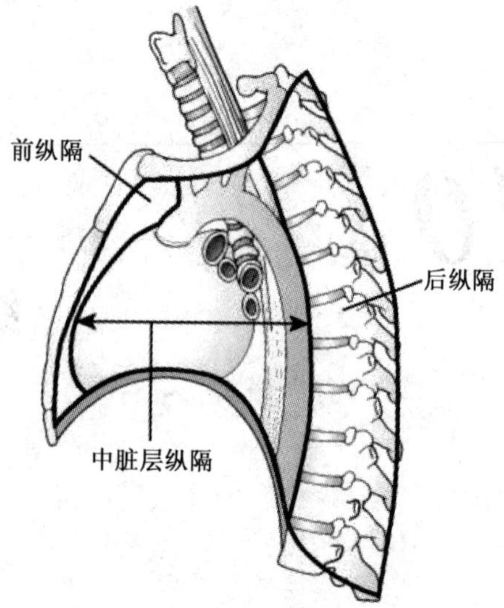

图 10-2

表 10-1

上纵隔	前纵隔	中纵隔	后纵隔
胸腺瘤	胸腺瘤	淋巴瘤	神经鞘瘤
淋巴瘤	畸胎瘤	间皮瘤	恶性雪旺瘤
异位甲状腺	淋巴管瘤	心包囊肿	神经鞘瘤
甲状旁腺腺瘤	血管瘤	纵隔肉芽肿	神经节瘤
	脂肪瘤	淋巴样错构瘤	神经母细胞瘤
	纤维瘤	支气管囊肿	副神经节瘤
	纤维肉瘤	纤维肉瘤	
	生殖细胞肿瘤	淋巴瘤	
	胸腺囊肿	胃肠源性囊肿	
		嗜铬细胞瘤	
		胸导管囊肿	

在纵隔之外的其他病变亦可突入纵隔，而在X线片上貌似纵隔肿物。来自颈部的组织或者胸部骨骼、椎骨、心脏、大血管、食管及肺的结构，以及膈下组织均可能被误认为纵隔肿瘤。故了解正常解剖及其可能的变异有重要的临床意义。

在纵隔内存在着3个颈胸相连的筋膜的层面：血管前平面、血管后气管前平面以及后方的咽食管周围平面，对纵隔的分区和手术的入路有重要的意义。

二、纵隔疾病的病理生理

纵隔的形态随着体型的不同而有一定的差异。通常，瘦长体型其纵隔较为细长，相反矮胖体型者其纵隔则较宽短。此外，体位及呼吸运动对纵隔的形态有一定影响。立位及吸气时纵隔变长，卧位及呼气时则缩短。正常时，纵隔内呈负压状态，有利于静脉血向右心回流。同时，因纵隔两侧为胸膜腔，故会受到双侧胸膜腔压力的影响。

在病理状态下，纵隔可产生移位。

1. 移向健侧

患者胸腔内大量积液或积气，可使胸内压增高，推移纵隔向健侧移位。

2. 移向患侧

患者肺不张或肺叶全肺切除，可使纵隔内气管偏向患侧。

3. 不移位

若为双侧病变或同侧多种病变并存，可使相关移位因素相互抵消，从而不产生移位。

4. 纵隔摆动

当外伤穿通胸壁使空气进入胸腔时，可造成胸膜腔与外界交通。吸气时，胸内压增高，则纵隔被推移向健侧；反之呼气时，则因胸内压下降，移向患侧。故随呼吸运动，产生纵隔摆动情况。

三、纵隔的影像诊断技术

1. 纵隔的 X 线检查

胸部 X 线摄影是纵隔检查中最常用的一种方法，它以胸腔内的包括纵隔在内的肺、胸膜、胸壁、横膈、膈上肋骨、气管、心脏和大血管为主要检查内容。能清晰地显示很小的病变，并能保存，是临床上常规的检查方法。摄照 X 片常用体位为后前位（图 10-3），左侧及右侧位（图 10-4），必要时可用斜位。有时需要结合透视检查。以纵隔区为主要观察对象的 X 片摄照，应注意调整拍摄条件，应能能够清楚地看见颈胸段及胸腔内上半段气管为准。一些后前位片无法清楚辨明地病变，可通过摄照侧位片解决。往往可发现那些靠近纵隔中线或靠近脊柱的病变。当后前位及侧位都有困难时，可再加照斜位。

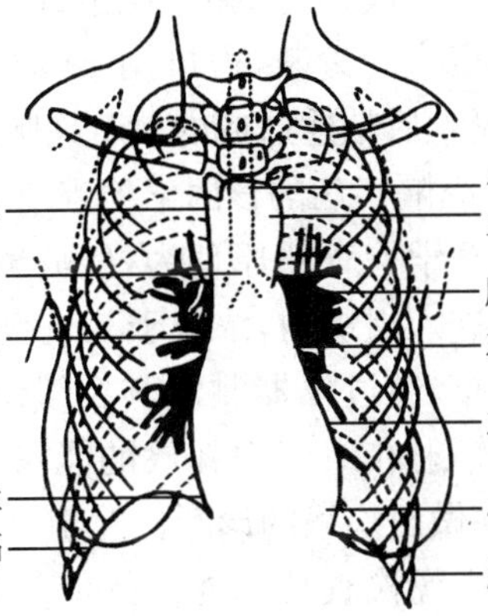

图 10-3

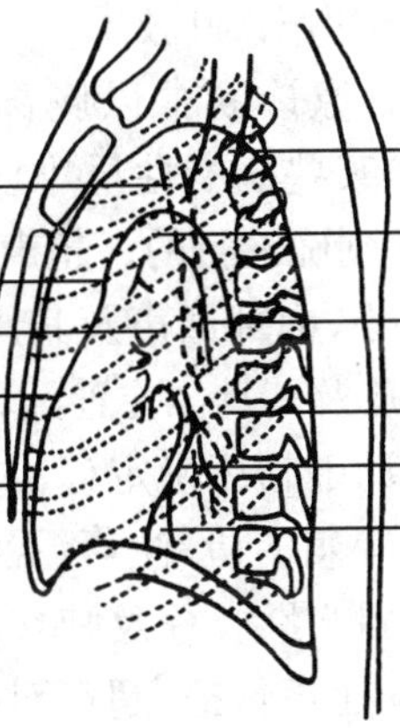

图 10-4

2. 纵隔的 CT 检查

虽然传统的 X 线平片因其简便、易行仍是目前发现纵隔疾病的一种手段，但其在疾病的定位、定性方面存在很大的局限性。CT 于 20 世纪 70 年代问世后，以其优良的密度分辨率及先进的成像技术成为纵隔疾病的主要影像学检查手段。随着滑环扫描以及计算机和微电子技术的飞速发展，引发了 CT 成像技术中以螺旋 CT 为标志的突破性进展。螺旋 CT 具有无间隔快速扫描、覆盖范围广、容积数据采集，一次扫描可同时进行多种方式、多种角度的影像重建等优点。目前，螺旋 CT 已被临床广泛接受并成功地应用于人体各部位的检查。在纵隔疾病的检查中，螺旋 CT 特别有助于确定纵隔内病变与大血管的关系，诊断夹层动脉瘤等大血管病变。

3. MRI 磁共振检查

MRI 于 20 世纪 80 年代应用于临床，其优点是不用造影剂就能够检查血管，评价肺门，冠状位观察肺尖，发现邻近心脏、脊柱旁的肿瘤，且能够多平面成像，特别有助于外科手术设计。MRI 能评价血流，获取流速、流动方向等多种信息。与 CT 比较，MRI 的空间分辨率略低，显示钙化比较困难，观察肺部病变有限度。磁共振血管成像于 1985 年应用于临床。其基本原理是利用血液的流空效应和相位效应使血管成像。常用方法采用时间飞跃法（TOF）和相位对比法（PC）。非增强

MRI主要用于颅脑、颈部和外周血管。受血流方向、扫描范围以及胸、心搏动等因素影响，非增强MRA在体部的应用尚不广泛。近年来，发展的三维动态增强磁共振血管成像克服了非增强MRA的不足。增强MRA利用顺磁性对比剂缩短T_1时间，同时使用快速梯度回波技术屏气扫描，对相关区域血管行MIP重建。此技术尤其适用于较大范围的体部血管，包括主动脉、肺动脉的成像。增强MRA能正确显示主动脉夹层的真假腔和内膜瓣，鉴别假腔内附壁血栓，有助于测量主动脉瘤的体积，判断主动脉狭窄的范围和程度。还能显示主动脉病变与头臂动脉、肾动脉等分支的关系。在主动脉疾病的影像诊断方面，增强MRA技术的开发和逐步完善已在很大程度上减少了DSA的临床应用。随着检查技术的日益改进，其临床应用将会日臻广泛。

4. 纵隔疾病的超声诊断技术

纵隔病变的影像诊断常以胸部X线、CT、MRI为首选，但对某些病变性质难以鉴别者，尚需超声检查帮助达到确诊目的。超声检查可动态观察病变部位、大小、内部回声及其周邻关系等，判断病变来源、性质及其具体位置，以及与心脏及大血管的关系，有助于临床确定诊治方案和了解预后；超声引导下穿刺活检、注药、置管引流等可协助临床诊治。因胸骨、脊柱及肺含气组织的干扰，声窗狭小，影响超声传播，超声对纵隔检查有一定的困难，所以目前临床对于纵隔病变的影像学诊断仍以X线、CT、MRI为常规手段。但当有胸腔积液、纵隔病变推移肺组织和因病变肺组织含气减少或实变时，超声却能较好地显示纵隔病变，甚至较常规方法优越。随着近年来超声技术的发展，探头的种类和功能不断完善，超声对纵隔病变的检查诊断效率不断提高，日益显示出其独特的优点，成为X线、CT、MRI诊断技术的重要辅助手段。近年来，超声内镜技术在临床上得到了广泛的应用，由于消除了肺含气组织及胸骨对常规经胸超声的干扰，其对于病变检查的敏感程度得到了很大的提高。超声检查对于早期纵隔病变的发现有其独到的价值，能发现CT检查所无法发现的早期食管癌，对于纵隔淋巴结的病变检查也有其优势。

5. 纵隔疾病的数字减影血管造影（DSA）检查

DSA是通过电子计算机进行辅助成像的血管造影方法，是20世纪70年代以来应用于临床的一种崭新的X线检查技术。它是应用计算机程序进行两次成像完成的。在注入造影剂之前，首先进行第一次成像，并用计算机将图像转换成数字信号贮存起来。注入造影剂后，再次成像并转换成数字信号。两次数字相减，消除相同的信号，得到一个只有造影剂的血管图像。这种图像较以往所用的常规脑血管造影所显示的图像，更加清晰和直观，一些精细的血管结构亦能显示出来。DSA检查中使用的造影剂分为离子型及非离子型两大类，使用剂量则需根据检查的部位、血管的种类和检查的需要而定。DSA有助于心脏大血管的检查，在上腔静脉系统中，DSA适用于上腔静脉血栓形成、纵隔肿瘤压迫或侵蚀等上腔静脉阻塞性疾病的诊断，也可用于诊断上腔静脉的变异，纵隔术后粘连造成的上腔静脉回流障碍。

6. 纵隔疾病的核医学检查

核医学检查的原理为，经放射性核素标记的示踪剂进入组织内，浓聚于某组织内，经过组织的吸收分布，通过仪器测定其在组织内吸收的能量和穿透辐射在组织内释放的能量，用以区分病变组织，并做出疾病的诊断。对于纵隔疾病的诊断，核医学影像检查技术能发挥较为独到的作用，它能发现肿瘤在生化、生理及代谢方面的异常，对于疾病的及时发现，定性及定量有其积极的作用。尤其对于胸骨后甲状腺及异位甲状腺疾病的诊断有重要的价值。它包括单光子发射计算机断层（Single photon emission computed tomography，SPECT）及正电子发射断层（Positron emission tomography，PET）技术。利用肿瘤组织存在较高的葡萄糖有氧和无氧代谢的生理特性，可用核素对脱氧葡萄糖进行标记，从而达到肿瘤组织显影的目的，这种FDG显像已得到广泛的应用。

四、纵隔的其他诊断技术

1. 免疫学诊断技术

肿瘤标志物的发现已成为肿瘤医学工作者的研究方向之一，自本-周氏蛋白于1864年发现开始，陆续有近100种相关肿瘤标志物被发现并广泛运用于临床科研中，为临床诊断、治疗及判断预后提供了科学的根据。根据肿瘤标志物的化学性质、组织来源、检测方法和其反映肿瘤性质的不同可以将其分类，但分类方法目前尚未完全统一。该项诊断技术目前可应用于胸腺瘤、畸胎瘤、淋巴瘤及生殖细胞瘤的鉴别与诊断。

2. 纵隔肿瘤的细胞学诊断

细胞学诊断包括脱落细胞学和针吸细胞学。近年来，随着医学影像技术的不断发展，其临床应用日益广泛，特别是在纵隔疾病的诊断中，有其自身的价值。尤其是纵隔肿块的穿刺活检，取材方便，创伤较小，临床应用颇多。针吸活检的适应证为：

(1)无手术指征的恶性肿块，需取得细胞学诊断，以指导治疗。

(2)纵隔肿块性质不明者。

(3)临床疑为癌肿并且纵隔有肿块，明确其是否有转移。

(4)无法进行开胸手术的患者，治疗需要病理诊断。

相对禁忌证为：

(1)无需考虑活检结果决定开胸手术者。

(2)有出血素质的患者。

(3)因频繁咳嗽等原因无法配合操作患者。

(4)病灶影像不清，定位不确切者。

3. 纵隔镜检查技术

1959年，Carlens首创纵隔镜检查技术，经胸骨柄上切口于气管前筋膜上进入纵隔取材活检。对于一些无手术指征的纵隔病变，如肺癌患者发现纵隔淋巴结肿大，通过纵隔镜可以在创伤极小的情况下取得病变的组织学诊断，可以用于制定正确的治疗方案。(图10-5、图10-6)。

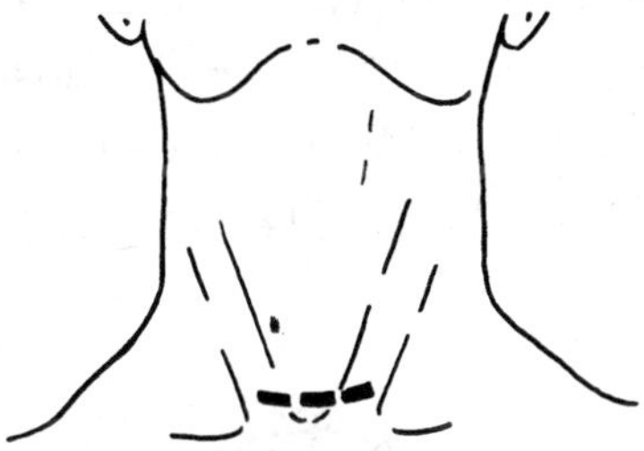

图 10-5

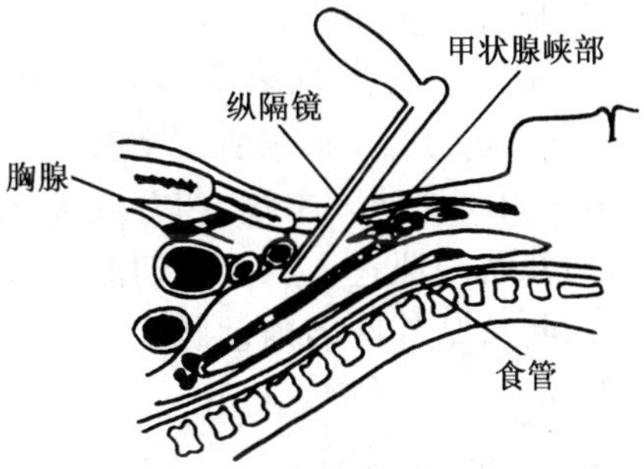

图 10-6

4. 胸腔镜检查技术

胸腔镜(VATS)于1910年首次应用于临床，当时由于配套的器械差，特别是光源的限制，发展较为缓慢。随着医学科学技术的不断进步，纤维冷光源及影像监控系统在医学科技中得到应用，现在用胸腔镜诊断和处理纵隔疾病已得到较为广泛的肯定。但是到目前为止，用电视胸腔镜处理纵隔疾病还处于研究阶段。目前，仍存在很多问题等待解决，许多方法仍有争议，尚需大量的临床实践。如术中大块的切除物如何自腔内取出，如何克服胸腔内粘连等。胸腔镜技术相较以上所述的各种检查措施而言，损伤较大，操作复杂，因此对于纵隔疾病的诊断，仍应首选操作简单，对患者损伤小的手段为妥。另外，就诊断而言，比较于常规的开胸及胸骨正中劈开，胸腔镜的损伤则明显较小，在这种场合下可优先考虑，若要兼顾肿瘤的切除，则需根据实际情况而定，不存在谁优谁劣的问题。适用于胸腔镜手术的有纵隔淋巴结活检术、纵隔囊肿活检或切除术、纵隔肿物活检或切除术、迷走神经切断术、食管肌层切开术、食管良性肿瘤切除术及胸导管结扎术。应当注意的是，在做纵隔手术时，应仔细辨清解剖标志，如膈神经、迷走神经及心肺大血管，以免发生严重后果。VATS检查常见并发症为：皮下气肿、胸腔及纵隔感染、腔内积血，个别发生心律失常，一般可获满意解决。

五、纵隔手术的切口

纵隔手术的入路最多，常见的几种开胸途径几乎都可以用得上。选取纵隔手术切口，要考虑多种因素。首先要考虑到病变位置，即从何途径到达病变部位距离最近，从哪个角度暴露最好，处理方便。其次也要根据手术者对这些入路的熟悉程度与操作习惯而定。另外，炎症、创伤和肿瘤等病变不同，性质各异，其治疗目的也不一样，设计手术切口时也需要考虑。在临床工作中，许多纵隔疾病术前常难以准确可靠地定性，故在术前对于疾病的处理必须制定严密的计划，采取最为合理的手术入路。

1. 前胸切口

主要适用于前纵隔的疾病。经一侧前胸切口可用于切除较小的前纵隔肿瘤、囊肿等病变。单侧前胸切口对于一些较大的纵膈肿块或与肺门粘连的病变，处理较为困难，若发生术中大出血，较为危险。必要时前胸切口可横断胸骨，向对侧延长。

手术方法：患者仰卧位，患侧垫高 30°，手臂高举向头侧，使腋窝轻度外展，并悬于手术台架上，常规消毒铺巾，一般选第 4 肋或第 5 肋间进胸，（如系女性，一般由第 5 肋间平面沿乳房下皮肤纹理作切口），自胸骨旁向外达腋中线，切开胸大肌及前锯肌纤维，切开肋间肌进入胸腔。切断切口上侧肋软骨，并切断及结扎胸廓内动脉。小的前上纵隔肿瘤，可从第 2 肋或第 3 肋间进入，若要进一步暴露前纵隔中线区，可于对侧相应的肋间做切口进胸，横行锯断胸骨，然后打开对侧胸膜可获得满意的暴露。关胸时，做胸腔闭式引流，用粗丝线作上下肋骨之对拢缝合 3 针，分层缝合胸壁肌层、皮下、皮肤。（图 10-7）。

2. 胸后外侧切口

胸后外侧切口是胸腔外科手术应用最多的手术切口，广泛使用于心、肺、纵隔和食管等手术。胸后外侧切口之主要优点是暴露充分，能使整个纵隔，特别是后纵隔，完全置于手术视野及操作区之中。对与肺门粘连的肿瘤、后纵隔肿瘤、凸向胸腔的巨型纵隔肿瘤、单侧性纵隔损伤等，都宜于自胸后外侧入路进胸。

手术方法：患者取侧卧位，小腿屈曲，上侧大腿伸直，两腿间以枕头分隔。上臂外展固定于麻醉架上，下臂外展伸直固定。根据纵隔病变高度选择肋间或肋床切口，切口于肩胛骨与脊柱之间第 4 肋高度，弧形绕过以向前达肋软骨处。电刀切开肌层，确切止血，然后切开肋间肌或切除肋骨，进入胸腔。关胸时经肋床切口须缝合肋间肌胸膜，肋间切口则用粗丝线做上、下肋骨对拢缝合。（图 10-8）。

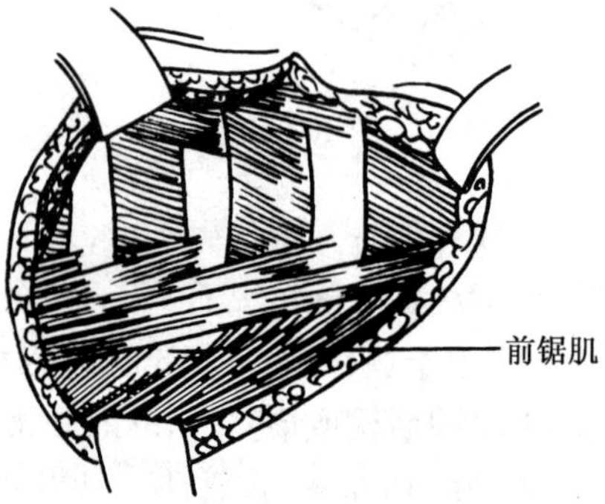

图 10-7

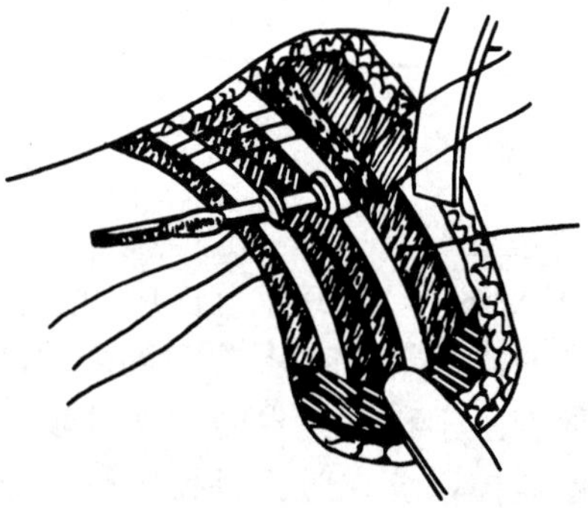

图 10-8

3. 胸骨横断双侧开胸

此切口能广泛暴露前纵隔组织器官，多用于心脏直视手术。该切口对于患者的损伤较大，增加了患者的痛苦，并使并发症的发生率提高，近来已较少采用。一般，巨大的前纵隔肿瘤侵及两侧胸腔者可作此切口。

手术方法：患者仰卧位，胸部背侧塞一枕头垫高，呈扩胸位，双上肢外展伸直固定。根据病变部位做第 2 肋或第 4 肋间切口，病变侧切口可较长一点，对侧切口稍短，一侧达腋前线，另一侧达乳头线即可。若病变位于中线，双切口应均达乳线，巨大前纵隔肿瘤的双切口均达腋前线。从长切口侧进入一侧胸腔向中线方向剪开肋间肌，暴露胸廓内动静脉，钳夹切断，予以缝扎。对侧可做部分肋间肌切开，暂不打开胸腔。用弯血管钳紧贴胸骨缘插入，由胸骨后至对侧出，导入线锯，横行锯断胸骨。用小开胸器略做肋间撑开，可清楚地看到尚未断裂的胸廓内动静脉，予以钳夹、切断及缝扎。用小型开胸器于胸骨处撑开，暴露前纵隔。上述操作方法能使对侧胸腔不打开，只是在更换开胸器撑开胸骨时要注意不让对侧胸膜撕开。若要广泛暴露双侧胸腔，则双侧开胸，双胸腔各置一开胸器做双胸腔同时撑开。关胸须做胸腔引流。胸骨锯断处的上、下缘用胸骨钻孔器钻孔，用双粗丝线作对拢缝合，上、下肋骨作并拢的固定缝合。再缝合胸壁肌层、皮下及皮肤。术中要注意防止胸廓内动静脉损伤性出血，特别在关胸时要反复检查。胸骨及肋间固定缝合要紧，以减少术后疼痛，改善呼吸功能。（图 10-9、图 10-10）。

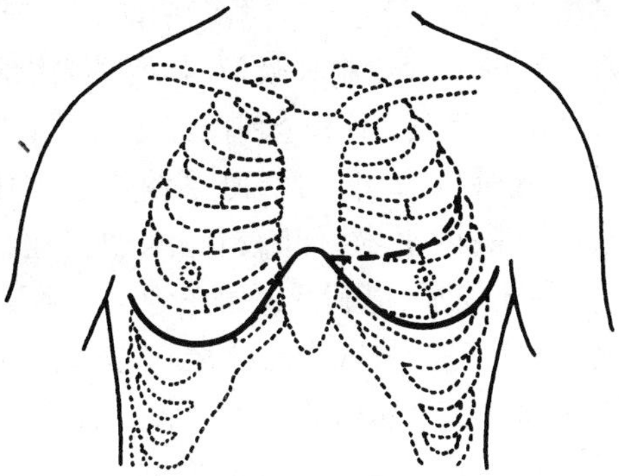

图 10-9

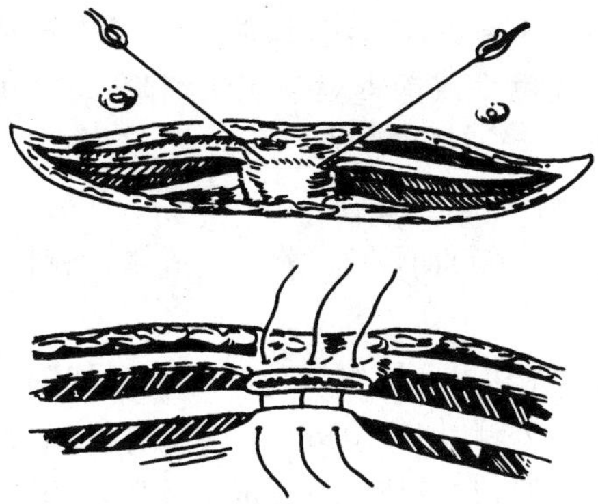

图 10-10

4. 胸骨正中切口

对于前纵隔肿瘤与胸腺瘤切除，上腔静脉梗阻及心包疾病较为适用。

手术方法：自胸骨切迹上 1cm 至剑突下 2cm 做一直切口。上缘也可用弧形切口。电刀切开胸骨骨膜，分离胸骨切迹上缘的颈前肌附着部，手指紧贴胸骨分离其后的软组织，在腹白线上方以有齿钳夹剑突，从中线剪开或切除剑突。用手指或卵圆钳夹住纱球贴紧胸骨背侧钝性分离胸骨后组织，再用电锯自胸骨下端向上，沿胸骨正中线纵形切开胸骨。胸骨骨髓腔用骨蜡涂封止血，骨膜用电灼或氩刀止血，将两纱布垫置于两旁保护切口边缘，放入开胸器撑开切口。术毕关胸时可用带针的钢丝将左右胸骨各缝三四针，随后用钢丝钳收紧并剪去多余部分，注意钢丝残端弯向下。术中若胸膜已破并且较难修补，需作相应侧胸腔引流。（图 10-11、图 10-12）。

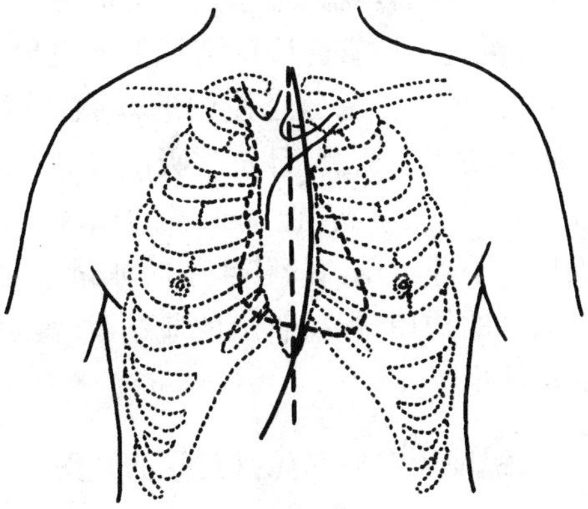

图 10-11

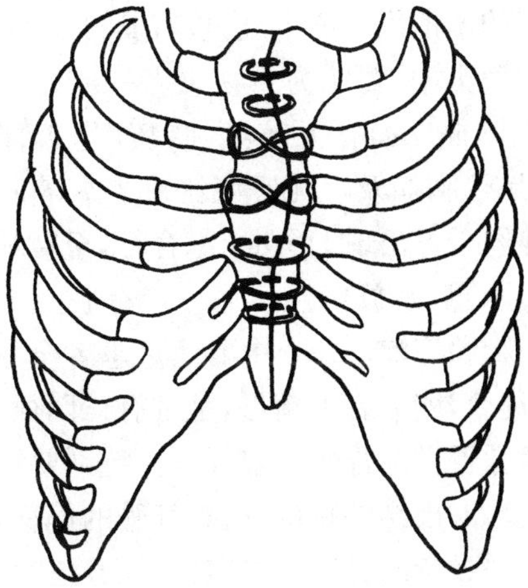

图 10-12

5. 胸骨切迹上横切口

大部分与颈部相续的胸骨后甲状腺肿瘤及纵隔内甲状旁腺瘤可考虑此手术入路。

手术方法：患者取仰卧位，手臂置于两侧，肩部置一软垫，增加颈椎宽度，头枕部置圈枕。自胸骨切迹上一横指做一弧形切口，切开颈阔肌，分离皮瓣，上至甲状软骨，下至胸骨切迹，向两侧分开颈前肌群，探查并切除相应肿瘤。术后若发现有较多渗血，一定要置引流，以防出血过多造成窒息。若肿瘤巨大或探查发现无法切除，可考虑做颈胸联合T形切口。

6. 后胸壁小切口

位于后纵隔的小肿瘤，若可明确定位，可行此切口切除之。

手术方法：患者取侧卧位90°，在预切除的肋骨平面行后外侧切口10cm，切开背阔肌、前锯肌及部分斜方肌，在肩胛骨下方定位欲切除的肋骨，小心行骨膜下剥离切断近10cm长的肋骨，将胸膜向前推开，纱垫保护，解剖纵隔，可清楚暴露后纵隔小肿瘤，予以切除。再缝合胸壁。可不置引流管。术中注意避免胸膜破裂。

六、纵隔疾病的围手术期处理

1. 纵隔手术的术前准备

充分完善的术前准备是手术成功的前提，术前明确疾病的诊断，把握手术适应证，估计手术耐受力，改善患者的全身状况，并选择合理的手术麻醉方式，制定手术方案。纵隔手术的术前准备除遵循常规的术前准备要求处，也有其自身的特点，在病史的采集中，要尤为重视患者一些较为特异的症状及体征。如有无咳嗽、咳痰，是否伴有咯血，患者是否胸痛及有无呼吸困难。纵隔肿瘤侵及交感神经干可出现Horner综合征，至臂丛则可有上肢麻木感，及放射性疼痛。伴有肌无力者则常考虑为胸腺病症。检查中要注意患者全身是否有消瘦、贫血，四肢有无畸形，是否有三凹征象，有无上腔静脉阻塞综合征的表现等。特别要注意患者的颈腋部淋巴结的触诊，检查气管的偏移程度，注意双侧呼吸音的听诊。根据患者的症状体征及相关检查结果评估患者的手术耐受力，对于保证手术的安全、成功和术后恢复有重要意义。对于纵隔手术来说，心肺功能的评估尤为重要。可耐受胸科手术的肺功能标准为：MVV>50%，FEV_1>50%，FEV_1>1L，PaO_2>8.0kPa，$PaCO_2$<6kPa。年老患者须注意检查心超，了解心脏排血功能情况。

2. 纵隔手术的麻醉

纵隔手术选择麻醉要求做到完全性无痛，减弱刺激性反射、稳定呼吸循环功能。一般都选用全麻气管内插管控制呼吸，开胸或进入纵隔后，需吸入高浓度氧气，手术全程保证呼吸道畅通，及时地进行气管内吸引，对心脏系统进行严密监测。复杂的纵隔内手术时间较长，术中出血、渗血较多，容易导致水、电解质平衡紊乱，必须及时充分补充。常用麻醉方式为乙醚全麻、氟烷全麻、普鲁卡因静脉复合全麻以及吗啡静脉复合麻醉。纵隔手术的麻醉除需遵循一般麻醉的要求外，也有其自身的特点。对于一些纵隔的肿瘤及囊肿，特别是一些较大的实质性的肿块，容易对邻近的气管心脏大血管造成压迫，从而引起呼吸循环障碍，麻醉有一定困难。有如下注意点：

（1）肿块容易压迫心脏大血管，特别是上腔静脉，造成头颈上胸部循环障碍。

（2）压迫气管，造成插管困难，呼吸道容易梗阻，在麻醉诱导插管时，肌松剂能加重气管压迫，造成窒息。

（3）部分肿块容易造成相邻气管或食管穿通。

（4）部分胸腺瘤伴有重症肌无力，麻醉中可能发生肌无力危象。应积极做好应对的准备。

3. 纵隔手术的术后措施

手术结束后，观察患者至完全清醒，生命体征平稳后，拔气管插管。确认胸管引流无异常后，送入ICU观察。注意运送途中的观察。术后注意患者呼吸功能的监测，计量呼吸次数，呼吸雾化吸痰，定期做血气分析，监测患者的循环功能，计测血压与中心静脉压，观察24小时尿量。要注意患者引流管的护理，保持管道的通畅，注意引流液的性状及计量。

七、纵隔手术后常见并发症的处理

1. 肺部并发症

常见的肺部并发症有肺不张、肺炎等，严重者可导致ARDS及急性呼吸衰竭，临床上需重视。术后支气管内痰液的瘀积导致的气道阻塞是常见的因素。小部分由于长期吸烟或术后膈肌功能受损也可导致肺不张及炎症。其预防及治疗如下：

(1)术前嘱患者禁烟两周，有意识地进行咳嗽、深呼吸等锻炼。

(2)积极治疗原发的肺部疾病。

(3)术后拔管时要注意吸引排痰。

(4)术后鼓励患者咳痰，翻身拍背，并运用化痰制剂及雾化吸入，易于痰液排出。

(5)适度使用抗生素预防肺部感染。

(6)较为严重的肺不张可运用纤支镜吸引帮助痰液引出。

2. 术后大出血

纵隔外科术后的大出血常发生在术后24小时之内。若手术局限于纵隔范围内，术中未破胸膜者，大出血提示有纵隔填塞及低血容量，若手术同时打开了胸腔或胸膜已破，则血液可通过胸管引流，不伴有纵隔填塞表现。前者，由于出血积聚于一相对密闭空间，可造成纵隔内大血管与心脏受压，出现心悸、烦躁不安、气促、平卧不能或细速脉，并可有头颈与上胸部充血、颈静脉怒张等征象。正中劈开切口常见有胸骨切开骨髓面和胸骨上窝，胸腺瘤切除者需注意胸腺供血血管。若同时开胸进入胸腔手术者，则需注意肋间血管肋骨断端及支气管动脉出血。手术止血的指征为：

(1)术后观察引流管出血5小时内平均每小时＞100～200mL者，或3小时内平均每小时超过300mL。

(2)患者出现血压骤降低至测不出，极度细速脉，有神志淡漠甚至昏迷，需立即手术止血。

(3)出现低血压，细速脉症状，经积极抗休克治疗后血压不升反降者。

(4)出现纵隔填塞症状者。

3. 胸骨正中切口术后并发症

经胸正中劈开切口术后较为严重的并发症有胸骨裂开、伤口感染，乃至纵隔炎症。发生胸骨裂开主要是因为捆绑钢丝断裂，也有胸骨炎症积液导致伤口崩开者。怀疑胸骨裂开者可做胸部X片，若发现其正中有透亮线，即可确定。胸骨裂开破坏了胸廓结构的稳定，影响呼吸循环的稳定，并且容易导致其下的纵隔感染，应及时手术，再行固定。术后若切口表现发红、肿胀、疼痛，见有分泌物排出，并伴有发热，白细胞升高者，需考虑切口感染可能。切口一旦感染，需立即敞开引流，并做分泌物培养加药敏试验。若感染严重侵及胸骨以后，需手术咬除感染部分，再行缝合，其下应置管引流，并用抗生素持续灌注冲洗。

4. 术后心律失常

纵隔手术创伤，术中缺氧，麻醉或术后电解质酸碱平衡紊乱均可诱发患者术后心律失常。尤以高龄伴有心血管基础疾病患者发生率为高。重度心律失常容易导致心排血量减少，器官灌注不足，甚至有猝死可能。一旦发现，必须及时处理。纵隔手术后心律失常常见有如下几种：

(1)窦性心动过速：术后疼痛、发热、缺氧或低血压均可诱发，应注意针对病因处理。

(2)心房纤颤：分为快速性和慢性房颤。其中快速性房颤容易导致室律过快，心室充盈不足排血减少。可适当选用西地兰、心律平、胺碘酮等药物进行控制。

(3)室上性心动过速：室率过快者必须予以处理，给予适量西地兰可获满意效果。

(4)室性早搏：偶发或不甚频繁的早搏可不给予处理，通常，若患者表现出明显的血流动力学障碍，则需要及时处理。利多卡因可获良效。

(5)室性心动过速：是最为严重的心律失常，有致死可能，应立即处理，静推利多卡因，并可予以电复律治疗。

第二节 前纵隔肿瘤的手术治疗

纵隔位于两侧胸膜腔之间，上至胸廓入口，下至膈肌。在临床上对于纵隔有不同的分区方法，最为常用的是将纵隔分为前纵隔，中纵隔和后纵隔。前纵隔为胸骨后到心包以及无名血管前缘的区域，包括的组织结构有胸腺、脂肪，以及淋巴结等。后纵隔为胸椎前缘到肋骨的区域，包括降主动脉、食管、奇静脉、胸导管、交感神经、脂肪组织和淋巴结。前纵隔和后纵隔之间的区域为中纵隔，包括心脏、心包、升主动脉、主动脉弓、无名血管、腔静脉、肺动静脉、气管，以及左右主支气管和淋巴结。

原发性前纵隔肿瘤占所有纵隔肿瘤的一半左右，前纵隔肿瘤包括胸腺瘤、胸腺癌、胸腺类癌、淋巴瘤和生殖细胞肿瘤(畸胎瘤、精原细胞肿瘤和非精原细胞肿瘤)。非肿瘤性的前纵隔病变包括胸腺囊肿，淋巴管瘤和胸骨后甲状腺。

1. 纵隔生殖细胞肿瘤

纵隔生殖细胞肿瘤起源于在早期胚胎发育过程中异位停留于纵隔的原始生殖细胞，包括从良性的畸胎瘤到恶性的精原细胞非精原细胞肿瘤等一大类肿瘤。生殖细胞肿瘤约占成人前纵隔肿瘤的10%～15%，多发生于年青人。成熟的畸胎瘤在男女人群中的发病率相似，而恶性的生殖细胞肿瘤90%以上发生于男性。尽管性腺的生殖细胞肿瘤很少转移到纵隔，但是当发现恶性纵隔生殖细胞肿瘤时，仍应仔细检查性腺排除转移性肿瘤的可能。血清学检测AFP和β-HCG有助于恶性纵隔生殖细胞肿瘤的诊断。

2. 畸胎瘤

畸胎瘤是最常见的纵隔生殖细胞肿瘤，包含两种或两种以上组织胚层结构。绝大部分的畸胎瘤是分化成熟的良性肿瘤，称为成熟畸胎瘤。少数畸胎瘤包含胚胎组织成分而具有复发和转移的潜在危险，被称为非成熟畸胎瘤。极少数成熟畸胎瘤组织中有局灶的恶性组织成分，被称为畸胎癌。

成熟畸胎瘤占所有纵隔生殖细胞肿瘤的60%～70%，主要发生于儿童和年青人，男女性别的发病率相仿。大部分患者没有任何症状，往往在健康体检时发现。当肿瘤逐渐生长体积较大时，会压迫周围组织结构而出现胸痛、咳嗽、胸闷气急甚至呼吸困难等症状。少数畸胎瘤因含有肠黏膜或胰腺组织而分泌消化酶，腐蚀周围的气管、支气管和肺组织。部分组织会出现毛发或脂肪样组织，具有诊断价值。成熟畸胎瘤有完整的包膜，肿瘤组织中包括囊性成分和实体肿瘤组织，包括牙齿、皮肤、毛发等外胚层组织；骨、软骨等中胚层组织；支气管、胰腺等内胚层组织。畸胎瘤的影像学检查很有特点，在胸片上畸胎瘤常呈现为分叶状，边界清楚的前纵隔肿块，往往突向一侧，1/4的患者在胸片上可以看到钙化。在CT上的表现更有特征性，可以看到肿块内既有囊性成分又有软组织和钙化的表现。

3. 精原细胞肿瘤

精原细胞肿瘤约占恶性纵隔生殖细胞肿瘤的40%左右，发病年龄常在20～40岁。大部分患者有肿瘤的压迫症状，在影像学上表现为前纵隔巨大的分叶状占位，质地均匀，通常不侵犯周围的组织结构，但常有局部淋巴结转移。血液生化检查10%的精原细胞肿瘤患者β-HCG升高，AFP通常在正常范围。纵隔精原细胞肿瘤对放疗非常敏感，但对于纵隔精原细胞肿瘤的治疗策略尚存在一些争议。一般认为对于肿瘤体积较小的精原细胞肿瘤可采用手术整块切除，而对于术后是否放疗尚有不同意见，有学者认为术后CT随访复发时再予以放疗，也有学者主张常规术后即行辅助放疗。对于肿瘤体积较大或伴有局部淋巴结肿大的患者，大剂量放疗可取得良好的局部控制，对于有远处转移的患者可在全身化疗诱导缓解后行联合放疗。纵隔精原细胞肿瘤的长期生存情况较好，5年生存率在60%～80%。

4. 非精原细胞恶性生殖细胞肿瘤

非精原细胞恶性生殖细胞肿瘤包括绒毛膜细胞癌、胚细胞癌、内胚窦癌等，其中40%为混合细胞类型的肿瘤，多发于年轻人。血液生化检查LDH，AFP和β-HCG均增高提示非精原细胞恶性生殖细胞肿瘤的诊断。在CT上非精原细胞恶性生殖细胞肿瘤表现为前纵隔的巨大占位，肿瘤边界不规则，伴有因肿瘤坏死、出血或囊性变而形成的低密度区，肿瘤经常可侵犯胸壁等周围组织结构，胸膜腔和心包播散比较常见，同时局部淋巴结和远处转移也并不少见。非精原细胞恶性生殖细胞肿瘤对化疗非常敏感，在手术活检明确诊断后应予以化疗，并检测LDH，AFP和β-HCG等指标。由于部分非精原细胞恶性生殖细胞肿瘤中含有非生殖细胞肿瘤成分，因此对于化疗后血清学指标正常而CT检查纵隔仍有肿块时仍有手术切除的指征，手术的目的在于切除对化疗不敏感的肿瘤组织。

5. 囊性淋巴管瘤

囊性淋巴管瘤虽然是一种良性的病变，但是具有局部侵袭性生长的特性，好发于儿童和青少年。大部分的囊性淋巴管瘤发生于颈部，少数患者向下延伸到纵隔，单独发生于纵隔的囊性淋巴管瘤比较少见。在CT上囊性淋巴管瘤表现为分叶的多囊性的肿块，体积较大并可侵犯周围组织结构。患者常由于肿瘤压迫气管而出现胸闷、气促、喘鸣和呼吸困难。由于肿瘤往往侵犯周围组织结构，术中很少能完整分离肿瘤。

6. 甲状旁腺肿瘤

甲状旁腺肿瘤是一种功能性的肿瘤，往往因引起甲状旁腺功能亢进而就诊发现。通常甲状旁腺肿瘤发生于颈部，但有10%的甲状旁腺肿瘤异位生长，其中5%发生于前纵隔，位于胸腺上极旁或胸腺组织内。对于存在甲状旁腺功能亢进但颈部未发现明显肿瘤的患者应注意纵隔的检查。CT和MRI对于纵隔甲状旁腺肿瘤的定位很有帮助，而同位素锝/铊扫描对于判断肿瘤的性质有一定的帮助。

一、手术治疗要点

手术前必须对患者的身体状况做仔细的评估，尤其是需要了解化疗前后患者的肺功能状况，因为博来霉素有可能会导致肺纤维化。如果治疗前预计可能需要行肺切除术，则须根据患者的肺功能情况来决定是否需要限制博来霉素的用量。

最好采用双腔气管插管，有利于术中的暴露。由于术前博来霉素对肺功能的影响，术中在保证患者氧合的前提下尽量保持较低的氧浓度。如果考虑到术中可能需要切除，重建上腔静脉，股静脉插管必须建立。

1. 胸骨正中切口

胸骨正中切口是最为常用的切除纵隔生殖细胞肿瘤的手术径路，患者取仰卧位，胸骨后垫高。胸骨正中切口对于位于前纵隔较为局限的肿瘤具有良好的暴露，术中可暴露两侧肺门和纵隔内大血管。但是此切口对于暴露肺的背面以及两下肺有一定的困难。

2. 半蚌壳式切口（hemiclamshell thoracotomy）

半蚌壳式切口实际上相当于胸骨正中切口加一侧的前外侧切口，该切口对于巨大的尤其是向一侧生长侵犯肺组织的前纵隔肿瘤有良好的暴露。患者取30°健侧卧位。术中单肺通气，使受累侧肺萎陷，分离肿瘤侵犯的肺组织后，肿瘤的侧面和背面可较好的暴露，有利于充分了解纵隔大血管以及膈神经受累的程度。

3. 半蚌壳式切口加颈部切口

如果纵隔肿瘤向上延伸到颈部，那么增加沿胸锁乳突肌前缘的颈部切口有利于充分暴露肿瘤的上缘，尤其是考虑可能有肿瘤侵犯颈部大血管时，更应加做颈部切口。

4. 半蚌壳式切口加锁骨上横切口

在肿瘤侵犯锁骨下血管时，半蚌壳式切口加锁骨上横切口可以充分暴露锁骨下血管，如术中需要切除锁骨下血管，横断锁骨可以取得更好的暴露。

5. 蚌壳式切口（Clamshell thoracotomy）

如果肿瘤体积巨大并向两侧胸腔生长，蚌壳式切口可以提供良好的暴露。患者取仰卧位，双上肢伸展，经双侧乳房（女性）下做弧形切口，两侧至腋前线，通常经第4肋间隙横断胸骨，进胸时注意结扎两侧的胸廓内血管。如果不能很好地暴露上纵隔，可以将切口上方的胸骨正中切开。

二、术中探查

术前化疗通常对纵隔生殖细胞肿瘤非常有效，但是化疗后往往有肿瘤组织残留，据报道有2/3的非精原细胞肿瘤在化疗后仍有肉眼可见的肿瘤，而且化疗后残留的肿瘤往往和纵隔内大血管、气管等重要组织脏器粘连紧密，术中难以找到组织间隙予以分离。术中需要综合手术的风险和肿瘤的根治性原则，来决定是否需要切除纵隔内的重要组织结构。有学者主张术中对于紧贴上腔静脉或膈神经的组织进行活检，如果冰冻病理结果为纤维组织未发现有肿瘤细胞，则可紧贴上腔静脉等重要结构仔细切除肿块；如果病理提示有肿瘤细胞，患者身体情况允许，应考虑将受累的上腔静脉以及膈神经等一起整块切除。但也有学者对活检的意义表示怀疑，因为肿块组织中经常混杂有坏死组织和肿瘤组织，活检的组织标本不能代表整体的情况，如果术中发现肿瘤有侵犯的可能均应整块切除。术中可能需要整块切除的重要组织脏器包括膈神经、肺组织、上腔静脉和心包等。手术切除应遵循从左到右的原则，因为左侧的主动脉等结构是不可切除的，如果有侵犯往往也无法整块切除肿瘤，相对而言右侧的上腔静脉等结构是可以手术切除重建的。因此，应先探查左侧，如可以整块切除再分离右侧，再考虑是否整块切除右侧的重要组织结构，如果左侧无法切除，肿瘤就无法整块根治性切除，那么切除右侧的重要组织结构也就无意义了。

三、术中可能需要切除的组织脏器

1. 胸腺

大部分的原发性纵隔生殖细胞肿瘤起源于胸腺组织，因此术中应完整切除整个胸腺组织以最大限度保证肿瘤的完整切除，同时切除胸腺组织在技术上安全可行，并不会增加术后的并发症和围手术期死亡率，因此一般要求将胸腺整块完整切除。

2. 心包

肿瘤的后方有时会累及心包，有时较难判断是纤维粘连或是肿瘤侵犯，好在切除部分心包在技术上并不困难，而且打开心包后对于肿瘤的暴露有很好的帮助，所以术中发现肿瘤与心包关系紧密时应打开心包并将受累心包整块切除。

3. 肺

巨大的纵隔肿瘤往往会向胸腔内生长累及肺组织，因此为了保证肿瘤的完整切除需要将受累的肺组织一起整块切除，同时切除受累的肺组织后有利于暴露纵隔内重要结构和肿瘤侧方及后方的情况。通常肿瘤侵犯肺的外周部分，因此大多数情况下楔形切除就能解决问题，极少数情况下如肿瘤侵犯肺门结构，则需切除肺叶甚至全肺，但在原则上应尽量避免。有些巨大的纵隔肿瘤会压迫肺甚至造成严重的肺不张，影像学显示往往需要行全肺切除才能将肿瘤切除，但事实上全肺不张是由于肿瘤压迫主支气管造成的，术中将肿瘤分离后正压通气不张的肺即可复张。

4. 膈神经

尽量保留膈神经，如果肿瘤侵犯了膈神经，应根据患者术前的肺功能情况和肿瘤侵犯情况综合考虑。如果肿瘤侵犯一侧膈神经而且肿瘤可以根治性切除，在患者肺功能状况允许的情况下应牺牲一侧的膈神经将肿瘤整块切除。有学者主张切除一侧膈神经后应行同侧膈肌折叠术，以避免术后因膈肌抬高造成下肺不张。

5. 无名静脉

如果肿瘤侵犯一侧的无名静脉可以考虑整块切除，因为切除一侧的无名静脉一般不会引起严重的后果，仅会造成暂时一侧上肢的肿胀。但如果肿瘤侵犯两侧的无名静脉，又可整块切除，应考虑将两侧无名静脉切除后重建血管。

6. 上腔静脉

术前应仔细检查有无上腔静脉综合征的表现做好相应的准备，但是实际上在纵隔肿瘤伴上腔静脉综合征的患者中，大部分是由于肿瘤压迫上腔静脉引起的，一般可以将肿瘤和上腔静脉锐性分离。但是如果术中发现肿瘤侵犯上腔静脉，则应将肿瘤和受累的上腔静脉整块切除并重建。

上腔静脉切除重建无论是对于手术操作还是围手术期处理而言都有一定的难度，因为术中阻断上腔静脉可能会引起颅内出血、脑水肿和心搏出量的急剧减少等问题。因此，术前应行头颅MRI了解有无颅内病变，术中除常规心电监护、观察尿量、建立下肢静脉通路外，应监测动脉血压以及颈内静脉的压力，如果条件允许经食管心超有利于评判患者术中的右心功能。

上腔静脉阻断后相应区域的静脉压上升，但由于心搏量下降动脉压降低，这种压力的变化影响颅内的血供，可引起脑水肿。患者头面部及上肢会出现紫绀但在解除阻断后可恢复正常。术中液体量的管理和维护循环的稳定至关重要。术中需注意白蛋白等胶体和缩血管药物的应用以维持必要的动脉压力，给予利尿剂减少组织水肿。抗凝药物的应用也是必须的，在阻断上腔静脉前给予肝素钠 0.5mg/kg，术后根据检测 INR 的情况调整肝素钠的剂量，一般将患者的 INR 保持在2～2.5 较为安全，并可逐步将肝素调整为口服的华法林。

同时，手术中应尽量缩短阻断时间，不同情况下患者耐受上腔静脉阻断的时间各不相同，部分钳夹上腔静脉只要阻断面积不超过 50%就不会造成静脉回流的障碍，而对于完全阻断的患者一般而言在液体量管理和循环维护的基础上，不超过 45 分钟是相对安全的，而且对于术前上腔静脉完全阻塞时间较长侧支循环建立较为充分的患者可以更好地耐受上腔静脉阻断。应用转流管可以减少上腔静脉阻断造成的影响，但是转流管会引起血栓形成和而且对手术操作有一定影响。

上腔静脉受累面积<30%的患者可以考虑静脉壁部分切除后连续缝合。对于受累面积较大的病例，直接缝合可能会造成上腔静脉回流受阻，可采用牛心包或自体心包作为补片进行重建。但大部分患者上腔静脉受累较为严重，往往需要将上腔静脉完全切除重建。首先将受累部位的两端阻断，切除受累的上腔静脉。重建材料一般使用聚四氟乙烯(PTFE)人造血管，也有报道采用牛心包或自体心包制成血管进行重建。先缝合远心端，一般采用 5-0 Prolene 线自后壁开始连续缝合，然后缝合近心端，采用同样的缝合方法，但缝合完后暂不打结，松开远心端的阻断钳，排尽移植血管内的空气后再打结，最后松开近心端的阻断钳。

第三节 重症肌无力的外科治疗

一、疾病概述

重症肌无力(myasthenia gravis)是一种神经肌肉系统的自身免疫性疾病。临床上有骨骼肌无力、易疲劳、症状波动、无感觉障碍和萎缩等特点。本病可仅局限于一组肌群或累及多组肌群，甚或累及全身骨骼肌。多数重症肌无力患者伴有胸腺增生；约 10%～15%的肌无力患者存在胸腺瘤。

早在 1939 年，Blalock 成功地为一名合并重症肌无力的胸腺囊肿患者进行胸腺及囊肿切除，术后该患者重症肌无力症状逐步得到缓解。此后，对胸腺及其与相关疾病的关系，以及胸腺切除治疗重症肌无力等方面的研究广泛开展，并取得不少成果。本节主要论述重症肌无力的手术治疗。

二、手术特征

重症肌无力的内科治疗包括抗胆碱酯酶药物(anticholinesterase agents)、免疫抑制剂、血浆置换疗法(plasmapheresis)以及运用 γ-球蛋白等，然而这些疗法所达到的临床完全缓解率只有 15%左右。目前多数学者认为，胸腺切除术(thymectomy)治疗重症肌无力是更为有效的方法，这一观点越来越被临床医师所接受。其临床完全缓解率可高达 50%～70%。但尚无可靠的方法来选择手术可能有效的患者。若一旦发展成为全身型重症肌无力应尽早做全胸腺切除，一般认为，从起病到手术的时间越短，疗效越好。手术的目的是完整切除胸腺组织。

手术适应证：

①重症肌无力合并胸腺瘤者；

②年轻、病程较短的患者；

③肌无力严重、药物治疗控制不佳者；

④全身型重症肌无力；

⑤重症眼肌型。

过去一般认为，对单纯眼肌型患者，由于内科治疗疗效比较好，只要不伴有胸腺瘤，一般不提倡手术治疗。而近来文献报道，即便是眼肌型患者也以手术治疗效果为佳。肌无力危象者不提倡急症手术，应待危象控制后再考虑手术。

对重症肌无力患者施行手术时，必须由神经科医师、外科医师、麻醉医师以及 ICU 医师密切共同合作。细致的术前评估和准备极为重要。这些评估包括对患者自身免疫、呼吸、循环系统及对肌无力的药物治疗情况等方面的估计。重症肌无力最好在术前应用血浆置换，使患者症状得到快速短暂的改善，在此期间同时合理使用抗胆碱酯酶和皮质类固醇激素，并在围手术期维持用药，以防止胆碱能危象(抗胆碱酯酶药物用量过大引起)和肌无力危象(抗胆碱酯酶药物用量不足引起)。大部分麻醉医师采用短效巴比妥酸盐做麻醉诱导，常规使用气管内插管，静脉复合全身麻醉，尽量不用肌肉松弛剂，必要时可用琥珀酰胆碱。用吸入剂和作用短的麻醉剂来维持深麻醉。估计患者术后需要长时间呼吸肌辅助呼吸时，应选择经鼻腔气管内插管，有利于术后导管固定，患者比较能耐受。

三、手术时机

重症肌无力一经确诊，有手术适应证的患者应及时行全胸腺及前纵隔脂肪组织切除。重症肌无力患者症状的轻重常出现波动，手术时机应选择在患者症状最轻、服用抗胆碱酯酶药物和/或激素剂量最小时进行。病期愈长，患者术后反应愈差，恢复不佳。有重症肌无力危象、全身情况差的患者，需要用鼻饲改善营养，给予抗胆碱酯酶药、肾上腺皮质激素等治疗。合并肺部感染者，应给予抗生素治疗，待病情好转后再手术治疗。

四、手术方法

1. 应用解剖

胸腺主要位于前纵隔、心包和心底大血管之上，多为双叶结构。胸腺两叶在中线处程度不同的相互融合，使得胸腺呈"H"形或有人描绘成似蝴蝶样。胸腺上级延伸至颈部，通过甲状腺胸腺韧带与甲状腺相连，下级与心包毗邻。胸腺的上部位于左无名静脉前方，该静脉于纵隔内斜行横过，与右无名静脉汇合成上腔静脉(图 10-13)。胸腺增大时，它可右邻上腔静脉、左邻主动脉。更少见的情况是，胸腺的一叶或两叶仅部分下降或完全未下降，以及在颈部、肺根部或肺实质内发现迷走的胸腺组织结节。在胸腺包膜外，还常常存在另外的胸腺组织。在膈神经附近、无名静脉之后、主肺动脉窗、主动脉上腔静脉沟及心包脂肪垫中均可发现无包膜包裹的胸腺组织。(图 10-14)。

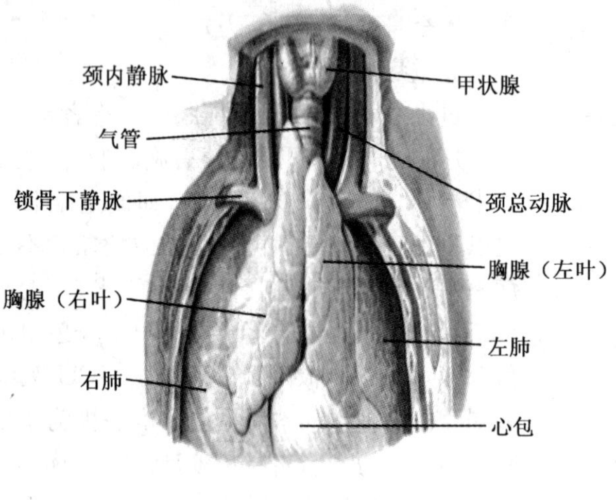

图 10-13

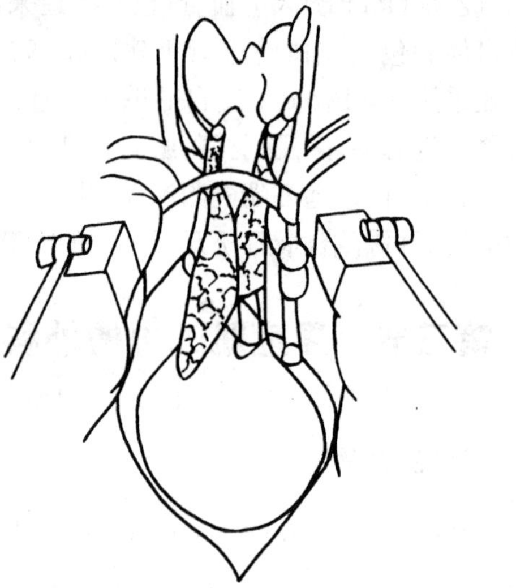

图 10-14

胸腺的血液供应，正常情况下由甲状腺下动脉的小支、乳内动脉的侧支和心包膈支供给。静脉引流，部分由上述小动脉的伴行支，但主要是由胸腺后方的一支、两支或多支短小静脉干，直接引入左无名静脉。

2. 术式介绍

(1)经胸骨胸腺切除术(图 10-15)

经胸骨胸腺切除术包括标准的胸骨正中切开，颈深筋膜沿着甲状胸骨肌的深面肌膜向纵隔延伸，在中线上将这层筋膜切开即可暴露出胸腺。先顺这层筋膜的下面钝性分离胸腺的两个下极，向后达心包表面，沿心包及两侧纵隔胸膜将胸腺向上锐性剥离，两侧达纵隔胸膜。随着向上分离可见到 1～2 支来自乳内动脉供应胸腺的血管分支，予以游离切断，继续向上分离，并将胸腺向下牵引，即可暴露出胸腺的上极。在胸腺两个上极，通常各有 1 支来自甲状腺下动脉的分支。最后，钝性分离腺体的后面，将其从无名静脉上分离下来。在这里，通常可见到 1～2 支胸腺的回流静脉汇入无名静脉，应予以分别结扎后切断。胸腺上极后面毗邻左无名静脉、上腔静脉，应小心分离，特别是有胸腺瘤恶变或放疗后胸腺与大血管有粘连时，更须小心解剖，注意勿损伤左、右无名静脉及上腔静脉。常规切除胸腺外，应在纵隔内寻找异位的胸腺组织，范围一般上至颈部、下至心膈角，两侧至膈神经之间的前纵隔脂肪组织。胸腺切除后，前纵隔放置一引流管。如手术中已进入胸腔，则放置闭式引流。胸骨用钢丝闭合，缝合皮下组织及皮肤。

对于合并胸腺瘤的患者，原则上应行根治性切除。术中应先仔细探查肿瘤是否侵及周围组织，估计能否根治性切除。按照 Masaoka 分期法，胸腺瘤中约有 25%～43%为恶性。如肿瘤侵及肺、胸膜、心包，应尽可能切除，必要时可打开心包探查，可更好地了解肿瘤侵犯肺血管及上腔静脉等大血管根部的情况。对于肿瘤明显侵及大血管的患者，做姑息性切除或仅做活检取得病理结果，以后可给予放化疗。切忌勉强切除，以免引起大出血，危及患者生命。

(2)胸骨部分劈开胸腺切除术(图 10-16)

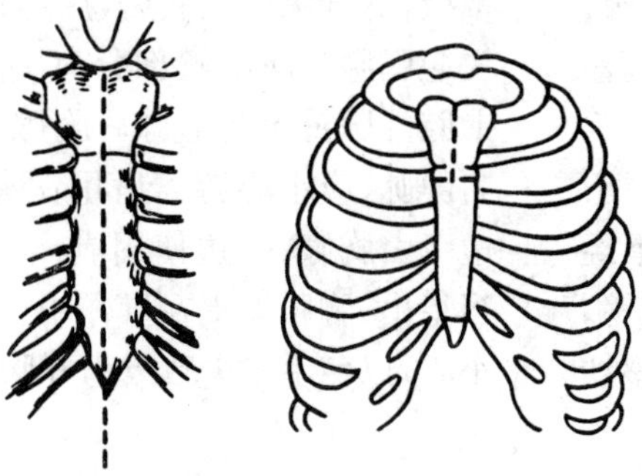

图 10-15

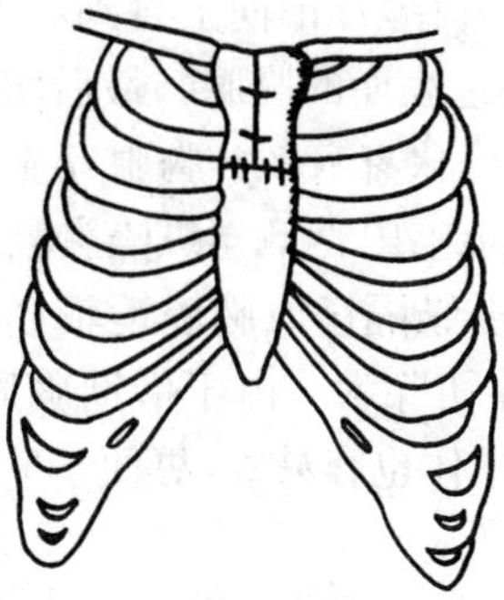

图 10-16

考虑到胸骨正中劈开创伤较大，很多医生喜欢选择胸骨部分劈开。其切口上起胸骨切迹上一横指，下至第 3 肋间水平。于第 3 肋间水平横断胸骨，向上劈开部分胸骨体和胸骨柄。术中若发现暴露不够或有胸腺瘤等情况，可酌情行全胸骨劈开。其解剖、切除胸腺过程同全胸骨劈开。

(3)经颈部胸腺切除术(图 10-17)

经颈部入路，由于损伤小，所以有很多人乐于采用。历史上最初的胸腺切除术都是通过这一入路，后来才被 Blalock(1944 年)等用经胸骨入路代替。

后来，这一入路重又引起许多同行的兴趣。Kirshner 等(1969 年)报道了 40 例经颈部的胸腺切除术，不久 Papatestas 等(1987 年)又报道了 700 多例经颈部的胸腺切除术治疗重症肌无力病例。Cooper 等(1988 年)使用一种特殊设计的牵开器(图 10-16)，增加了暴露，使得胸腺切除更完全。

手术技术如下：

患者取仰卧位，肩部用一充气袋垫高，头部置于手术台顶端的头圈上，右上肢用于静脉输液，左上肢用于侧血压。手术野要按正中劈开那样准备，以备必要时行胸骨切开。皮肤切口在胸骨切迹上方 2cm，顺皮纹切开，两侧达胸锁乳突肌，在颈阔肌下方游离皮瓣向上至甲状腺水平，向下至胸骨水平。在正中线垂直将条带肌向两侧分开，即可见到位于胸骨甲状肌下方的胸腺。左上极靠近甲状腺下静脉，将此静脉结扎切断，胸腺上的结扎线作为牵引线保留。同样游离、结扎切断处理右上极。然后，从上向下顿性游离至胸骨切迹水平，在此处胸腺组织通常与无名静脉的前壁融合在一起。用 1 个手指沿腺体前面插入纵隔，将其与胸骨游离。将上极向前牵引即可显露引流至无名静脉的胸腺静脉，予以结扎后切断。这时，可以

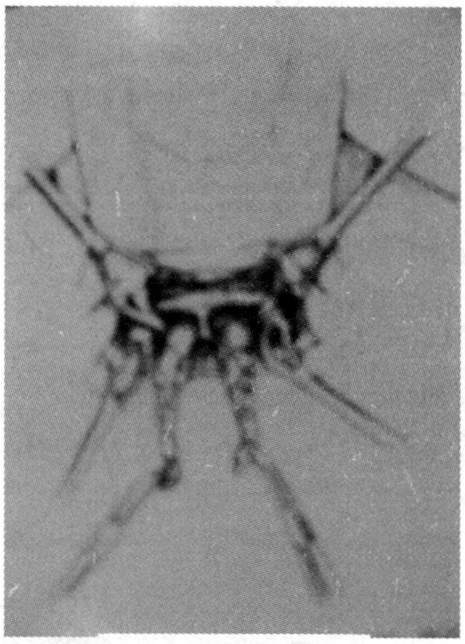

图 10-17

将 1 个特殊设计的 Cooper 牵开器（Cooper Thymectomy Retractor，一种窄直角形的牵开器）置于胸骨下并固定在头上方的 Poly-tract 架（Pilling Company）上，将胸骨牵起后，可将肩后充气袋内的气体放掉，使肩部下沉能更好地帮助显露。用这种牵开器，整个胸腺纵隔部分均可在直视下切除。一般先从右侧开始，逐渐向下直到右下极。然后游离主动脉和心包表面的胸腺。最后游离左下极，往往需到主肺动脉窗水平。胸腺完整切除后，应清扫纵隔内脂肪组织，两侧至纵隔胸膜。

近来，还有在电视纵隔镜或胸腔镜辅助下经颈部切口下的全胸腺切除术。由于借助胸腔镜，术野显露更好，手术操作也容易些，更便于完整切除胸腺。

(4)电视胸腔镜下行胸腺切除术

患者须插双腔管全身麻醉。取左侧卧位，从右胸一般打 3 个孔（图 10-18）。所有操作孔一般都位于腋中线前的位置。放入镜子后，首先观察胸腔内情况，应辨认右隔神经并注意在术中分离时不要误伤。首先，在心包表面解剖分离胸腺右下极，剪开纵隔胸膜后，用卵圆钳可以方便地向上提起胸腺。向上解剖分离胸腺和纵隔脂肪，显露上腔静脉及无名静脉。胸腺 2～3 支属支进入无名静脉，应小心游离后用钛夹夹闭切断。可以一边牵引胸腺，一边使用剥离子小心分离血管。应当指出，胸腺属支在操作中很容易破损出血，必须小心，以免手术失败改为开胸手术（图 10-19）。

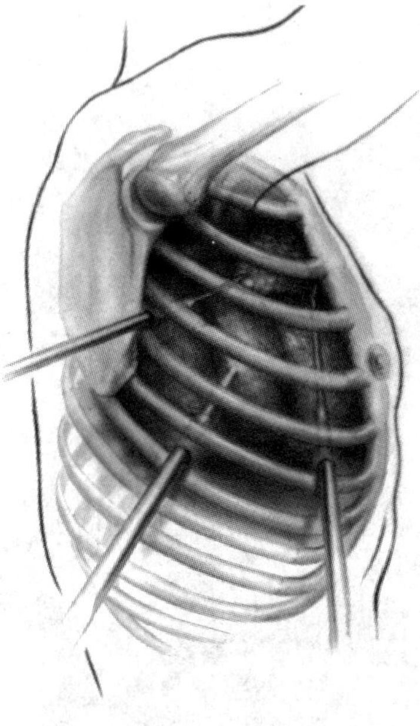

图 10-18

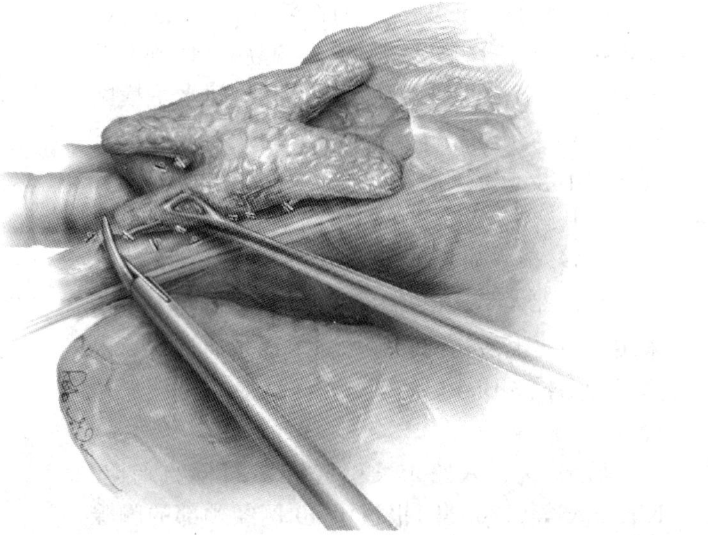

图 10-19

血管处理完后，于胸骨后游离胸腺。用卵圆钳将胸腺往右侧拉可以显露胸腺左下极。可以较容易地顿性分离左侧胸腺至岬部，并将胸腺从左侧胸膜顿性分离开。解剖胸腺左上极难度较大，须小心分离辨认乳内动脉发出的分支并用钛夹夹闭血管。钳住左上极后适当用力向下牵引胸腺，并顿性加锐性分离直至整个胸腺游离完毕。有时适当前屈患者头部有利于显露。切下的胸腺标本放入标本袋后从操作孔中取出。胸腺切除后，检查纵隔并将可疑的脂肪组织一并切除。也有医师采用左胸经路胸腔镜下胸腺切除术，一般认为左侧经路操作空间较小，暴露不及经右胸者。

显然胸腔镜手术创伤小，具有美学价值，因而患者较乐意接受。但也有学者怀疑其能否彻底清扫胸腺组织及周围脂肪组织因而影响手术效果。

(5)扩大胸腺切除术

扩大胸腺切除术是由 Jaretzki 等（1988 年）提出来的。采用颈部横切口加胸骨正中切开的联合切口，“切除所有胸腺组织”。这一术式主要是根据他们于 1977 年发表的一篇关于胸腺解剖变异的观察结果而采取的(Jaretzki 等，1977 年)。在手术中除了要将胸腺切除外，所有位于心包和大血管前方的纵隔组织都要予以切除，两侧延伸至膈神经后方，包括切除纵隔胸膜，在颈部也要将上极和周围脂肪组织一起切除。

五、手术方法评估

目前对重症肌无力的外科治疗，国内普遍采用的是经胸骨全胸腺切除。这一术式显露良好，也便于清扫纵隔内异位胸腺组织。对于合并胸腺瘤的患者，更以该术式为上选。其对重症肌无力的有效率(完全或部分缓解)达 45%～75%，其中20%～30%达到永久性缓解。经胸骨手术的缺点是破坏了胸骨的稳定性，同时可能发生纵隔感染、膈神经损伤等并发症。颈部横切口下行全胸腺切除具有切口较美观、创伤较小的特点，患者乐以接受。Cooper 等报道，其疗效与经胸骨的胸腺切除术相似。但该术式要借助特殊牵开器，显露不及胸骨劈开正中切口下的胸腺切除术，所以需有一定经验。也有人怀疑该术式是否能将纵隔内异位胸腺组织、脂肪组织清扫干净。目前，国内这一术式开展较少，经验不多。电视胸腔镜下胸腺切除是一种微创手术，目前开展有增多趋势，只要胸腔镜操作熟练，该手术难度并不大。但若合并有胸腺瘤者，特别肿瘤＞3m，一般不适合胸腔镜手术，因为目前对于重症肌无力合并胸腺瘤的手术治疗多数还是主张全胸腺切除加纵隔内脂肪清扫。扩大的胸腺切除术从理论上讲切除最完全，但多数医生认为这一术式并不能提高疗效，所以除非患者合并胸腺瘤并且肿瘤延伸至颈部需采用这一术式，一般情况下较少采用。

六、专家点评

由于重症肌无力的发病机制及与胸腺的关系远未阐明，因此究竟何种术式为佳，究竟是做胸腺切除已足够还是须加做纵隔内脂肪清扫(清扫异位胸腺)还无定论。更何况对疾病严重程度的分型、手术效果判断标准和预后判断标准还不尽统一，所以比较不同术式似乎很困难。手术反应性还与肌无力类型、性别、年龄及病程等因素有关，这使得手术疗效判断更为困难。一般认为对于单纯性的重症肌无力，年轻患者可考虑胸骨部分横断，同样可达到全胸腺切除。对合并有胸腺瘤的患者以经全胸骨劈开的全胸腺切除为首选术式，并应注意：

(1)术中止血、血管分支处置及膈神经保护。

(2)清除纵隔内脂肪，以防止异位胸腺的存在。

(3)如为彻底切除全胸腺组织而导致两侧胸膜损伤，则需安置双侧胸腔引流管。如有相关经验，也可选择电视胸腔镜下胸腺切除或经颈部胸腺切除术等微创手术。

七、术后观察及并发症的处理

术后除常规观察生命体征、有无术后出血等情况外，更重要的是观察患者是否有重症肌无力危象发生。并要求能鉴别肌无力危象和胆碱能危象。

(1)术后当天患者不能进食，可给予新斯的明1mg 肌注或静脉注射，重复给药 24 小时内不应超过 4～6mg。术后第一天起可改用吡啶斯的明口服。有作者认为，重症肌无力患者胸腺切除后，对抗胆碱酯酶药物敏感性增加，用药剂量太大，容易发生胆碱能危象。在这种情况下，要减少胆碱能药物剂量，增加肾上腺皮质激素的用量。

(2)危象的处理。术后应注意密切观察患者。若患者出现危象，应区分是肌无力危象还是胆碱能危象。在不能区分是那种因素引起危象时，可考虑呼吸机支持呼吸，待药物彻底代谢及机体对药物敏感性恢复后，再重新给予药物治疗。

此外，重症肌无力患者应不用或慎用中枢神经抑制剂(吗啡、巴比妥类)、神经肌肉阻滞剂及抗心率失常药(奎尼丁、普鲁卡因、利多卡因、心得安等)。

八、疗效判断及处理

目前，一般认为重症肌无力从发病到手术间隔时间越短，手术后效果越好，而与年龄、性别等关系不大。Nieto 等报道平均发病时间短于 8 个月者，手术效果较好。文献资料显示，重症肌无力患者手术后完全临床缓解率可达 25%～50%；35%～50%的患者症状可得到明显改善。约

10%的患者病情无改变。也有个别病例术后症状反而加重。一般认为，术后观察疗效变化至少半年。多数外科治疗有效的患者其症状改善是渐进的，抗胆碱能药物也应逐步减量，应咨询神经内科医生。若半年内症状没有改善，则基本认为外科治疗无效。合并胸腺瘤者应随访至10年，文献报道胸腺瘤手术5年后仍有复发、转移的可能。

第四节　胸骨后甲状腺肿

一、疾病概述

甲状腺肿块(大多数情况下是良性的非毒性胶样瘤，偶尔为腺瘤)，位于胸廓入口平面以下的情况并不少见。因为肿块的部分或者全部位于胸腔内，胸骨后甲状腺肿经常被误以为是原发性的纵隔肿瘤。1992年，据Creswell等估计，胸骨后甲状腺肿占了所有纵隔病变的5.8%。实际上大多数的肿块是由于颈部腺体下降所致，因此严格意义上说并非纵隔原发的肿瘤。

1. 历史

20世纪初期人们对胸骨后甲状腺肿的定义存在争议，也有人提出过许多似是而非或相互矛盾的分类方法。目前最为大家接受的定义是有50%以上的肿块位于第1肋平面以下的病例为胸骨后甲状腺肿。1940年，Wakeley等人提出的将胸骨后甲状腺肿分为3种类型被认为是一种合理并符合逻辑的分类方法。这3种类型是：

①颈部甲状腺肿块为主，小部分向胸骨后延伸；

②部分位于胸腔内，肿块的大部分位于胸腔内；

③完全位于胸腔内。

近80%的胸骨后甲状腺肿属于第1种类型，15%属于第2种情况，只有2%～4%的患者属于第3种情况。

2. 胚胎来源

甲状腺的胚胎来源于第1、第2对咽囊之间的咽底部中线附近的翕室。这个部位也是舌盲孔的位置。胸骨后甲状腺肿可分为原发的或者继发的，其来源和部位各有特征。甲状腺起源于舌根部盲孔的内胚层组织，通过甲状腺导管下降到它正常的部位，即甲状软骨的前方。因为在胚胎发源地，甲状腺实质和主动脉弓相邻，异位的甲状腺组织可以出现在纵隔中。(表10-2)。

表10-2　胸骨后甲状腺肿的类型

类　型	血管来源	部　位
原发于纵隔	胸内	前或后纵隔
继发性	颈部	前或后纵隔

3. 纵隔内异位的甲状腺组织

严格意义上讲，纵隔内异位甲状腺组织应该是其腺体组织与颈部腺体完全分开的，其血供主要来自于胸内而不是甲状腺下血管。同时还得满足以下条件：

(1)颈部的腺体完全正常或者没有。

(2)先前无颈部甲状腺手术史。

(3)无外侵的甲状腺恶性肿瘤的病史。

(4)颈部和纵隔内的甲状腺肿没有相似的病理过程。

只有满足了上述条件，完全的异位胸骨后甲状腺肿才能得到明确。所以事实上，真正的完全的异位胸骨后甲状腺肿是很罕见的。

4. 解剖位置

大量的文献报道，大多数的胸骨后甲状腺肿位于前纵隔(血管前)，这是因为大多数的胸骨后甲状腺肿属于第一种类型(颈部为主，小部分向胸骨后延伸)。大多数部分胸骨后甲状腺肿和完全型胸骨后甲状腺肿位于脏层纵隔，但也有文献报道存在于前纵隔。

5. 病理

大多数的胸骨后甲状腺肿的病理都提示非毒性的多结节性胶样瘤，而毒性的甲状腺增生不常见。1985年，Katlick报道的麻省总医院80例胸骨后甲状腺肿的病理分布情况：51%为结节性甲状腺肿，44%滤泡状腺瘤，桥本氏甲状腺炎为5%。2例患者证实是隐性的甲状腺癌，发生率为2.5%。当然各家报道不一，1994年Singn等报道一组病例甲状腺癌的发生率是8.3%。

6. 临床表现

大多数患者的年龄在60岁以上，女性比男性多2～4倍。有一定程度的驼背，同时脖子短而粗壮。肥胖也很常见。一定数量的病例有甲状腺手术史。

在第 1 种类型的患者，小部分向胸骨后延伸引起的相应症状不明显，临床上以颈部肿块为主要表现；第 2 种和第 3 种类型的患者往往伴有胸骨后的肿块引起的症状；文献报道只有 15%～30%患者没有任何症状。

在有症状的患者中，在胸骨切迹的上缘中线附近可以摸到不同大小的肿块，部分患者也可能没有。大多数的患者往往有以下一种或以上的症状：颈部肿块、梗阻感、窒息感、咳嗽、声音改变或声音嘶哑。当吞咽固体食物时，很多患者有进食梗阻感。巨大的胸骨后甲状腺肿可能会引起上腔静脉压迫综合征（1943 年，Pemberton 首先报道，故称为 Pemberton 综合征）。

大多数患者的甲状腺功能基本正常，极少患者有甲亢的表现。

二、手术特征

1. 非手术治疗

Katlic 指出，长期存在的多结节性甲状腺肿对长疗程的甲状腺抑制反应很差。他们的经验表明，术前采用左旋甲状腺素抑制 TSH 的释放并不能改善患者的症状和体征。作者提出非手术治疗主要针对那些手术有高度风险的或者拒绝手术的患者。

2. 手术治疗

Allo 等人提出胸骨后甲状腺本身就是手术的指征。其主要理由为：

(1)对长期的较大的胸骨后甲状腺肿目前没有更好的治疗方法。

(2)^{131}I 治疗可以作为手术治疗以外的一种治疗选择，对高龄患者可能会引起急性反应导致呼吸窘迫。

(3)长期存在的较大多结节胸骨后甲状腺肿可能发生恶性病变、出现高功能、气管或食管受压的症状。

(4)相当一部分的胸骨后甲状腺肿发生恶变的部位不能用细针穿刺来证实。

(5)几乎所有的胸骨后甲状腺肿可以通过颈部的切口完成手术。

三、手术时机

Shaha 等人报道了一组 120 例患者胸骨后甲状腺肿压迫引起的气道受压，30 例（25%）的患者表现需要紧急插管或者急诊手术。作者强烈建议对气道受压的患者采取手术减压的方法，据称 50%以上的气道受压程度可能会造成灾难性后果。Alfonso 等前瞻性地分析了 270 例胸骨后甲状腺肿的患者，99 例（33%）患者出现了气道或食道受压的情况，因此建议对伴有放射学上气管移位的患者采取早期的手术。

四、手术方法

1. 麻醉方面的考虑

麻醉方法：

(1)颈丛麻醉主要适用于颈部低位领状切口、肿物较小（Ⅰ型胸骨后甲状腺肿）的手术。患者术中始终处于清醒状态，可以配合做吞咽、鼓气等动作，且术中可以和术者交流，防止喉返神经损伤。

(2)全麻适用于肿块较大、位置较深或者完全位于胸内或者有呼吸困难，或手术时间较长、术前 X 线片证实有气管受压、移位及上腔静脉压迫症或伴甲亢的患者。术中可保持充分供氧，保证呼吸及循环系统的稳定。

2. 气管插管

Shaha 认为，手术的气管插管很少会有困难，即使是在肿瘤巨大、气管移位非常明显的患者。他观察到术前平稳的诱导和无创伤性的插管技术对术后的平稳恢复具有重要意义。术中患者全麻状况良好可以避免术中因为气管导管活动导致的喉水肿。Shaha 建议术中使用较细的气管插管（6 号或 7 号），确保插管的套囊远离声门以避免损伤。如果发现有气管软化的征象，气管应该和前方的带状肌缝合在一起，同时术后要延迟拔管的时间至术后 24～48 小时，然后在严密监护下拔除气管插管。声带的功能需要通过直接或间接的喉镜检查来仔细评估。

3. 应用解剖（图 10-20）

继发性胸骨后甲状腺肿位于颈前两深筋膜间，两侧有颈前肌的限制。因为甲状腺重力的作用和胸腔内负压的吸引，使得肿大的甲状腺部分或者全部坠入胸骨后间隙内。下降的甲状腺肿块在左侧要遇到锁骨下动脉、颈总动脉及主动脉弓，而在右侧只有无名动脉，间隙较宽，故以右侧的为

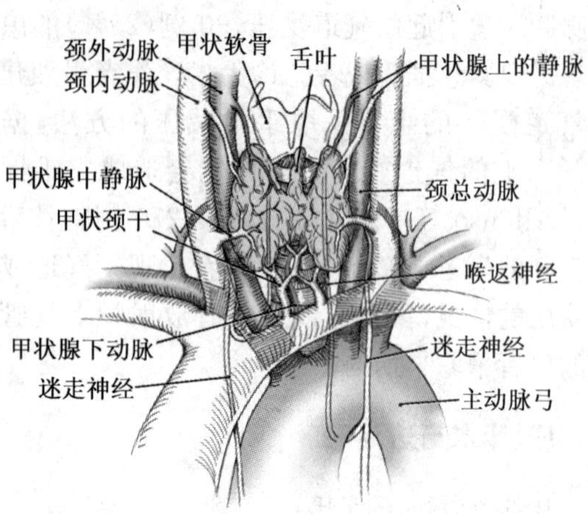

A

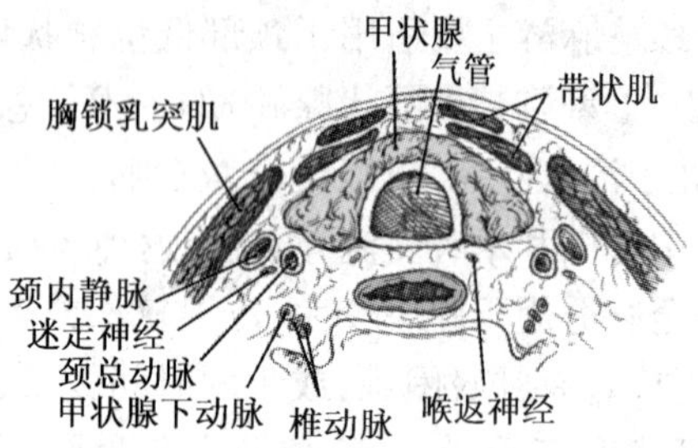

B

图 10-20

多见。当肿瘤位于甲状腺的下级或者峡部时，它向下降至前上纵隔；位于喉返神经、甲状腺下动脉、颈总动脉、无名动脉、锁骨下动脉鞘和无名静脉的前面，上腔静脉的右侧。当肿瘤发生于侧叶的后侧面时，可以下降至后上纵隔，位于上述组织的后面，奇静脉的上方、脊柱前的三角区内。

真性胸骨后甲状腺肿，则与上述情况相反，其胸骨后甲状腺多数位于内脏纵隔。其进入胸腔后，位于大血管的内后方与气管很近。肿块与气管的关系密切，有时候甚至位于食管的后方，但较少见。1989 年，Dahan 等报道后位甲状腺，约 86%位于气管后，基本上是位于气管的右侧。4%位于食管的后方，还有 4%尽管起自甲状腺左叶但仍然位于气管的右前方，6%环绕气管（又称“环状”）胸骨后甲状腺肿。

4. 手术切口的选择

(1)经颈部切口

绝大多数的胸骨后甲状腺肿可以通过此切口完成手术操作。

手术步骤如下：

①常规颈部横切口；

②结扎处理甲状腺中静脉及其较大的分支和交通支，使得该侧腺体能从外侧翻起成游离状态；

③处理该侧甲状腺上极血管束，进一步获得甲状腺上极的游离；

④分离甲状腺峡部，以利于游离胸骨后甲状腺肿块；

⑤处理多余的中线附近的静脉，多数情况下不需要切断带状肌；

⑥术者的示指沿着颈动脉鞘直入纵隔，进行轻柔的钝性分离，尽量保持游离胸腔内部分并从颈部拖出；

⑦偶尔会碰到巨大的胸腔内肿块直接从颈部游离困难，可以通过抓钳或者勺子样（Allo Thompson 等人提出）的手术器械帮助显露，甚至可以分段去除或刮除。但怀疑恶性肿瘤的情况下，不主张这样做；

⑧手术过程中需要强调留意甲状腺下动脉的路径，注意保护双侧的喉返神经。

(2)颈部切口，结合肿瘤吸除术

1983 年，Allo 和 Thompson 等提出的手术方式，其基本方法就是在肿瘤的上面做一 3cm 的切口，并放入较长的吸引装置以吸除肿瘤内的囊性和液性的内容物。通过这种方法可以处理胸腔内巨大的肿瘤。2000 年，Gady Har-EI 报道一种类似的方法，如图 10-21 所示。这种方法的开展同时降低了胸骨劈开的手术机会。

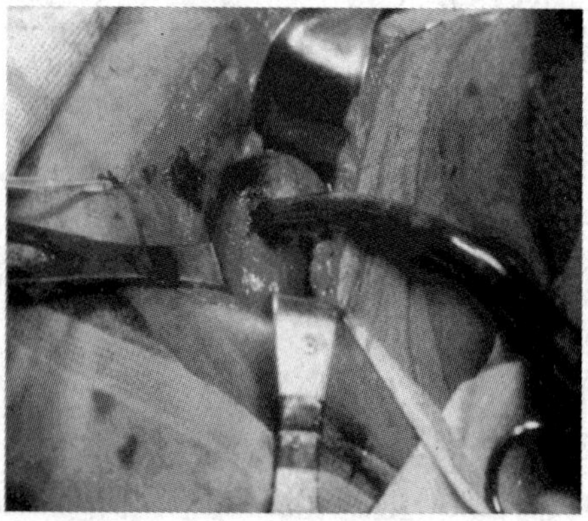

图 10-21

(3)颈部切口为主，结合部分或者全部胸骨劈开(图 10-22)

颈部操作同上。如果术中需要辅助部分胸骨劈开，胸骨横断处往往选择在第 3 肋间，然后向外侧第 3、第 4 肋间的方向游离。如果选择正中全部胸骨劈开，将获得更好的上纵隔和颈部的手术显露。

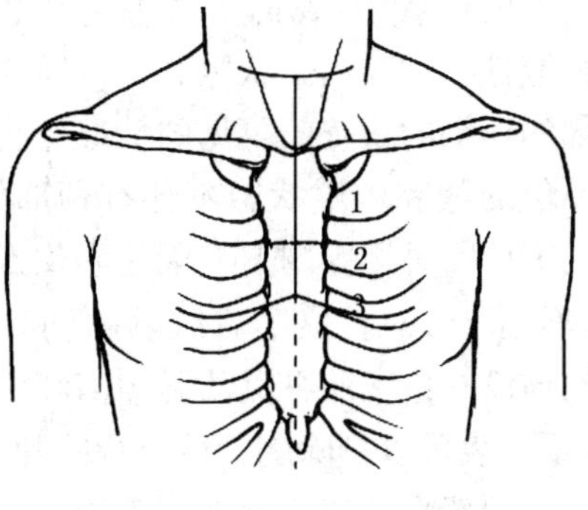

图 10-22

(4)颈部切口为主，结合前胸部切开

1956 年，Johnston 在其文献中图解了颈部切开，结合前胸部途径切除胸骨后甲状腺肿的方法。对巨大的胸骨后甲状腺肿，该方法的确能获得更好的手术显露。除此之外，该方法的好处还在于，通过前胸切口术者可以将肿瘤向上推，使其易于从颈部切口拖出。

(5)颈部切口为主，结合后外侧切口

1949 年，Sweet 报道了后外侧切口结合颈部切口治疗胸骨后甲状腺肿的方法。该方法主要针对位于后纵隔的胸骨后甲状腺肿，除此之外应该尽量避免。此方法有极高的喉返神经损伤发生率，(1952 年，Ellis 文献报道为 27%)，大多数作者主张用单一的连续的颈胸切口处理一些特殊的胸骨后甲状腺肿，如肿瘤偏向对侧的气管后、食管后等。

(6)胸腔镜辅助颈部切口的肿瘤切除术

日本学者 N. Shigemura 介绍了一种新的手术方法，主要是为了降低较高的巨大胸骨后甲状腺肿患者术后的喉返神经损伤率。(图 10-23)。

全身麻醉，术侧抬高 30°左右。

胸腔镜下，打开前纵隔胸膜，将肿瘤从其前外侧的血管束上(主要是左头臂干静脉)分离下来。然后将肿瘤翻向腹侧，游离肿瘤的背侧部分。在胸腔镜的辅助下，辨认和暴露喉返神经。

暂停胸腔内操作，在锁骨上方 1cm 处做一 4cm 的皮肤切口，逐层游离至甲状腺层面，将甲状腺翻向内侧，处理甲状腺下极和肿瘤通向气管的血管分支。直视下辨认出喉返神经，直至左侧的锁骨下动静脉得以显露。根据需要决定切除的甲状腺范围，可行单侧的腺叶切除、峡部切除或者全甲状腺切除。在胸腔镜的监视下，通过锁骨上途径已经确认到达胸腔后，将肿瘤装入塑料袋，从锁骨上途径将肿瘤拖出。仔细止血并复张术侧的肺脏。胸腔放置胸管和颈部放置 panrose 引流。

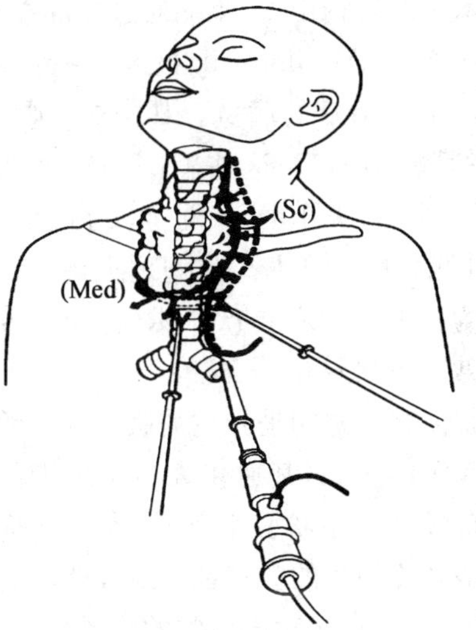

图 10-23

五、手术方法的评估

胸骨后甲状腺因为其血供来源于颈部的甲状腺血管，而且绝大多数的患者的胸骨后甲状腺肿属于第一种类型(颈部为主，小部分向胸骨后延伸)，颈部切口下发生喉返神经损伤的机会相对最低。以上理由使得单纯的颈部切口可作为大多数胸骨后甲状腺肿的标准手术方法，95%的患者可以通过这个切口完成手术。

单纯的颈部切口因为手术视野的关系，在遇到一些巨大的胸骨后甲状腺肿的患者时，可能会碰到无法完全手术切除或术中发生难以控制的胸腔内大出血、喉返神经损伤等手术风险。

手术方法的选择：

绝大多数的胸骨后甲状腺肿可以通过颈部手术完成，但是以下情况需要考虑胸骨劈开或其他扩大的手术方式：

①先前有甲状腺手术病史者；

②先前有纵隔手术史者；

③先前有纵隔的特殊病史如结核等；

④纵隔有放疗史；

⑤病理明确的甲状腺癌；

⑥真正的胸内甲状腺肿，血供并非来自颈部的腺体；

⑦确切的证据表明前后纵隔都呈多叶性；

⑧上腔静脉压迫综合征；

⑨术中纵隔内出血，不能通过颈部控制。

2000年，J. M. Monchik报道了一组胸骨后甲状腺肿行手术治疗的病例。其中27例患者接受了辅助的胸部切口。这些胸部的辅助切口包括21例部分胸骨劈开术、5例全段胸骨劈开术及1例后外侧胸廓切开术。从病理上说，其中22例的情况为：肿瘤恶变、再次手术、异位的或者后纵隔的胸骨后甲状腺肿。

尤其值得一提的是异位的胸内甲状腺肿。因为胚胎起源的关系，其血供来自于周围的血管而不是来自颈部的甲状腺下动脉，所以任何通过颈部切口将肿瘤拖出的尝试都将造成严重的后果。

关于手术范围，对于单侧的胸骨后甲状腺肿，通常多数作者主张行该侧的腺叶切除术。如果几年后需要二次手术，尽量只探查一侧，以确保先前行腺叶切除一侧的喉返神经和甲状旁腺的功能。对多发性结节性甲状腺肿，Reeve等人主张行全甲状腺切除术以避免术后复发。Kraimps等报道了一组1456例患者中的再次手术率为2.5%，因此反对意见认为，对结节性甲状腺肿患者，全甲状腺切除术有点过于激进(如此低的术后复发率)。

六、专家点评

甲状腺肿延伸到上纵隔并不多见，并被称为胸骨后甲状腺肿。同时需要区别的一个概念是真正的胸内甲状腺肿，后者的大部分位于胸廓入口以下，而且往往位于前纵隔。肿块占据后纵隔，位于喉返神经、甲状腺下动脉、无名静脉、无名动脉和锁骨下动脉的后方；在右边，还位于上腔静脉的后方。相对‘下降’到纵隔的说法，我更同意纵隔内胸骨后甲状腺肿的发生、发展与其甲状腺的生成有关。结节的形成与甲状腺由20～40个腺体小叶组成并由结缔组织捆绑在一起，但同时只有一套动脉和静脉血供的解剖特性相关。当甲状腺肿大、结节位于胸廓入口处时，继续扩张的惟一空间是向纵隔延伸。在考虑胸骨后甲状腺肿的血供和最终移除肿块的时候必须要考虑到这一点。在后纵隔占位的患者中，我们要考虑到结节性甲状腺肿的可能性。胸腔内甲状腺肿的诊断应包括对患者颈部的详细的检查。罕见的情况下我们可能会遇到原位的胸腔内甲状腺不伴有颈部的成分，这种情况下诊断可用^{131}I扫描(因为同位素的能量的关系，不用^{99m}Tc)。位于后纵隔的胸骨后甲状腺肿的扫描没有位于前纵隔的肿瘤清晰。肿块不摄取^{131}I不代表可以排除胸骨后甲状腺肿，可以通过纵隔镜和颈部胸部切开术来明确诊断。胸内甲状腺通常的手术是通过颈部切口，分离甲状腺上极的血管、甲状腺中静脉、甲状腺下动脉，辨认出喉返神经，分离受累的甲状腺腺叶。在对胸内甲状腺的包膜进行轻柔的钝性剥离后，整个甲状腺可以从胸廓上口拖出。在标本拖出前最主要的是要确认胸内甲状腺成分已完全游离。偶有文献报道，用妇产科卵圆钳来帮助胸内甲状腺的拖出。肿瘤不能从颈部切口拖出的最主要的障碍是胸廓入口过小。当胸廓入口狭小时，可以辅以第2肋或第3肋间的纵隔切开术来帮助肿块的拖出。当位于纵隔部分的肿瘤因为和后胸壁及其下方的血管粘连而不能切除时，纵隔切开结合经第2肋或第3肋间隙切开可以辅助颈部切口。这种显露方法可以使受累的结构得到很好的显露，并使甲状腺能顺利地通过颈部切口拖出。在极端的情况下，可以采取粉碎肿块后再分别去除的方法。手术后，所有的患者都应该接受激素的替代治疗，以防止甲状腺功能低下的发生和残存甲状腺组织的进一步生长。

七、术后观察及并发症的处理

罕见有患者围手术期的死亡报道，有个别文献报道的死亡病例有继发于心脏疾患或者肺梗等。文献报道最主要的术后并发症有：出血、甲状旁腺功能减低、喉返神经损伤、肺炎等，但总的来说发生率不高。总的来说，胸骨后甲状腺肿占所有结节性甲状腺肿的5%，文献报道手术死亡率在 1%以下。Joan J. Sancho 总结了 35 例延伸至气管隆突水平的胸骨后甲状腺肿，认为胸骨后甲状腺肿向纵隔深部的延伸，尤其是在到达隆突水平者，是该病术后发生各种并发症的高危因素。

1. 术中出血

手术时尽量行一侧甲状腺及肿瘤全切除，甲状腺的残端应行重叠褥式缝合，甲状腺上下动脉的处理一般均行 2 次结扎或缝扎。手术的分离尽量保持在甲状腺被膜内，防止损伤周围的组织导致意想不到的出血。术毕创口内应放置负压吸引装置。单纯的颈部切口处理胸骨后甲状腺肿，可能会导致创面出血。显露不够造成止血困难，需要正中劈开止血。Orlo H Clark 等人报道了一例用 Foley 导尿管帮助止血获得成功。如图 10-24 所示。

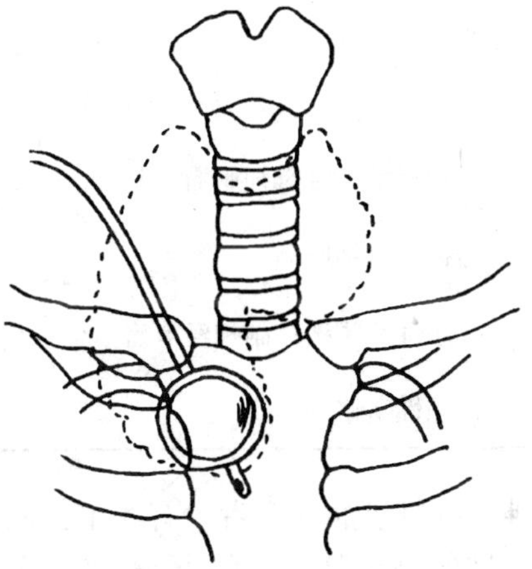

图 10-24

2. 喉返神经损伤

术后发生率较高。多数为术后术侧神经功能的短暂缺失。1981 年，Watt-Boolsen 报道胸骨后甲状腺肿术后的永久性单侧声带麻痹的发生率为 10%，但报告中未涉及有多少患者进行了后外侧胸切口。很显然，后外侧切口喉返神经发生率更高。1989 年，Dahan 等人报道喉返神经麻痹的发生率为 6%。这与此后一些大宗病例报道的喉返神经麻痹的发生率相仿。术中应尽量从甲状腺被膜内分离。如果为颈丛麻醉，碰到可疑的组织需要分离时术中有必要和患者进行对话，尽可能地避免喉返神经的损伤。如果先前有过对侧甲状腺手术的病史，再次手术要非常谨慎以防该侧神经的损伤，必要时做气管切开造口术。

3. 甲状旁腺功能减低

文献报道胸骨后甲状腺肿术后甲状旁腺功能低下的发生率较普通的颈部甲状腺腺叶切除术高，约在 5%～10%，但多为短暂性的。

4. 术后气管软化

发生率更低，术中发现气管壁较软化时，应将其与颈前部肌群缝合固定，防止术后气管塌陷或发生狭窄。延迟术后拔管至术后 24～48 小时，同时要密切观察，真正需要气管切开控制气道的病例毕竟少见。必要时立即行气管切开，以保证呼吸道的通畅。Wen T. Shen 所做的一项研究表明，胸骨后甲状腺肿的患者术前的临床表现很难作为预示术后气道并发症的指标。举例来说，术前的吞咽困难、声音嘶哑、呼吸困难、上腔静脉压迫综合征，甚至术前放射学上有明显气道偏移的征象等因素与术后发生气道并发症没有直接的相关性。老年患者、肿瘤巨大(>200g)、术前影像学有明显气道压迫的患者术后发生气道并发症的可能性明显增加。

八、疗效判断及处理

总的来说，胸骨后甲状腺肿切除术的预后是非常好的。患者的上呼吸道和食管的受压症状和其他代谢和神经方面的症状会得到明显的确切的改善，甚至完全消失。但 Donnell 等人的一项研究对胸骨后甲状腺肿患者术后随访其流量容积曲线及其他肺功能指标表明，气道功能的改善需要一较长的时间。

另外，胸骨后甲状腺肿术后有一定的复发率，有文献报道高达 20%～25%。术后的随访过程中，患者应该周期性给予足够的甲状腺激素替代治疗。Aagaard 等人的一项研究结果表明，结节性甲状腺肿切除术术后会引起一短暂的 TSH 基线水平的升高，并且在术后 1 年左右到达最高峰。这项研究在某种程度上支持了甲状腺激素替代治疗可预防术后复发的观点。

如果系恶性肿瘤，手术切除彻底预后一般情况良好。与颈部甲状腺癌一样，分化型甲状腺癌术后效果好。可见影响其预后主要还是胸骨后甲状腺癌的具体的病理性质和类型。如切除不彻底有残留,术后复发转移的机会就较大。术后补充放疗可使部分患者获得较好的疗效。

第五节 纵隔神经源性肿瘤

一、疾病概述

纵隔内神经源性肿瘤可以来源于神经鞘、神经节细胞和节旁神经组织,后者可以追溯到胚胎来源:神经外胚层。具体见表10-3所示。神经源性肿瘤中各种细胞来源的相对比例及相对的恶变率与患者的年龄密切相关。儿童和年轻患者更容易得自主神经节细胞来源的肿瘤,而且其中2/3是恶性的。在成人组的病例,绝大数患者病源于神经鞘细胞,而且其中98%的肿瘤是良性的。神经源性肿瘤可能会产生不同的细胞产物和免疫组化标志物,可帮助病理诊断。

表10-3

肿瘤来源	良 性	恶 性
神经鞘	神经鞘瘤(施旺氏细胞瘤)	神经纤维肉瘤
	神经纤维瘤	
	颗粒细胞肿瘤	
	黑色素性施旺氏瘤	
神经节细胞	节细胞神经瘤	神经节纤维母细胞瘤
		神经母细胞瘤
节旁神经组织	非嗜铬性副神经节瘤	恶性非嗜铬性副神经节瘤
	嗜铬细胞瘤	恶性嗜铬细胞瘤

(一)纵隔内神经源性肿瘤的分类

虽然神经源性肿瘤可以来源于胸腔内任何地方的神经成分,左、右侧发生几率相当,主要沿交感神经链、脊神经和肋间神经分布。最常见的部位还是后纵隔内脊肋沟旁,而且该部位的神经源性肿瘤有10%的病例会伴有通过椎间孔向脊柱内延伸。因此,术前应该常规行CT检查,如果怀疑有上述情况,可行MRI检查以提供最清楚和最有用的影像。如来源于第1、第2、第3肋间神经,因胸腔顶部空间狭小,肿瘤颇大,可占据整个胸顶部,很难准确定位。第4肋间神经以下发生的神经源性肿瘤,则较容易定位其来源。患Von Recklinghausen神经纤维瘤病的患者是一组特别的病例,容易合并有良性或者恶性神经源性肿瘤。该疾病是常染色体显性的内胚层和中胚层的错构瘤性病变导致多发性神经源性肿瘤。这组病例中良性的神经纤维瘤最多见,恶性约占2%~5%的比例。神经纤维瘤病的患者中有一定比例的胸腔内椎旁区域的侧位脑脊膜膨出,需要与实质性肿瘤相鉴别。

(二)临床和免疫组化的特征

1. 神经鞘瘤

神经鞘瘤为良性的缓慢生长的肿瘤,约占纵隔神经源性肿瘤的40%~65%。占了约1/5的纵隔肿瘤,仅次于淋巴瘤和胸腺瘤。施旺氏细胞瘤在这组病例中约占75%。这些肿瘤质地较硬,往往有包膜。神经纤维瘤是没有包膜的,质地较软、较脆,常常合并有Von Recklinghausen神经纤维瘤病。这些患者往往没有症状偶尔被发现。放射学上神经鞘瘤表现为边缘清晰的球形肿块。因为与脊柱相邻,当肿瘤长大过程中可能会侵犯肋骨或椎体。CT扫描上的信号衰减往往提示细胞减少、囊性变、肿瘤内出血或脂肪样变。其中10%的肿瘤会长进椎间孔,形成哑铃状外观。MRI检查可以提示肿瘤是否向椎体内侵犯。

2. 神经鞘来源的恶性肿瘤

恶性神经鞘瘤是后纵隔内梭形细胞肉瘤，包括恶性神经鞘瘤、恶性施旺氏细胞瘤、神经源性纤维肉瘤。男性和女性发病率相仿，好发年龄在30～50岁。患者往往与神经纤维瘤病密切相关(5%的肉瘤样变的风险)。疼痛和神经功能的缺失是普遍症状。治疗方面外科手术切除为主，对于晚期不能切除的患者，辅助化疗和放疗是可以考虑的选择。

3. 自主神经节细胞来源的肿瘤

自主神经系统来源的肿瘤往往起源于神经元而不是神经鞘，包括良性有包膜的神经节细胞瘤和恶性无包膜的神经母细胞瘤。追溯其胚胎来源，这些肿瘤均来源于肾上腺或者交感神经节，而神经节细胞瘤和神经节母细胞瘤主要起源于后纵隔的交感神经节。50%的神经母细胞瘤起源于肾上腺，近30%起源于纵隔。

4. 神经节细胞瘤

为良性的肿瘤，包含1～2种成熟的神经节细胞。神经节瘤起源于神经节细胞，是自主神经节细胞肿瘤最常见的良性和分化的肿瘤。大多数患者是没有症状的，往往在20～40岁得以诊断。放射学上，肿瘤呈现为长方形的边缘清楚的肿块，位于脊柱的前外侧，横跨3～5个椎体。完全的外科切除效果较好。

5. 神经节母细胞瘤

神经节母细胞瘤有着神经节细胞瘤和神经母细胞瘤的共同组织学特征，是神经源性肿瘤中最罕见的一种类型。预后的因素与患者的组织学表现密切相关。男性和女性发病率相仿，而且都在10岁前。患者的症状主要是因为巨大的肿瘤体积、肿瘤向椎管内延伸及肿瘤转移引起。分期和神经母细胞瘤相似。

6. 神经母细胞瘤

神经母细胞瘤是好发于幼年时期的疾病，95%的患者发病于5岁以内。神经母细胞瘤高度恶性，容易转移，病理上表现为小圆细胞排列成片状。大体形态为没有包膜的肿块，常常伴有出血、坏死和囊性变。患者的症状包括疼痛、神经功能缺失、Horner综合征、呼吸窘迫、共济失调等。神经母细胞瘤在该类型肿瘤中最具产生血管活性物质的倾向，后者可以引起高血压、面部潮红和腹泻。这些肿瘤一般表现为长条状椎旁肿块，偶尔会压迫相邻结构甚至引起椎体损坏。CT表现上80%的患者有钙化。放射性^{123}I能被用于检测原发性和转移性疾病。治疗上主要依靠疾病的分期，如表10-4所示。

表10-4 神经母细胞瘤和神经节母细胞瘤的分期

分 期	期别特征
Ⅰ	边界清楚，非侵犯性同侧肿瘤
Ⅱ	局部侵犯未跨过中线，同侧区域淋巴结受累
Ⅲ	局部侵犯跨过中线，双侧区域淋巴结受累
Ⅳ	转移性疾病
Ⅳs	临床分期为Ⅰ期或者Ⅱ期病变，但转移性疾病局限于肝、皮肤和骨髓

局限型病变的治疗主要靠外科切除。对Ⅰ期的患者，外科治疗可以获得治愈。对于部分可以切除的Ⅱ期和Ⅲ期的患者，治疗包括术后的化疗和放疗。对Ⅳ期的疾病的治疗中外科手术的地位有争议。一些研究表明术前给予放、化疗优于直接的手术治疗。患者预后不良的因素包括肿瘤体积巨大、分化差、进展期疾病、胸腔外来源和年龄偏大。

二、手术特征

对于神经源性肿瘤，如果肿瘤不断增大，出现了症状，或病变的部位提示存在低危的哑铃状肿瘤，可以考虑外科手术切除。然而，要在术前做出病变良恶性的准确诊断是困难的。胸腔内神经源性肿瘤中恶性肿瘤的比例毕竟小，文献报道在4%～13%。MRI检查对鉴别神经源性肿瘤的良恶性非常有用。

应用解剖：

椎管是所有的椎骨的椎孔通过椎骨间的骨连接相互连接而形成的管道，内有脊髓、脊神经根、脊髓的被膜、血管和脂肪等组织。其前臂由椎骨体的后面、椎间盘及其后面的后纵韧带等构成。其后壁由椎弓及黄韧带交替组成。两侧为椎弓根和椎间孔。后者是脊神经进出椎管的通路。胸管的椎管容积较小，呈圆柱形。因此，在病理改变的情况下相对容易发生脊髓受压。脊髓的外覆被膜有硬脊膜、蛛网膜、软脊膜，并且形成硬膜外、硬膜下和蛛网膜下腔3个天然腔隙。哑铃状的神经源性肿瘤的手术需要清楚上述的解剖关系。特别值得一提的还有脊髓的主要供血动脉。解剖上存在着诸多变异，但通常情况下其起源于 $T_9 \sim L_2$ 肋间血管。在不到15%的患者中，它可能起源于 $T_{5\sim8}$ 肋间血管。当考虑到有血管累及的可能性时，应该行血管造影以证实。

三、手术方法

1. 后外侧开胸切口

适用于后纵隔第4肋平面以下的肿瘤。具体的切口入路以肿瘤起源的肋间为准。后纵隔神经源性肿瘤往往都是以较宽的基底附着于脊肋沟，后外侧开胸手术是经典的手术途径：在肿瘤边缘的纵隔返折处打开纵隔胸膜，钝性分离可以获得很好的移动性，易于切除。粗鲁的分离可能会导致肋间血管出血。胸顶部附近的星状神经节和相邻的神经组织的手术可能会导致术后的Horner综合征。沿着肿瘤包膜分离能最大程度避免上述并发症的发生。

2. 胸前外侧切口

适用于胸顶部肿瘤。

3. 后胸壁胸膜外小切口

适用于后纵隔定位准确的小肿瘤。

4. 后背部纵行、横行或弧形切口

适用于Ⅰ期纵隔哑铃状肿瘤的胸膜外切除术。肿瘤体积较小，仅累及1个椎间孔。

5. 联合颈部和胸骨劈开的肿瘤切除术

因巨大的肿瘤占据胸廓入口，并且延伸到颈根部，后外侧开胸不能完整安全地切除肿瘤。此时可以通过联合颈部和正中胸骨劈开来帮助显露，切除肿瘤。通过这样的手术切口，相邻的血管结构可以得到很好的显露和辨认，避免误伤。同时可以最大程度上避免损伤喉返神经，尤其是右侧的喉返神经。（图10-25）。

6. 胸腔镜纵隔肿瘤切除术

对良性神经源性肿瘤，现在还主张通过胸腔镜切除。胸腔镜手术肌肉分离少，手术切口更加美观。回顾性研究表明胸腔镜手术能缩短住院时间。30°胸腔镜可以获得很好的手术视野。（图10-26）。

对实质性肿瘤进行深处缝合并进行牵引可帮助肿瘤的显露。对缝线的各方向牵拉亦有助于医生操作和显露。一旦术中怀疑或明确肿瘤恶变，医生应该放弃胸腔镜手术，改为常规的后外侧的开胸切除术。

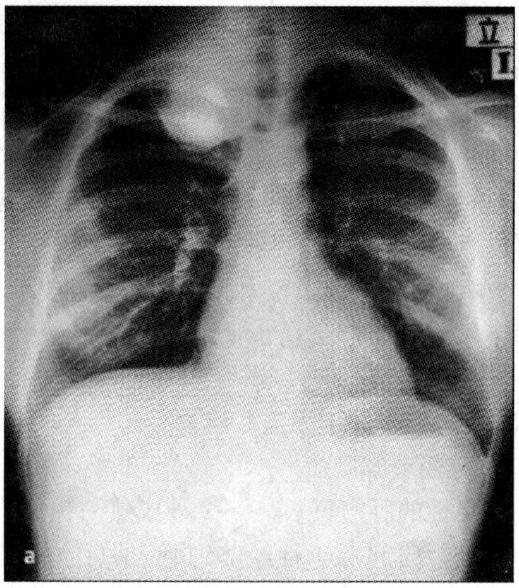

图 10-25

7. 联合椎旁和胸腔肿瘤切除术

1929年，Heuer首先认识到哑铃状神经源性肿瘤的存在，并且命名为脊柱的“砂漏样肿瘤”。而“哑铃状神经源性肿瘤”这个名词是1952年Love和Dodge等人提出的，他们描述了后纵隔神经源性肿瘤累及椎间孔的情况，其中68%源于神经鞘、30%源于交感神经链，还有少数2%源于节旁组织。多科室的联合手术、肿瘤的完全切除提高了神经源性肿瘤的切除率。

术前评估应该包括：

（1）薄层CT扫描以了解有无肿瘤附近的椎间孔的增宽和增大。

（2）如果确实存在上述情况，可行MRI或者脊髓造影，结合CT检查进一步明确诊断。

（3）如果椎间孔的确扩大，应优先选择联合的外科手术切除术。

（4）主要的脊髓动脉有手术误伤的危险，建议术前行动脉造影以了解情况。

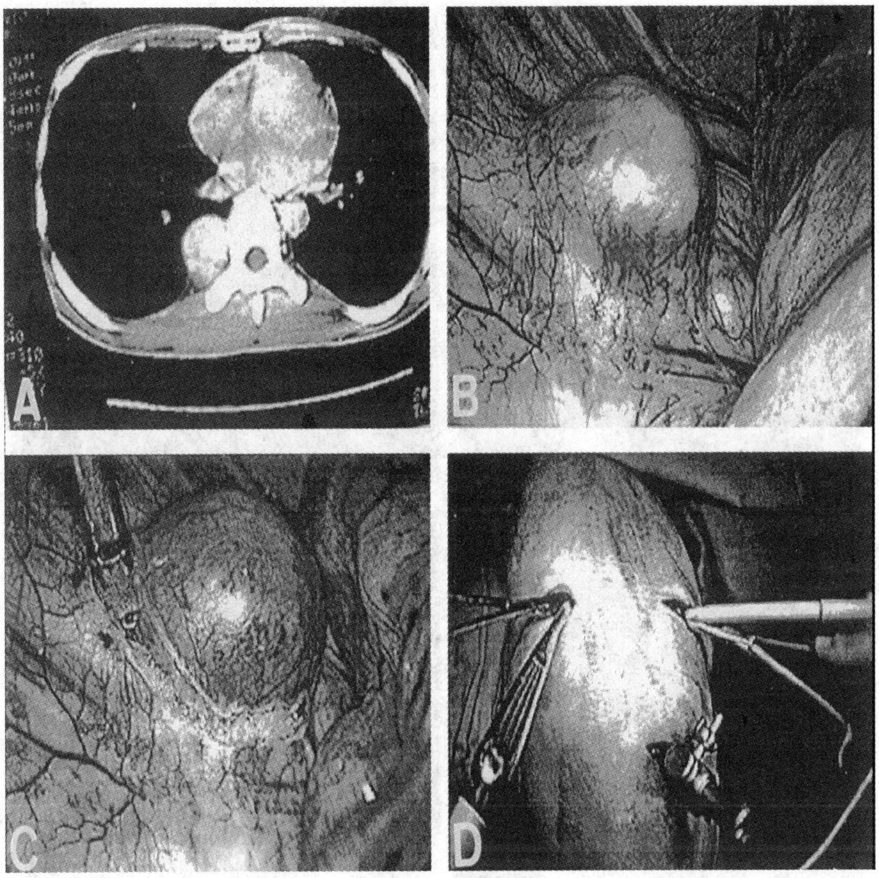

图 10-26

伴有脊柱内延伸的哑铃状神经源性肿瘤时，需要做联合椎旁和胸腔内肿瘤切除术。手术应该一期完成，因为对肿瘤的操作可能会导致出血，从而使得椎管内的成分受到压迫。1978年，Akwari等人首先报道了一种后路手术。以肿瘤所在的水平面做横切口，先做一侧的椎板切除术，如果需要可以同时切除受累节段的横突和肋骨以获得对肿瘤的较好显露，肿瘤与脊柱游离后行后外侧切口切除肿瘤。1983年，Grillo等人提出另一种手术入路。单一的手术切口呈垂直状，再转向外侧呈水平状，从脊突到肩胛骨下角。手术中可以通过半椎板切除、增大椎间孔和胸廓切开帮助显露。(图10-27)。1990年，Ricci等人报道了在部分肿瘤较小的病例中选择性应用了上述两种方法的体会。

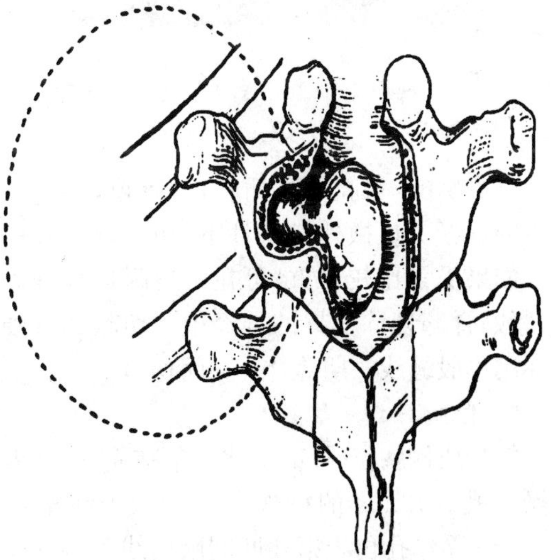

图 10-27

8. 联合胸腔镜和显微外科技术切除哑铃状肿瘤

对于术前明确有椎管内累及的纵隔神经源性肿瘤，可以采取联合胸腔镜和显微外科手术切除肿瘤。(图10-28)。

(1)后路

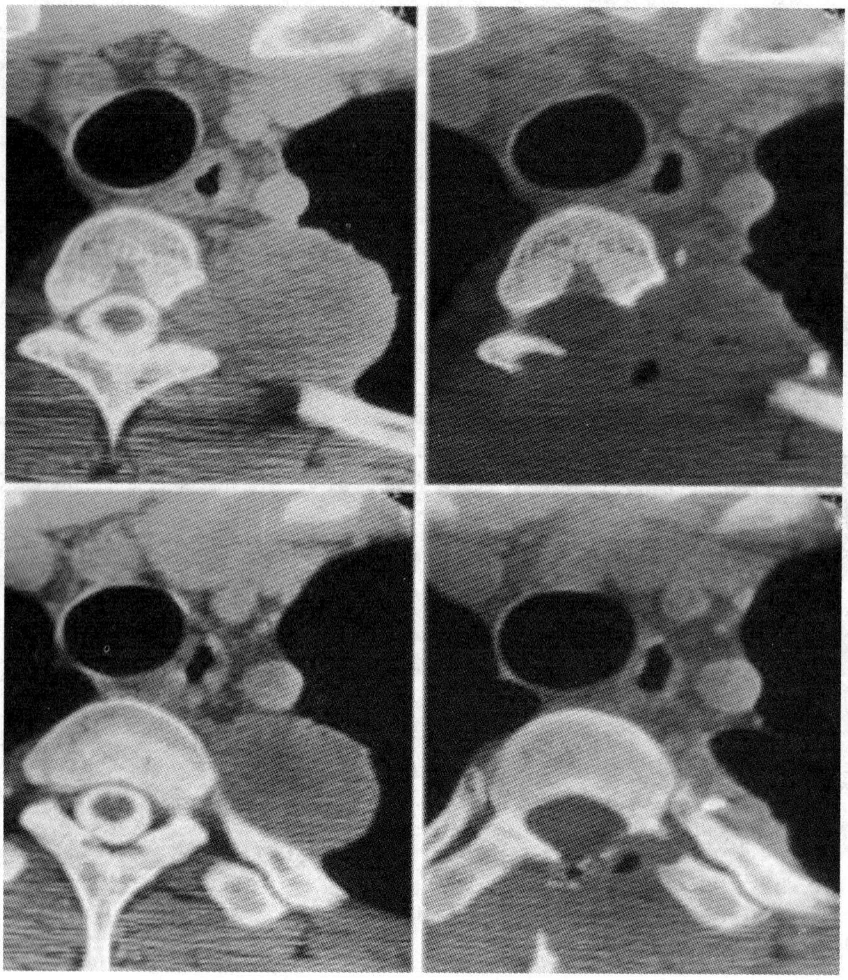

图 10-28
左图为术前情况；右图为术后观

全身麻醉，双腔气管插管，俯卧位，切除相关受累的椎板。显微外科条件下，切除脊髓外的肿瘤。如果受累比较严重，可在中线附近打开硬脑膜，紧贴脊髓切除受累的神经根。切除部分硬脑膜并用单股缝线一期缝合。关闭切口。

(2)侧胸

翻身成侧胸位，腰部垫枕。单肺通气，并做腔镜操作孔。10mm 的操作孔位于腋中线第 8 肋间，5mm 操作孔位于第 6 肋间腋前线和第 5 肋间腋后线。切开肿瘤表面的壁层胸膜，并钝性分离其和下方的肿瘤之间的粘连。肋间血管予以夹闭。肿瘤标本通过装入标本袋取出。放置 32 号胸管引流。

四、手术方法的评估

对绝大多数的后纵隔神经源性肿瘤，传统的后外侧开胸能提供一个安全有效的手术视野，手术后的并发症发生率较低。然而传统的后外侧切口手术创伤较大，往往会损害呼吸肌的功能或者引起术后的疼痛，而且有时候并不能提供一个合适的手术野。近年来，越来越多的微创的方法主要应用于良性神经源性肿瘤的手术切除。主要采用的是胸腔镜辅助下的后纵隔肿瘤切除，因为其创伤小、恢复快、住院时间短，在条件成熟的医疗单位正逐步取代传统的开胸手术。在以下几种情况，放弃胸腔镜手术，改为传统的后外侧开胸手术为好。

①术前术中怀疑恶性肿瘤；

②肿瘤巨大；

③胸膜腔粘连广泛；

④术中发生不能控制的大出血。

当然，约 10%后纵隔神经源性肿瘤伴有肿瘤向椎间孔的延伸，即哑铃状神经源性肿瘤，手术处理比较棘手。但总的原则是，为了手术根治的需要和避免椎管内出血等严重并发症，手术应该一期完成。具体手术方法为：如果肿瘤较小，可以采取后路水平单切口的肿瘤切除术，也可以联合胸腔镜和显微外科手术的方法切除肿瘤。困难在于手术耗时较长，技术上要求高。如果肿瘤巨大，以联合椎旁和胸腔肿瘤切除术为好。根据肿瘤和脊髓、椎旁成分的关系，可以将后纵隔哑铃状的神经源性肿瘤分为 4 种类型(Eden'分型)：

Ⅰ型：硬膜内外型；

Ⅱ型：硬膜内外、椎旁型；

Ⅲ型：硬膜外、椎旁型；

Ⅳ型：椎间孔和椎旁型。

不同的类型适合不同的手术方式，Tori 建议对Ⅰ型患者采取后路手术，Ⅱ、Ⅲ型采取联合后路和胸腔路径，对Ⅳ型患者采取胸腔途径。对较小的Ⅲ型肿瘤，单一的胸腔途径也是可行的。

对哑铃状神经源性肿瘤，可行联合椎旁和胸腔入路手术切除的方法，具体操作上还存在着手术方式的选择问题。可以参考以下的文献报道：

①1978 年 Akwari：神经外科医生先在椎旁的垂直切口下行后方的椎板切除术，肿瘤与椎管充分游离后，再行后外侧胸廓切开切除肿瘤。该方法适用于肿瘤巨大或者受累的椎间孔不止 1 个等比较复杂的情况；

②1983 年 Grillo 介绍了一种更加简便的方法：一垂直的椎旁切口联合水平的经过肩胛骨下角水平的横切口。通过该切口，在第 4 肋或者第 5 肋间隙进胸。该方法主要适用于较小的肿瘤，同时只有 1 个椎间孔受累及的情况。

③1991 年 Osada：一垂直的后正中切口，去除受累的脊肋关节。据作者报道，在部分肋骨切除后可以获得良好的手术显露，但是其报道的病例中肿瘤体积都比较小。

五、观察及并发症的处理

大多数的神经源性肿瘤切除术是安全的，术后并发症较少，无论是常规的后外侧开胸手术或是胸腔镜辅助下的神经源性肿瘤切除术。主要的手术并发症有术后的肋间血管出血、胸腔积液和感染、气胸、乳糜胸等。只要术中仔细操作和术后精心护理，大多数并发症是可以避免的。

但是哑铃状神经源性肿瘤的术后并发症较为复杂。肿瘤切除不完全可能会导致严重的并发症。手术过程中要特别当心脊髓损伤，因为术中对肿瘤过多的牵拉或者术中出血时不适当的处理都可能损伤到脊髓。如果确诊有椎体累及，术前应该请骨科医生会诊，因为椎体手术可能会造成脊柱后侧突。

前后联合的切口相比后路手术切口，术后并发症较少，比如伤口感染、脑脊液瘘等。一侧的椎板切除术可能对术后脊柱的稳定性造成影响，仍在进一步的随访考察中。

术后的颅腔积气是胸腔镜纵隔肿瘤切除术后的一种罕见的并发症。YK Huang 报道了 1 例 66 岁的男性患者在胸腔镜后纵隔神经源性肿瘤切除术后出现颅腔积气，在保守治疗失败后给予微创的神经外科手术治疗获得成功。该病的诊断是通过颅脑 CT 检查获得的。术后患者随访了 2 年没有并发症。当患者胸腔镜术后出现胸管内相对较多的引流量时，需要考虑到脑脊液漏，并有进而导致颅腔积气的可能。

六、预后

纵隔良性神经源性肿瘤，包括神经鞘瘤、神经纤维瘤、节细胞神经瘤、副交感神经节细胞瘤，其预后良好，复发的几率相对较小。恶性肿瘤预后较差，以神经母细胞瘤的恶性度最高，生长很快，预后最差，放疗对其比较敏感，但患者往往为儿童，所以放疗剂量不宜过大。

七、专家点评

纵隔神经源性肿瘤无论良性或恶性，手术治疗均为首选。详细的手术前检查，可以为术者选择最为理想的手术入路和手术方式提供重要的依据。对于较小的位于椎旁沟的肿瘤，选用背部胸椎旁倒“T”形小切口可能更合适，因为经胸膜外直接切除肿瘤创伤小，也不必放置胸腔引流，患者手术后恢复快，其关键在于手术前准确的定位。也可以在电视胸腔镜(VATS)辅助下小切口完成肿瘤的切除，但对于手术前怀疑为恶性，或有脊髓、脊神经及交感神经链压迫症状，或肿瘤最大直径≥6cm时，电视胸腔镜(VATS)手术被视为禁忌。对于哑铃型肿瘤，必须扩大椎间孔在硬膜外完全切除肿瘤。如果肿瘤侵入硬脊膜甚至蛛网膜，则应打开硬脊膜或蛛网膜，将位于硬脊膜下腔或蛛网膜下腔的肿瘤完整切除，所以往往需与神经外科联合手术。此时，手术切口可以采用常规的后外侧切口加椎旁纵行切口或倒“T”形切口，国外有人建议取侧卧位“L”形切口来完成手术操作。切除肿瘤后要彻底止血，严密缝合硬脊膜，防止形成蛛网膜下腔出血、硬膜外血肿以及脑脊液漏。位于上纵隔的哑铃形肿瘤，可以采用绕肩胛骨的“U”形切口。哑铃形肿瘤的手术，务必充分暴露，彻底止血，禁忌在椎间孔外牵拉肿瘤，脊髓或椎间孔处禁忌电凝烧灼止血，以免造成脊髓损伤或椎间孔、椎管内出血，导致手术后脊髓休克，甚至永久性截瘫。

第六节 上腔静脉阻塞综合征的外科治疗

一、疾病概述

上腔静脉阻塞综合征(SVCS)是上腔静脉受肿瘤或其他非肿瘤病变压迫阻塞而引起的以头颈胸部充血为主要表现的一组症状和体征。临床上主要表现为上肢及面部水肿及青紫、胸壁静脉曲张。病因分为良恶性两大类，其中恶性原因占80%，良性占3%～20%。其中恶性肿瘤是引起该病的最主要原因，其他还有炎症感染、纵隔纤维化等，而在20世纪50年代之前则以结核和梅毒为主要原因。

自1757年Hunter首次报道该病以来，治疗该病的手术不断得到发展和改良。本节主要讲述上腔静脉阻塞综合征的治疗，重点阐述该病的手术治疗方面的一些问题。

二、手术特征

上腔静脉阻塞综合征的治疗包括化疗、放疗、抗凝治疗、激素治疗及手术治疗。其中化疗是肿瘤引起SVCS的首选治疗方案，其他治疗具有一定的疗效。手术治疗主要分为单纯上腔静脉病变切除术及病变切除加旁路分流术(包括胸内分流及胸外分流)。各种手术效果不一。

手术适应证：

Dines曾认为，大多数良性病变所导致的SVCS可免于手术，但如今大多数学者认为只要患者身体许可，都应积极通过手术来解除病变对静脉的压迫或阻塞。恶性病变，尤其是肺癌及纵隔恶性肿瘤所致的病变，多属晚期，但在无远处转移或手术禁忌时，仍应手术治疗，以提高生存质量，并可结合放化疗采取综合治疗的方式。

对SVCS患者施行手术前，需注意调整患者的内环境，控制其血容量，必要时可辅以利尿等治疗，减轻头颈上胸部的肿胀。手术分为胸内及胸外手术两种，患者病变较为局限，心肺功能能耐受者可行胸内手术，开胸手术虽然创伤较大，手术技巧要求较高，但可以同时对原发病变进行探查和治疗；若病变阻塞程度严重，病变广泛，直视下无法解除者，并且患者心肺功能较差，可考虑胸外手术。

三、手术时机

上腔静脉阻塞综合征病一旦发现，并存在手术指征，即可根据发病缓急、症状轻重程度以及是否有侧支循环形成与其形成的速度决定手术时间。一般，症状严重，已危及患者生命时，可紧急手术；如症状尚轻或发病缓慢，则可在患者身体条件最佳情况时择期手术治疗。

四、手术方法

1. 运用解剖

上腔静脉(v. cava superior)位于上纵隔右前部，由左、右头臂静脉在有第1胸肋结合处后方合成，沿第1～2肋间隙前端后面下行，穿心包至第3胸肋关节高度注入右心房，长约7cm。该静脉左侧有升主动脉和主动脉弓，右侧有右膈神经、心包隔血管和纵隔胸膜，前方有胸膜和肺，后方有气管、右迷走神经和奇静脉，后者在左肺根上方汇入上腔静脉，后下方有左肺根。头臂静脉由锁骨下静脉和颈内静脉在胸锁关节后方合成。左头臂静脉长 6～7cm，位于胸骨柄和胸腺后方，斜向右下越过主动脉三大分支前面。有时高于胸骨柄，贴在气管颈部的前面，尤以儿童多见，故气管切开术时，应注意高位左头臂静脉存在的可能。右头臂静脉长 2～3cm，其后方有迷走神经，内后方有头臂干。(图 10-29)。

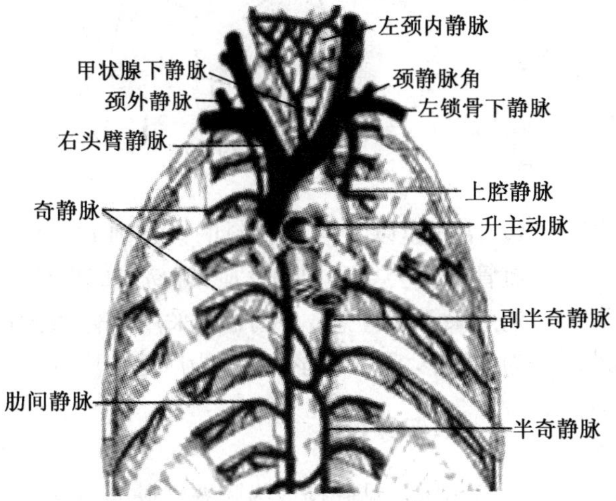

图 10-29

2. 术式介绍

(1)上腔静脉隔膜切除术

病例多为先天性。经胸切开心包，于右心耳基底部做荷包缝合，切开心耳，用手指进入心耳并向上伸入上腔静脉内探查，触及隔膜后阻断上腔静脉及奇静脉供血，切开上腔静脉去除隔膜。手术效果一般较佳。(图 10-30，图 10-31)。

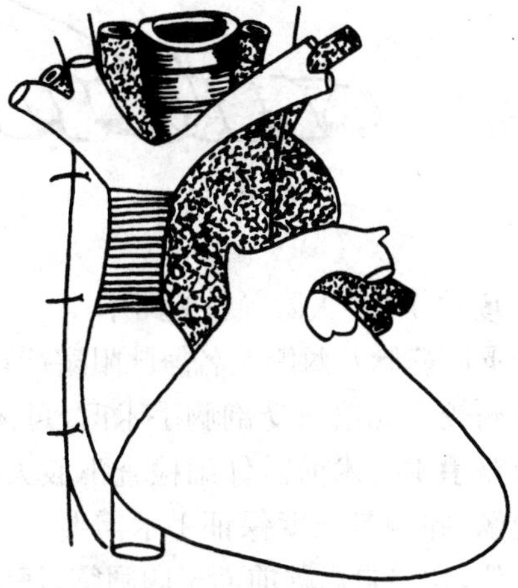

图 10-30

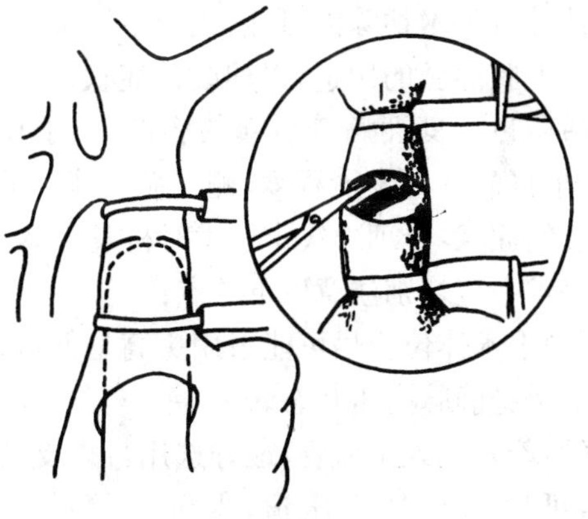

图 10-31

(2)上腔静脉粘连松解术

由于上腔静脉周围组织粘连而导致的静脉阻塞者，可通过手术去除粘连，恢复正常血供。

(3)上腔静脉置换术

对血管阻塞严重无法通过简单手术解除者，需考虑血管置换。一般，置换血管可选择自体股浅静脉，自体大隐静脉及人工血管。将病变上腔静脉段切除，替代血管两端分别与腔静脉两端行端端吻合。若病变波及头臂静脉一侧者，则结扎该侧头臂静脉，另一侧则与替代血管吻合；双侧均阻塞严重，则切除之，做两根人工血管分别与之吻合。

(4)上腔静脉旁路术

若病变段上腔静脉无法通过手术切除时，可设法在阻塞段两端建立旁路。常见方法有奇静脉-右心房旁路术、奇静脉-下腔静脉旁路术、颈内静脉-右心耳旁路术及无名静脉-右心耳旁路术，以后者为最常用术式。手术材料可采用自体大隐静脉或人工血管。制取大隐静脉时，切口多起自腹股沟而止于膝关节，游离大隐静脉，结扎切断各分支，注意以稀释肝素液冲洗血管，纵行剪开，取一大小适宜的硅胶管，将血管片呈螺旋状缠绕其上，用 7-0 的 prolene 缝线将相邻边缘仔细缝合，制成一螺旋管。静脉注射肝素(用量 1mg/kg)，切断并结扎左侧无名静脉，将螺旋静脉管与之作吻合，其近心端则与右心耳吻合。(图 10-32)。

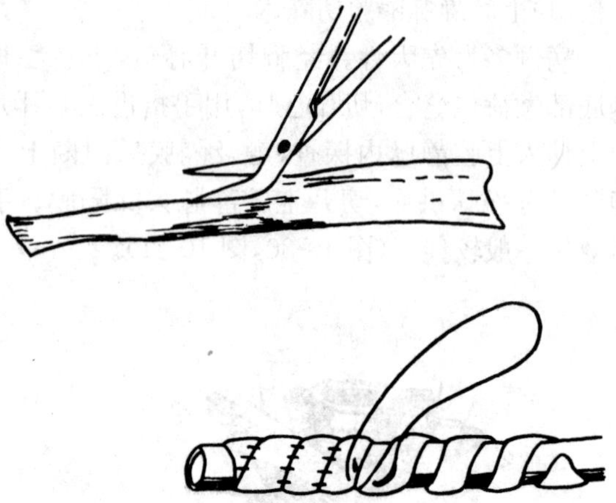

图 10-32

(5)颈外静脉-大隐静脉旁路术

当上腔静脉及两侧无名静脉阻塞严重或患者基础疾病较重无法耐受剖胸手术时，可采用胸外静脉旁路手术。术前需仔细检查下肢大隐静脉，确保通畅，并测量长度保证手术需要。一般手术取仰卧位，切口自内踝前面至卵圆窝，仔细游离大隐静脉并结扎切断的相关分支，注意保留其在卵圆窝附近的主要分支，结扎大隐静脉远端，向静脉内注入稀释肝素，用无创动脉夹夹住大隐静脉近股静脉处，继续流入肝素液，扩张大隐静脉并预防血栓形成。同侧胸腹壁做 4～5 个横行小切口，切口间沿皮下钝性分离，形成隧道，在同侧颈部做斜形切口，显露怒张的颈外静脉。将游离的大隐静脉通过皮下隧道引至颈部切口中，将之于颈外静脉做端端吻合。术中防止大隐静脉的旋转与扭曲。(图 10-33)。

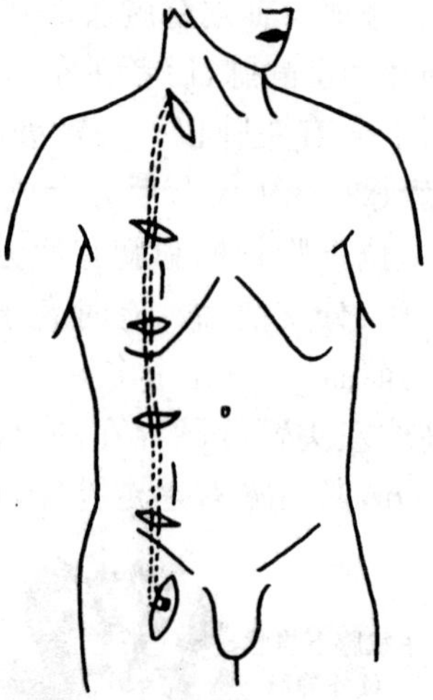

图 10-33

五、手术方法评估

对于上腔静脉阻塞的病例，一般，手术方法可分为胸内及胸外两种方法。若病变比较局限，患者能耐受剖胸手术，则尽量采取胸内手术方法；反之，则需要考虑胸外手术。对于由于局部粘连或管内血栓阻塞导致的病变，采用对症治疗的粘连松解术及血栓摘除术等效果比较理想，旁路术的效果则取决于旁路建立的路径、手术用材料以及原发疾病。移植血管可为自体静脉、动脉、自体心包、阔筋膜以及各种材料的人造血管。由于人造血管本身会导致异物反应，容易造成血栓形成，远期效果不甚理想。鉴于此，采用自体大隐静脉作为旁路移植血管仍得到较为广泛的应用。

六、专家点评

临床常见肺癌或纵隔恶性肿瘤引起上腔静脉阻塞的病例，对于此类恶性疾病，发现时已处于晚期，一般手术无法切除病灶，以非手术疗法为主。但若估计有手术切除的可能，则应争取剖胸探查，解除对上腔静脉的压迫，以期改善症状，提高患者的生活质量。良性病变引起的病例，应予积极的治疗，根据病变的发展程度、侧支循环建立的快慢及病患的症状，合理地决定手术时机及方案。

手术中应特别注意以下几点：

(1)手术体位应尽可能采用头高足低位，以期减轻上半身静脉高压状态。

(2)若采用人工血管，最好选用带外支持环的产品，可以防止外力压迫，保证血管的远期通畅率。

(3)吻合血管时，选用较细的针线，细致操作，不要挤压血管，尽量减轻管壁的损伤，以免造成再阻塞。

(4)胸外手术时，注意打皮下隧道时操作切忌过于粗暴，以免造成大出血或腔内脏器损伤，引导大隐静脉通过时注意不要扭曲或成角。

(5)手术时，严密观察患者的生命体征，可采取强心利尿等治疗，保持内环境的稳定。

七、术后观察及并发症的处理

术后观察患者的生命体征，注意引流液的性状及引流量，取用大隐静脉者，注意患者肢体的皮色、皮温等情况。另外，术后可采用抗凝治疗，常用阿司匹林及双嘧达莫等药物，注意防止栓塞。

八、疗效判断及处理

上腔静脉阻塞综合征由恶性肿瘤引起者占70%，对于此类患者施行手术，主要的目的在于解除上腔静脉阻塞症状，延长生存期，提高患者的生活质量。就预后来说，与其原发病变相关，一般比较差。凡是良性病变者，通过手术能获根治，预后效果较好，故良性病因者应积极予以手术。自体静脉旁路手术，是治疗良性SVCS的较好方法，取材方便，经济，安全可靠，术后较少依赖抗凝治疗。使用人造血管，有一定再梗阻率，近来多使用膨体聚四氟乙烯血管(Gore-Tex)，表面光滑并带有负电荷，具有抗血栓形成作用，治疗上可取得较为满意的疗效。

第七节 纵隔感染的外科治疗

纵隔感染(Infections of the Mediastinum)是临床上一种较为严重的疾病，它可为原发，但绝大多数继发于各种累及纵隔及临近器官的病变，如气管、食管、心脏大血管、咽、喉、脊柱等的病变，甚至可继发于腹腔的病变。病变可为急性发作，也可为慢性迁延表现。纵隔炎不同的临床表现很大程度上取决于疾病的病因和病理过程，而不是细菌的种类。因此，我们把纵隔炎分为急性和慢性，而不是根据某种特殊的细菌学类型来命名。

对于纵隔感染的治疗，早期诊断、及时治疗无疑有着极为重要的临床意义。一旦发现，即需采取有效的措施，合理的抗生素治疗，适宜的手术干预。本节重点阐述纵隔感染的手术治疗。

一、急性纵隔炎

(一)疾病概述

急性纵隔感染原发性的较为罕见，常为继发性的。纵隔感染的病因可以总结为4大类：食管穿孔、头颈部感染扩散、其他部位感染的扩散和心胸外科手术。在临床大规模施用抗生素治疗以前，该疾病并不少见，随着抗生素的使用以及医疗条件的改善，其发病率有了明显的下降。国外研究报道，发生纵隔感染的高危因素主要有：吸烟、糖尿病、转机时间长、双侧内乳动脉移植、呼吸机辅助时间延长、二次开胸止血、低心排血量综合征、气管切开、胸外心脏按压等。近年来，随着心外科手术的广泛开展，器官移植患者的增多，此项疾病的发病率又有所上升。一般，急性纵隔感染可分为两大类：化脓性(脓肿形成或分膈)及协同坏死型，两者仅是程度的不同。早期诊断该类疾病无疑有着至关重要的意义。临床上主要症状可有发热、疼痛、吞咽困难、气急、咳嗽乃至呼吸窘迫。疼痛的部位有助于病变部位的判断，一般来说前纵隔脓肿疼痛多隐匿或表现为胸骨后剧痛。后纵隔部位，疼痛可位于椎间并可沿着肋间放射至前部。若气管被波及，则在咳嗽或吞咽的时候常引发剧烈的疼痛。吞咽困难常提示食道部位的病变，也可为周围病变压迫所致。食管穿孔所引发的疼痛及不适常局限于穿孔部位，有助于穿孔部位的判定。若患者气急明显伴有部位难以定位的胸痛，则需考虑胸腔内感染胸膜炎可能。严重的气急并伴随供氧不足的表现(口唇发绀等)提示气道的病变。体格检查对于本病的诊断助益有限，周围皮肤发红、触痛等可提示感染来源。血象表现为白细胞计数增高及中性粒细胞比率上升。另外，纤维蛋白原含量上升也有一定的意义。影像学检查对于疾病的诊断意义颇大，尤其是CT检查。常规胸片可见的征象有：纵隔增宽、胸腔积液、纵隔气肿及脓肿内液平，特别是若脓肿内有明显的气体存在征象，多提示厌氧菌的存在。进一步的CT检查在疾病的定位、定性方面更具有其临床价值。

(二)手术指征

对于急性纵隔感染，一般发病急骤，病况凶险，一旦发现，即应予以大量抗生素全身运用，并注意患者内环境的稳定，若纵隔脓肿已形成，手术治疗是必需的，单纯抗生素治疗绝不可能代替手术。1947年，Barrett报道了1例通过外科手术来治愈食管穿孔后纵隔感染。此后，绝大多数的学者都建议对食管穿孔后的纵隔感染采取激进的治疗方法，如外科引流、清创和修复。1979 年，Cameron 等人总结了一组通过非外科手术的方法治疗纵隔炎的病例。在该组病例中，脓肿比较局限，脓肿可以回流到食管，症状很轻，也没有严重的毒血症状。在此基础上，Shaffer 等人进一步提出在医源性的食管穿孔造成严重的纵隔感染之前可以采取非外科治疗。

目前看来，对食管穿孔、污染较轻及穿孔较小可考虑保守治疗，但如果穿孔伴有纵隔感染则是手术的指征，以期达到避免或控制纵隔感染的目的。单纯食道穿孔修补的选用常要考虑发病时间及感染的程度，这对于修补能否成功是极为重要的。一般而言，对于 24～36 小时内的穿孔，修补常能达到令人满意的效果，超出时限则失败的几率大大提高，远期预后也不理想，这类病例常需考虑充分的纵隔胸腔引流，食道转流或旷置术（可Ⅰ期或Ⅱ期吻合，视患者基础情况及感染程度而定）。

（三）手术时机

急性纵隔感染病情危重，需要立即采用有力的措施，若有延迟，常造成不可救治的并发症，甚至迅速死亡。例如食管穿孔，其中含有许多口腔内高度有害的细菌，导致非常严重的中毒，细菌或毒素通过纵隔丰富的淋巴网吸收，很快产生菌血症、毒血症和败血症。因此需要采取有效措施纠正病患循环呼吸的问题，改善生命体征，予以足量有效的抗生素治疗而不必等待细菌培养结果，以免贻误病情。腔内早期灌注溶栓药物可以降低纤维蛋白原沉积，防止远期纤维粘连。外科治疗的合理介入是一个令人感兴趣的问题。其治疗的目的有两个：一是建立起合理有效的引流，避免腔内脓液积聚；二是可以控制感染源，避免再度感染或持续感染。其中后者的意义更大。在这里特别要肯定 CT 检查在早期诊断和评估纵隔炎症中的作用。

（四）手术方法

1. 应用解剖（图 10-34，图 10-35）

纵隔位于胸腔内，呈矢状位，上窄下宽，前界为胸骨，后界为胸椎体等，两侧界为纵隔胸膜，上界为胸廓上口，下界为膈。通过胸骨角和第 4 胸椎下缘平面将纵隔分为上纵隔和下纵隔。下纵隔再以心包为界分为前、中、后 3 部分，即胸骨与心包前面之间为前纵隔，心包后面与脊柱胸段之间为后纵隔，前、后纵隔之间即相当于心包的位置为中纵隔。上纵隔内主要含有胸腺、出入心的大血管、迷走神经、气管、食管、胸导管等；前纵隔仅含少量结缔组织和淋巴结；中纵隔主要含有心包、心及出入心的大血管根部；后纵隔内含有主支气管、食管、主动脉胸部、胸导管、奇静脉、迷走神经、胸交感干及淋巴结等。

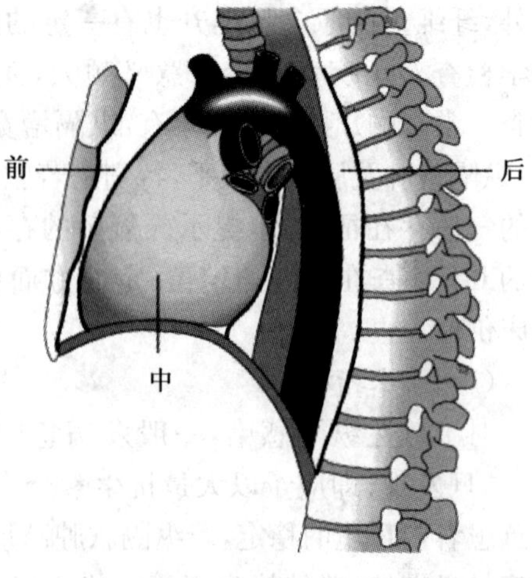

图 10-34

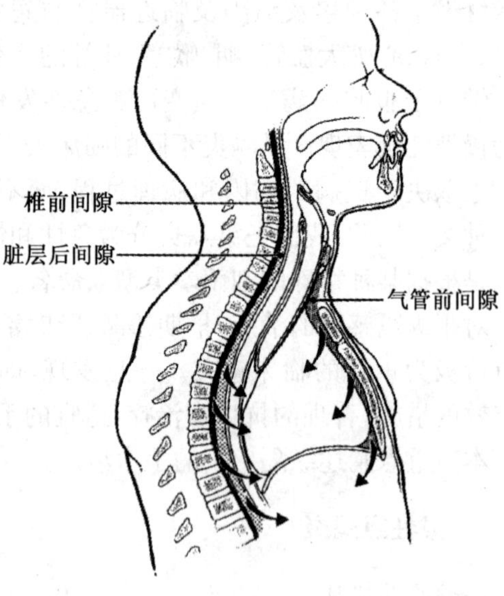

图 10-35

颈部深层和纵隔的筋膜平面分为 3 层：①前层，也叫气管前筋膜；②脏层；③椎前筋膜。这些筋膜参与形成了颈部和纵隔的 3 个筋膜间隙：①气管前；②血管周围；③椎前或者脏层后。椎前间隙位于气管前方、带状肌和气管前筋膜的后方。其上限在甲状软骨，下限在隆突水平的纵隔壁层胸膜和心包。而血管周围间隙被颈动脉鞘所包围，它主要是由颈部主要的几层筋膜所融合形成的，内含颈动脉、颈内静脉和迷走神经，伴随着这些结构进入到纵隔。椎体前间隙位于椎前筋膜的前方，在咽部和食管的后方，范围从颅底一直到膈肌水平。颈部和纵隔内的感染容易在这些筋膜间隙扩散。当然，感染很重时会穿透这些筋膜间隙的限制，在纵隔内的前、中、后各个间隙内相通，并可能穿透胸膜进入胸膜腔。

2. 术式介绍

(1)纵隔引流

上纵隔可从颈根部引流，中、下纵隔可以从脊柱旁切开引流，部位较低合并胸腔内感染积液者可做经胸腔纵隔广泛切开闭式引流。

(2)经食管镜或者喉镜行腔内吸引

对脓肿局限于颈部、范围较小而且全身中毒症状不重、起病时间不长，如医源性食管穿孔时间较短的病例，可以采取经食管镜或者喉镜做腔内的吸引，以达到引流的目的。

(3)经颈部切开上纵隔脓肿引流术

沿患侧胸锁突肌前缘下 1/2 做切口，逐层分离，暴露颈总动脉鞘，将其向外侧牵开，根据 CT 提示的脓肿部位钝性游离气管前、食管周围和血管周围的筋膜间隙。发现脓肿即行切开，吸尽脓液，可置 T 形管 1 根引流脓腔，有必要可再置入冲洗管一根，以便使用抗生素或生理盐水冲洗。引流管连接负压引流瓶，至无脓液引出后再观察1～2 天后拔管。有文献报道，在放置引流时注意尽量使用软管或者空心烟卷，硅胶引流管较硬可能会腐蚀血管引起大出血。

(4)经侧胸途径纵隔引流

传统的右侧开胸或者胸腔镜辅助，纵向打开右上纵隔的壁层胸膜，钝性游离气管、隆突周围、食管旁间隙和血管周围间隙。同时进行彻底清创后放置胸管行胸膜腔引流。(图 10-36，图 10-37)。

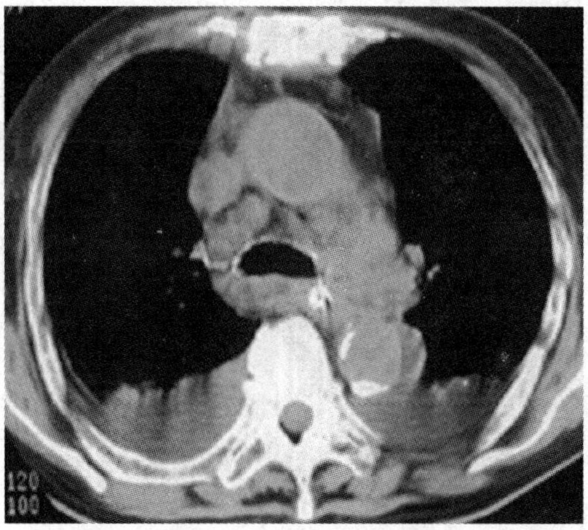

图 10-36

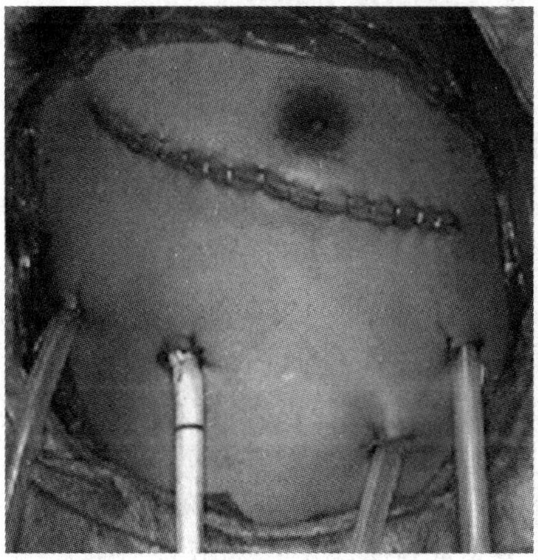

图 10-37

(5)经剑突途径

对于ⅡA 型，弥漫性下行性坏死型纵隔感染，感染主要扩散向前下纵隔的病例，在做颈部切口引流的同时，可以考虑同时行经剑突下途径引流脓肿。

(6)经 Clamshell 切口

对进展迅速的、极其严重的纵隔感染，如弥漫性下行性坏死型纵隔感染，感染同时累及前后下纵隔的病例，有文献报道通过 Clamshell 切口对纵隔进行广泛的引流。(图 10-38，图 10-39)。

Ⅰ. 食管穿孔导致的纵隔感染

a. 食管穿孔修补术

根据穿孔部位选择合适肋间隙进胸，游离食管，找到破口，注意暴露黏膜破口，分层间断缝合，利用附近组织包绕覆盖(如胸膜瓣、大网膜、带蒂肌瓣等)。

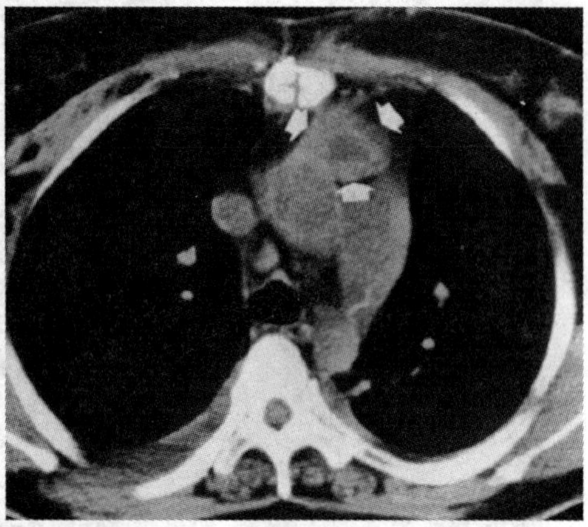

图 10-38

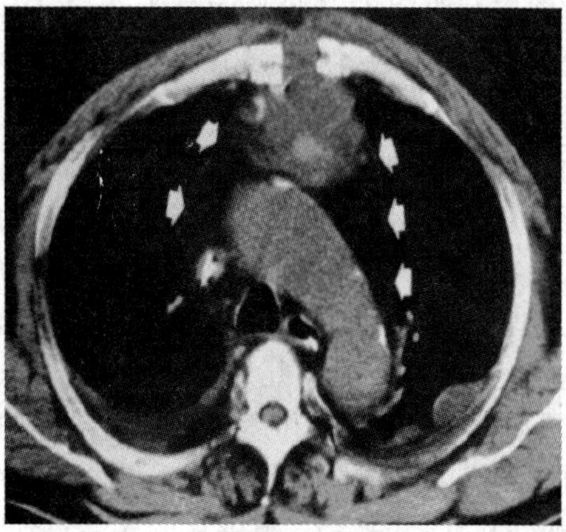

图 10-39

b. 食管旷置，一期咽食管胃吻合术

腹正中切口，充分游离胃，闭合贲门部食管，取左颈胸锁乳突肌前斜切口，游离食管，选取合适长度后离断食管，远端送回纵隔，将胃通过胸骨后径路上提至颈部与食管近端吻合。

c. 食管旷置，Ⅱ期食管胃重建术

腹部正中切口，于贲门部离断胃，分别缝闭两残胃或空肠造瘘，上段胃管持续引流，待感染控制后，Ⅱ期重建消化道。

Ⅱ. 胸骨正中切口导致的纵隔感染

随着心外科手术的广泛开展，胸骨正中切口采用日益增多，相关的感染发生也相应增多。不伴有胸骨后感染的浅表感染可通过一般的引流即可解决，而涉及胸骨后感染的处理则较复杂。纵隔感染比较棘手，处理一般分为开放和闭合两种，均需行开胸广泛清创。

a. 闭式法

拆除胸骨正中劈开切口的缝线，沿原切口切开，去除所有缝线结头，拔除松脱、断裂或切割的不锈钢丝，刮除胸骨边缘上所涂的骨蜡。出血点用电灼止血，尽量不用丝线结扎。撑开胸骨，仔细探查前纵隔，彻底清创，去除坏死组织。探查心包，如心包封闭且无感染不宜打开，以免感染扩散，如心包内有脓液积聚，需拆除心包缝线，敞开心包腔，用大量盐水或用碘、甲硝唑、抗生素等冲洗，同时清除纵隔、心脏和大动脉表面上的脓性纤维块，清创后心包注意不要缝合。术毕时于颈部胸骨上凹旁做一小切口，引入一有多个侧孔、直径0.3cm的硅胶管，放置于上纵隔，尾端连接冲洗装置；另在膈面心包腔间隙和右心房旁各放置一乳胶引流管，尾端从切口下方引出，必要时可接负压吸引；钢丝重固定胸骨，依次缝合皮下组织及皮肤，术后用含抗生素溶液持续冲洗并利用引流管引流。

b. 开放法

清创步骤同闭式法，但术后不固定胸骨，而是敞开创面，表面以无菌敷料或抗生素敷料覆盖。

c. 肌肉充填法

纵隔感染侵及胸骨使胸骨造成严重的感染，甚至坏死。可部分或全部切除胸骨，同时将胸大肌、腹直肌做部分离断，将肌肉填充到因胸骨切除留下的间隙之中，然后Ⅰ期缝合。具体方法：在切除所有受累的坏死组织、骨头和软骨后用双氧水冲洗伤口。伤口的重建工作从游离距离胸骨10cm的胸大肌和皮下组织开始，在三角肌胸大肌肌间切断胸大肌的肱骨端，向下在腹直肌附着处切断胸大肌后，胸大肌肌皮瓣可以覆盖胸骨缺损的右侧边缘。右侧胸大肌的肱骨端附着处同样予以切断。在肌皮瓣游离后，左侧的胸大肌通过可吸收缝钉钉合在右侧的胸骨和软骨上，右侧的胸大肌皮瓣交叉缝于左侧的胸大肌肌皮瓣上。纵隔和皮下均要放置引流后再关闭皮肤切口，伤口内可以加用水封瓶负压吸引。（图 10-40，图 10-41）。

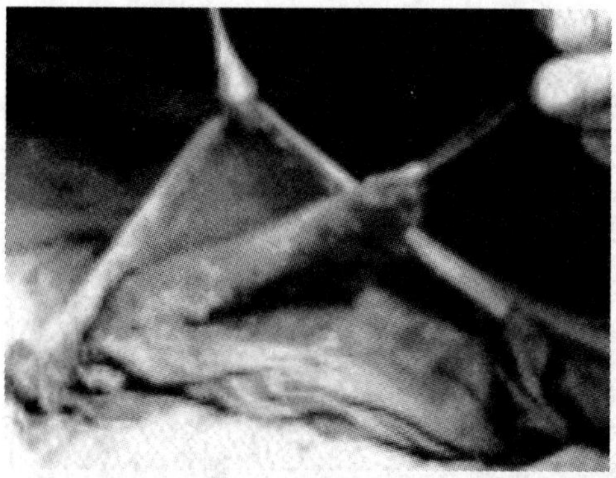

图 10-40

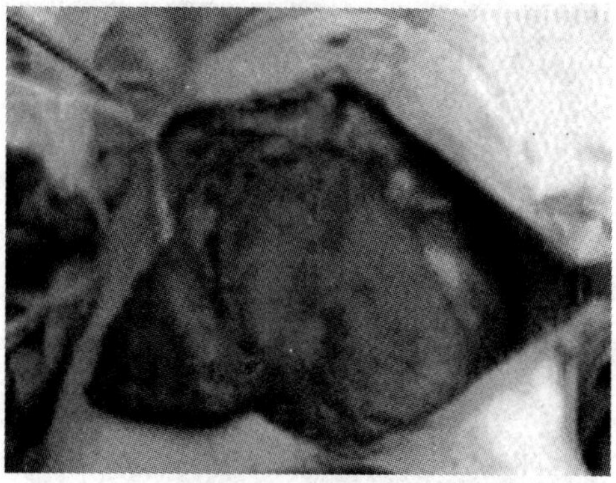

图 10-41

二、慢性纵隔炎

（一）疾病概述

慢性纵隔感染多数并不是急性纵隔炎迁延不愈形成，临床上患者常无急性纵隔炎的病史，而多为真菌和结核分支杆菌感染，病理上表现为炎性增生反应，此类慢性纵隔感染可分为纤维性纵隔炎和肉芽肿性纵隔炎，临床症状主要表现为吞咽困难、气急、头面部肿胀瘀血等管道受压表现，另可表现发热、体重下降等非特异症状，体格检查常无特异性，影像学检查可为诊断提供重要线索，胸片可见纵隔增宽及类似肿瘤占位影，CT 则可对病变的位置及性质进行较为准确的诊断，并定量管道阻塞的程度。此外，MRI 适宜于病变侵及大血管的病例，肺动脉成像可显示肺部血管受压程度，腔静脉造影可显示静脉病变及阻塞的部位，并可了解奇静脉的走向，这对于上腔静脉阻塞的病例有较大意义。有创检查在本病的诊断中是必要的，纵隔镜检可以发现病变并定性，支气管镜检查同样也是必需的，当患者伴有吞咽困难时，可考虑作食管镜。另外，有少数急性纵隔感染由于引流不畅或形成穿通瘘可导致疾病迁延引发慢性纵隔脓肿，而慢性纵隔脓肿几乎难以与肉芽肿及纤维型纵隔炎鉴别，除非与食管或支气管沟通。纵隔内有液平或提示与食管相通，则证明脓肿由食管破裂引起，但也可能是脓肿破入食管内。

（二）手术指征

对于慢性纵隔感染患者，治疗主要为针对原发病因治疗及对症治疗两部分。对于感染性病变，可进行抗炎治疗，采用足量有效的药物，若治疗无效或局部增生严重，已出现明显腔道压迫者，应及时采取手术干预，减轻症状，阻遏病变的发展。静脉梗阻、受压引起的上腔静脉综合征、心包炎常需要手术治疗。

（三）手术时机

对于此类慢性纵隔感染的患者，已形成肉芽肿或广泛纤维化的，手术的目的有二：

一是在于提供疾病的诊断依据并尽可能的切除病变组织。手术包括纵隔镜和气管镜，其中支气管灌洗和纵隔镜取样活检均需做细胞学和微生学检查，若通过活检没有肿瘤证据，可开胸手术尽可能地切除病变组织，可以防止纤维化的进展，一部分患者可完全切除；

二是在部分患者，已存在明显的腔道阻塞症状，手术有助于减轻病变对管道的压迫。

（四）手术方法

纵隔镜活检术的方法。

纵隔镜活检术：患者取平卧位，肩部垫高，头向右侧偏，切口取胸骨切迹上方约 1.5cm 位于双侧胸锁乳突肌内缘之间横切口，长度约 2cm，切开皮肤及皮下组织，分离颈阔肌，至气管前间隙，仔细用手指沿气管前壁钝性分离，向下并向左右两侧推移形成一通道，置镜入内观察。发现病变组织后尽可能完全分离，否则可多次咬取组织，注意术中对所取组织性质不明时，切不可盲目操作，可用针头试穿，或回抽无血方可继续咬取。术毕，确认止血确切后，置入纵隔引流管，逐层关闭创面，引流管接负压引流。（图 10-42，图 10-43）。

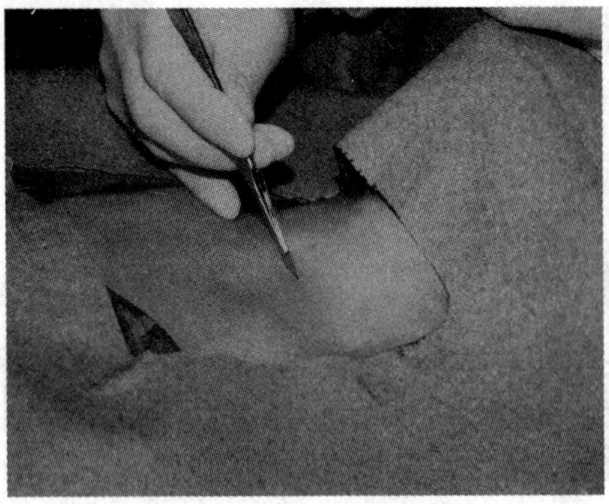

图 10-42

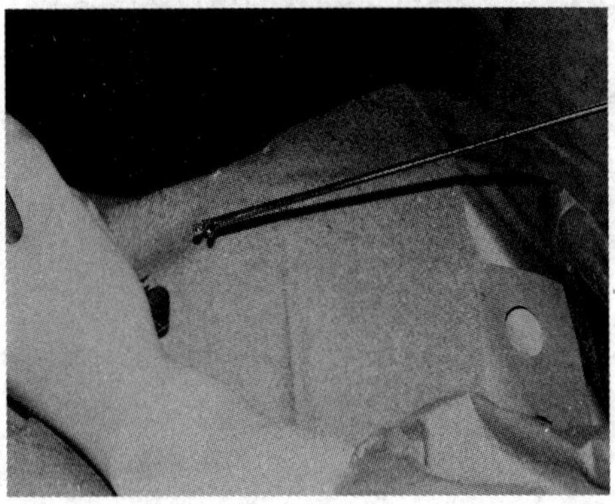

图 10-43

三、手术方式的选择和评估

对严重的急性下行性纵隔感染，无论是来自食管穿孔还是牙源性和咽喉炎导致的纵隔感染，都需要积极的外科引流。关于纵隔引流的途径问题的争议由来以久。早期的学者主张对食管穿孔导致的纵隔炎采取经颈部引流的方法。1990 年，Wheatley 等人总结了过去 30 年的相关的英文文献，提出对坏死性下行性的纵隔感染，单纯的颈部引流是不够的。1994 年，Marty-Ane 等人报道了 6 例严重的下行性纵隔感染的患者行胸廓切开术来达到纵隔引流的目的，其中的 5 例患者痊愈，1 例患者因为行微创的前纵隔切开，术后 18 天死于气管瘘。该组研究并没有考虑脓肿波及的范围其结果要明显好。1999 年，日本学者 Endo 等人提出将下行性纵隔脓肿分型，Ⅰ型为局限型，脓肿局限在上纵隔，隆突水平以上；Ⅱa 型，弥漫性下行性坏死型纵隔感染，感染主要扩散向前下纵隔；Ⅱb 型，弥漫性下行性坏死型纵隔感染，感染同时累及前后下纵隔。这种分型方法已为大家所接受。Yoshimasa 等人总结的经验提示，对脓肿位于隆突水平以上的下行性纵隔感染患者，单纯的颈部引流是合适的；对更低水平的脓肿则必须辅助以经胸腔的纵隔引流途径。根据这样的标准，该组病例总的死亡率是 8%。

在心脏手术后纵隔感染的治疗中，有两种途径可以采用：开放式和闭合式。开放式方法包括彻底的清除感染组织，伤口敞开换药，以后再考虑Ⅱ期缝合。这项技术的缺点是，胸廓机械支撑的缺失可能会导致呼吸功能不全、伤口延期愈合和裸露部位出血。闭合式的引流方法包括清除坏死组织、闭合胸骨和胸骨后放置引流管。

四、专家点评

对于临床怀疑纵隔感染的病例，必须进行详细的病史询问，注意其有无颈胸部手术史，结核病史及其他疾病感染史。实验室检查要完善，影像学检查对于此类疾病的诊断价值亦很大。一旦诊断为纵隔感染，需采取内外科的综合治疗方法，一方面，全身应用抗生素；另一方面需对感染部位建立有效的引流。引流部位的选取，其中上前纵隔的引流可自颈部引出，然后涉及中下位的可在脊柱部建立引流，若合并胸腔感染，则可做胸腔闭式引流，必要时可开胸手术。

五、术后观察及并发症的处理

纵隔感染的并发症包括感染累及相邻的结构和筋膜间隙，如心包受累导致心包积液和心包填塞；进入胸膜腔、肋软骨受累，累及腹膜导致腹膜炎。心脏手术后纵隔炎的一个主要并发症就是胸骨炎。在现代手术技术得到长足进步和产生抗生素之前，纵隔炎，主要是食管穿孔后导致的，常常被认为是致命的。1946 年，Barrett 第一次成功修补食管穿孔后，死亡率和病发症还是很高，文献报道在 30%～50%。而近来的文献报道死亡率在 10%～15%。纵隔炎转好的最主要的因素是发生纵隔炎后的诊断时间与最初采取的治疗手段。其他的预后指标包括血浆尿素氮水平、白细胞计数、细菌培养的阳性率以及是否采取外科手术修补等。

术后要注意患者的生命体征，注意引流液的性状及引流量，同时注意加强补液支持治疗，保持患者内环境的稳定，予充分剂量的抗生素输注。可复察胸片及CT，了解病灶的改善情况，消失后无引流可拔管。

（郑如恒）

参 考 文 献

1 Pearson FG. Thoracic Surgery (2nd Edition). 北京：人民卫生出版社，2002

2 段德溥，秦文翰等．现代纵隔外科学．北京：人民军医出版社，2001

3 Felson B. The mediastinum. Semin Roentgenol, 1969. 4:41～58

4 Carlens E. Mediastinoscopy: A method for inspection and tissue biopsy in the superior mediastinum. Dis Chest, 1959. 36:343

5 Wheatley MJ, Stiring MC, Kirsh MM, et al. Descending nerotizing mediastinitis: Trancervical drainage is not enough. Ann Thoracic Surg, 1990. 49:780～784

6 Shigemura N. VATS with a supraclavicular window for huge substernal goiter: An alternative technique for preventing recurrent laryngeal nerve injury. Thorac Cardiov Surg, 2005. 53:231～233

7 Monchik JM, Materazzi G. The necessity for a thoracic approach in thyroid surgery. Arch Surg, 2000. 135:467～472

8 Gady HE. Powered instrumentation for transcervical removal of gigantic intrathoracic thyroid. Presented at the International Conference on Head and Neck Cancer, San Francisco, CA, July 30, 2000

9 Wheeler MH. Retrosternal goiter. British journal of surgery, 1999. 86:1235～1236

10 Sally S. The aberrant thyroid. Current Surgery, 2001. 58:5～7

11 Paul V, Lajos K. Surgical aspects of 175 mediastinal goiters. European Journal of Cardiothoracic Surgery, 1998. 14:393～397

12 Orlo HC. Novel Technique for control of mediastinal bleeding during thyroidectomy for substernal goiter. J Am Coll Surg, 2003. 196:5～8

13 Joan JS. Increased mortality and morbidity associated with thyroidectomy for intrathoracic goiters reaching the carina tracheae. Arch Surg, 2006. 141:82～85

14 Wen T. Predictors of airway complications after thyroidectomy for substernal goiter. Arch Surg, 2004. 138:656～660

15 Wheeler MH. Retrosternal goiter. British journal of surgery, 1999. 86:, 1235～1236

16 Kerim C. Substernal goiter. Tex Heart Inst, 2005. 32:224～7

17 Yesim E. Surgical management of substernal goiters: Clinical experience of 170 cases. Surg Today, 2004. 34:732～736

18 Chow TL. Surgical management of substernal goitre: local experience. Hong Kong Med, 2005. 11:360～5

19 Aloumanis K. Urgent thyroidectomy for acute airway obstruction caused by a goiter in a euthyroid pregnant woman. Thyroid, 2006. 16:1～3

20 Sonal P. Use of a forley catheter in the removal of a substernal goiter. The American journal of surgery, 1998. 1:175～8

21 Ishikawa E. Combined minimally invasive approach using microsurgery and thoracoscopic surgery for resecting a dumbbell-type thoracic schwannoma. Minim invas neurosurg, 2002. 45:251～253

22 Watanabe S. Supraclavicular approach without thoracotomy for posterior mediastinal tumor. Thorac cardiov surg, 2004. 52:183～185

23 Jean AJ. Posterior intrathoracic neurinoma cure: A transforaminal resection after a thoracotomy. Ann Thorac Surg, 2005. 79:1411～1412

24 Emile A. Bacha surgery for invasive primary mediastinal tumors. Ann Thorac Surg, 1998. 66:234～239

25 Marc R. Videothoracoscopic excision of thoracic neurogenic tumors. Ann Thorac surg, 1995. 60:943～946

26 James MH. Thoracoscopic excision of a posterior mediastinal "Dumbbell" tumor using a combined approach. Ann Thorac surg, 1995. 60:431～433

27 Eric V. Combined microneurosurgical and thoracoscopic removal of neurogenic dumbbell tumors. Ann thorac surg, 1995. 59:469～472

28 Daisuke O. A case of dumbbell tumor of the superior mediastinum removed by combined thoracoscopic surgery. J Nippon Med Sch, 2002. 69:1～3

29 Vanakesa T. Antero-superior approaches in the practice of thoracic surgery. European Journal of Cardio-

thoracic Surgery,1999. 15:774～780
30 Emi M. Granular cell tumor of the mediastinum. Internal medicine,2003. 42:1～ 2
31 Takeda S. Intrathoracic neurogenic tumors-50 years′ experience in a Japanese institution. European Journal of Cardio-thoracic Surgery,2004. 26:807～812
32 Kim YY. Middle mediastinal lesions: imaging findings and pathologic correlation. European Journal of Radiology,2000. 35:30～38
33 Brian P. Primary tumors of the mediastinum. Journal of Surgical Oncology,1999. 70:95～99
34 Yamaguchi M. Surgical treatment of neurogenic tumors of the chest. Ann Thorac Cardiovasc Surg, 2004. 10:1～3
35 Liu HP. Thoracoscopic removal of intrathoracic neurogenic tumors: A combined Chinese experience. Annals of Surgery,2000. 232. 2:187～190
36 Dustin Z. Thoracoscopic resection as the preferred approach to posterior mediastinal neurogenic tumors. Surgical laparoscopy, Endoscopy & Percutaneous Techniques,2000. 10:222～225
37 Akashi. Thoracoscopic surgery combined with a supraclavicular approach for removing superior mediastinal tumor. Surg Endosc,1997. 11:74～76
38 Beau VD. Tumors of the mediastinum. Chest, 2005. 128:2893～2909
39 Paolo M. Uncommon primary mediastinal tumours. Lancet Oncol,2004. 5:107～18
40 陈和忠．经胸联合后正中径路切除后纵隔哑铃状神经源性肿瘤．肿瘤,2005. 25:1～3
41 谭群友．外科治疗纵隔原发神经源性肿瘤的手术径路评价．临床外科杂志,2004. 12:350～353
42 Citow, JS. Combined laminectomy and thoracoscopic resection of a dumbbell neurofibroma: Technical case Report. The Congress of Neurological Surgeons. 1999,45:1263～1264
43 Chowbey. Laparoscopic excision of a lower posterior mediastinal paraspinal mass: Technique and feasibility of the laparoscopic approach. Surgical laproscopy, endoscope and percutaneous techniques, 2002, 12: 378～381
44 Ridderstolpe L ,Gill H ,Granfeldth ,et al. Superficial and deep sternal wound complications: incidenc, risk factors and mortality. Eur J Cardiothorac Surg, 2001. 20:1168～1175
45 Wang F, Chang CH. Risk factors of deep sternal wound infections in coronaryartery bypass graft surgery. J Thorac CardiovascSurg,2000. 41:709～713
46 顾恺时．胸心外科手术学．上海:上海科学技术出版社,2003
47 Gardlund B, Bitkover CY, Vaage J. Postoperative mediastinitis in cardiac surgery-microbiology and pathogenesis. European Journal of Cardio-Thoracic Surgery,2002. 21:825～830
48 Laisaar T. Video-assisted thoracoscopic surgery in the management of acute purulent mediastinitis and pleural empyema. Thoracic & Cardiovascular Surgeon, 1998. 46:51～54

第11章 膈肌疾病及手术

胸外科所需处理的膈肌疾病，可分为：

①先天性膈疝；

②创伤性膈疝；

③膈膨出；

④膈肌的良性或恶性肿瘤。

食管裂孔疝已在"食管反流性疾病"一章中论述，本章不再涉及。膈肌疾病可以从胸部经路处理，也可以从腹部经路处理，本章将比较两种方法的优缺点。

膈肌由位于中央的腱性部和位于周边的肌性部组成，位于胸、腹腔之间，构成胸腔的底面，并为通气提供动力。由肋部、胸骨部、腰部3部分发出的放射状肌纤维，在中央部汇合形成中心腱，构成前高后低的圆顶状，凸面朝向胸腔，凹面朝向腹腔，右侧高于左侧。

肋部起源于第7～12肋骨和肋软骨内面。胸骨部由两个小束构成，起自剑突后方，偶尔缺如。在腰部，内侧肌束形成的膈脚在右侧起于第1～3腰椎椎体、前纵韧带和椎间盘前面，在左侧附着于第1～2腰椎椎体前面。左、右侧膈脚内侧缘在胸腰椎间盘水平的中线上汇合，形成一跨越主动脉的纤维弓，称为正中弓状韧带。外侧肌束起源于内侧弓状韧带和外侧弓状韧带。外侧弓状韧带是深面腰方肌增厚的筋膜部分，而内侧弓状韧带是深面腰大肌增厚的筋膜部分。

中心腱是所有膈肌纤维的附着点，呈"品"字形，并被分成3个裂孔，又称三叶草型。主动脉裂孔由左、右膈脚和纤维性的正中弓状韧带构成，位于第12胸椎平面的正中线稍左侧，还有胸导管和奇静脉通过。腔静脉孔约平第8胸椎和第9胸椎椎间盘水平，位于膈中心腱的右叶与腱中心部交界处，由腱膜环绕。食管裂孔位于第10胸椎体水平的中线左侧，由起于右膈脚的纤维越过中线构成。

介于膈肌3部分起点之间为解剖薄弱区，呈三角形，尖端指向中心腱，底边向着肋骨或胸骨，是膈疝的好发部位。腹部内容物进入胸腔者，称为膈疝。大部分膈疝由于无疝囊，易于脱出，称为假膈疝(false diaphragmatic hernias)。在胸骨部与肋部起点之间的薄弱区称胸肋三角，此处发生的膈疝叫Morgagni疝；在腰部外侧肌束与肋部起点之间的薄弱区称为腰肋三角，此处发生的膈疝叫Bochdalek疝。

膈的神经：

膈的神经起源于$C_{3\sim5}$脊髓节段前支，是支配膈肌运动的惟一神经。膈神经也含有感觉成分，来源于下6对肋或7对肋间神经。由于涉及的神经根起源于颈部，膈肌痛常感觉于肩胛尖处。切开膈肌时切口应呈环形或放射状，以避免损伤膈神经主要分支。

一、Bochdalek疝(Bochdalek hernia)

(一)疾病概述

Bochdalek疝发生于膈肌的腰肋三角，因其位于横膈的后外侧，也称为后外侧膈疝(posterolateral diaphragmatic hernia)。

1. 新生儿Bochdalek疝

在先天性膈疝中相对多见，新生儿发生率为1∶2000～1∶5000，男女之比2∶1，可合并其他畸形。横膈的形成是在胚胎第8～9周内完成，两侧最后闭合处是在后外侧三角即原始胸腹膜管处。在此过程中，如果此处未闭合而遗留大小不一的缺损即形成 Bochdalek 疝。由于膈肌发育左侧闭合晚于右侧，因此 80% Bochdalek 疝位于左侧，双侧罕见。多数无疝囊，往往伴有明显的症状和体征，疝入物在左侧绝大多数为小肠，也有胃、结肠和脾，在右侧则多为肝脏。由于伴发腹腔脏器疝入胸腔，肺的发育和膨胀受阻，可发生致命的呼吸困难。患儿多在出生后即出现严重的呼吸困难、心动过速、紫绀或舟状腹。患侧胸腔可闻及肠鸣音，胸部 X 线检查提示肠管疝入胸腔、纵隔移位，即可确定诊断。

2. 成年人 Bochdalek 疝

Bochdalek 疝在成人中可能并不少见，Mullins 报道成人无症状 Bochdalek 疝，占人群的 0.17%，认为成人 Bochdalek 疝并非罕见疾病而是被忽略或未报道。

成年人 Bochdalek 疝常无症状，以小疝为多见，内容物以腹膜后脂肪为主，CT 可发现其特征性的膈肌缺损而确诊。

CT 诊断标准：

(1)有紧贴于后侧膈肌的软组织或脂肪密度肿块。

(2)邻近肿块边缘的膈肌软组织线中断。

(3)膈上致密影通过膈肌缺损与膈下相连。

(二)手术特征及手术时机

1. 新生儿 Bochdalek 疝

如不手术，患儿可因呼吸循环衰竭而死亡，病死率可达 90%，故需紧急手术。对疑诊乃至确诊 Bochdalek 疝的新生儿，均应气管插管辅助通气，置胃管。检测血气，纠正酸中毒。术前应用体外膜式氧合器可改善心肺功能，提高手术存活率。

2. 成年人 Bochdalek 疝

有意见认为毋需外科治疗，也有意见认为若存在腹内压增高因素时，如妊娠，可使大量腹腔内脏器疝入胸腔并发生胃穿孔而发病，因而建议尽快手术治疗。

(三)手术方法

1. 经腹切口

找到膈肌缺损部位后轻柔地将疝出的脏器回纳入腹腔，必要时可适当扩大疝孔。观察疝入的脏器是否坏死，如果确已坏死，应切除该脏器。然后，仔细探察疝周围残余的膈肌，疝孔处行间断褥式缝合。如果后缘缺损，则应将缝线缝在缺损后缘相邻的肋骨上，预防复发。缺损较大时，可用人工材料或带蒂腹壁肌肉瓣修补。合并的其他畸形应在术中一并修补。即使是经腹手术，也应置胸腔引流管以促进肺复张。

2. 经胸、腹切口

手术可分为两步，首先开胸将疝出的腹腔脏器置于胸腔外，使肺复张；然后开腹，还纳腹腔脏器。体位：仰卧位，患侧抬高 45°。沿第 7 肋间进胸，注意不要损伤疝出的腹腔脏器。腹腔空间多狭小，难以直接还纳腹腔脏器。患侧可为全肺不张，心脏、纵隔向健侧移位，心肺功能严重不良。故首先将疝出的腹腔脏器置于胸腔外，使患侧肺复张。然后，取腹正中切口进腹，腹腔多空虚，按序还纳肠管，注意不要扭转，再还纳肝脏、脾脏。最后闭锁 Bochdalek 孔。从胸部切口，给予 matress 缝合。如果缺损较大，可使用人工材料修补。置胸腔引流管，关胸，关腹。

(四)手术方法评估及手术方法选择

手术多采用经腹经路，如果为右侧膈疝，因肝脏影响手术暴露，则宜采用右胸后外侧切口。对没有并发症且诊断明确的成人或较大儿童，亦可借助胸腔镜手术。

1. 经腹手术的优点

(1)容易还纳嵌顿或移位于胸腔的肠管、胃等脏器。

(2)容易于检查与处理肠管畸形。

(3)如腹腔发育过小，脏器还纳后腹内压骤增，勉强关腹后，腹内压可使膈上抬，修补处裂开或下肢静脉回流障碍。因此，可做Ⅱ期减张缝合关腹。

2. 经胸手术的优点

(1)术野清楚，容易于操作修补。

(2)术后可不包扎腹带，避免限制呼吸和腹壁裂开。对伴有肺发育不全的全麻手术，要避免因扩肺或过度换气导致肺泡破裂与张力性气胸。对放置的胸腔引流管注意保持引流通畅。

(五)术后观察及并发症的处理

对新生儿 Bochdalek 疝，术后仍需气管插管辅助通气，留置胃管。检测血气，纠正酸中毒。在成人或较大儿童，术后多平稳。

（六）疗效判断及处理

对新生儿 Bochdalek 疝，由于常常合并肺发育不全，即使早期手术病死率也达 50%以上。在成人或较大儿童，因肺部发育已完全，手术成功率较高。

二、Morgagni 疝（Morgagni hernia）

（一）疾病概述

发生于胸肋三角，也称胸骨后疝（retrosternal hernia）。因 90%左右发生于右侧的 Morgagni 孔（左侧为 Larry 孔），故称为 Morgagni 疝。胸廓内动、静脉的远端通过 Morgagni 孔变成腹壁上动、静脉，腹腔脏器疝入这个潜在间隙而发病。

（二）手术特征及手术时机

Morgagni 疝较少见，约占膈疝的 2%以下；而且在儿童期很少出现症状，容易误诊；较大儿童可诉上腹及剑突部位疼痛及反复出现类似上呼吸道感染的全身不适，偶有典型食后心慌、腹痛及呕吐；部分在 40 岁以后或腹压增加时（创伤或肥胖）才有症状。也有成年患者无症状、常规查体或因其他疾病摄片时发现。胸部 X 线检查在膈上胸骨后方有大块密度增高影，CT 检查发现有肠袢即可明确诊断。

因为可能发生肠管扭转、部分梗阻乃至绞窄，建议手术治疗。

大约半数的病例可以见到疝囊，疝出的脏器以大网膜和横结肠为多见，也有肝脏脱出的报道。

（三）手术方法

患侧抬高 30°，取前外侧切口经第 7 肋间进胸。在前胸壁后方可见疝囊。注意不要损伤腹腔脏器，切开疝囊，确认疝内容物，可为大网膜、结肠等。剥离与疝囊的粘连，还纳大网膜于腹腔，切除疝囊。缝合疝门。膈肌缺损的前方，多无膈肌组织，需将膈肌与第 8 肋骨行褥式缝合。少有使用人工材料或自体材料修补。水平褥式缝合膈肌，可辅以连续或间断缝合。

手术入路可经胸，也可经腹。比较如下表。

	经胸径路	经腹径路
患者肥胖	√	×
考虑合并有肺、纵隔疾患	√	×
疝内容与胸膜、心包粘连	√	×
疝门处理	√	×
两侧病变	×	√
疝内容有绞窄	×	√
还纳后疝内容的确认	×	√
考虑合并有腹腔疾患	×	√

三、创伤性膈疝（traumatic hernia of the diaphragm）

（一）疾病概述

左侧多见。原因可分为直接外力（包括刀刺伤、枪伤等）与间接外力（如胸腹部的挤压伤等）。食管癌手术术中切开膈肌，术后也可发生膈疝。一些患者合并有严重的胸外伤，呼吸循环不稳定，要注意生命指标的监测，必要时予呼吸循环支持。对合并有其他脏器损伤、骨折的患者，给予相应的处理。

按病程可分为急性期、interval 期、绞窄嵌顿期（Carter 分期）。

症状：呼吸困难，不能平卧，坐位或患侧卧位缓解。有时容易合并肺部感染。患侧呼吸音减弱，可在较高位置闻及肠鸣音。

胸部正位片可在肺野部位见到胃泡。胃肠造影或 CT 检查可确认胃或小肠疝入胸腔。

（二）手术特征及手术时机

一经诊断，需急早手术。

（三）手术方法

侧卧位，后外侧切口第 7 肋间或第 8 肋间开胸。还纳腹腔脏器，使用不可吸收粗线 matrees 缝合膈肌。如果膈肌缺损较大，可使用自体材料（代蒂心包、肌肉瓣）或人工材料重建膈肌，以人工材料为简便。如果受伤时间不长，则还纳腹腔脏器多无困难，但要注意是否合并有肺裂伤、腹腔脏器破裂、嵌顿或坏死。作者曾遇到过 1 例交通事故患者，术前诊断为左胸闭合性损伤、多发肋骨骨折、血气胸及创伤性膈疝。剖左胸探查发现胃体有破口，推测为左胸遭受外力致肋骨骨折、膈肌破裂的瞬间，胃疝入胸腔，肋骨断端刺破胃壁所致。

（四）手术方法的评估及选择

手术方法：可经腹修补。如果考虑有胸腔脏器损伤或受伤时间较长，腹腔脏器可能与膈肌和肺粘连，则以经胸为宜。需仔细分离。

（五）术后观察及并发症的处理

创伤性膈疝术后本身无特殊处理。一些患者合并有消化道损伤，术后要注意观察腹部体征变化和胃管性状。

（六）疗效判断及处理

创伤性膈疝手术效果良好，罕有复发。

四、膈膨出（eventration of the diaphragm）

（一）疾病概述

膈肌的全部或一部分肌肉萎缩菲薄，导致膈肌上举为膈膨出，又称腹腔突出。按病因可分为先天性膈肌不发育或后天性膈神经麻痹。发生率1/1400，男女比率为2∶1，左右比6∶1。

本病多见于左侧。先天性者，可伴有同侧肺发育不全、胃逆转和异位高肾等畸形。合并肺隔离症者少见。一般无症状或症状很轻，常在X线胸透或胸片检查中发现，有症状者常见于婴幼儿，主要为气急，呼吸困难，严重者可出现紫绀。患侧呼吸音减弱，肺功能差。诊断主要依靠X线检查，胸透一般可确诊。本病需与膈疝相鉴别，CT可以提供线索，必要时可以行人工气腹检查。

（二）手术特征及手术时机

本病的手术指征：

（1）婴幼儿有严重呼吸困难，在进食后加重者，应紧急手术。

（2）有长期消化道或呼吸道症状伴肺功能减退者。

（3）随访中患侧膈肌进一步升高者。

（4）膈膨出与其他外科疾病如膈肌肿瘤或胸内肿瘤不能鉴别者。

（三）手术方法

侧卧位，后外侧切口第7肋间开胸。切口的下方可见膨隆的膈肌。如果膈肌不是十分菲薄，可采取膈肌不切开折叠法，然后用7号丝线将膈肌折叠U字缝合；如果菲薄区域不大，可采取膈肌部分切除折叠法，即可将菲薄区域切除后折叠缝合；也可采取膈肌切开折叠法。如果菲薄区域较大，切除后无法缝合，则可使用人工材料修补缺损。神经与血管伴行，缝合时要注意避开。

（四）手术方法的评估及选择

因为可能损伤膈神经以及创缘愈合不良造成膈疝，对菲薄、松弛的膈肌并不需要切除，缺点是可能损伤膈肌下面的肝脏或消化道。膈肌切开折叠法可以在直视下修补，缺点是理论上存在膈肌愈合不良的可能。

（五）术后观察及并发症的处理

罕有并发症发生。

（六）疗效判断及处理

膈膨隆手术效果良好，患者术后呼吸困难消除，肺功能指标改善。少有复发。如有复发，建议采用有蒂背阔肌瓣（Rives法）修补。

五、膈肌肿瘤（tumor of the diaphragm）

（一）疾病概述

膈肌的原发性肿瘤比较少见，良恶性比例大致相等。良性肿瘤常见的有囊肿、脂肪瘤、神经原性肿瘤、纤维瘤。恶性肿瘤以纤维肉瘤、恶性淋巴瘤为多见，间皮瘤、平滑肌肉瘤、横纹肌肉瘤也有报道。

（二）手术方法

侧卧位，以膈肌肿瘤位置为中心，第7肋间开胸。完整切除肿瘤送检。如果术中冰冻结果为良性，则缝合膈肌缺损，置胸腔引流管后关胸；如果术中冰冻结果为恶性，则需扩大膈肌切除范围，必要时切除部分肺下叶及胸壁。一般不需要使用人工材料重建膈肌或胸壁。

（刘　愉）

参考文献

1　Susan Standring. Gray's Anatomy：The Anatomical Basis of Clinical Practice，39th edition. Philadelphia：Elsevier-Health Sciences Division，2004

2　Keith L Moore，Arthur F Dalley. Clinically oriented anatomy，5th Edition. Philadelphia：Lippincott Williams & Wilkins，1999

3 Rikuro Hatakenaka, Yoshito Matsubara, Takeshi Funatsu, et al. Illustrated thoracic surgery. 3rd Edition. Kyoto: Kinpodo, 1996
4 上野孝男．横隔膜ヘルニア(Morgagni 孔)根治術．人見滋樹監修．呼吸器外科の実際——130の手術症例に学ぶ—. 京都:金芳堂,1994. 100～102
5 Mullins ME, Stein J, Saini SS, et al. Prevalence of incidental Bochdalek's hernia in a large adult population. Am J Roentgenol, 2001. 177: 363～366
6 赵伟峰,潘纪戌,吴国庚,等．成人 Bochdalek 疝的 CT 诊断(附 42 例分析). 中华放射学杂志,2001. 35(4): 288～291
7 Nitecki S, Bar-Maor JA. Late presentation of Bochdalek hernia: our experience and review of the literature. Isr J Med Sci, 1992. 28(10): 711～714
8 Miller BJ, Martin IJ. Bochdalek hernia with hemorrhage in an adult. Can J Surg, 1993. 36(5): 476～478
9 Puri P, Wester T. Historical aspects of congenital diaphragmatic hernia. Pediatr Surg Int, 1997. 12(2/3): 95～100

第12章 胸部创伤

胸外伤(trauma of the chest)比较常见,一般包括肋骨、胸骨骨折、开放性气胸、张力性气胸、血胸、创伤性窒息、肺爆震伤、食管损伤、膈肌损伤、气管支气管损伤和心脏及大血管损伤。胸外伤病情变化快,在未判明伤情轻重之前,应按重伤对待,以免延误抢救时机。如处理不当,会造成严重后果。约有10%的胸外伤患者需要急诊手术处理。

第一节 肋骨骨折

一、疾病概述

肋骨骨折(fracture of rib)在胸部损伤中最为常见,胸外伤多伴有肋骨骨折。骨折的部位同胸壁的结构和外力作用的方向有关。

根据肋骨骨折的数目、程度及病理生理的改变,临床上分为单纯性肋骨骨折和多根多处肋骨骨折(包括连枷胸)。单纯肋骨骨折对呼吸功能的影响与骨折累及范围及胸内合并损伤的严重程度有关。1根肋骨同时有2处或2处以上骨折,称多处骨折。如3根以上相邻的肋骨有多处骨折,或多根肋骨骨折的同时又有肋骨与肋软骨交界分离时;或多根肋骨骨折合并胸骨骨折时,伤部肋骨的前后端失去支持时使该处胸壁软化,发生浮动,呼吸时出现与正常胸壁呼吸运动相反的运动,此种伤称"连枷胸"。

肋骨骨折的主要临床表现为胸壁疼痛,尤其在深呼吸、咳嗽时、喷嚏时疼痛加剧,骨折刺破胸膜和肺组织可发生气胸、血胸、皮下气肿和咯血,但一般咯血量不多。除多根肋骨骨折外,一般无呼吸困难和紫绀。如果为多根肋骨多处骨折,浮动胸壁区可见胸廓反常呼吸运动,患者呼吸困难,如果及胸廓范围较大,则可严重影响呼吸循环功能。

二、手术特征

1. 闭合性单处肋骨骨折的治疗

此类肋骨骨折,多无显著错位,且能自行愈合。其治疗原则:一是解除病员的疼痛;二是防止和处理肺部并发症。治疗的关键在于止痛。可用胶布固定胸壁或用1%普鲁卡因或0.5%布比卡因封闭有关的肋间神经。第1~3肋骨骨折,因活动度小,疼痛轻,一般不需要固定。自第4肋骨以下,肋骨活动度较大,骨折后应予以固定。

2. 开放性单处肋骨骨折的治疗

开放性单处肋骨骨折,无论单根或多根,均应进行彻底清创,切除挫伤严重的胸壁软组织,清除异物或碎骨片。若有尖锐的骨折断端,应切除一小段,以防骨端摩擦疼痛,但应注意保留骨膜。如有肋间血管出血,应在出血点前后分别缝扎。肋间神经注射95%酒精以减轻疼痛。胸壁软组织要按层缝合。在清创的同时,必须仔细观察有无胸膜及胸内脏器损伤。如有胸膜损伤,应行胸腔闭式引流,以免形成脓胸。

3. 多根多处肋骨骨折的治疗

(1)如有休克、张力性气胸或严重血胸等,应尽快做相应的急救处理,以挽救患者的生命。

(2)矫正胸壁凹陷,清除或减轻反常呼吸运动,促进肺复张。

(3)通过有效的咳嗽、吸引或其他方法,排除呼吸道分泌物,以防窒息和呼吸道梗阻。

(4)防治感染。

三、手术时机

肋骨骨折多有明显胸痛，闭合性单处肋骨骨折一般不需要手术，仅需要止痛处理。但开放性肋骨骨折的治疗均应尽快进行彻底清创手术。多根多处肋骨骨折一般伴有反常呼吸，需要紧急手术治疗。

四、手术方法

1. 应用解剖

肋骨：以肋骨前端与胸骨之间的连接关系分为真肋(第 1～7 肋)、假肋(第 8、第 9 肋)和浮肋(第 11、第 12 肋)。约有 78.0%～79.5%的中国人第 10 肋亦为浮肋。

(1)长度差异：第 1～7 肋逐渐增加；第 8～12 肋逐渐变短。

(2)形态差异：第 3～10 肋的形态比较一致。称为典型肋；第 1、第 2、第 11、第 12 肋为非典型肋。典型肋弯曲扭转形成弓状，有内外两面，上、下两缘。弯曲度最大处为肋角，距肋结节约 3～5cm，位置表浅，容易摸到。非典型肋骨中，第 1 肋最短，为上、下两面，内外两缘结构。

(3)先天异常：数目异常表现为颈肋或腰肋存在。异常颈肋可以是软骨性或骨性。颈肋出现率为 0.51%，女性多于男性。腰肋出现率略高，形态异常的出现率低(0.02%)，可表现为肋分叉、融合肋、肋缺如等。

2. 神经封闭疗法

神经封闭法有痛点封闭及肋间神经封闭两种方法：

(1)痛点封闭：在胸壁的明显压痛点处用药物封闭注射止痛，根据伤情可对多个痛点同时做封闭。

(2)肋间神经封闭：在肋间隙对肋间神经行药物阻滞注射止痛。因肋间神经与其上、下肋间神经有分支相重叠，故必须同时阻滞注射其上、下肋间神经，才能取得良好的止痛效果。封闭的部位可在脊椎旁(肋骨角)、腋后线、腋前线或胸骨旁等处。椎旁肋骨角的封闭点在椎旁 5cm 处，因该部之肋间神经部位恒定，体表标志清楚，封闭效果较满意。

手术技术如下：根据伤情取仰卧位或侧卧位，严格无菌操作，常规皮肤消毒及铺设消毒巾。细致检测伤痛点，选定封闭的部位，并在椎旁肋间神经或胸骨旁、腋前线肋间神经封闭点上作一标记(图 12-1，图 12-2)。用细针注射器在每个标记部位做皮丘麻醉后，换用 12 号长针头，自皮肤垂直刺向肋骨，触到肋骨后，将针头后退至皮下。再转向下方刺入肋骨下缘，当针头触及肋间神经时。患者可能有针刺酸痛感，此时回抽注射器，证实无血液回流时，即可注入麻醉剂。每封闭点可注入 0.5%或 1%普鲁卡因注射液 5～10mL。有人用 5%当归注射液，加入等量的 2%普鲁卡因注射液进行封闭。取得长期止痛的作用(图 12-3)。或在在脊柱旁 5cm 肋骨下缘的肋间神经处，注射 1%的普鲁卡因或 0.5%布比卡因 2mL，注射范围包括骨折部位上、下各 1 个肋间，也可以注射到骨折区，必要时可在数小时后重复注射。止痛后应鼓励患者深呼吸和咳嗽，以防止并发症的发生。封闭注射完毕，局部可轻轻揉压，用消毒纱布覆盖。

3. 胸壁外固定肋骨牵引术

固定架是用数根厚 0.2cm、宽 1.5cm，带有槽沟的合金铝板条，与 1 根锐利的不锈钢弯针组合而成，使用时将板条用螺丝钉临时固时固定成“井”字形架供双侧胸使用，或固定成“工”字形架供单侧胸使用。其横框架按胸廓的形状弯曲。其两端附有海绵垫。不锈钢弯钩的弯度以恰能绕过肋骨为度，并可以直接穿刺皮肤，经肋骨内面绕过肋骨，将下陷的肋骨骨折段钩起，钩的上端穿过垂直框架板条的槽沟，用元宝螺母固定在框架上。

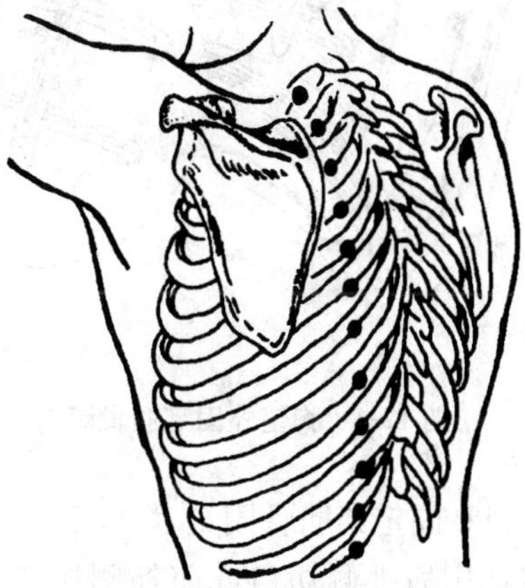

图 12-1　各肋间神经的封闭点(背面观)

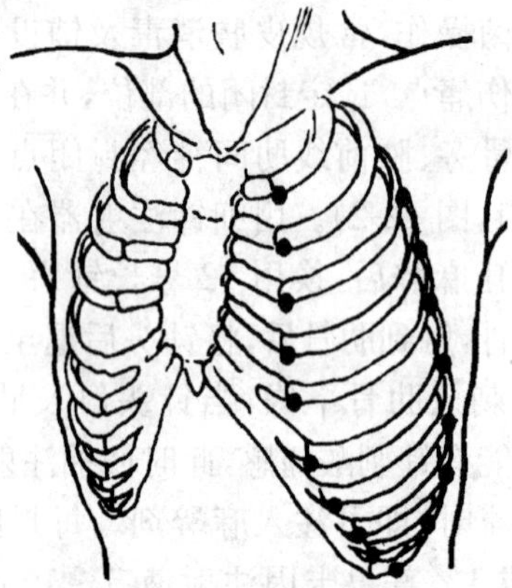

图 12-2　各肋间神经的封闭点(正面观)

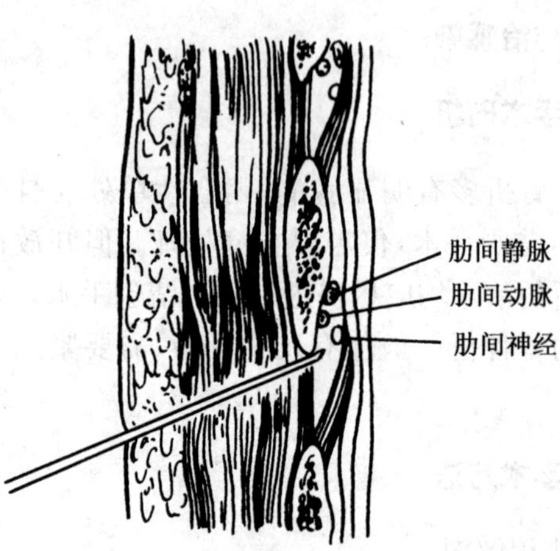

图 12-3　肋间神经封闭的位置

具体操作如下:在浮动胸壁的中央部,选择1～2根能持力的肋骨,作为牵引点;局部浸润麻醉后,用消毒的肋骨牵引钩沿肋骨上缘刺入皮肤,紧贴肋骨的下方绕过肋骨,轻轻将肋骨提起后,固定在牵引架上;调节元宝螺母的松紧,纠正反常呼吸运动,使胸廓恢复到正常状态;框架的支点应停放在两侧正常的胸廓上。根据浮动胸壁范围的大小,可用1个钩牵引,亦可选几个牵引点,用多个弯钩同时做牵引;一般牵引2～3周后,即可拆除牵引架(图12-4)。注意牵引钩勿伤及肋间血管及肺。

4. 外固定巾钳重力牵引术

利用巾钳夹住下陷的肋骨骨折段,加以一定的重量,悬吊固定在牵引床架上,以纠正胸壁反常呼吸运动。

操作方法如下:在所选定的肋骨上、下缘做局部麻醉后。用尖刀刺一小口。用巾钳将肋骨夹住;用牵引绳系于巾钳尾部连接在牵引架上;通过滑车用2～3kg重量牵引;牵引时间2～3周左右(图12-5)。术后及时观察牵引的情况,调整牵引钩的松紧度及巾钳牵引的重量。

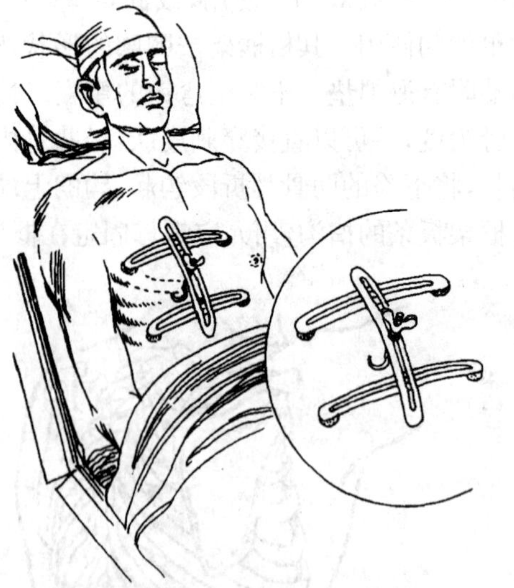

图 12-4　胸壁外固定肋骨牵引术

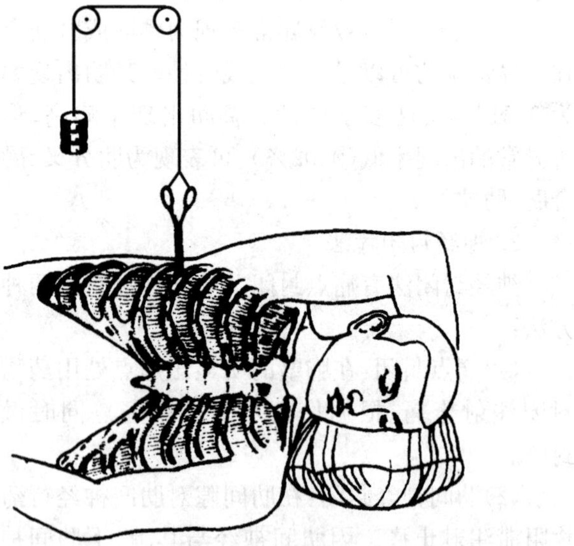

图 12-5　巾钳重力牵引术

5. Judet 固定架肋骨固定术

切口选用后外侧切口或前外侧切口;胸内脏器有损伤时,可自肋间开胸检查肺、隔肌、纵隔脏器的损伤情况,止血。必要时做肺部分切除,冲洗胸腔后,前胸上部及腋后线膈肌上方各安置胸腔引流管;了解肋骨骨折情况,将骨折线前后骨膜全周剥离 3～4cm 之整复移位的骨折断端，有游离骨折碎片时尽量复位；根据肋骨骨折的情况，选择合适型号的 Judet 固定架，按肋骨之弯曲形态加以弯曲，将固定架锐角侧的 2 个爪或 3 个爪安放在肋骨的下缘上，然后用专用钳将固定架紧紧固定在肋骨骨折的部位上(图 12-6)。一般成年男子可选用 16～18mm 的固定架，成年女子可选用 14～16mm 的固定架。两处骨折的距离较近者，可使用 1 个 53mm 长的架，必要时可 2 个架并列使用。

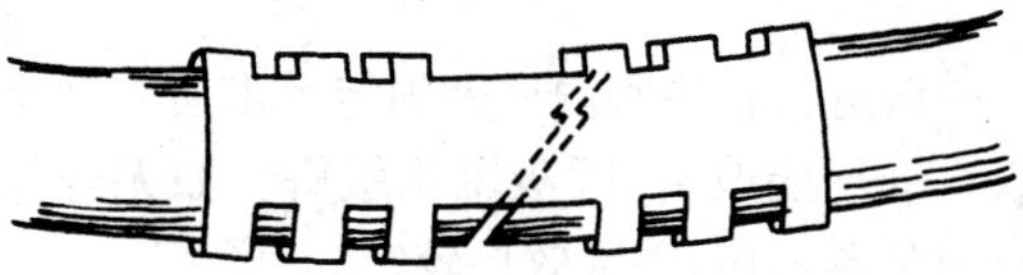

图 12-6 Judet 固定架肋骨固定术

6. 克氏针肋骨内固定术

显露浮动胸壁骨折的部位后选定内固定的肋骨；在有骨折肋骨的前、后断端的相应处各钻一小孔，用直径 1.5～2.0mm 的克氏针，自一端的小孔穿入，然后通过呈浮动状骨折段的髓腔，再经另一断端的小孔穿出。克氏针两端在小孔外各露出约 1cm 长，略加弯行，使之能牢固地固定在肋骨内(图 12-7)。

7. 钢板内固定术

对于浮动胸壁有剧烈胸背部疼痛或有呼吸困难而卧床困难者、肋骨骨折部有明显错位，将来胸廓可能发生变形者，最好在受伤后 3 天内行手术固定，如胸内有脏器损伤或合并有进行性胸膜外血肿，需要开胸手术时，可同时行肋骨固定。

术中使用骨科不锈钢钢板的长度要超过肋骨骨折段，按肋骨的弧度加以弯曲后，用不锈钢丝经钢板之孔眼绕过肋骨的 4 个点进行捆扎，其中两处分别在前后骨折的断端上，两处在中央的浮动肋骨上，使肋骨与钢板紧密固定在一起(图 12-8)。

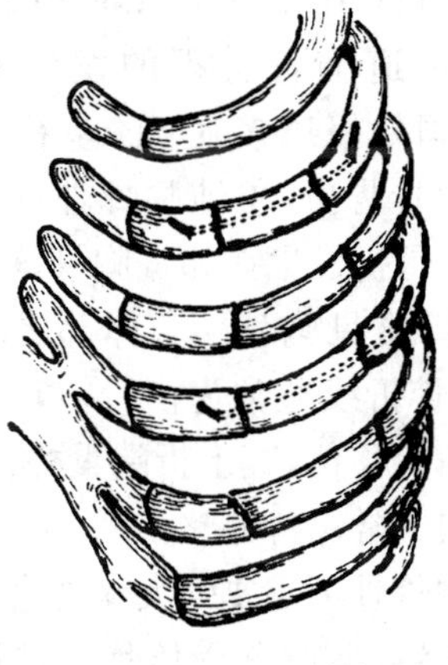

图 12-7 克氏针肋骨固定术

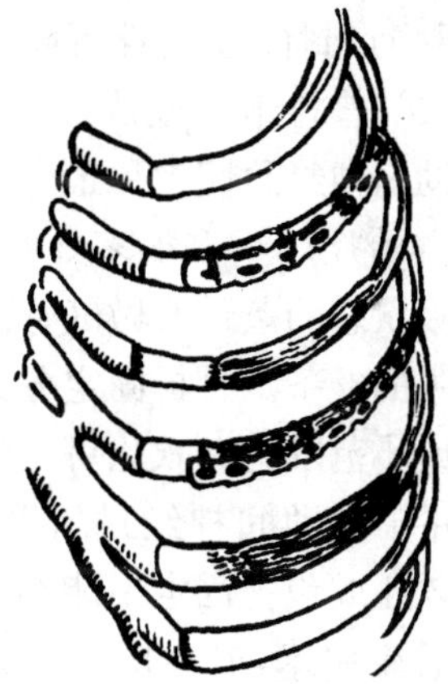

图 12-8 钢板正固定术

8. 控制性机械通气(呼吸机内固定)

在气管内插管或气管切开后，插入带气囊导管，连接人工呼吸机行控制性辅助通气，从胸内纠正反常呼吸，称“内固定法”。适用于双侧反常呼吸伴严重肺挫伤，呼吸明显窘迫，低氧血症，氧分压＜8kPa(60mmHg)，二氧化碳分压＞6.66kPa(50mmHg)，肺分流≥25%的伤员。合并血气胸者应先做闭式引流，应注意张力性气胸、气管损伤等合并症的发生，一旦血气分析基本恢复正常，逐渐停用人工呼吸器。

五、手术方法评估

神经封闭疗法常用于胸壁挫伤和多根肋骨骨折疼痛剧者。但伤情严重，呼吸循环功能不稳定者、合并脊椎骨骨折或其他部位损伤、采取封闭所需之体位有困难时、封闭注射部位的皮肤有损伤或感染者和对麻药过敏者均不适用。浮动胸壁反常呼吸运动明显而肺挫伤不严重者，均可应用胸壁外牵引固定术，此法是利用患者本身的正常胸壁部分作为支点进行肋骨牵引，结构简单，使用方便，能立即纠正浮动胸壁的反常呼吸运动，且患者可以带架活动，搬运及转送亦比较方便。巾钳重力牵引术的缺点是患者必须卧床休息，不能下地活动。用克氏针及钢板固定特别是使用钢板者，有时可发生固定不够充分，需要再次手术拆除，Judet 固定架的固定作用牢固可靠，未发现有松脱偏位等现象，不需要再次手术取出。“内固定”法治疗连枷胸在 20 世纪 60 年代中期曾得到广泛应用，但由于人工机械通气带来的并发症，如院内严重感染等发生率高，死亡率增加，费用多，目前主张严格掌握其适应证。对低氧血症、呼吸窘迫；伴有休克及颅脑外伤；呼吸道阻塞者是机械通气的适应证，而单纯为纠正反常呼吸运动则不是机械通气的适应证。

六、专家点评

肋骨骨折的治疗主要是止痛、保持呼吸道通畅、固定浮动胸壁，纠正呼吸和循环障碍，预防和治疗肺部并发症。止痛方法包括药物止痛、肋间神经封闭、骨折痛点封闭以及骨折固定等。止痛方法其中以用 1%普鲁卡因或认 5%布比卡因作骨折部痛点或肋间神经封闭效果最佳。也可采用持续硬膜外麻醉治疗严重多根多处肋骨骨折，但必须有监测呼吸状态的条件及做气管内插管或气管切开人工呼吸的准备。骨折固定分为内固定和外固定。现场或小范围胸壁软化可用半环式胶布固定胸壁法，并予以肋间神经封闭等止痛治疗。对于大块胸壁软化或包扎固定不能奏效者可采用胸壁外固定肋骨牵引术，其中巾钳重力牵引术限制活动，转运不便，采用较少。而错位较大、病情严重的则应该以 Judet 固定架肋骨固定术、克氏针肋骨内固定术和钢板内固定术等固定法处理。

神经封闭疗法术中要注意封闭注射进针时，一定要先触到肋骨。然后，再将针头下移至肋骨下缘进行注药，避失盲目穿刺进针剂伤肺脏，术后要了解封闭止痛的效果，必要时可再次进行封闭。胸壁外固定肋骨牵引术注意牵引钩勿伤及肋间血管及肺，操作时，只要紧贴肋骨内面进钩，勿向深部刺入，就不会发生其他损伤。内固定术注意要点为固定肋骨的数量，一般在骨折的肋骨上选择其中的 2～3 根加以固定，即可达到纠正反常呼吸，稳定胸壁的目的，对于未做开胸手术者同时合并气胸或可能发生气胸者，麻醉前应放置胸腔闭式引流。

七、术后并发症处理

神经封闭的针头、外固定用牵引钩和肋骨骨折断端刺破胸膜和肺组织可发生气胸、血胸、皮下气肿，如发生可根据具体情况行胸腔闭式引流、剖胸探查术等。

八、疗效判断和处理

一般进行止痛和内或外固定手术后胸廓反常呼吸运动均能改善，呼吸困难缓解。如无合并其他胸内脏器损伤，手术效果较好。

第二节　胸骨骨折

一、疾病概述

胸骨骨折（fracture of the sternum）较少见，国内文献报道胸骨骨折的发生率在 1.1%～2.0%。而国外报道多在 5%左右。胸骨骨折大多合并有肋骨骨折，单纯胸骨骨折较为少见。大多数的胸骨骨折发生在邻近胸骨体与胸骨柄连接的胸骨体部，常见胸骨柄与体部之间的软骨结合产生分离，骨折线通常为横行，若出现移位，下折端通常是向前移位，其上折端重叠在其后方，但胸骨后的骨腰常常保持完整。

引起胸骨骨折需要强大暴力直接作用于胸骨区或挤压所致，前胸壁受压且脊柱过度前屈时也可发生骨折。日常多见于坠落或跌倒时胸部撞击于地面砖、石块或物体的棱角处造成骨折；汽车行驶中紧急刹车，由于惯性作用，驾驶者胸部撞击方向盘上造成骨折。

胸骨骨折患者常见胸骨前疼痛，在咳嗽及深呼吸时疼痛加重，局部压痛显著，有骨擦音；如有移位，局部可见变形及异常活动，随呼吸局部有异常活动或有隆起或凹陷畸形。胸骨骨折后病员常呈典型姿势：屈项低头，肩部下垂，两上肢紧靠胸壁，双手喜放在膝部不动，此姿势使胸廓及颈部肌肉松弛，可减轻疼痛。

二、手术特征

单纯无移位的胸骨骨折的治疗以卧床休息、止痛为主。可给予口服止痛剂，如去痛片、曲马多片或中药制剂三七片、云南白药等，疼痛严重者给予 0.5%布比卡因 5mL 或 1%普鲁卡因 10mL 局部封闭止痛。肩垫薄枕抬高，骨折部置沙袋压迫，限制骨折活动，可减轻疼痛。通常休息 2～3 周即可适当活动。有移位之胸骨骨折者，待全身伤情稳定后早期行骨折复位。常用的方法有闭式手法复位、胸骨骨折内固定术和胸骨骨折牵引术。

三、手术时机

目前大多数学者主张对胸骨骨折应在患者情况稳定后，尽早手术复位固定。这不仅缩短了住院时间，也避免了假关节形成及由此引起的疼痛。早期手术比较简单，效果也甚为满意。

四、手术方法

1. 应用解剖

胸骨：由胸骨柄、胸骨体和剑突 3 部分组成。胸骨柄与胸骨体结合部稍向前突形成胸骨角，是重要的骨性标志，用于胸部肋骨计数及定位。胸骨的长度有明显的性差。女性比男性短，胸骨体的长度不足胸骨柄的 2 倍，可借此鉴定性别。剑突的形态变异较多，表现在长短不一，有孔或分叉，30 岁以后开始骨化。40 岁前后完成骨化。与胸骨体融合。但有的人终身不骨化。

2. 闭式手法复位

1%普鲁卡因局部麻醉下，令患者挺胸，使胸椎过伸，双臂上举超过头部，然后用力将胸骨之下折端向后下加压使其复位。

3. 胸骨骨折内固定术

气管插管静脉复合麻醉，亦可在局部下施行。患者仰卧位，背部垫一小枕，轻度后仰；于骨折胸骨正中做纵形切口，显露出骨折部位(图 12-9)；显露骨折断端后，用钝性骨膜剥离器或持骨器，撬起骨折端，使上、下骨折端对合，然后在上、下骨折片上各钻孔 2～3 个，用不锈钢丝分别穿过上、下钻孔。钻孔或穿过钢丝时，将骨膜剥离器或小拉钩置于胸骨下方，以防损伤胸骨后之脏器(图 12-10)；对合胸骨上、下骨折端，拧紧不锈钢丝(图 12-11)；胸骨骨折复位后，亦可采用钢板绕不锈钢丝捆扎固定(图 12-12)；关闭手术切口，不须放置引流。

4. 胸骨骨折牵引术

手术步骤：局部浸润麻醉。患者仰卧位，背部垫一小枕，轻度后仰。在骨折的胸骨旁切 1 个小口，将预先用司密斯针弯成的钩，从一肋间紧贴胸骨后方，由另一肋间穿出，然后用 4～5kg 重量做悬吊牵引(图 12-13)，术中注意避免损伤胸廓内动脉。

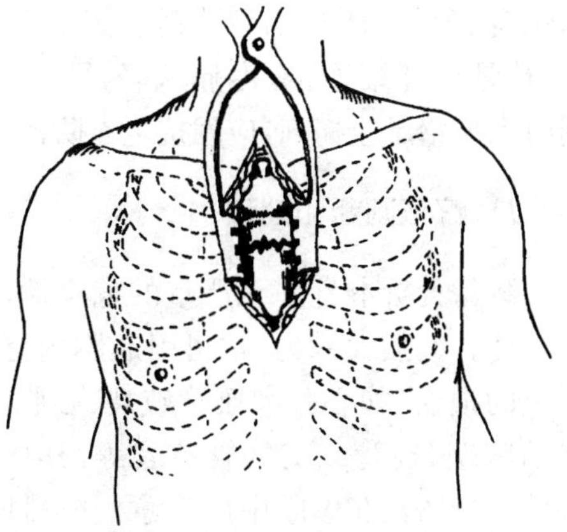

图 12-9 显露胸骨骨折部位

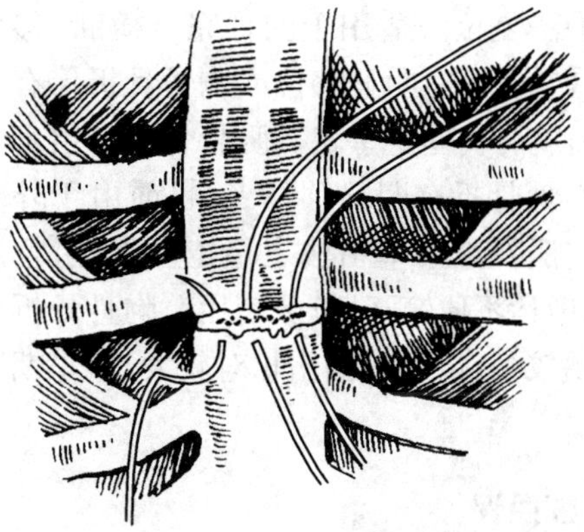

图 12-10 用不锈钢丝分别穿过钻孔

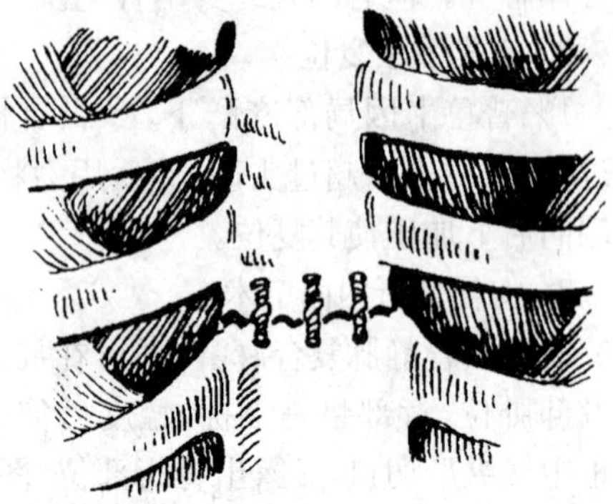

图 12-11　对合胸骨骨折端后，拧紧不锈钢丝

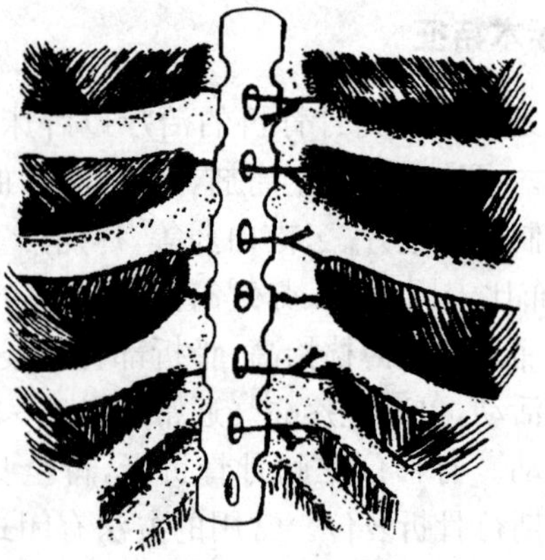

图 12-12　使用钢板绕不锈钢丝捆扎固定

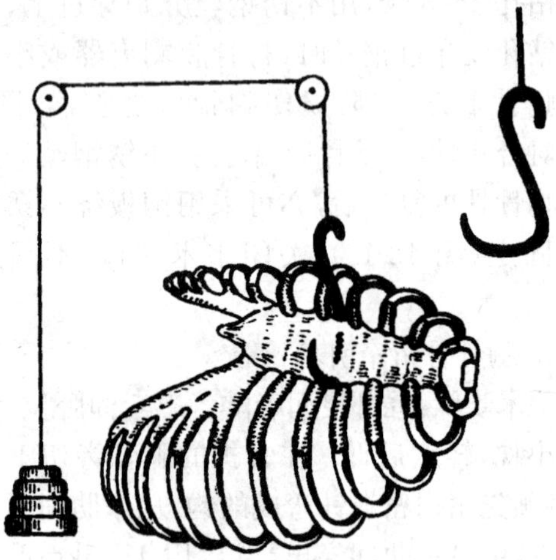

图 12-13　悬吊牵引

五、手术方法评估

闭式手法复位法适用于胸骨完全横断、移位之骨折。胸骨骨折有明显移位或胸骨骨折伴有浮动胸壁多需胸骨内固定手术。胸骨骨折牵引术治疗横断的胸骨骨折有明显移位者，目前由于外支架牵引固定法及悬吊牵引法之稳定性不佳，且患者需卧床，搬运不便，现已较少使用。胸骨骨折内固定术应用较多，虽手术创伤相对较大，但早期手术效果佳。

六、专家点评

胸骨骨折多发生于胸骨上 1/3，尤以胸骨柄、体分离更为常见。若有错位，常是上端向后下移位，无移位的胸骨骨折容易被忽视。因患者的体型胖瘦不一，局部表现亦可有所不同，瘦者局部畸形明显，胖者因骨折端周围组织水肿，局部充血，尤其是伤后已数天且伴反应性炎症时，容易误诊为“胸骨骨髓炎”、“蜂窝组织炎”等。骨折端髓腔出血在前纵隔可以形成血肿，X 片示纵隔影明显增宽，此时应与主动脉瘤相鉴别。如误诊错过早期手术时机，待数周后手术，需要重新离断已纤维连接的骨折线，清除纤维组织及短痕。使手术复杂化，愈合时间更为延长。手术方法中目前胸骨内固定手术虽然创伤相对较大但疗效肯定，应用较多。

七、术后并发症处理

内或外固定时可能损伤胸骨后组织，发生纵隔出血、气胸、血胸、皮下气肿等，如发生可根据具体情况行胸腔闭式引流术等。术后卧床 2 周左右，待骨折纤维连接，疼痛减轻，即可下床活动。同时酌情给予止痛剂，应用抗生素防治感染。

八、疗效判断和处理

胸骨骨折本身并无严重的危险性，手术固定效果佳。但强大暴力，常可引起胸内脏器或其他部位的损伤，如心脏大血管破裂、心肌或肺挫伤、浮动胸壁、气管或支气管破裂等，其死亡率可达 20%～40%。在诊断中应注意观察排除，如连枷胸、心肌挫伤、支气管破裂、心脏大血管损伤、脊柱伤及腹内脏器伤等。

儿童胸骨骨折均有明显外伤史。儿童骨结构富有弹性，胸骨体部各节间有纤维软骨相连，加之胸骨前后均有胸内韧带等附着而加强，因此骨折端不容易移位，因此骨折端不容易移位，仅为青枝型骨折成角隆起。池永龙等报告儿童单纯性胸骨骨折均为青枝型成角隆起，轻压复位后局部加压毡垫包扎，四周后摄片复查均已愈合。

成人胸骨骨折往往有明显移位，无移位及并发症者，预后良好，反之有移位及合并症者则预后较差。Gurlt 报告无并发症的 58 例胸骨骨折，8 例死亡；有并发症 45 例，死亡 44 例。

第三节　创伤性气胸

一、疾病概述

正常胸膜腔为不含气体的间隙，其间的压力低于大气压而呈负压，胸部创伤累及胸膜、肺或气管，使空气经胸壁或肺及气管的破口进入胸腔，称为创伤性气胸（trauma pneumothorax）。气胸可分为 3 大类：闭合性气胸、开放性气胸和张力性气胸。

闭合性或穿透性损伤均可引起张力性气胸。张力性气胸系因损伤组织形成一单向活瓣，当吸气时空气推开活瓣进入胸腔。呼气时活瓣闭合，因而随着呼吸使空气源源进入胸腔，胸腔内压力不断增高，高度压缩肺组织，并将纵隔推向健侧，使健侧肺亦受挤压，呼吸通气面积减少，但血流仍灌流不张的肺泡所产生的分流，可引起严重呼吸功能障碍，低氧血症。另外，纵隔移位使心脏大血管扭曲及胸内高压，使回心静脉血流受阻，心排除量减少，将迅速导致呼吸与循环功能衰竭（图 12-14）。若未及时诊断和处理，可很快导致患者死亡。

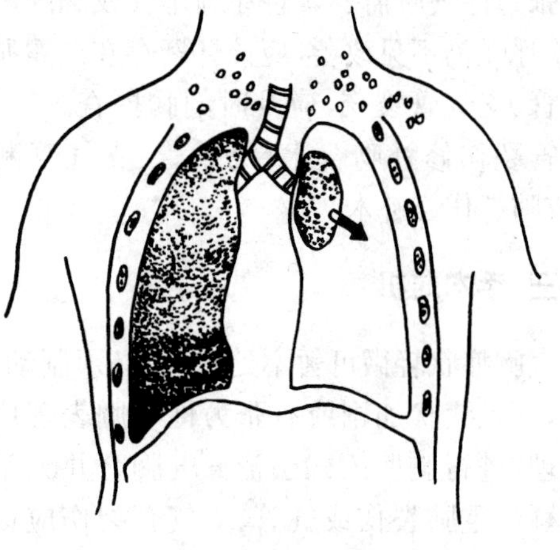

图 12-14　张力性气胸的病理生理改变

临床表现主要取决于肺受压萎陷的程度及伤员伤前肺功能的情况。小量气胸指肺萎陷在 30%以下，患者可无明显的呼吸与循环功能障碍。中量气胸指肺萎陷在 30%～50%左右，超过 50%以上则为大量气胸。中量或大量气胸最常出现的症状是胸痛及气急。X 线胸部检查是诊断气胸的重要手段。

二、手术特征

小量闭合性气胸一般无须特殊治疗，胸腔内气体可逐渐吸收，萎陷肺随之复张，但在治疗中应严密观察，卧床休息，必要时给予镇静、止痛药物。中量及大量闭合性气胸应特别注意，随时警惕张力性气胸的发生，对这种患者采取胸腔穿刺治疗或放置闭式引流，尚未完全取得一致意见，但多数主张闭式引流，既可迅速使肺复张，改善患者缺氧症状，又避免发生张力性气胸救治不及时带来的危险。

急救处理：

开放性气胸应该立即封闭伤口，将开放性气胸变为闭合性气胸。在患者呼气末，迅速用 5～6 层油纱布封闭创口，其范围应超过创缘 5cm 以上，再用无菌棉垫敷盖，并以胶布固定，绷带加压包扎（图 12-15），保证密封不漏气，防止转运途中敷料松动及滑脱，时刻警惕发生张力性气胸。

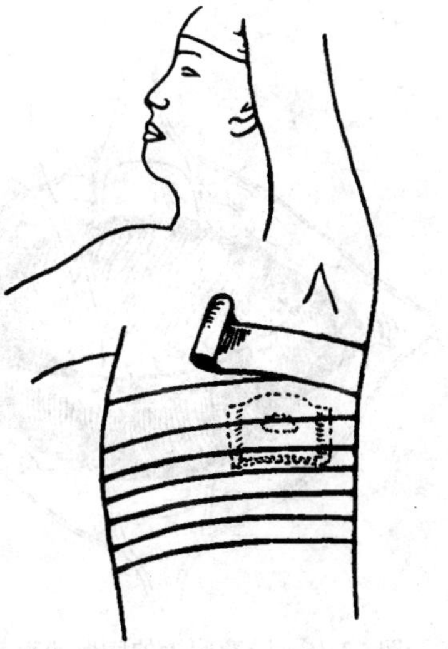

图 12-15　开放性气胸时封闭伤口

张力性气胸需要紧急穿刺排气或胸腔闭式引流，如呼吸仍不见改善，应该怀疑存在严重肺裂伤或气管、支气管裂伤，应及时剖胸探查。行气管、支气管裂伤修补吻合术（见气管、支气管断裂章节）或肺裂伤修补术。

三、手术时机

气胸症状轻微可暂不处理，但必须制动、密切观察，一旦症状加剧或有张力性气胸表现应该立即处理，进行胸腔闭式引流。气胸合并大量血胸或怀疑严重肺裂伤或气管、支气管裂伤应该剖胸探查。

四、手术方法

1. 胸腔闭式引流

适应证如下：

①中量到大量气胸；

②无论气胸多少，只要有呼吸困难者；

③非手术治疗中气胸增加者；

④胸腔闭式引流拔出后气胸复发者；

⑤需用机械辅助通气者；

⑥需气管插管行全身麻醉者；

⑦合并有血胸者；

⑧双侧气胸；

⑨张力性气胸（具体操作详见血胸章节）。

2. 清创术

(1)适应证

极小的胸壁破损引起的开放性气胸。一般不需手术，局部清洁消毒后，用无菌敷料覆盖，待其自行愈合。对较大的胸壁缺损及污染较重者，应行手术处理

(2)术前准备

术前给予输血、输液及吸氧，纠正呼吸和循环功能紊乱，待全身情况改善，完成气管插管，能有效控制呼吸后，方能打开包扎胸部伤口的敷料进行检查和处理，否则可因再度出现开放性气胸而造成严重后果。

(3)手术方法

气管插管，全身麻醉。根据胸壁缺损部位，可采取仰卧位或侧卧位。充分冲洗伤口，皮肤消毒后，剪去失活的软组织，摘除异物和游离骨片。修整肋骨残端，冲洗胸腔，常规放置胸腔闭式引流后，再将胸壁肌肉紧密缝合，皮下及皮肤敞开引流。留待以后第 2 次缝合。若疑有胸内出血或脏器损伤，可将原切口加以扩大，进行胸腔内探查。若经原切口不便探查，可根据情况另做适当剖胸切口。如胸壁缺损较大，直接缝合困难，可采取带蒂肌瓣填塞法、肺填塞法或人工代用品修补法等修补方法。

①带蒂肌瓣填塞法

可游离附近的胸壁肌束封闭创口（图 12-16），一般以骶棘肌最合适。将肌束游离至所需长度，切断一端肌束。牵至缺损边缘，沿周围以细丝线缝合固定。将缺损完全封闭（图 12-17）。

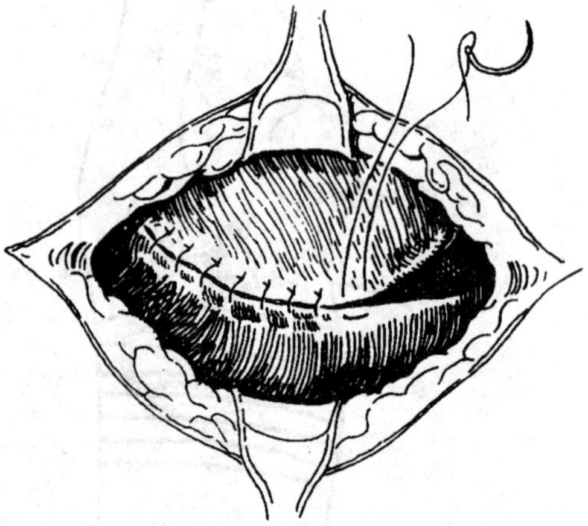

图 12-16 游离附近的胸壁肌束封闭创口

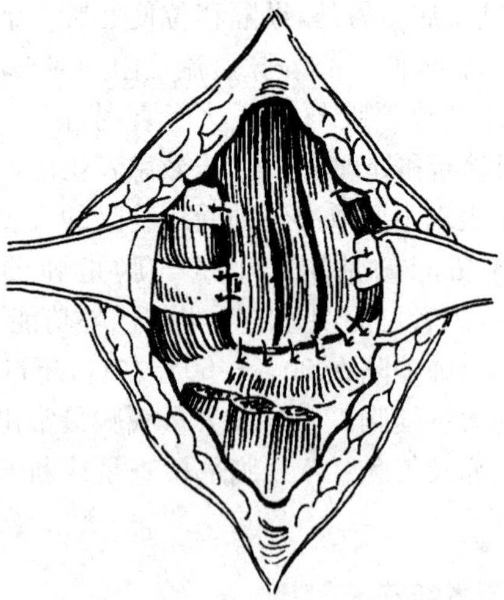

图 12-17 将肌束牵至缺损边缘，沿周围以细丝线缝合固定，将缺损完全封闭

②肺填塞法

将肺膨胀后，肺填塞胸壁缺损，用细丝线间断缝合，将肺固定于胸壁缺损(图 12-18)。

③人工代用品修补法

用绦纶片或其他医用人工编织物，裁剪至需要的大小，缝于缺损边缘。为了防止伤侧胸壁大块缺损修补后出现反常呼吸运动，可切除一段肋骨作为支架斜跨在修补处，并用钢丝固定于上、下肋骨(图 12-19)。亦可用克氏针插入肋骨两断端(图 12-20)，或用不锈钢丝于缺损上、下肋围绕 2～3 圈做支架(图 12-21)。后者尚可加一定力量，使缺损缩小。由于人工编织物抗感染力低，对有严重污染者，不宜采用代用品修补。

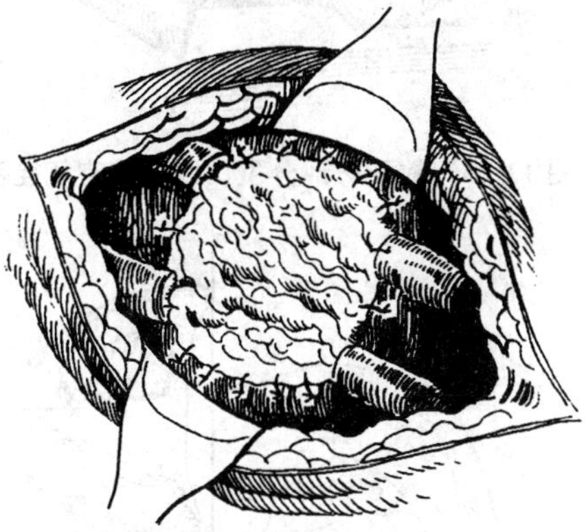

图 12-18　将肺固定于胸壁缺损

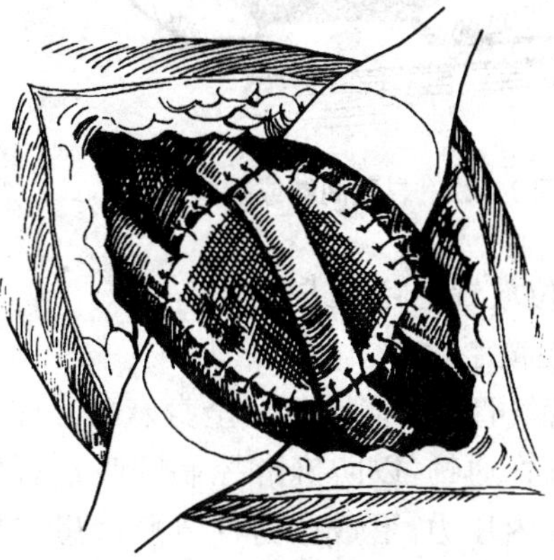

图 12-19　切除一段肋骨作为支架斜跨在修补处，并用钢丝固定于上、下肋骨

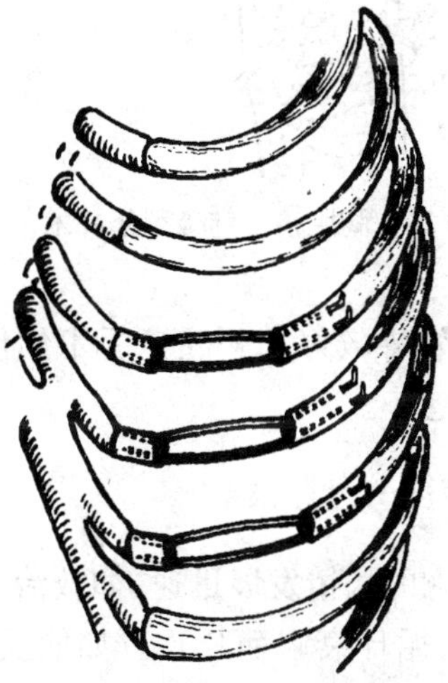

图 12-20　用克氏针插入肋骨两断端

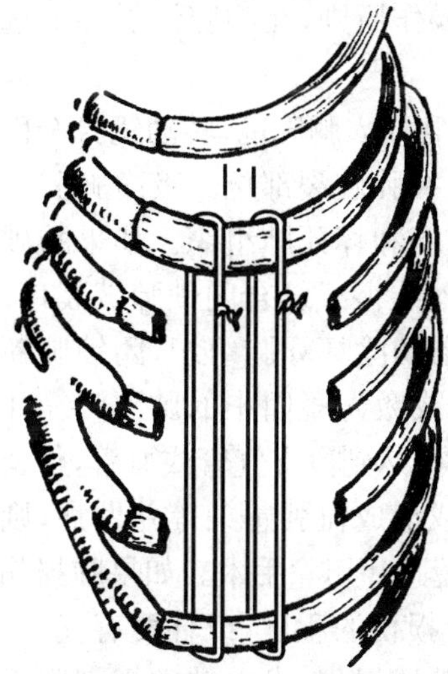

图 12-21　用不锈钢丝于缺损上、下肋围绕 2～3 圈做支架

3. 肺裂伤修补术

(1)胸腔闭式引流发现有重度漏气，呼吸因难改善不明显，肺未能复张。应行剖胸手术。如果发现肺裂伤，可予以修补，尽可能多地保留肺组织。如裂伤极为严重而无法修补，或合并严重肺挫伤，可行肺段、肺叶或全肺切除。

(2)气管插管全身麻醉。根据情况采取前外侧或后外侧切口卧位。

(3)进入胸腔，吸净胸腔内血液。找到肺裂口，用细线缝扎出血及漏气部位后。将裂口间断或褥式缝合(图 12-22)。裂口不大而较深者，应扩大裂口，仔细缝扎出血及漏气部位。对大而较深的裂口，于缝扎出血及漏气部位后，裂口可敞开一部分不给予缝合。以预防发生空气栓塞(图 12-23)。

(4)冲洗胸腔，并嘱麻醉师鼓肺，检查修补处有无漏气及有无遗漏之肺裂伤。

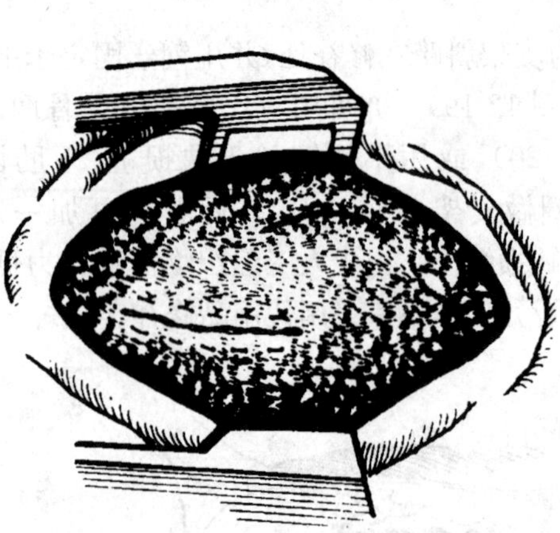

图 12-22 裂孔间断或褥式缝合

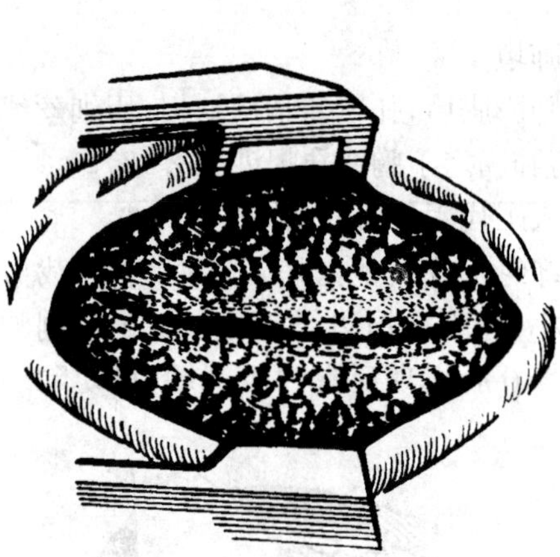

图 12-23 敞开一部分裂口以预防空气栓塞

(5)低位放置胸腔闭式引流。

4. 胸腔镜手术

双腔管气管插管静脉复合全身麻醉。注意保持胸腔引流管通畅,以防麻醉控制呼吸过程中进一步增加胸内压力,形成张力性气胸。患侧向上卧位。切口应当避开肋骨骨折部位,一般在腋中线第 5 肋或第 6 肋间切小口插入胸腔镜,根据损伤部位和有利于操作原则,在胸腔镜引导下选择插入器械的切口。

手术步骤:套管插入胸腔镜,转动镜身全面进行肺表面观察,寻找肺破裂部位。吸净胸腔内积血和血块,剪掉破碎和坏死肺组织。如果肺破裂范围小、表浅,用丝线褥式缝合闭锁肺破裂口;或者使用直线切割器切除坏死肺组织,闭锁肺断面(图 12-24)。氩气或激光凝固小的肺泡瘘。如果肺损伤范围大且深,达到段支气管或血管,保留肺叶会引起肺不张或形成血肿感染等并发症,则应当施行电视胸腔镜肺叶切除手术。如果肺损伤面积广泛,难以判定损伤的程度,或怀疑有气管、血管及胸腔内其他脏器损伤,术中转常规剖胸手术是必要的。

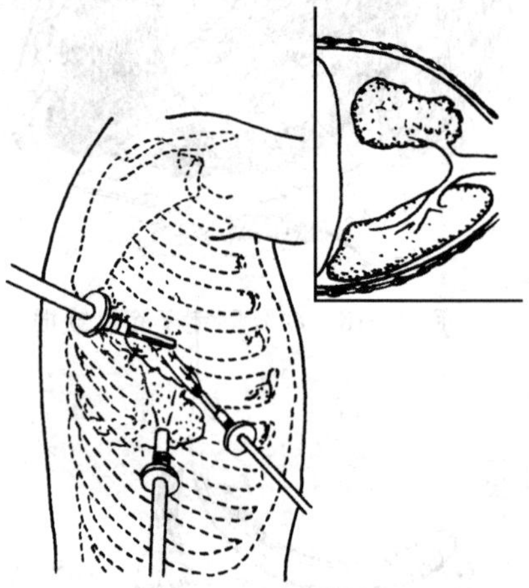

图 12-24 胸腔镜下肺破裂修补术

五、手术方法评估

手术方法主要根据气胸类型和程度选择。闭式引流创伤较小、操作简单,适用于大多数气胸治疗,只有持续漏气的病例才需要剖胸治疗。对于开放性气胸伴有较大的胸壁缺损者,由于开放性气胸的伤口多污染严重,人工代用品抗感染能力弱,术后感染愈合不良几率上升,尽量采用自体带蒂肌瓣填塞法效果较好。胸腔镜手术创伤较小,采用有增多的趋势。

六、专家点评

张力性气胸的病情发展迅速,如救治不及时,可迅速因呼吸、循环衰竭而死亡。如能及时正确处理,可使患者迅速转危为安。注意不要因做 X 线检查而延误抢救时机。紧急情况时,可在第 2 肋或第 3 肋间用粗针头刺入胸腔排气减压,然后将针头用消毒乳胶管连接于水封瓶做胸腔闭式引流(如临时未备有水封瓶,可将静脉输液用的乳胶管取下,下端放入留有 100～200mL 盐水输液瓶内,并于瓶口用胶布固定,以防滑出),胸内积气即可持续排出。转运患者时,可于穿刺针尾端拴一橡胶指套,其顶部剪一小口,制成活瓣排气针(图 12-25A),呼气时气体外溢。吸气时橡皮指套闭

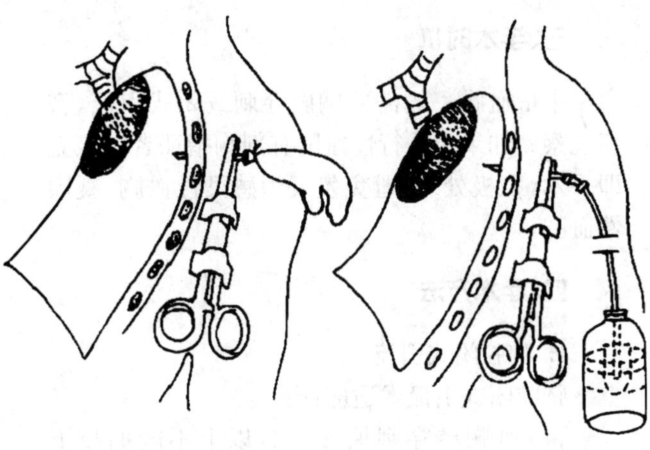

图 12-25　简易的活瓣排气针

合，使外界空气不能进入胸腔。如备有特制的胸腔引流针，效果更好(图 12-25B)。若张力性气胸仍不能控制，则应在局部浸润麻醉下，在锁骨中线第 2 肋或第 3 肋间隙插入口径 0.5～1cm 之胶管做闭式引流。胸腔镜手术日益普及，但对于条件设备不完善的急诊推广仍困难。

七、术后并发症处理

气胸术后可有出血、感染、肺不张等。处理原则：

(1)继续补充血容量，防治休克。

(2)保持胸腔引流通畅，注意有无漏气及漏气的程度。

(3)继续给氧和止痛。

(4)鼓励患者咳嗽徘痰，尽可能将小气管内积血排出。预防肺部并发症。

(5)应用抗生素防治感染。

(6)开放性气胸需要肌肉注射破伤风抗毒素。

八、疗效判断和处理

气胸经胸腔闭式引流后一般肺复张佳，如仍持续性漏气要考虑剖胸或胸腔镜探查处理。

第四节　创伤性血胸

一、疾病概述

胸部外伤后胸膜腔内有血液潴留，在临床上称为外伤性血胸(Traumatic hemothorax)。在胸部创伤中，血胸的发生率很高，特别是血、气胸的发生率可高达 75%，其中单纯血胸占 15%。血胸的来源为心脏或纵隔大血管出血(包括心脏、主动脉及其分支，上、下腔静脉和肺动、静脉主干出血。出血迅猛，常引起致命伤)、胸壁血管出血(常来自肋间动、静脉或胸廓内动、静脉。动脉血来自体循环，压力较高，出血呈持续性，不容易自然止血)、肺组织破裂出血(常引起肺局部血肿，压迫损伤血管，有可能短时间自然止血)。(图 12-26)。

临床表现：

(1)小量血胸：指胸腔积血量在 500mL 以下，X 线胸片可见肋膈角变钝，液面不超过膈顶，临床多无内出血的症状和体征。

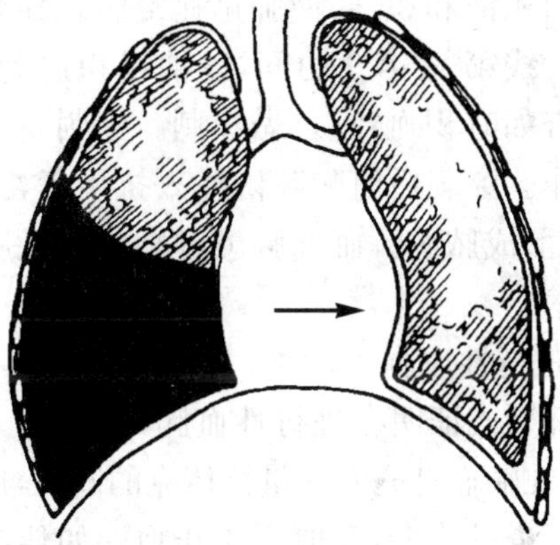

图 12-26　外伤性血胸

(2)中量血胸：指胸腔积血量在 500～1500mL，X 线胸片见积液达肺门平面，患者可有内出血的症状，面色苍白，呼吸困难，脉细而弱，血压下降。

(3)大量血胸：指胸腔积血量在 1500mL 以上，X 线胸片可见胸腔积液超过肺门平面，产生失血性休克外，尚因大量积血压迫肺使肺萎陷而引起呼吸、循环功有障碍。如果出血较快而且量多，去纤维蛋白作用不完全，则血液可发生凝固成为凝固性血胸(图 12-27)。

二、手术特征

血胸的治疗主要是防治休克；对活动性出血进行止血；及早清除胸膜腔内积血，防治感染；以及处理血胸引起的并发症及合并症。

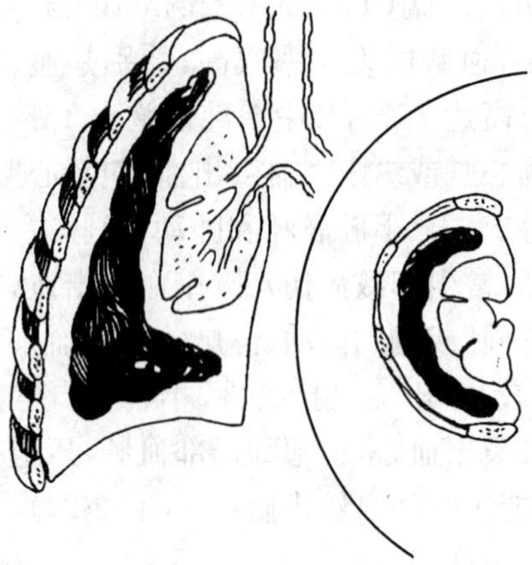

图 12-27　凝固性血胸

单纯性血胸或血气胸主要采用胸腔穿刺，抽取胸腔内积液和积气，使肺迅速复张。穿刺部位多在腋后线第 8、第 9 肋间，以抽尽积血为原则。以后复查如有积血，宜再做穿刺。穿刺要求严格无菌操作。穿刺后向胸腔内注入抗生素，预防感染，以免形成脓胸。血气胸患者必要时做胸腔闭式引流术。

1. 进行性血胸

凡怀疑或证明有进行性血胸，出血量大或伴有休克，在输血补充血容量抗休克的同时，应立即做剖胸探查的准备，及时手术止血。如伴有肺撕裂伤和出血，应妥善修补。心脏或大血管损伤出血，除非能在短时间内获得手术治疗，死亡率很高。

2. 感染性血胸

若血胸已继发感染，应及时放置闭式引流，排除积脓。如果发现脓胸粘连形成多房性，或凝固性血胸，纤维胸发生感染，应早期行开胸手术，清除脓性纤维素块及肺皮层剥离。采用经肋床切口和粗管闭式引流或用冲洗引流管冲洗引流，使肺及早膨胀

凝固性血胸应待患者情况稳定后，争取早期手术，一般在 2 周左右，此时手术比较简单，做较小的开胸切口，清除凝血块及附着于肺表面之纤维蛋白膜。若为纤维胸亦应争取早期剥除纤维板，可于外伤后 3～5 周剖胸剥除肺表面的纤维板，术后放置闭式引流，必要时还可用负压吸引，嘱患者吹气球，促使肺及早膨胀。

三、手术时机

小量血胸一般需要胸腔穿刺或闭式引流，密切观察。如果为进行性血胸有剖胸指征者应该立即手术，积极处理，避免发展为感染性血胸、凝固性血胸。

四、手术方法

1. 胸腔闭式引流

胸腔闭式引流术适应证：

(1)血胸经穿刺抽液 3 日以上不能抽吸干净者。

(2)胸内积血黏稠或混有血凝块而不容易抽出者。

(3)血胸怀疑有合并感染者。

选择胸腔低下部位(开胸术后膈顶平面腋中线稍后)置引流管，由胸壁另做一小切口，用血管钳分开肋间肌，戳破壁层胸膜，夹住引流管尾端由小切口拖出，缝牢固定即可。非开胸的患者，一般取腋后线第 7 肋间置入闭式引流管，患者取低半坐位。如同时为排气减压，可在锁骨中线外侧第 2 肋间另置一闭式引流管。特殊情况下可经 X 线定位后确定置管部位。(图 12-28)。

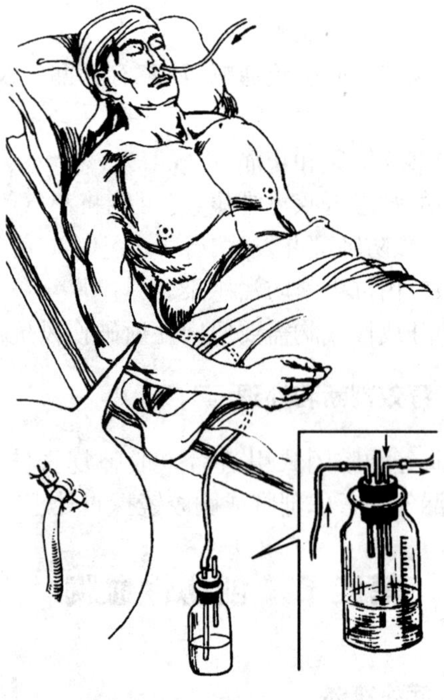

图 12-28　胸腔闭式引流

2. 剖胸止血

适应证

(1)胸腔闭式引流血量在最初两小时内超过250mL/h,或最初 24 小时内超过 1000mL 以上。

(2)在适当输血、补液之后,患者因血胸造成的低血容量或休克仍不能纠正。

(3)在胸腔闭式引流之后,伤侧胸腔内有血凝块,同时纵隔向健侧移位的征象未能改善者。

具体操作方法如下:

(1)进入胸腔后清除积血。迅速找到出血部位:如为胸廓内血管或肋间血管出血,可用血管钳钳夹,贯穿缝合结扎即可止血。如为肺裂伤出血,常为血气胸,应找到出血、漏气之部位:予以缝合结扎,如肺组织损伤严重,损伤血管也较大,一般缝合不能很好止血,应行肺叶切除。如为心脏、大血管损伤,应做相应处理。

(2)妥善止血后,冲洗胸腔,低位放置闭式引流管。

3. 凝固性血胸清除术及胸膜纤维板剥除术

进入胸腔后吸除积血,清除凝血块及附在肺表面的纤维蛋白膜。若为纤维胸,可行纤维板剥除术。先于肺表面之纤维板切一小口。找到纤维板与肺表面的间隙。用小纱布团将纤维板从肺表面上分离(图 12-29)。较疏松部位,可用手指做钝性分离(图 12-30);粘连较紧时可用锐性分离(图 12-31)。小片粘连过紧,可绕行其四周剥离,将小纤维板残留原处。位于脊椎旁沟及前胸壁等部位的纤维板必须剥离,以利术后肺膨胀。如隔肌上的纤维板剥离困难。可不予剥离,但应将覆盖肺下叶的纤维板剥除。

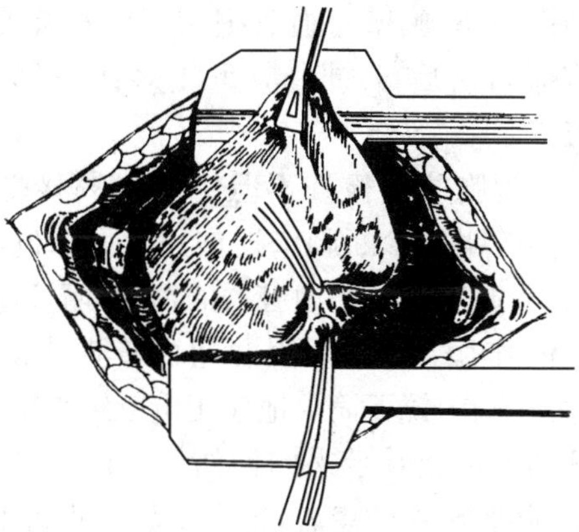

图 12-29 用小纱布团将纤维板从肺表面上分离

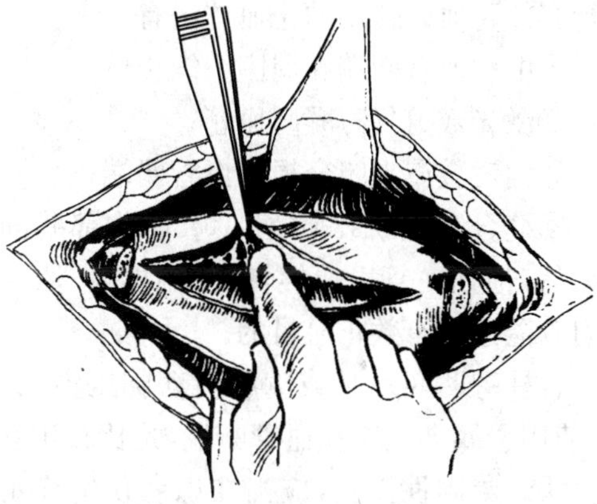

图 12-30 以手指做钝性分离

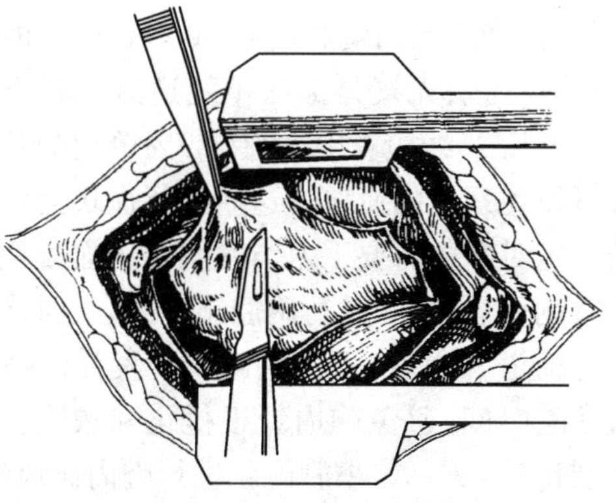

图 12-31 锐性分离

4. 胸腔镜手术

双腔管气管插管,静脉复合全身麻醉。手术切皮时改健肺通气。术中使用血氧饱和仪监测,如手术时间长,间断双肺通气。体位一般采取侧卧位,患侧向上,胸部垫高。根据损伤部位不同,患者可向前或向后倾斜。患侧胸部切 3～4 个小口。一个切口用于插入胸腔镜:上胸部穿透伤,切口位于腋中线第 6 肋间;下胸部伤切口在腋中线第 4 肋间;胸部闭合性损伤,一般经腋中线第 6 肋间插入胸腔镜。其他切口用来插入操作器械,切口的位置应当与损伤部位保持一定距离,使器械和胸腔镜从不同角度指向病变。3 个皮肤切口最好构成三角形,以免器械和胸腔镜相撞,影响手术操作。

(1)具体手术步骤:常规消毒皮肤,铺无菌手术单。在决定插入胸腔镜的皮肤上切口 1.5cm,分离肌层,经肋间刺破胸膜,插入带有内套管的穿刺器，拔出内套管，胸腔镜经外套管插入胸膜腔，监视器显示下进行第 2 个和第 3 个皮肤切口。经切口插入内镜套管时，注意勿刺伤肋间血管和肺组织。后两个切口用于插入抓钳和吸引器。迅速吸出胸膜腔积血和血块，寻找出血部位。如果镜头有血迹模糊下清，可拔出胸腔镜，用热生理盐水擦拭，然后再进行检查和止血。凝固性血胸需要用内镜钳夹碎较大的凝血块，经吸引器吸出。生理盐水冲洗胸膜腔，经低位的切口置闭式引流管。改双侧肺通气，麻醉师经气管插管缓慢胀肺，排出胸腔气体。缝合皮肤切口。

（2）止血方法：根据出血部位和速度不同采取不同的止血方法。肋间动脉和胸廓内动脉损伤是胸腔内出血最常见的原因。因为动脉出血和胸膜腔负压，出血量偏多，一般都是中等量血胸，需要进行有效止血。常用的止血方法有：

①电凝血管断端和周围组织止血；

②激光或氩气刀凝固血管；

③内镜金属夹闭合损伤血管两端；

④缝合结扎断裂血管。侧、前胸部肋间动脉压力低，损伤血管出血缓慢，使用电凝、激光和氩气刀等能达到有效止血目的。

脊柱旁肋间动脉或胸廓内动脉压力大，出血快，使用金属夹或缝扎血管断端，是比较确切可靠的方法。凝固性血胸，应当在患者伤情稳定后早期进行手术。伤后早期肺表面尚未形成纤维板，手术比较简单。手术时体位、切口同胸腔内出血止血手术。术中除了清除胸腔内陈旧的血块和积血外，还应当去掉肺表面的纤维蛋白膜。若血胸发生时间偏长，已形成纤维胸，要进行纤维板剥除。术后经闭式术后经闭式引流管负压吸引，促使萎缩的肺及早膨胀。

1981 年，Jones 等报道 36 例外伤胸腔内出血患者，在局麻下进行胸腔镜检查，准确判定出血原因和部位，使 16 名患者免去了剖胸手术。近来资料表明，胸腔镜在诊断和治疗胸部创伤方面材料不断增加，取得了较好的近期效果。

五、手术方法评估

胸腔闭式引流创伤较小，急诊室即可进行，既是治疗方法也是诊断手段，对于一般情况稳定的患者可以首先考虑。如果为进行性血胸则必须剖胸手术，创伤较大但止血彻底可以清除胸内血快，减少血胸后胸腔感染的几率。凝固性血胸清除术及胸膜纤维板剥除术相对创伤最大，术后出血、漏气的并发症几率相对较高，但可使肺不同程度的复张。胸腔镜用于诊断和治疗胸的另一个最大有利条件是它的创伤小，患者易于接受，即使是危重的患者也能很好地耐受胸腔镜检查和治疗。

六、专家点评

无论是闭合性或开放性胸部创伤，都应警惕迟发性血胸的发生，这类患者于伤后并无血胸表现，但数月后证实有血胸，甚至大量血胸存在。其原因可能因肋骨骨折断端活动时刺破肋间血管，或已封闭的血管改口处凝血块脱落引起，亦可能与肺挫裂伤、胸壁小血管损伤等因素有关。因此在胸部创伤后 3 周内应重复多次行胸部 X 线检查。

电视胸腔镜检查不但使得 97%接受检查的患者能够明确诊断胸壁损伤和出血部位，是否伴有肺、膈肌等其他胸内脏器的损伤，而且还能起到治疗的作用，约 86%因肋间血管损伤出血的患者，可在胸腔镜下简单地应用电凝终止出血，避免了开胸手术及其带来的创伤。而且，在急性胸部创伤、胸腔出血的患者，绝大多数为肋间血管损伤出血。急诊行胸腔镜检查的另一个用处是清除胸内血凝块及可能的胸腔内异物等。40%以上的胸部创伤、血胸患者的胸腔内有 200mL 以上的血凝块，一些凝血块无疑是无法单纯通过胸管进行引流。在术后 X 线检查中，约有 29%单纯胸腔引流患者可发现残存的血块。这些残留血块大多在以后的一定时间内需要手术清除胸腔内血凝块。但如果在创伤后早期，就行胸腔镜介入，及时清除胸内积存血液和血块，可大大减少并发症、死亡率，缩短住院时间，避免胸内纤维机化和脓胸。尤其是在创伤后 48～72 小时内就进行胸内血块清除，这时血块尚未完全凝固，容易于将其粉碎和逐一吸除；超过 72 小时血凝块将与肺与胸膜广泛粘连，难以在胸腔镜下清除；并且随着时间的延长，血块机化进一步形成，使得胸腔镜下清除血块变得完全不可能，而需改直接开胸清除。虽然仍不能完全肯定这些残余积血和血块与脓胸直接相关，但有一点可以肯定的是，清除任何胸内积血和血块，有助于防止脓胸的发生，因为血液是良好的细菌培养基，尤其是对开放性创伤，胸腔已受到不同程度的污染，脓胸的危险性更是大为增加。

七、术后并发症处理

1. 再出血

由于手术中对损伤的血管凝固、结扎不确切，结扎线或凝血块脱落；或只做损伤血管一端止血，忽视另一断端血管处理。断裂的血管缩于胸膜内，血液凝固止血，术中没有找到出血部位，对已损伤血管没做处理，术后由于胸膜腔压力变化，损伤血管再出血。处理：少量出血使用止血药物密切观察出血情况。如果出血量＞200mL/h，应再手术止血。

2. 血胸感染

血胸感染征象：

(1)体温及白细胞明显增高，并伴有其他全身中毒症状。

(2)将胸腔抽出液 1mL 放于试管内，加蒸馏水 5mL(自来水亦可)，混合后放置 3 分钟，如果溶液为淡红色而透明，表示抽出液无感染。如果呈混浊或出现絮状物，则多已感染。

(3)将抽出之积血涂片检查红、白细胞之比例，正常情况红、白细胞之比例 500∶1；有感染时白细胞数量增多，红、白细胞之比达 100∶1 即可定为已有感染。

(4)将抽出的积血进行涂片及细菌培养，并做抗菌药物敏感试验，为选择抗生素作参考。

处理原则：

(1)血胸开胸止血后，虽然再出血的机会不多，但术后仍应密切观察。

(2)保持胸腔引流管通畅。

(3)大量抗生素预防感染。

(4)有效咳嗽、排痰。促进余肺膨胀，消灭胸内残腔。

八、疗效判断和处理

手术的目的主要是止血，帮助肺复张。一般剖胸止血效果好。发现继续出血征象需要再次手术，主要表现为：

(1)脉搏加速、血压下降，经输血、补液等抗休克措施不见改善。

(2)胸腔穿刺抽出的血液很快凝固，提示仍有继续活动性出血。若抽出血液不凝固，至少可认为在 8 小时之内已无活动性出血。

(3)胸腔穿刺抽出胸内积血后，很快又见积血增长。

(4)血红蛋白和红细胞进行性持续下降。

(5)放置胸腔闭式引流，每小时引流血量超过 200mL，持续 3 小时以上；流出血液色鲜红、温度较高、其血红蛋白测定及红细胞计数与周围血液相近似；或 24 小时引流量超过 1000mL 以上。

第五节　气管支气管断裂

一、疾病概述

气管和支气管损伤(injury of the trachea and bronchus)是指外伤所致的从环状软骨至肺段支气管间气道的损伤。严重胸部创伤可引起胸内气管支气管损伤。这些损伤约占胸外伤的 1%。绝大部分气管和支气管损伤的部位在隆突上、下 2.5cm 以内。右主支气管损伤较左侧多见(图 12-32)。左主支气管纵隔内部分较长，损伤所造成的纵隔气肿的发生率较高。

临床分型：

Ⅰ型为损伤之气道与胸膜腔相通，导致胸腔闭式引流无法控制的严重气胸；

Ⅱ型为损伤气道不与胸膜腔相通，而是缩埋在纵隔内，伴有程度不同纵隔气肿。

临床表现主要与断裂部位及邻近组织的受损情况相关。如气管、支气管裂伤口与胸膜腔相通：主要表现为严重气胸，紧急胸腔闭式引流后，气体不断逸出，肺不复张，可有呼吸困难、咯血、皮下气肿、纵隔气肿，严重者可出现紫绀，支气管动脉损伤后可发生严重咯血。如气管、支气管裂口不与胸膜腔相通：不出现气胸。但可发生的纵隔气肿，后期出现肺不张，纤维化致支气管狭窄及分泌物储留而发生肺部感染，最后导致肺发生不可逆转纳破坏。(图 12-33)。

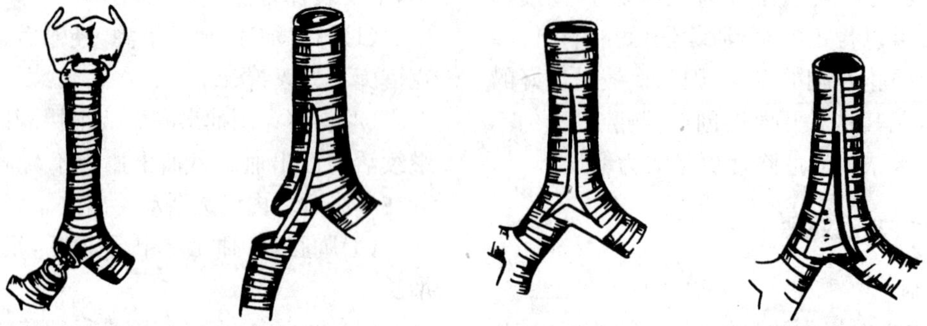

a. 右主支气管破裂　b. 右主支气管破裂环状破裂累及气管　c. 气管破裂累及两侧支气管　d. 气管膜部纵行破裂

图 12-32　右主支气管破裂

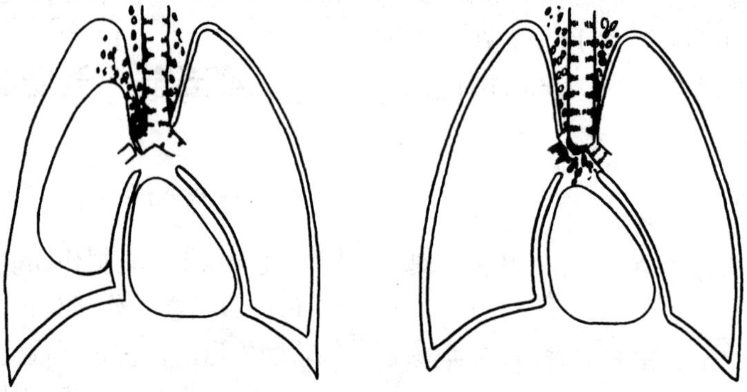

a.损伤胸膜　b.未损伤胸膜

图 12-33　右主支气管破裂

二、手术特征

1. 保守治疗适应证

(1)经检查确定气管或支气管的损伤仅为<1cm 的小裂伤,临床上无张力性气胸或气胸及其他合并症。早期经气管切开术后,损伤常可自行愈合。

(2)经支气管镜检查明确损伤仅占支气管周径 1/3 以下者,经胸腔闭式引流后肺能迅速复张,并能保持长久而不再萎陷者,在严密监测患者症状、体征及胸部 X 片变化条件下,可继续保守观察。

(3)如合并其他严重损伤、全身情况危重、呼吸极度困难者,应立即行胸腔闭式引流,必要时进行气管切开,以缓解呼吸困难和有利于排除呼吸道分泌物。根据血气分析与呼吸情况,决定是否需要辅助呼吸(高频通气,HFV)。待伤势、病情好转、血液动力学稳定后,再做进一步处理。

2. 手术适应证

(1)张力性气胸经充分的闭式引流及负压吸引,呼吸困难改善不明显,肺未能复张,疑有支气管破裂者,应立即刻胸手术。

(2)如果术中发现支气管撕裂无法缝合,或者有广泛严重挫裂伤,则应行肺叶或全肺切除。

(3)除上述保守治疗适应证外,气管、支气管损伤的诊断和部位一旦明确后,只要伤员的全身情况允许,都应立即进行开胸探查,争取早期缝合修补。

3. 术前准备

(1)立即行胸腔闭式引流以降低胸腔内压力,改善呼吸困难。

(2)输血、输液、纠正低血容量。

(3)保持呼吸道通畅,必要时可先行气管切开或清醒气管插管,清除呼吸道内血液和分泌物,并保证充分供氧。

(4)应用抗生素控制感染。

①麻醉:若为支气管破裂,最好采用双腔管或单腔管支气管内插管麻醉。若无双腔管或事先未准备,在术中可用橡胶指套制成小气囊(带一牵引线),堵塞断裂部,于裂口缝合接近完毕时,将气囊戳破取出;

②体位:患者体位需根据损伤部位对手术切口的要求而定,胸内气管损伤,可采用正中胸骨劈开切口,发生在气管隆突附近,手术切口也可以选择右胸后外侧切口,切除第 5 肋或第 4 肋进胸;右或左主支气管破裂,可采用相应侧后外侧切口,经第 5 肋或第 6 肋床进入胸腔。

三、手术时机

胸部创伤如需手术多要求早期手术早期治疗。气管和支气管损伤早期手术的优点是支气管断端未形成瘢痕,与周围组织粘连亦轻,容易解剖和吻合,随之肺组织可获新生。支气管完全断裂者肺萎陷时间过长,即使支气管重建能够成功,肺功能亦仍有减迟。无法进行一期修补吻合时,应行局部清创置管引流排气。

四、手术方法

1. 运用解剖

气管上端起于环状软骨下缘,止于气管隆突,长 10～12cm,在主动脉弓下缘,相当于胸骨角水平形成气管分叉,分为左、右总支气管。气管由 16～20 个马蹄形软骨构成的环部和由平滑肌、结缔组织构成的膜部连接组成。气管的后方紧靠食管,其左前方有主动脉弓。气管上部的血运来自甲状腺下动脉的分支,下部血运主要来自支气管动脉,这些小动脉均由侧面进入气管,故游离气管时应沿其前、后面进行,以免损伤供血血管。气管吻合时断端的游离不宜超过 1cm,以免断端血运不足。自气管叉以下,分为左右总支气管(一级分支),再分出叶支气管(二级分支)、段支气管(三级分支)。然后其下继续分出次段支、小支、细支,最终为呼吸性末端支气管(约二十级分支),连于肺泡。支气管壁有软骨支持,但在六级以下软骨消失,代之以平滑肌。右总支气管长约 2cm,与气管中轴延长线夹角为 20°～30°,于第 5 胸椎体水平经右肺门入肺。其前方有上腔静脉,上方为奇静脉,右肺静脉位于其前下方。左总支气管较右主支气管稍细,长约 5cm,与中线夹角 40°～50°,其上方有主动脉弓由前下向后上绕行,后方有食管、胸导管及胸降主动脉(图 12-34)。

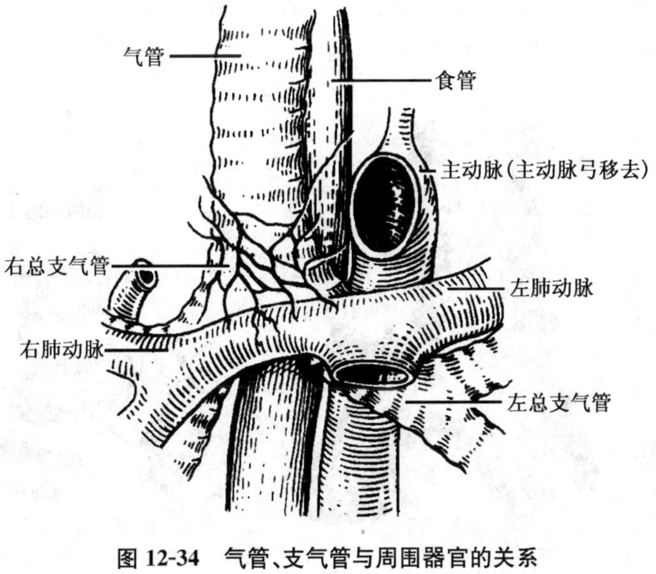

图 12-34 气管、支气管与周围器官的关系

2. 颈段气管创伤

患者无明显呼吸困难时，可取平卧位，肩部垫高，头部后仰，在颈部做低位领状切口至两侧胸锁乳突肌外侧缘。分开颈前肌群、胸骨舌骨肌和胸骨甲状肌至中线，暴露气管。气管创伤的裂口常位于两个后角，即软骨环的两端与膜状部的交界处，分离紧贴气管，避免损伤喉返神经器官两侧纵行血管供应。找到气管裂伤的部位后清创，用4-0可吸收缝线全层间断缝合破口，检查不漏气后再用周围组织覆盖，留置皮片引流。

如果气管完全断裂，远端气管缩入纵隔内，可用组织钳夹住远端气管边缘，轻柔将其拉出，修整气管断端后对端吻合：先在远端气管距边缘1cm处缝2～3根牵引线，从纵隔内拉向气管近端。用3-0或4-0可吸收缝线全层间断缝合两个断端。进针点一般距离边缘0.3～0.5cm，尽量将缝线缝在软骨环上，避免将所有缝线缝在气管的同一水平面上导致撕裂。将所有缝线放射状排开后，插入经口气管插管至吻合口上方，取出远端气管内插管，送入经口气管插管进行通气。逐一将吻合口缝线打结，检查不漏气后再用周围组织覆盖。

3. 胸段气管创伤

术前经口气管插管最好能在纤维支气管镜引导下进行，避免进一步撕裂气管裂口。一般修补气管的横行破裂用可吸收缝线间断缝合，而纵行的气管裂口可用连续缝合，采用正中切口，可建立上、下腔静脉和股动脉的体外循环，牵拉开无名动、静脉，主动脉弓和右肺动脉，暴露出气管和两侧主支气管，用4-0不吸收缝线固定两侧主支气管和气管膜部，缝合膜部破损，然后缝合气管纵行破裂，再吻合双侧主支气管，最后用周围组织或心包片覆盖气管后壁膜部。

术中要分别寻找并解剖游离断裂残端，尤其是近侧残端常埋于纵隔内，要特别细心解剖。具体步骤为：在肺门后上方剪开陈旧的瘢痕组织和纵隔胸膜，解剖出肺动脉并将其向前方轻轻牵拉，找出支气管远侧断端，用尖刀片切去其断端的瘢痕组织，彻底吸净远侧支气管与肺内积存储留之黏稠分泌物，并用无菌气管插管置入远侧支气管，试加压通气，以检查和观察远侧肺组织能否复张膨胀。此点非常重要，否则吻合重建后，肺仍不能复张则不能达到重建手术的保存肺功能的目的。

4. 主支气管破裂

患者取侧卧位，于患侧后外侧第5肋床切口进胸。切断奇静脉，显露隆突和主支气管，锐性分离，尽量保留迷走神经。吻合支气管后膨胀肺使其复张。

五、手术方法评估

如气管裂口位于膜部或支气管的破裂口不大而边缘整齐者，可用细丝线或4-0可吸收缝线行间断外翻缝合修补，即气管、支气管修补术。（图12-35、图12-36）。

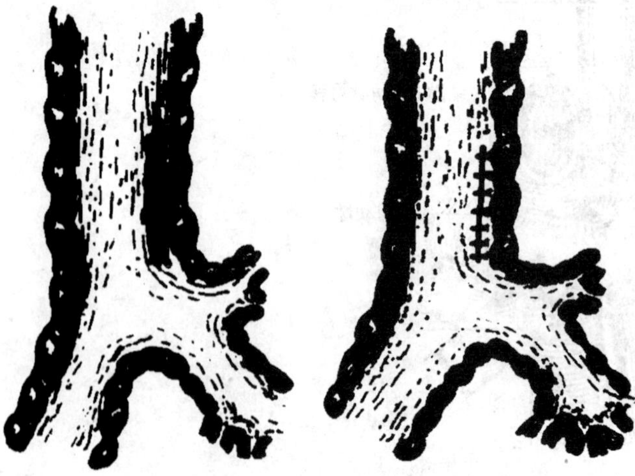

图12-35 (1)气管、支气管修补术

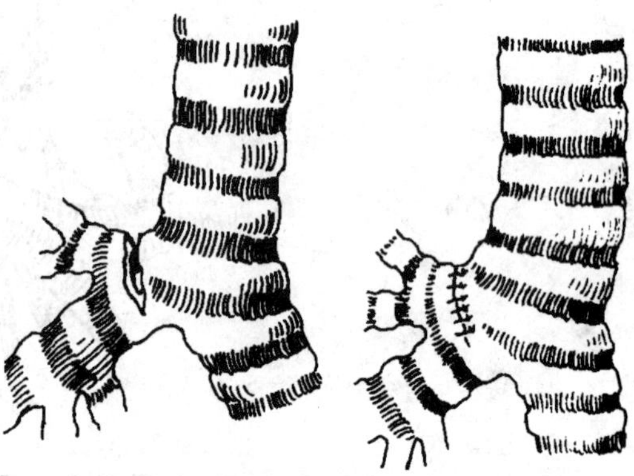

图12-36 (2)气管、支气管修补术

如急诊病例的气管、支气管破裂口大、边缘不整齐或完全断裂，但又有进行端端吻合条件者，在修剪气管或支气管远侧和近侧两断端后，可进行气管、支气管吻合术。(图 12-37)。

六、专家点评

气管、支气管损伤的外科治疗，应根据损伤的严重程度、范围、时间，有无合并损伤及全身情况，而采取不同的处理原则和方法。损伤远侧肺内无感染发生者，无论伤后多久，均应尽早做重建修复术，但通常仍以伤后 6 个月内进行为宜。时间过久，有可能因长期肺不张引起肺纤维化改变而影响术后肺功能的恢复。损伤远侧肺组织已有反复感染者，则一般不宜作重建术，而需行肺切除术。

气管、支气管吻合术要点：

(1)气管或支气管两断端创缘的修剪要整齐，两端的口径尽可能使其大小一致。

(2)吻合时要避免吻合口扭转或扭曲，应先吻合软骨部，再吻合膜部，一律采用间断外翻吻合法，吻合过程中注意调整吻合口口径的差异。

(3)吻合前应切断下肺韧带，对气管支气管完全性断裂者，应将近远侧两断端做部分游离修整、使两断端接近，保证吻合区无张力。吻合时要保证两断端的黏膜对合整齐，可先缝合 4 个定点(图 12-38)，缝线间距不应<1.5mm，缝线打结前，应充分吸净远应充分吸净远侧端气管或支气管内之存血或分泌物，吻合缝线头应结扎于气管壁外。

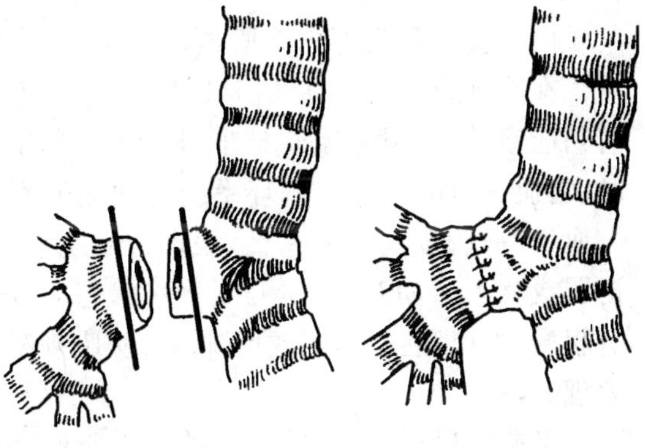

图 12-37 气管、支气管端端吻合

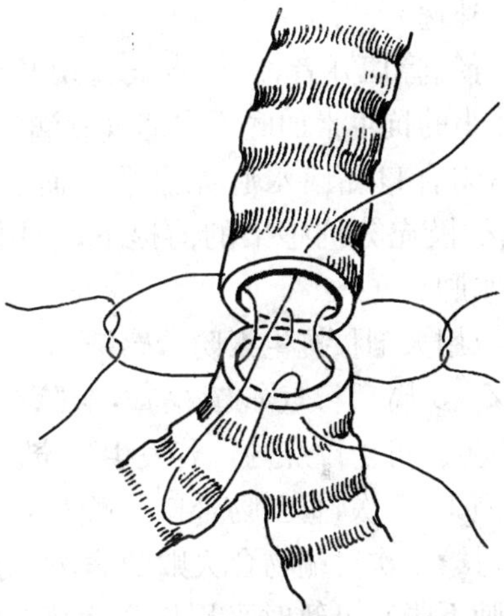

图 12-38 吻合前可先缝合 4 个定点

(4)吻合结束后进行鼓气试验，保证吻合口无漏气。如有漏气部位，应采用间断褥式外翻缝合法修补，并用吻合口周围的纵隔胸膜、心包片或奇静脉覆盖吻合口，有利于吻合口的正常愈合，预防吻合口瘘发生。但吻合完毕后，膨胀之肺也不宜过度加压。

(5)支气管吻合前，应充分吸尽痰液及远端支气管内潴留的分泌物，按摩肺叶，帮助吸引。此外，如肺叶表面有脏层纤维板形成，须行纤维板剥除术，以利于术后肺的复张。

但下列情况不宜作支气管吻合术：

(1)气管内加压后肺叶仍不能膨胀。

(2)肺实质纤维化或肺表面有广泛漏气。

(3)肺实质已有炎症或炎性支气管扩张。

七、术后并发症处理

1. 吻合口瘘

气管、支气管吻合口漏气或裂开的常见原因为吻合口张力过大，吻合技术欠佳(如针距过疏过密、支气管黏膜严重损伤等)，术后头部制动不满意，术后感染等。

2. 肺不张

肺不张是气管、支气管破裂手术后常见的并发症，可能原因为吻合口水肿，肉芽组织增生，咳嗽排痰乏力，术中吻合对位不准确成角等。

3. 吻合口狭窄

气管、支气管破裂手术后可能发生吻合口肉芽增生和瘢痕狭窄，起原因可能与吻合技术、缝线选择以及感染有关，必要时需要切除狭窄段行端端吻合重建术。

4. 处理原则

修复重建术后，要严密观察远侧肺复张情况，根据体征及胸片做出判断。

(1)保持胸腔闭式引流通畅。术后早期可能有少量漏气，必要时加负压吸引，待漏气停止肺完全膨胀后才能拔出胸腔引流。

(2)加强呼吸道管理，保持呼吸通畅，加强胸部体疗和雾化吸入，鼓励咳痰。如远侧肺膨胀不良或有肺不张时，应尽早行支气管镜检查，以了解吻合口的情况并充分吸净支气管内分泌物。有人主张术后给予气管切开，有助于清除呼吸道分泌物。尚可减少声门关闭造成的气管内压力增高。减少空气外逸。

(3)行气管切开者，应注意气管切开护理，选用刺激性小的抗生素加糜蛋白酶气管滴注或雾化吸入。因吻合口黏膜水肿充血严重而引起狭窄者，可在积极充分抗感染的前提下，使用皮质激素，减轻水肿。

(4)应用大剂量抗生素防治感染。

(5)2～3 周后行气管镜检查，摘除线头。如有肉芽增生。可予以烧灼。若发生狭窄。可进行扩张，每周 1～2 次，直至吻合口通畅为止。

(6)对第一次对端吻合失败的病例(吻合口不通、萎陷肺不张)，可暂时采用保守治疗，待 6～10 个月后，重新行支气管重建术，应尽量避免切肺。有 10 年后吻合成功的报道。

八、疗效判断和处理

创伤性气管支气管损伤治疗不及时，死亡率较高。但早期诊断、及时治疗则可挽救生命。大多数病例在治疗中采取一般气管外科技术均能得到良好的治疗效果。上海市胸科医院报告 9 例晚期创伤性右侧主支气管断裂，手术时间距受伤时间 6 个月至 2 年，右肺完全不张，断裂距离隆突都不到 0.5cm，其中 2 例因为肺不能复张而行全肺切除术，其余 7 例行瘢痕段支气管切除、主支气管对端吻合术，术后效果满意。

第六节　胸腹联合伤(含膈肌损伤)

胸腹联合伤(thoracoabdomminal injuries)指同一种致伤原因，造成胸部和腹部内脏以及膈肌同时受到损伤(如无膈肌损伤者称为胸腹复合伤)。在临床上分为穿透性胸腹联合伤和闭合性胸腹联合伤两大类。

一、穿透性胸腹联合伤

(一)疾病概述

穿透性胸腹联合伤由投射物或锐器引起，绝大多数是由胸部进入腹部，少数病例由腹部进入胸部，可以同时引起胸部支气管、肺、心脏大血管、食管以及腹腔空腔和实质脏器损伤，造成失血性休克和严重感染，常容易漏诊，死亡率较高。

由于胸部和腹部内多脏器同时受损，多较危重。在胸部或腹部可见到伤口。呼吸系统方面可有功能紊乱，表现为呼吸困难、出现颈胸部皮下气肿、咯血、气促、紫绀。循环系统的功能障碍多为心血管、肝脾损伤出血所致，表现为血压下降，脉搏弱或触不清，心音不清乃至昏迷状态。腹部可有腹痛、腹肌紧张、压痛或反跳痛等腹膜刺激征等表现。

迅速而尽早的正确诊断，是救治严重穿透性胸腹联合伤成败的关键，勿因等待检查贻误宝贵的救治时机。伤口在胸部出现明显的腹部症状，或伤口在腹部出现明显的胸部症状，均提示有胸腔联合伤之可能。应注意询问致伤史、致伤器具和伤情，了解受伤时身体姿势和致伤的方位，伤道的走向和可能受损的脏器(图 12-39)。

(二)手术特征

迅速而尽早的正确诊断后积极治疗，是救治严重穿透性胸腹联合伤成败的关键，勿因等待检查贻误宝贵的救治时机。X 线检查(床边)：根据入口和金属异物停留的位置，常可推断伤道走向和可能受损的脏器。B 超检查：用于观察胸腔、腹腔实体脏器的形态、大小有无异常、有无积液、血肿、积气及其部位，可在床边进行，对胸腹联合伤的患者有很高的实用价值。

对于穿透性胸腹联合伤一般首先需要紧急

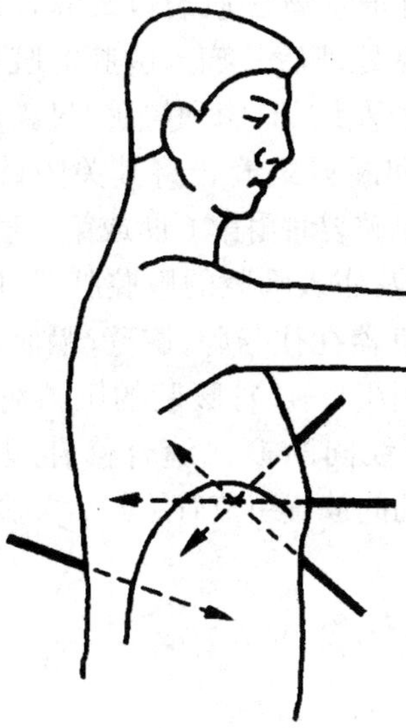
图 12-39 穿透性胸腹联合伤形成图示

处理：

(1)快速改善呼吸功能紊乱：确保呼吸道通畅，吸氧、必要时气管切开或气管插管用呼吸机辅助呼吸。

(2)失血引起血压降低、休克、呼吸困难，应及时输血、补液。

(3)胸壁开放伤者应立即封闭并固定胸部伤口，加压包扎。同时尽行必要的检查并决定有无手术必要。

手术的目的：

(1)终止威胁生命的出血。

(2)缝合破裂的脏器。

(3)清理挫伤严重的组织。

(4)整复疝入胸内的腹部脏器，修补破裂的膈肌。

(5)闭合胸部伤口，解除呼吸机能障碍。

急需剖胸和剖腹探查的穿透性胸腹联合伤的手术麻醉选择，应选用气管内插管麻醉(气管内双腔插管麻醉较安全)，对胸内手术更有利。由于穿透性胸腔联合伤是一种探查性手术，需要对胸腔内、膈肌和腹腔内多脏器的全面探查，因此，体位与手术切口选择直接关系到手术的效果。

(三)手术时机

穿透性胸腔联合伤，因伤情复杂而严重，常难以接受系统全面的检查，应做简单易行快速具有即刻诊断价值的检查，以免贻误救治时机。有手术指征者应该立即手术。手术指征主要根据胸腹部脏器损伤的情况决定：有血胸、腹腔内大出血和空腔脏器破裂者，必须早期处理；怀疑有心脏大血管损伤、气管支气管损伤或食管损伤者，有膈肌破裂、腹腔器官疝入胸腔并出现绞窄、嵌顿者应该急症手术治疗。

(四)手术方法

1. 正中切口剖腹探查

处理腹腔脏器的损伤，膈肌破裂腹腔器官疝入胸腔者，可将其还纳入腹腔后用粗丝线间断“8”字缝合修补膈肌裂口，应注意保护膈神经不被误伤。开腹后积血较多，首先探查实体性脏器(肝、脾、胰等)。有血块凝集处，常提示为脏器损伤所在，清除积血和凝血块后，即可发现其受损情况予以处理。其次探查空腔脏器，根据腹内液体性质、颜色和气味常可提示被损伤的脏器。为了避免漏诊，必须有序系统地探查，一般由贲门部开始直至各段肠管，无论是火器还是利刃器伤，在探查每一脏器时必须探查是穿透伤还是贯通伤，要仔细不能疏漏。如发现血肿时必须切开血肿，清除积血和血块后再仔细探查是否血肿内伤口或腹膜后的脏器损伤。

2. 侧卧位、胸后外侧标准切口剖胸探查

部分作者认为处理胸腹联合伤，由于剖胸切口可以显露胸、腹脏器，上腹脏器如胃、脾、肝顶部和结肠脾曲的损伤均能通过膈肌切口处理，故首选胸部切口。首先探查处理心脏、大血管，其次为肺、气管、支气管、食管、胸导管和膈肌等系统全面检查(如有损伤，手术处理参照相关章节)。探查胸内各脏器的损伤并进行处理后，可能的情况下通过膈肌切口处理腹腔脏器损伤，然后缝合修补膈肌裂口，常规关胸。

3. 仰卧位、胸前外切口和腹部切口探察

两组人员同时进行手术，无论是胸至腹还是腹至胸的穿透伤，必定有膈肌的损伤，胸腔和腹腔双向探查容易发现不致遗漏。处理原则同上所述。

4. 胸导管结扎术

从积液侧开胸，找到破裂口，在其上、下方双重缝扎，并用周围组织覆盖，不宜用电烙或铅夹处理；若为双侧乳糜胸经右侧开胸为宜，在膈上部经后纵隔，于脊柱前方，奇静脉与胸主动脉之间寻找胸导管，用丝线双重结扎；无法找到瘘口时，只缝合有乳糜瘘的纵隔胸膜，同时于右膈上结扎胸导管。如果胸导管离断，术中仅找到远侧端，则只结扎远侧端即可，因胸导管有完整的瓣膜可阻止乳糜液反流。

5. 膈肌修补术

气管内插管、全身麻醉。经腹途径者，采用仰卧位，左上腹旁正中切口；经胸者，采用例卧位，胸部后外切口；胸膜联合途径者，采用斜卧位，胸腹联合切口。

经腹操作时显露膈肌裂口及缝合裂口：在受损的腹腔脏器处理后及疝入胸腔的脏器还纳后，向右下方牵拉左结肠、脾和胃脏，显露膈肌裂口，用6号丝线间断褥式缝合将其关闭（图 12-40）。经胸修补隔肌破裂时由第6肋或第7肋床进入胸腔，注意勿伤及疝入胸腔的腹腔脏器（图 12-41）；进入胸腔的脏器往往与肺、胸壁、膈肌粘连，应仔细将其分离（图 12-42）；腹腔的脏器游离和还纳后，以6号丝线间断褥式缝合修补裂口（图 12-43）；于第8肋间放置引流管。然后关腹或关胸。

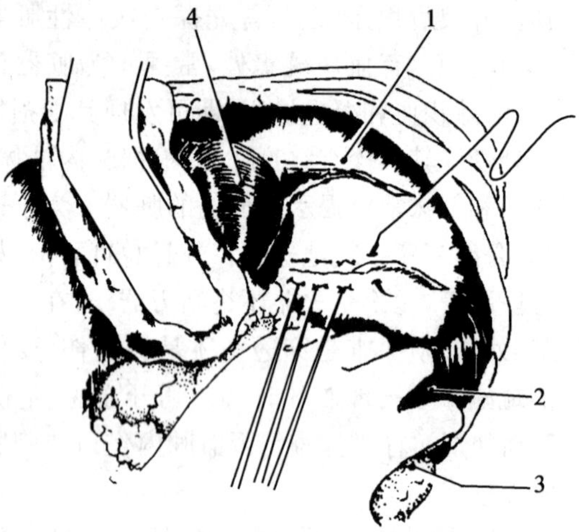

图 12-40

1. 肝三角韧带　2. 胃　3. 脾　4. 肝左叶

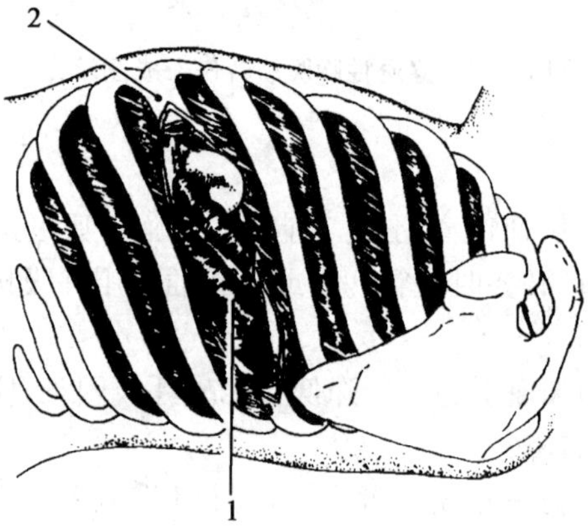

图 12-41

1. 疝入胸腔的脏器　2. 肋骨

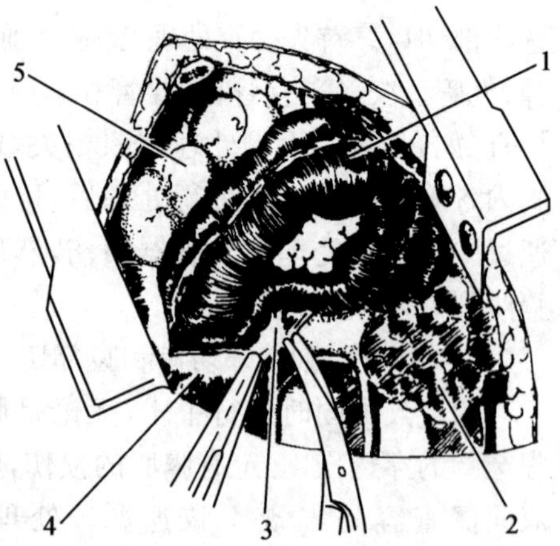

图 12-42

1. 结肠　2. 肺　3. 松解的粘连　4. 膈肌　5. 小肠

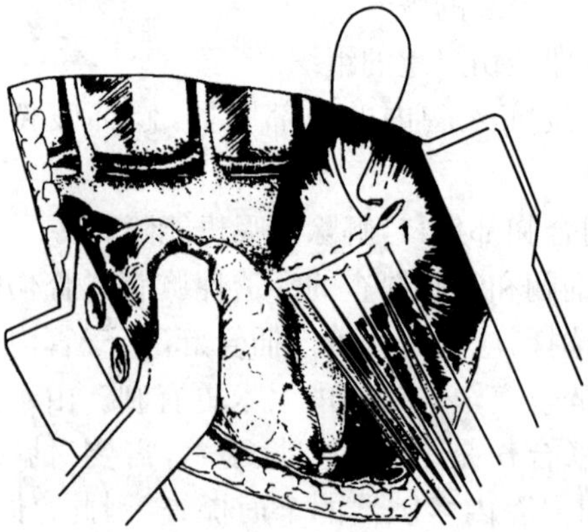

图 12-43

二、闭合性胸腹联合伤

（一）疾病概述

闭合性胸腹联合伤多为塌方挤压，车祸撞击和高处坠落等引起，大量腹腔脏器可经膈肌裂口进入胸腔导致严重呼吸和循环功能紊乱。

临床表现为呼吸功能紊乱，通气功能低下，换气功能障碍，有乏氧及二氧化碳潴留，造成不同程度的呼吸性酸中度。循环系统的功能障碍多为胸、腹腔脏器损伤出血所致，表现为血压下降，脉搏弱或触不清，心音不清乃至昏迷状态。

血常规、血清或尿淀粉酶测定、腹腔灌洗液或者伤口溢出液淀粉酶测定仍是最常用的基本方法，可作为观察伤情变化的依据，按需要进行，但对指导紧急抢救的价值不大。X线检查原则是伤情未稳定前不作此项检查。造影检查、B超检查、腹腔灌洗术和胸、腹腔及心包试验穿刺以及一些特殊检查：（放射性核素扫描；电子计算机断层扫描（CT）；选择性血管造影；内窥镜检查）等有助与诊断。

（二）手术特征

闭合性胸膜联合伤，常并发心、肺、肝、脾等主要脏器的严重损伤，导致严重休克和呼吸、循环系统的功能障碍。对其有效而不失时机的急救和对不同脏器损伤的正确处理，以及严密监护，是提高救治率、减少并发症的关键。由于闭合性胸腹联合伤，常并有其他部位损伤，伤情的范围大而复杂，故需全面考虑，按伤情对生命威胁大小，分轻重缓急合理有序地处理，方可取得良好的效果。

对伤情严重者，时间就是生命，对其处理是否迅速及时、准确、有效，是关系到患者急救时的安危和预后。准备手术的同时应该同步展开急救措施：

（1）尽快纠正急性呼吸和循环功能障碍。主要解除呼吸困难或窒息，保持呼吸道通畅；解除心脏压塞，改善循环功能。两者是抢救严重闭合性胸腹联合伤能否成功的首要问题和治疗的先决条件。

（2）清除口腔及咽部黏液及血性分泌物、血块、呕吐物或泥土、杂物等。必要时置入口咽通气道。以减少阻力保持通气。必要时迅速气管切开或气管内插管，对昏迷或反应迟钝患者非常重要，必要时可用呼吸机辅助呼吸。

（3）如有血气胸，及时放置闭式引流，排除积血和积气，解除对肺和心脏大血管的压力，使肺复张，以改善呼吸，循环功能。

（4）抗休克：严重闭合性胸腔联合伤，就诊时多已呈休克状态，快速纠正为手术治疗奠定基础。对失血性休克尽快输血、补液扩容和吸氧。对广泛肺挫伤，心脏损伤或年龄较大而心功不全者，应谨慎从事，以免因不适当的扩容导致肺水肿和心力衰竭。为保证良好的静脉通路和监测中心静脉压，可采用锁骨下静脉穿刺置管。

术前准备：

（1）对胸腹内大出血的病例可与抗休克同步进行手术止血，但在麻醉前应插胸腔闭式引流管以免麻醉时发生张力性气胸，影响呼吸和循环功能。

（2）无失血性休克的病例，应先输血、补液，待血压、脉搏趋于稳定。有血气胸者插胸腔闭式引流，并插胃管。

已明确剖胸和剖腹探查的病例，选择气管内双腔插管麻醉为好，既便于麻醉管理，又可间断健侧通气使患侧肺萎陷便于手术操作。切口的选择可以参考穿透性胸腹联合伤的体位与手术切口。

（三）手术时机

闭合性胸膜联合伤多严重和复杂，常伴有重要脏器损伤，剖胸和剖腹手术必须掌握时机。对胸和腹都有手术指征者，可分两组人员同时进行，以免只有一组人员顾此失彼影响治疗效果。

1. 剖胸探查指征

（1）严重血胸进行性失血性休克：即引流出积血800～1000mL或更多；当初次胸膜腔闭式引流，排空原积血后，仍有新鲜血不断引出达150～200mL/h观察2～3小时仍不减少；虽经输血不见血压回升或减慢输血速度血压下降，考虑有活动性出血者。

（2）胸腔闭式引流，在平静呼吸即有大量气泡经闭式引流逸出，或肺不张并有纵隔和/或皮下气肿持续加重，疑有气管或较大支气管损伤。

（3）在胸腔闭式引流液中或胸穿刺液中有食物或渣、胆汁或胃肠内容物者。

(4)胸腔闭式引流量1000mL/d以上，呈米汤状液体，疑胸导管损伤者。

(5)经X线或B超检查示有创伤性膈疝者。

(6)胸部创伤后大咯血。

(7)急性心脏压塞，特别是心包穿刺后症状无改善者。

(8)大而不规则金属异物存留，位于近肺门或心脏大血管附近者。

(9)进行性凝固性张力性血胸伴呼吸困难和血压不稳定者。

(10)X线检查显示肺内异物周围有大范围血肿者。

2. 剖腹探查指征

(1)创伤后持续性腹痛，并有加剧和范围扩大的趋势，和腹膜刺激症状；或腹痛阵发性加重伴恶心、呕吐，吐物中呈咖啡色或鲜血，提示有上消化道损伤者。

(2)腹腔穿刺为阳性，抽出鲜血或腹膜腔灌洗为血性者提示为腹腔实体脏器损伤；抽出液混浊或伴有食物残渣疑空腔脏器损伤(胃、肠)者。

(3)X线或B超显示有膈下游离气体者。

症状不典型如胸腹结合部穿透伤未伤到重要脏器者；膈肌破裂，但尚未形成外伤性膈疝时或虽已形成膈疝，甚至形成小型嵌顿性膈疝但临床尚无明确表现者和有严重的多发伤(如颅脑伤等)存在掩盖胸腹联合伤者，必要时仍应积极手术。

(四)手术方法

1. 剖胸(腹)探查

(1)剖胸探查：首先探查处理心脏，大血管的损伤，其次对气管、支气管、肺、纵隔、食管、胸导管的探查和处理。经胸探查膈肌损伤或创伤性膈疝较方便，如有腹腔脏器嵌入，暂不还纳，待腹部手术组协同处理，先检查嵌入脏器有否破裂和血运情况，初步处理待还纳腹腔后，再进一步观察和必要的处理。

(2)剖腹探查：切开腹膜前在腹腔内倒入少量生理盐水，再将腹膜切一小口，观察如有气泡，提示有空腔脏器破裂；如有气血溢出，提示有空腔脏器和实体脏器多发性破裂；如只有鲜血溢出，则提示为实体脏器的或大血管损伤。当扩大腹膜切口后，如有大量血，先探查实体脏器和大血管，当发现有较多血块处，提示可能为伤口所在的部位，根据解剖先用手捏住该脏器的主要血管，迅速清除血块与积血，在明视下进行止血。发现有异味或淡性液体或纤维蛋白沉积较多、并有炎性充血和水肿，常为空腔脏器损伤处。如发现某脏器通过膈肌伤口疝入胸腔，与胸部手术组协作，将疝入的脏器或组织送回腹腔处理，并在胸、腹两组人员协同明视下修补膈肌裂口。为了避免疏漏，在探查时应按系统有序进行探查：首先从胃的贲门开始检查胃的前后壁，依次检查十二指肠、小肠、结肠、直肠以及肠系膜；肝、脾、胰、泌尿脏器，女性的生殖器官。

(3)冲洗和引流：胸、腹腔内手术毕，用抗生素液反复冲洗，放置胸腔闭式引流管并缝闭切口。腹腔是否放置引流应根据损伤情况和手术类别定，一般可选用卷烟式引流，管状橡皮条引流或乳胶管引流(必要时加低负压吸引)。引流管放置部位，根据伤情与手术类型定。

2. 胸腔镜探查手术

麻醉方法根据患者的情况，可选择全麻或局麻，如果患者的一般情况较好，完全可以在局麻下完成。患者侧卧位，胸腔镜的进路可直接使用原胸腔引流管口，暂时将胸管拔除，经之置入套管及胸腔镜；如果不仅仅单纯检查还需要电凝止血或使用吸引器清除胸内残余积血等，再在适合位置加一5mm小套管即可满足操作需要，操作方法简单；在清除血块时，先用温生理盐水冲洗胸腔，并同时用吸引器吸除。吸除胸腔内积血对发现和准确诊断胸部创伤和出血部位大有帮助。必要时可直接改开胸手术，而无任何多余动作和时间浪费。同时可以观察是否伴有膈肌损伤而导致胸腹联合伤(约20%)。

1976年，Jackson和Ferreira对11例胸部穿透伤患者进行胸腔镜检查，发现6例膈肌破裂，剖腹手术完成膈肌修补；20世纪90年代初，电视与内镜相结合产生了胸外科新的手术方法电视胸腔镜手术。这种新技术扩大了胸腔镜使用范围，使胸腔镜应用由诊断跨入治疗阶段。

3. 胸腔镜膈肌修补手术

一般采用侧卧位，根据损伤部位可适当变动体位。膈肌前部或后部损伤，患者可以向后或向前倾斜。皮肤切口位置选择与损伤部位密切相关。为了便于对膈肌(包括前后肋膈角)的观察,切口应当稍高于伤口。胸部钝挫伤膈肌破裂,插入胸腔镜切口选择在腋中线第 5 肋间,位置过低不易观察膈全貌。

具体操作步骤:快速诱导双腔管气管插管,静脉复合麻醉后,摆好体位。单肺通气 3～5 分钟,在患侧胸部选定的位置切口 1.5cm,插入套管,并置入胸腔镜。在胸腔镜引导下,选择其他切口,一个切口插入抓钳,牵拉肺或膈肌,另一切口插入吸引器,吸出胸腔积血和凝血块。膈肌表面的血块,用钳夹小纱布块擦拭或冲洗掉。术中不断改变胸腔镜观察方向,对膈肌顶部、前后肋膈角以及侧方进行全面检查,防止漏掉小的膈肌破裂口。如无腹腔脏器疝入胸膜腔,首先辨认疝入器官血运情况,如无血管蒂扭转,手术时使用内镜钳提起膈肌裂孔边缘,清除裂口周围血块,电刀或氩气刀凝固出血点,7 号丝线间断“8”字缝合破裂口。操作时视野要暴露清楚,缝合针从裂孔一侧边缘准确无误地进针,从对侧边缘引出。每针必须穿过膈肌全层,缝针距创缘约 1.0cm,针距不要＞1.0cm 为适宜,必要时补加“U”字形缝合。操作时注意勿损伤膈神经和膈肌下面的腹腔器官(图 12-44)。膈肌顶部由肌部汇集成中心腱,组织薄而硬韧,这个部位小的破裂口可使用内腔镜缝合器缝合,准备缝合时,用抓钳上提膈肌破裂口两端,用力牵拉膈肌,内腔镜缝合器抓钳垂直方向夹闭裂口,避免损伤腹部脏器。有腹腔脏器疝入胸膜腔则需要剖腹探查。

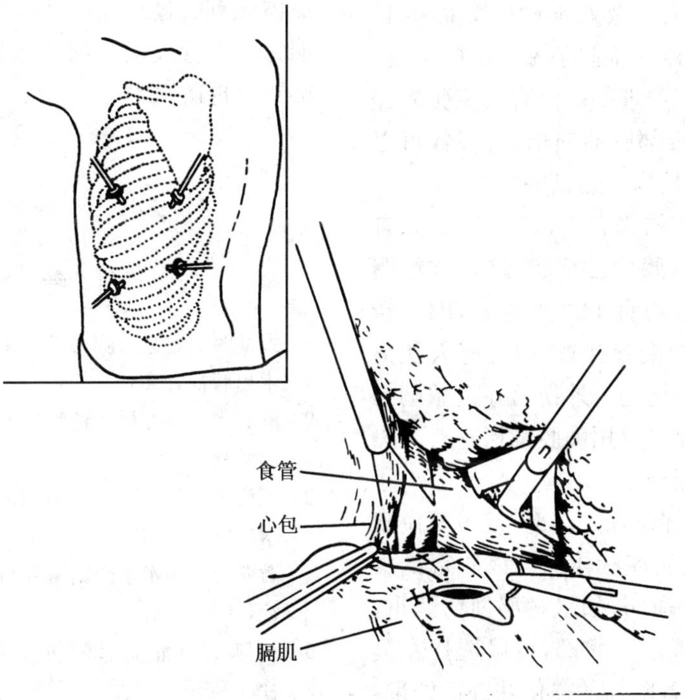

图 12-44　胸腔镜下膈肌修补术

Smith(1993 年)经胸腔镜检查诊断的 5 例膈肌破裂患者中,4 例膈肌裂口＜4.0cm,经胸腔镜成功地进行了修补手术,一例膈肌裂口 10cm 患者,脾胃疝入胸膜腔,同时剖腹在胸腔镜配合下完成了手术。

三、手术方法评估

胸腹联合伤是一种探查性手术,常见以下两种径路:

(1)侧卧位、胸后外侧标准切口:对胸内脏器与膈肌的探查和处理较为满意,但对腹腔内脏器的探查处理不方便,有较大困难,如需将切口延长至腹部的胸腔联合切口，常需切断肋弓，损伤大大，如另作腹部切口，需变换体位，不仅带来麻烦和不便，也延长了手术时间。

(2)仰卧位、胸前外切口和腹部切口：对胸或腹腔均可以显露，探查和操作均较方便，但有时对胸腔显露欠佳。而新开展的胸腔镜手术能够准确判断是否伤及膈肌和腹腔脏器，为是否需剖腹探查提供确切依据，在胸腹联合伤的诊断和治疗上有起重大意义。

四、专家点评

目前，对胸腹联合伤手术径路的选择尚有争议，先由胸部径路或者先由腹部径路意见不一。Waldschmidt 曾报告 84 例，其中 65 例施行早期剖腹术，15 例剖胸术，2 例胸腹联合探查。在 65 例剖腹的患者中，仅 1 人又做了剖胸手术；而在 15 例剖胸者中，有 7 人又做了剖腹手术。由此可见，优先选择腹部径路是有道理的。但有人主张先经胸手术，其理由是胸、腹部脏器损伤，大多数可以从胸部切口修补，特别是修补膈肌更为方便。

由于在胸腹联合伤的患者中，仅 65%的患者有明显的腹肌紧张等腹膜刺激症状，这常常给明确诊断带来困难；另外，约有 14%的患者，因诊断不明确而进行不必要的剖腹探查，而且有人认为胸外伤后漏诊的膈肌损伤是胸外伤后并发脓胸的重要原因。部分作者建议应用胸腔镜探查有无膈肌损伤决定是否剖腹探查。

一般认为，如受伤部位在上腹部，或主要位于右上腹部，而胸部无明显症状体征可以先行剖腹探查，处理腹腔脏器的损伤；如果胸部创伤严重，伤口位于左侧下胸部或左上腹部，可以选择左侧剖胸切口，先探查胸内各脏器的损伤并进行处理，有必要时再行腹部切口进行剖腹探查，处理腹腔脏器的损伤；对于有下腹部脏器损伤的胸腹联合伤，仍应采取腹部或腹、胸两切口；如果胸部外伤和腹部外伤均很严重，必要时可以胸、腹腔两组人员同时进行手术。腹部外伤的主要危险是内出血和感染，一般不宜通过剖胸切口处理，而且常见的胸外伤采用胸腔闭式引流多能达到治疗目的。

手术中应该注意异物清除，仔细探查予以摘除，如必要时在术中可用 B 超或床边 X 光协助检查，以免遗漏。同时要防止感染，因为关系到胸腔联合伤治疗和预后的问题，对伤道的清创和胸腔、腹腔的无菌处理，以及术毕的彻底冲洗与适当部位引流实为必要，是预防术后并发症的重要措施。

五、术后并发症处理

闭合性胸腹联合伤急诊手术后并发症发生率较高，国内外有资料报道达 25.9%。常见的有膈下脓肿、脓胸、继发性腹膜炎、继发性出血等。治疗上针对不同情况，给予止血、抗感染、引流等措施。

六、疗效判断和处理

手术的关键是止血，缝合破裂的脏器，清理挫伤严重的组织。如术后短时间(1～2 小时内)生命体征有明显改变或呈休克状态，提示伤情重，可能为心血管或腹腔内实质性脏器损伤仍然存在，必要时再次手术。

(林　强)

参 考 文 献

1　顾恺时．顾恺时胸心外科手术学．上海：上海科学技术出版社，2003
2　陈文虎．胸外科特色治疗技术．北京：科学技术文献出版社，2004
3　刘维永．创伤医学丛书胸部创伤．长春：吉林科学技术出版社，1999
4　黄孝迈．手术学全集胸外科卷．北京：人民军医出版社，1995
5　何鹏．重症胸部创伤救治．北京：人民军医出版社，2002
6　张为迪．普胸外科手术并发症．济南：山东科学技术出版社，2004
7　王化生．当代胸部外科实用手术学．济南：山东科学技术出版社，2004
8　Pearson，F. G. Thoracic Surgery. New York：Churchill Livingstone，1995
9　Yan J，Clifton KB，Reep RL，Mecholsky JJ Jr. Application of fracture mechanics to failure in manatee rib bone. Biomech Eng，2006 Jun. 128(3)：281～289
10　Gipson CL，Tobias JD. Flail chest in a neonate resul-

ting from nonaccidental trauma. South Med J, 2006 May. 99(5):536～538
11 Cocanour CS. Rib fractures, pneumonia, and mortality. Crit Care Med, 2006 Jun. 34(6):1828～1829
12 Miller LA. Chest wall, lung, and pleural space trauma. Radiol Clin North Am, 2006 Mar. 44(2):213～224
13 孙玉鹗. 胸外科手术学(第 2 版). 北京:人民军医出版社,2004
14 Sommer C. Fixation of transverse fractures of the sternum and sacrum with the locking compression plate system: two case reports. J Orthop Trauma, 2005 Aug. 19(7):487～490
15 Latzin P, Griese M, Hermanns V, Kammer B. Sternal fracture with fatal outcome in cystic fibrosis. Thorax, 2005 Jul. 60(7):616
16 Bonney S, Lenczner E, Harvey EJ. Sternal fractures: anterior plating rationale. J Trauma, 2004 Dec. 57(6):1344～1346
17 Knobloch K, Wagner S, Haasper C, Probst C, Krettek C, Otte D, Richter M. Sternal fractures occur most often in old cars to seat-belted drivers without any airbag often with concomitant spinal injuries: clinical findings and technical collision variables among 42,055 crash victims. Ann Thorac Surg, 2006 Aug. 82(2):444～450
18 任光国,周允中. 胸外科手术并发症的预防和治疗. 北京:人民卫生出版社,2004
19 张为迪. 普胸外科手术并发症. 济南:山东科学技术出版社,2004
20 孙玉鹗. 胸外科手术学(第 2 版). 北京:人民军医出版社,2004
21 陈鸿义. 现代胸腔镜外科学. 北京:人民卫生出版社,1999
22 Yilmaz E, Akkoclu A, Onen A, Kucukbay S, Osma E Pneumothorax and parenchymal cavitation caused by airway injury after blunt trauma to the chest. J Emerg Med, 2006 Jul. 31(1):91～92
23 Tsai SH, Chang WC. Traumatic haemo-pneumothorax or intubation of right main bronchus? Resuscitation, 2005 Sep. 66(3):257～258
24 Oguzkaya F, Akcali Y, Bilgin M. Videothoracoscopy versus intrapleural streptokinase for management of post traumatic retained haemothorax: a retrospective study of 65 cases. Injury, 2005 Apr; 36(4):526～529. Epub 2005 Jan 21
25 Jaskille A, Rhee P, Koustova E, Hancock T, Inocencio R, Lewis TA, Seufert A, Alam HB. A portable hand-pump is effective in the evacuation of hemothorax in a swine model of penetrating chest injury. J Trauma, 2003 Nov; 55(5):864～868
26 Scaglione M, Romano S, Pinto A, Sparano A, Scialpi M, Rotondo A. Acute tracheobronchial injuries: Impact of imaging on diagnosis and management implications. Eur J Radiol, 2006 Jun 16
27 Wu CY, Chen TP, Liu YH, Ko PJ, Liu HP. Successful treatment of complicated tracheobronchial rupture using primary surgical repair. Chang Gung Med J, 2005 Sep. 28(9):662～667
28 Glinjongol C, Pakdirat B. Management of tracheobrochial injuries: a 10-year experience at Ratchaburi hospital. J Med Assoc Thai, 2005 Jan. 88(1):32～40
29 Aktekin A, Gurleyik G, Arman A, Pekcan H, Saglam A. Intrathoracic splenosis secondary to previous penetrating thoracoabdominal trauma diagnosed during delayed diaphragmatic hernia repair. Ulus Travma Acil Cerrahi Derg, 2006 Jan. 12(1):68～70
30 Newgard CD, Lewis RJ, Kraus JF, McConnell KJ. Seat position and the risk of serious thoracoabdominal injury in lateral motor vehicle crashes. Accid Anal Prev, 2005 Jul. 37(4):668～674

第13章

肺移植

人同种异体肺移植是将脑死亡患者健康的肺移植给终末期肺部疾病的患者，使其恢复健康，甚至恢复正常生活和工作。肺移植的动物实验早在20世纪40年代就已开始，1963年美国医师Hardy首次进行临床肺移植，供体与受体的条件都十分差，术后生存18天，死于原先就有的肾功能衰竭。其后的20年中，全世界范围内共有40例肺移植，仅1～2例术后生存8～10个月。1983年，加拿大多伦多总医院的Cooper教授施行人体肺移植获得长期生存，标志着现代肺移植的成功。1995年，北京安贞医院陈玉平教授进行1例单肺移植获得成功，1998年，进行1例双肺移植也获得了成功。上海胸科医院迄今已行肺移植30例，有单肺移植、双肺移植和单侧双肺叶移植，至2006年世界范围内约有160多家医院共进行了2万例左右的肺移植。肺移植已被公认是一种成熟的治疗方法。

一、肺移植患者的选择

（一）肺移植的指征

（1）各种良性的终末期肺部疾病。

（2）预计寿命<2～3年。

（3）无恶性肿瘤、无心肝肾等重要脏器疾病。

（4）正常生活明显受限，但可步行。

（5）精神状态正常，能配合治疗。

（6）营养状况能耐受手术，有康复潜力。

（7）年龄<65岁。

（8）体重为预计值的80%～120%。

（二）肺移植的禁忌证

（1）肺外急性感染。

（2）禁用免疫抑制者。

（3）其他脏器（心、肝、肾、CNS）终末期疾病；严重的冠心病或左心室功能障碍。

（4）仍在吸烟。

（5）营养状态差。

（6）呼吸机依赖。

（7）明显的精神社会问题（吸毒、酗酒等）。

（8）未能控制的肿瘤。

（9）HIV感染。

（10）乙肝抗原血症，丙肝感染伴组织学肝病证据。

（三）各种疾病肺移植时机选择

1. COPD及抗胰蛋白酶缺乏症肺气肿

（1）FEV_1≤500mL，<30%预计值，FEV_1迅速降低。

（2）静息时有缺氧（PO_2<55～60mmHg）。

（3）高碳酸血症（PCO_2≥55mmHg）。

（4）有过威胁生命的恶化表现。

2. 囊性纤维化

（1）FEV_1≤30%预计值。

（2）静息时有缺氧（PO_2<55mmHg）。

（3）高碳酸血症（PCO_2>50mmHg）。

（4）临床病程（特别重要）：体重下降，感染发作频度和严重程度增加。

3. 特发性肺纤维化

（1）VC，TLC≤60%～70%预计值。

（2）活动时有缺氧，药物治疗无效，病情加重。

（3）继发性肺高压。

（4）DLCO≤50%～60%预计值。

4. 原发性肺高压

(1)NYHA 心功能Ⅲ级或Ⅳ级。

(2)平均右房压≥10mmHg。

(3)平均肺动脉压≥50mmHg。

(4)心脏指数≤2.5L/(min·m^2)。

(5)有晕厥史。

二、肺移植的种类

心肺联合移植一般由心外科负责或心胸外科共同负责，单纯肺移植分单肺移植和双肺移植。双肺移植最早是在体外循环下先将双侧肺切除后再进行双肺整体移植，因并发症和死亡率高后改为序贯式双侧单肺移植，即一次手术时先移植一侧肺，然后再移植另一侧肺。单肺和双肺移植均可用于治疗终末期阻塞性肺部疾病，囊性肺纤维化或其他肺部感染性疾病必须行双肺移植。肺纤维化行单肺移植较为理想。原发性高压手术方式仍有争议，传统的手术是心肺联合移植，但供体肺的短缺曾有过单肺移植，结果也还满意，缺点是术后处理复杂，肺移植晚期并发症(巨细胞病毒性肺炎、慢性排斥等)常常是致命的，因此大多数医生采用双肺移植。

三、供体肺标准

(1)脑死亡患者，年龄<55 岁。

(2)ABO 血型相同。

(3)胸片清晰，肺体积大小相配。

(4)吸烟≤400 支/年。

(5)无明显胸外伤。

(6)无误吸、无化脓性病灶；纤支镜检查支气管内无脓性分泌物。

(7)吸 100%氧，PEEP＝5cmH_2O，PaO_2≥300mmHg。

(8)无心肺手术史。

(9)HIV(－)，无活动性肝炎。

四、供体肺采集技术

供体仰卧位，消毒皮肤，静脉注入肝素 3mg/kg，严格无菌操作下正中劈开胸骨或第 4 前肋间双侧开胸。切开心包及双侧胸膜，游离上、下腔静脉和主动脉，分别套以阻断带。经中心静脉或肺动脉根部注入前列素 E_1(PGE_1)100μg(稀释于50mL 生理盐水中)用以消除冷溶液引起肺血管的痉挛，使肺组织能均匀降温。先结扎上腔静脉，再切断下腔静脉。剪除左心耳，在钳夹主动脉的同时，主动脉根部注入心脏停跳液 500～1000mL。经肺动脉根部灌注 4℃的肺保护液 3000～4000mL，将肺血冲洗掉，使肺降温(图 13-1)。常用的肺保护液有 Perxfadex 溶液和 UW 溶液。将大量冰屑盐水覆盖在心肺表面局部降温。在肺纯 O_2 充气后，切断主动脉、上腔静脉、气管，整块切取心和肺，放置在盛有 0～1℃冰水之塑料袋内，再套以两层无菌塑料袋，放置在冰拒中。在 6～8 小时之内植入人体之内是安全有功能的。供体肺植入受体患者胸腔时，采用湿纱布垫包裹冰屑覆盖在供体的表面局部降温，以减少温度及缺血对供体肺的损伤。近年来，实验和临床研究发现供肺逆灌之后较之单纯顺灌在移植后有更好的氧合功能，呼吸道阻力低，发生肺水肿少，已被广泛采用。

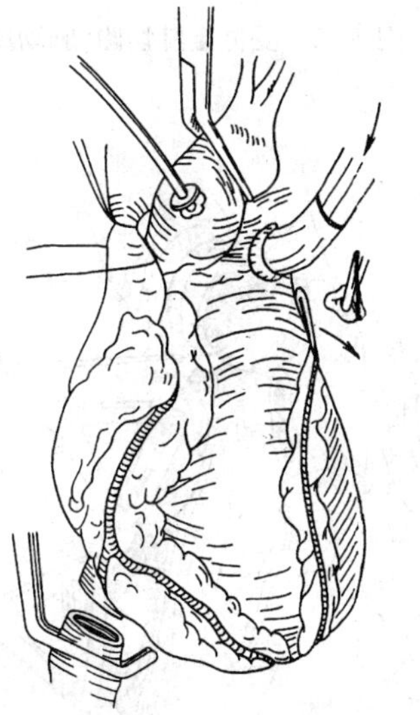

图 13-1　由主动脉根部注入心脏停跳液，经下腔静脉排出，经肺动脉根部灌注肺保护液，由左心耳排出

五、肺移植技术

(一)单肺移植

患者全身麻醉、双腔气管插管。置入各种监测设备：如 Swan-Ganz 导管、桡供动脉测压、导尿管等。侧卧位，后外侧切口，第 5 肋床或肋间剖胸。游离肺动脉，试验性单肺通气，阻断肺动脉 5 分钟以上，观察血流动力学的变化，判断是否需要体外循环。如能耐受，则常规行全肺切除(图

13-2)。肺动脉干用无创伤血管钳夹住后，在其第一分支近度端切断，吻合时避免扭曲。主支气管在紧靠上叶分支处切断，心房在上、下肺静脉汇合处之内侧用心房钳钳夹，肺静脉在汇合处修剪成一袖式心房开口将修剪过的供体肺按支气管、肺动脉、心房的顺序与受体肺分别吻合。支气管膜部连续缝合，环部间断缝合并互相套叠或端端吻合(图 13-3(1)(2))。肺动脉用 5-0 Prolene 线单层外翻连续缝合(图 13-4)。心房袖用 4-0 Prolene 线单层外翻连续缝合(图 13-5)。最后一针不打结，留一开口。供肺逐渐通气，开放肺动脉，血液进入供肺，逐渐将气体冲出心房小口，结扎心房缝线。开放受体心房。供肺充气供 O_2 复张，恢复气体交换功能。

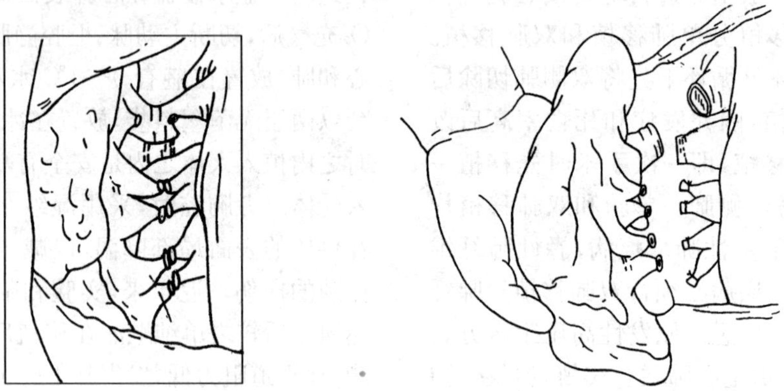

图 13-2　受体全肺切除，肺动脉干在其第一分支近端切断，主支气管在紧靠上叶分支处切断

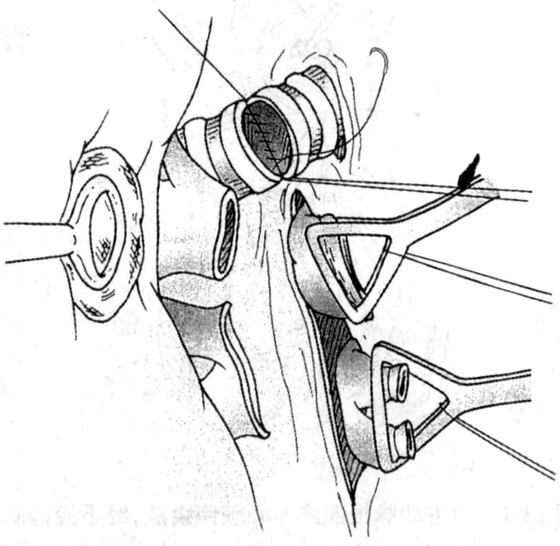

图 13-3　(1)支气管膜用 4-0 PDS 线连续缝合

(二)双肺移植

序贯式双肺移植，患者仰卧位，全麻左支双腔气管插管。双侧第 4 肋间前胸切口，不需横断胸骨(图 13-6)。按单肺移植技术，先移植功能较差的一侧，恢复换气功能后，再移植对侧肺。某些特殊情况(如有严重肺高压心脏肥大或需要同时进行心脏手术时)，亦可横断胸骨(图 13-7)。

(三)肺移植应用体外循环的指征

肺移植手术时不管何种手术方式均应准备体外循环。单肺移植时很少需要体外循环，双肺移植时大约有 1/4 的病例需要应用体外循环。其指证如下：

(1)持续低氧血症，高碳酸血症和酸中毒。

(2)严重肺高压、产生右室失功能，肺动脉平均压＞60mmHg 或一侧肺动脉夹闭后肺动脉上升＞20mmHg。

(3)各种治疗仍不能安渡手术。

(4)心脏指数＜1.5L/(min · m^2)，或明显下降。

(5)小儿肺移植。

六、术后治疗

(一)血流动力学的治疗

由于肺移植受缺血缺氧以及淋巴结管切断等因素的影响，移植后很容易出现肺水肿，术后数天要尽量保持“干燥”，严格控制液体入量，使机体处于合理的脱水状态，应多输给胶体。静脉低浓度多巴胺维持血压，平均动脉压＞9.33kPa (70mmHg)即可。注意肺楔压的变化，应用硝酸

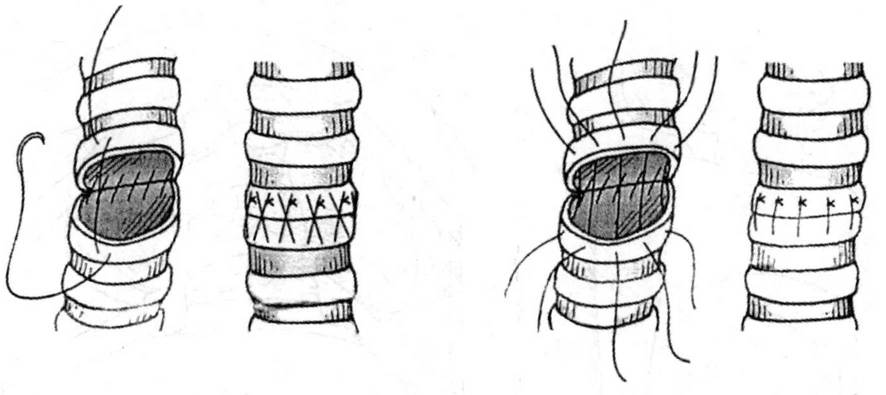

图 13-3 (2)支气管环部用 4-0 PDS 线间断 8 字缝合(A)或单针端端吻合(B)

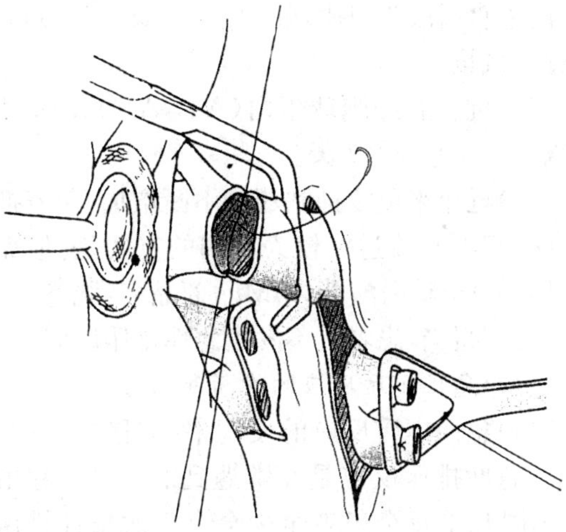

图 13-4 肺动脉用 5-0 Prolene 线单层外翻连续缝合

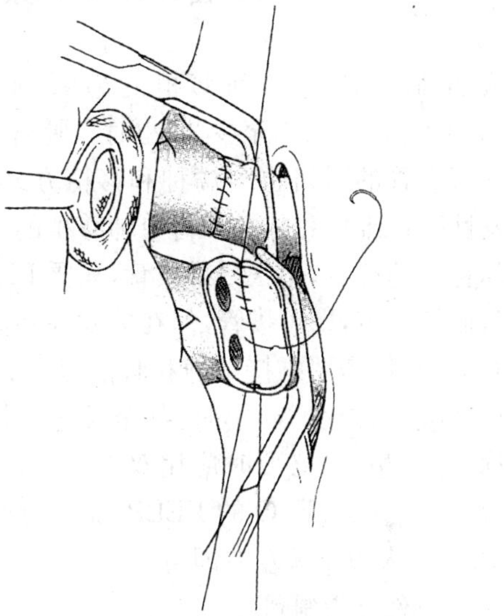

图 13-5 心房袖用 4-0 Prolene 线单层外翻连续缝合

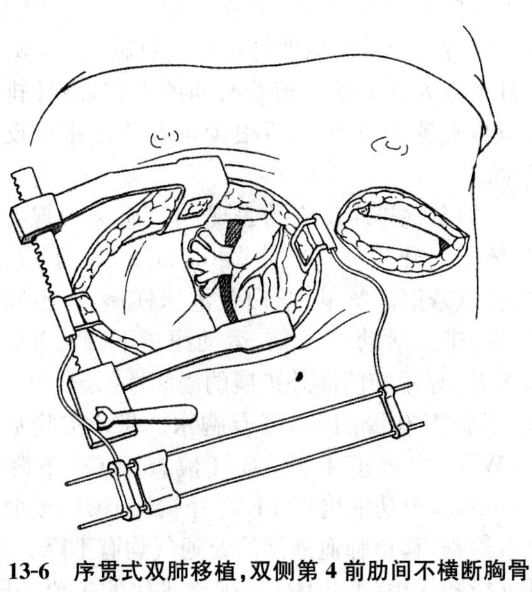

图 13-6 序贯式双肺移植，双侧第 4 前肋间不横断胸骨

甘油、硝普钠扩张血管以改善右心功能，如果肺动脉压过高可用前列腺素 E_1（10～100mg/(kg·min)）(PGE_1)或吸入前列环素(Prostacyclin，商品名 Flolan)降压。吸入一氧化氮(nitric oxide，NO)有助于降低肺动脉压，改善移植肺的氧合作用。肺高压患者术后，血流动力学很不稳定，更需要严密观察，及时调整用药。

（二）呼吸管理

手术结束时，双腔气管插管改为单腔气管插管，便于吸痰。术后常规应用呼吸机辅助呼吸，多用定容型呼吸机，双肺移植或特发性肺纤维化行单肺移植患者用标准呼吸模式及 5～10cmH_2O 呼气末正压(PEEP)。肺气肿行单肺移植的患者一般不用 PEEP，以免对侧自体肺过度膨胀。相反，

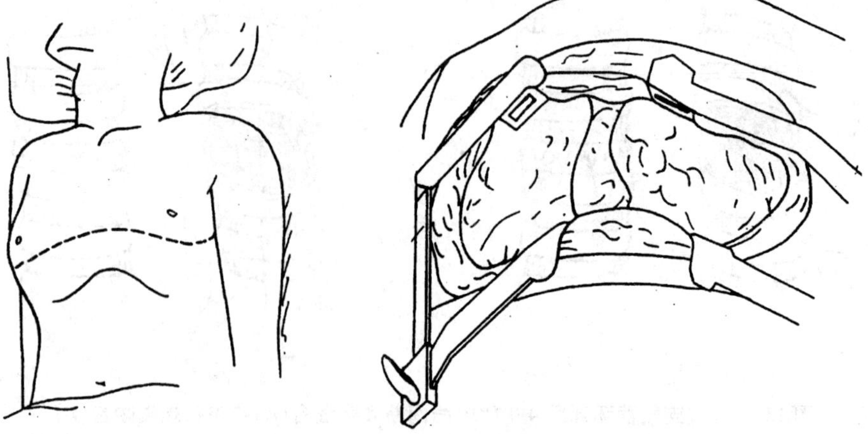

图 13-7　序贯式双肺移植，经双侧第 4 肋间前胸切口，横断胸骨

原发性肺高压行单肺移植的患者，必须应用 10cmH_2O 的 PEEP，至少 36 小时。脱离呼吸机和拔气管插管的时机也与病种和移植方式有关，在特发性肺纤维化和肺气肿行单肺移植的患者以及双肺移植的患者，主张尽早拔管，只要 FIO_2 0.3～0.5，血气稳定，即可拔管，但在原发性肺高压单肺移植的患者，需要维持镇静和肌松麻痹状态，完全依靠呼吸机，至少 36 小时，甚至长达 1 周。有报告称，此类患者，必要时应用双腔气管插管，移植肺应用 5～10cmH_2O 的 PEEP，而自身肺侧则不用 PEEP，大致 1 天左右即可。

（三）免疫抑制剂

同种异体肺移植后多有排斥反应，必须终身应用免疫抑制剂。临床常用的有三联或四联用药：环孢素 A、硫唑嘌呤和激素联合用药为三联用药，Cooper 教授组常加用抗胸腺细胞球蛋白（ATGAM）是为四联用药方案。

（1）环孢素 A：术后只要生命体征平稳，肝肾功能正常即可给药，初次剂量 10mg/（kg·d），3～5mg/h 静滴。术后能进食时，尽快改为口服，每天 2 次，维持血液浓度早期为 125～200 ng/mL，1 年后可降至 100～175 ng/mL。

（2）硫唑嘌呤：术前一天开始口服，100mg/d，术后不能口服时静脉给药，能进食时即改为口服，剂量均为 100mg/d。WBC＜5.0×10^9/L，减量或停药。

（3）激素：手术中在开放移植肺的肺动脉前静滴甲基强的松 500～1000mg，术后 120mgq8h×3 次，能进食后改为口服，强的松 10mg tid×30d，以后逐渐减量。

（4）抗胸腺细胞球蛋白（ATGAM）15mg/kg，静滴 8～24 小时×7 天。

（5）近年来免疫抑制药物不断增加，免疫抑制治疗方案不断改进。较为常用的方案是：他克莫司（FK_{506}）＋霉酚酸酯（MMF，商品名：骁悉）＋激素。使用得当，患者可不发生急性排斥反应。

（四）急性排斥反应的诊断和治疗

（1）急性排斥反应的发病率：肺移植 3～5 天以后，急性排斥反应是经常遇到的问题。移植后 3～4 周几乎每个患者至少会有 1 次急性排斥反应。Cooper 一组患者随访 16.9 个月，单肺移植排斥反应平均发生 2～3 次，双肺移植平均 1.9 次。通常 3 个月后急性排斥反应明显减少。3～6 个月平均为 0.2 次。随着时间的推移，急性排斥反应越来越少，1 年以后很少再有急性排斥反应发生。

（2）急性排斥反应的表现：Ⅰ．临床表现有低热，体温上升超过基础体温 0.5°C，全身不适，胸痛、食欲减退。咳嗽、咳白色泡沫样痰，有不同的呼吸困难。活动后气急，运动耐量下降。Ⅱ．胸部 X 片：显示肺门向外扩展的浸润性阴影，似火焰状，下肺野有浸润，亦可有胸水。Ⅲ．实验室检查：WBC 中等度上升，血气检查 PaO_2 下降＞10mmHg，肺功能检查 FEV_1 下降＞10％，放射性核素检查，移植肺血液灌注及通气均有下降。Ⅳ．纤支镜肺活检（TBLB）：是确诊排斥的主要手段。

在纤支镜下经支气管穿刺行肺组织活检，送病理检查。病理上将排斥分为 1～4 类。但病理表现与临床表现并没有直接的同步关系。以上各种急性排斥反应没有一项是有特异性的，急性排斥的诊断主要是综合临床表现和检查结果，有时要实验性抗排斥治疗，治疗有效即可明确为排斥反应。

(3)急性排斥反应的治疗：Ⅰ．急性排斥时用甲基强的松龙静脉冲击治疗，500mg iv bid 3d。Ⅱ．强的松维持量增加至 1mg/(kg·d)，其后 2～3 周减回到原维持剂量。Ⅲ．对激素治疗无效的患者可换用 OKT_3(单克隆抗体)5mg/d×10d 或 ATGAM(抗胸腺细胞球蛋白)10～20mg/(kg·d)，10～14 天。

(五)控制感染

肺是体内惟一对外开放的脏器，移植后应用广谱抗生素预防或治疗感染，其他如霉菌感染、巨细胞病毒(CMV)感染则用相应的药物治疗。肺移植后肺部感染远比急性排斥对生命的威胁要大得多。

(六)晚期并发症

主要是慢性排斥反应，闭塞性细支气管炎综合征。由于肺移植的成功，生存时间延长，移植肺的功能逐渐减退甚至丧失越来越多见。临床表现有干咳或咳嗽有少量痰液，呼吸困难进行性加重，支气管解痉剂治疗无效。肺功能检查有限制性通气障碍，FEV_1 不断下降。发射性核素肺灌注扫描肺灌注减少。病理改变是部分或完全的闭塞性细支气管炎(OB)，细支气管壁和管腔为严重的纤维化和瘢痕组织闭塞。此种病变不可逆转，普遍认为是慢性排斥反应的一种表现，发病率高达 50%。因其原因不明，治疗无针对性措施，加大免疫抑制剂可使少数患者短期稳定，但最后仍死于此症。惟一有效的手段是再移植，但再移植手术难度大，成功的经验甚少。

七、肺移植手术疗效

肺移植术后生存率与病种有关，感染后疾病较差，原发性肺高压较好，临床肺移植开展至今 20 余年，生存 10 年以上者已不在少数。全世界 5783 例肺移植的 1～6 年总的生存率分别为 70%、62%、55%、48%、43%、39%。1998 年的统计显示，1988—1990 年术后一半患者能活到 3 年，1991—1994 年能成活到 3.9 年。有经验的医疗中心如多伦多、匹兹堡、圣路易斯、华盛顿医学院肺移植中心等医院的成活率则更高。

八、专家点评

1. 肺移植的选择

目前国内肺移植患者的选择受制约的因素太多，外科医师的选择太少。由于患者对肺移植的恐惧或者经济困难，无法按国外的手术指征选择合适的患者。上海胸科医院肺移植术前的患者无一不是严重呼衰生命危在旦夕，不少患者严格地说是没有手术指征的。甚至 67 岁高龄，已是生命垂危，不得不进行双肺移植，术后也有良好的肺功能。我们偶尔的成功，并不说明我们的技术好，经验比国外多。总的讲年龄太大，病情过于复杂，手术成功的概率肯定就低。

2. 单肺移植与双肺移植的选择

简单地说，感染性疾病如囊性肺纤维化及双肺支气管扩张症，必须行双肺移植。非感染性疾病如特发性肺纤维化，慢阻肺(COPD)等可以行单肺移植。单肺移植手术时间短、风险小，而双肺移植难度大对麻醉的要求高。国内在双肺移植方面还需要通过实践逐步积累经验。各移植医院在初始阶段，应在熟练开展单肺移植之后再进行双肺移植。双肺移植后患者肺功能优于单肺移植，理论上讲，绝大多数终末期肺部疾病患者都可以施行双肺移植。

3. 手术切口的选择

(1)单肺移植均采用后外侧切口，第 5 肋间或肋床入胸，经肋床入胸时，可用肋间肌包裹支气管吻合口，有助于预防支气管吻合口的并发症。

(2)序贯式双肺移植多数情况下可选用双侧第 4 肋间前外侧切口，不需横断胸骨。在解剖肺门和全肺切除时仰卧位即可，只有在肺植入时手术台向对侧倾斜就可以有很好的手术野的显露。但如果需要同时进行心脏手术，或患者有肺高压合并继发性心脏肥大，或者有限制性肺部疾病胸腔很小时必须横断胸骨，也就是蛤壳式(Clam shell)切口。

4. 肺移植的麻醉选择

有文章讲“即便是最有经验的麻醉师，肺移植的麻醉也是一种新的挑战。”对于一个终末期肺部疾病呼吸衰竭的患者来说，要承受胸部如此大的手术，麻醉的困难是可以想象的。要应对患者出现的缺 O_2、CO_2 蓄积，尤其是血流动力学的急剧变化，又要严格控制输血输液，麻醉师与手术医师在术中要多交流，协同作战。

5. CPB 和 ECMO 的选择

尽管麻醉师采用各种措施应对术中患者发生的变化，仍有部分患者不能安渡手术。此时就应毫不迟疑地建立体外循环（CPB）或体外膜肺氧合（ECMO）确保患者安渡手术。由于我国患者与西方人凝血机制上的差异，我们主张尽量多应用 ECMO，而避免应用 CPB。对于有广泛粘连的患者来说，尤为适用。在肺移植术中应用 ECMO 可以确保手术成功，也可以有效地减轻“缺血再灌注损伤”。

6. 肺移植预防肺水肿

肺移植早期容易出现“缺血再灌注损伤”，预防肺水肿至关重要。术中术后严格控制液体，积极利尿让患者处于合理的“干燥”状态。

（高成新）

图书在版编目(CIP)数据

胸外科手术步骤点评/郑如恒主编. -北京:科学技术文献出版社,2010.10
ISBN 978-7-5023-6413-7

Ⅰ. 胸… Ⅱ. 郑… Ⅲ. 胸部外科手术 Ⅳ. R655

中国版本图书馆 CIP 数据核字(2009)第 117034 号

出　版　者　科学技术文献出版社
地　　　址　北京市复兴路 15 号(中央电视台西侧)/100038
图书编务部电话　(010)58882938,58882087(传真)
图书发行部电话　(010)58882866(传真)
邮 购 部 电 话　(010)58882873
网　　　址　http://www.stdph.com
E-mail:stdph@istic.ac.cn
策 划 编 辑　薛士滨
责 任 编 辑　陈家显
责 任 校 对　唐　炜
责 任 出 版　王杰馨
发　行　者　科学技术文献出版社发行　全国各地新华书店经销
印　刷　者　富华印刷包装有限公司
版(印)次　2010 年 10 月第 1 版第 1 次印刷
开　　　本　889×1194　16 开
字　　　数　537 千
印　　　张　20.5
印　　　数　1～3000 册
定　　　价　48.00 元